The Principles *and* Practice *of* Narrative Medicine

ナラティブ・メディスンの原理と実践

リタ・シャロン、サヤンタニ・ダスグプタ、
ネリー・ハーマン、クレッグ・アーバイン、
エリック・R・マーカス、エドガー・リベラ＝コロン、
ダニエル・スペンサー、マウラ・スピーゲル 著
斎藤清二、栗原幸江、齋藤章太郎 訳

北大路書房

ナラティブ・メディスンの原理と実践

The Principles and Practice of Narrative Medicine

日本語版によせて

リタ・シャロン

すべて一本の木

最近東京を訪れた際、物語的緩和ケアに関する集中的なカンファレンスで、百人の日本人の医師に講演する機会をもった。時の中で生きることは人間的状態の基盤にほかならず、医療とヘルスケアは私たち死すべき者が時間という困難な状況に立ち向かうのを助けるために存在するのだ、というメッセージを伝えようとしたと記憶している。

話をしているとき、時間という文脈における病いと死の不可避性について私に語りかけるような、数枚の画像を見せた。私が示した一枚目の絵は霧の中の松林の画像で、その中にはしっかり立っているように見える木々もあり、倒れかかっているように見えるか、あるいは、倒れつつある木々もあった。背景の中には木々の幽霊のように見えるものさえあり、私にはおどろおどろしい雰囲気を感じさせるものだった。

しかし、聴衆の幾人かに、彼らが何を見たのかを描写したものを数分間で記述するように頼んだとき、私は一つの新しい理解に衝撃を受けた。それは、今日も私に残っている衝撃であり、長谷川

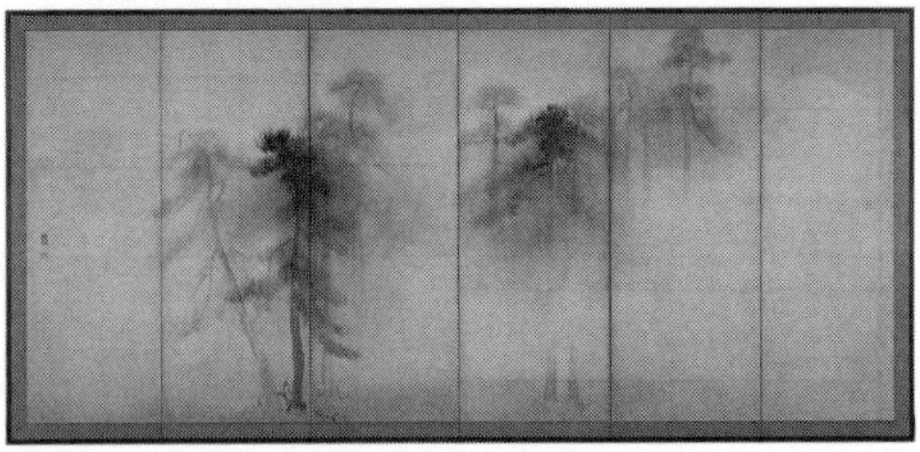

図：松林図屏風、長谷川等伯、文禄四年（1595 年）ごろ

等伯の手による、この16世紀の美しい屏風絵を見るときにいつも私が経験するものである。聴衆の中の右手前に座っていた一人の男性が、自分の書いたものを大きな声で読み上げた。「それはすべて一本の木だ。その木のあらゆる瞬間が今ここにある」と。

この時を越える同時性――一本の木、一つの文化、一個の自己にとっての――は、あなたがた、私たちの日本の仲間たちがナラティブ・メディスンにもたらしてきた智慧の、ほんの一例にすぎない。ナラティブ・メディスンは米国、ニューヨーク市のコロンビア大学で、この21世紀の初頭に生まれた。ナラティブ・メディスンという学問分野の創造者であるこの本の著者たちは国の垣根を越えた仲間をもち、幅広く勉強していて、目立って偏狭というわけではないけれども、みなアメリカ人であって、アングロ系アメリカ人の物事についての考え方と見方でいっぱいになっている。私たちが世界のいたるところで国の垣根を越えた仲間を探し出してきたのは、**まさしく**、私たちの先入観や偏見や文化的な目隠しに異を唱え、拡大して見せるためにほかならない。そして、このことはもうすでにあなたがたが私たちに対してしてきたことである――力強く、何度も繰り返し、現在も進行中の深い影響を与えながら。

コロンビア大学医学部のナラティブ・メディスンのコース教員の何名もが、発展しつつある日本のナラティブ・メディスンのコミュニティの仲間たちと会い、彼らから学ぶために、ここ数年の間に東京、大阪、京都、名古屋を訪問している。日本の多種多様な医学部や病院、専門家の共同体の中ですでに進行中であるそら恐ろしいほどの事業は、私たちをして粛然と襟を正しめるものがある。さらに重要なのは、ニューヨークにおけるナラティブ・メディスンのワークショップと、コロンビア大学大学院のナラティブ・メディスン修士課程において、私たちが何人もの日本人医師を迎える幸運に恵まれたことである。これが意味するのは、私たちが日本の文化的・哲学的な考え方と生き方をナラティブ・メディスンの中に吸収し、抱懐しているということである。いや、もっと正直に言えば、私たちは、ナラティブ・メディスンという学問分野の意味するものとその前途について、日本の医師たちとともに**新たに**考える道を開きつつあるのである。

本書『ナラティブ・メディスンの原理と実践(*The Principles and Practice of Narrative Medicine*)』は、ナラティブ・メディスンの概念的基盤と臨床的基盤を明確に述べる著作である。この後の各ページで、あなたがたは文学理論、物語論、大陸哲学、創造的芸術、文学批評理論に由来するナラティブ・メディスンの数々の基本概念について読むことになる。私たちの事業の道徳的・文化的な羅針盤である、社会的正義への無条件のコミットメントについても読むことになるだろう。本書が専門家の手で日本語訳されることで、日本におけるナラティブ・メディスンの発展が平等性や個人性、間主観性、物語的自己同一性、倫理性、創造性、そしてそれらを必要とするケアに対する道徳的義務といったナラティブ・メディスンの基幹概念に関する私たちの現在までの最良の考え方を通じて確固としたものになることは疑いないと思われる。

私たち著者は、自分たちの学問や教育的実践および臨床的実践を支持する概念と価値を表現しようと試みてきた。また、教室や臨床現場の中での実際の進行に関する項を各章に入れることで、これらの考え方がどのようにして学習者のために生き生きとしたものになるのかを**述べる**だけでなく、**見せる**ことにも最善を尽くした。ナラティブ・メディスンは思想であると同時に行動でもあるので、読者に経験的側面を提供することで、私たちが学生の書いたものの朗読を聴き、ナラティブ・ワークに深く関わっているグループを観察し、学習者が自発的に書き上げた文章にどのように応答するかを想像しているその真っただ中に読者を迎え入れる必要がある、と私たちは感じてきた。

自分たちの事業がグローバルに、またヘルスケアという領域を越えて広がるにつれ、私たちは、ヘルスケアにおいてだけでなく、人間が病いに苦しんだり他の誰かをケアしたりするその他の状況においての物語的な知の重要性を驚くほど単純に認識することの力を、正しく理解するようになってきている。この事業全体の起源と目的とするところは、病いに苦しむ人々のケアを強化することである。ナラティブ・メディスンに包摂される知的な学問がいかに複雑だろうと、その教育的アプローチがどれほど革新的であっても、私たちの事業全体の着想と使命は、患者やその他の苦しむ人々が彼らをケアする人々から必要とするものを引き出すのを助けることである。個々の人間は一人で苦しむものではなく、話を聴いてもらい、他者に承認され、私たちが行なうことすべての中心およびレゾンデートル（*raison d'être*; 存在理由）として認められるものである、ということを明らかにするのが、私たちの最も深いところにある目標である。世界中の聴き手が私たちの事業を共有することによって、ケアを求める人々と実践しようとする人々のどちらの助けにもなりうるようなあらゆる智慧、あらゆる視点、あらゆる洞察を得られることになる、と私たちは確信している。すでに私たちは、公正と健康に対する一つの成長しつつあるグローバルな探究を感じ取っている。そして、貪欲さを離れて善なるものに向かうこの物語的な運動に乗り出す助けとなってきたことを誇りに思っている。

私たちはみな一本の木である。ナラティブ・メディスンのあらゆる瞬間が今、ここにある。そして、今やあなたのところにも。

謝辞

この本は、数多くの人々の長い年月にまたがる業績を反映したものである。私たちのナラティブ・メディスンに関する考え方は、文学および物語研究、哲学、ヘルスケアの実践における同僚たちと学生たち——コロンビア大学、個人的な交友関係、そして私たちの専門家集団の幅広い輪の中の——とのふれあいから成長したものである。長年にわたって私たちの共同学習者となってくれたすべてのワークショップの参加者、学生、同僚、そして国内および国外の協力者の方々に深い感謝の意を捧げる。

これらの原則と実践が成長してきた年月を通じて、私たちと一緒に仕事をすることを快く受け入れてくれたコロンビア大学医学センターの学生たちと教授陣に感謝する。私たちは、コロンビア大学医学部臨床医学指導医財団の「K 07」グループと、コロンビア／メーシー専門家間教育プロジェクトに参加してくれた学生たちと教授陣から多くの恩恵を受けている。コロンビア大学精神分析訓練研究センター、家庭医学センター、コロンビア大学医学センター医学部門、コロンビア大学専門学校の協力に感謝する。国立人文基金（National Endowment for the Humanities）、国立衛生研究所（National Institutes of Health）、George Thibault 博士とジョシュア・メーシー二世財団（Josiah Macy, Jr. Foundation）の、私たちの調査研究に対するこれまでの惜しみない支援に感謝する。

この年月の間私たちの事業が成長してきたのは、『文学と医学』編集委員会（Editorial Board of *Literature and Medicine*）や国際ナラティブ研究学会（International Society for the Study of Narrative）、米国生命倫理人文学会（American Society for Bioethics and Humanities）、そしてアメリカ合衆国内外の健康人文学に関係するさまざまな組織を含めた、現在進行中の多数のプロジェクトによるものである。

この事業の発展に寄与してくれた多数の同僚と友人たちに感謝する。以下に名前をあげるのは彼らのうちのごく一部である。ナラティブ・メディスン修士プログラムの発展に関して、Marsha Hurst、Paul Browde、Murray Nossel、Ephraim Rubenstein、Ann Burack-Weiss、Michael Davidovits、Paul McNeil。医学部ではDeepthiman Gowda, Chris Adrian, Craig Blinderman、Michael Devlin Taylor、Hetty Cunningham、Mindy Fullilove、Ronald Drusin、Jonathan Amiel、Boyd Richards、Dorene Balmer。着想を与え協力してくれたHelena Hansen、Jack Saul、Rachel Adams、Mary Marshall Clark、Bradley Lewis、Rebecca Garden、Brian Hurwitz、Ann Jurecic、Catherine Belling、John Launer、Arthur Frank、David Morris、Priscilla Wald、Jens Brockmeier、Jim Phelan。また、Elliot MishlerとSteven Marcusが最初の時点でいなければ、この事業は不可能だったろう。

私たちはAnna Fenton-Hathawayの卓越した編集上の助けに多くを負っている。各章の原稿を読んでくれたKris Slesar、Lynne Sharon Schwartz、Shannon Wooden、Gayatri Deviには、計り知れないほど貴重な意見に感謝している。

これまでのナラティブ・メディスン運営プログラム（the Program in Narrative Medicine administration）の関係者、Gillian Graham、Tressie LaFay、Scott Alderman、Rachel Rampil、Cindy Smalletz、Wanda O'Connell、Donna Bulsecoに感謝する。

自分が書いた作品をこの本に引用する許可を与えてくれた人々全員に感謝する。個々の文章には作者の名前はあげられていないが、そのようなすべての引用は、Stephanie Adler Yuan、Aubrie Ann-Jones、James Belarde、Katelyn Connor、Anne Cunney、Adam De Fazio、Cameron Donald、Denzil Douglas、Lauren Edwards、Chelsea Garnett、Barbara Hirsch、Sarah Keesecker、Eleanor Kim、Angela Lloyd、Lauren Mautner、Catherine Rogers、Rebekah Ruppe、Bridget Sheehy、Anoushka Sinha、Cindy Smalletz、Leyla Vural、Nikhil Suneel Wadhwani、Patric Walsh、James Wendt、Abigail Ford Winkel、Erica Zorn Wrightson、Jane Zhao などの作者たちから明確に認められたものである。

＊＊＊

目次

第5部　創造性　325

第6部　知ることの質的方法　401

第7部　臨床実践　419

《凡　例》

1. 本文内の〔1〕〔2〕〔3〕……は原註であり、章末にまとめて記載した。
2. 本文内の〔a〕〔b〕〔c〕……は訳註であり、章末にまとめて記載した。
3. 本文内の太字は原著におけるイタリックであり、適宜原語を付した。
4. 本文内の傍点は原著におけるイタリックや大文字での表記であり、本文内の太字の表現とニュアンスの違いをもうけるために用いた。

INTRODUCTION

序文

ナラティブ・メディスンは、人々が自ら与えてくれる語りを巧みに受け取るための能力――他者の物語を認識し、吸収し、解釈し、それに動かされて行動するための――によってヘルスケアを強化する徹底して知性的かつ臨床的な訓練法として始まった。それは、患者の人生の唯一性にほとんど敬意を抱かない還元主義的かつ断片化された医学に異議を唱え、膨大な健康上の不均衡、そして差別的な医療政策や実践を黙認する世界的なヘルスケア・システムの社会的不公正に抗議するために出現した。共同でこの著作に着手した私たち臨床家、学者、そして創造的執筆家は、物語的な知と技能が患者についての臨床家の知識の精度と範囲を増大させ、彼らが形成しうる治療上の協力関係を深化させ、そのことによってヘルスケアを改善する力を有している、と確信している。患者を承認するとともに患者と連携し、患者から利益を得るためにではなく、患者の役に立つために存在するようなヘルスケアは、あらゆる人々の健康を増進するとともに公正を保証するだろう。

物語的学習と臨床実践を合流させることによって、私たちはヘルスケアの物語的・関係的・再帰的プロセスのはたらきに対しての、より精緻化された視点を発展させてきた。文学理論や物語論、大陸哲学、美学理論、文化研究がナラティブ・メディスンの知性的な基盤を提供している。私たちの著作を特徴づけているのは、確実性への深い疑問や、言語を通じて絶えず移り変わっていく現実の表象への理解を導いた、1980年代の言語学的、物語的、ポストモダンの理論における革新的な大変動である[1]。読解は、変容を可能にする絆に読み手と書き手を結びつける倫理的行為であり、不可避かつ共有された結末に向かう整然とした筋書き化ではなく、それぞれの読者が個別の結果にいたるような倫理的行為であると認識されるようになった[2]。プライマリ・ケア医療や協働的なチームに基づくヘルスケア、物語倫理、ヘルスケアの質的社会科学研究、そして精神分析が私たちの作業の臨床的な基盤を供給している[3]。患者中心のケアにおける関係性への私たちの傾倒と、患者の人生の個人的・社会的要因に対する臨床的なまなざしを癒しの作業に不可欠なものにまで拡大することを物語能力が可能にするという私たちの確信は、これらの源泉に由来している。

ナラティブ・メディスンの目標は、その初めからヘルスケアを改善することであった。私たちがこの書籍のタイトルとして *The Principles and Practice of Narrative Medicine* という題名を選んだのはこのためである。内科学の実践の基準を定めたウィリアム・オスラー（William Osler）の1892年の著書 *The Principles and Practice of Medicine* の顰《ひそ》みにならい、ナラティブ・メディスンから浮かび上がったこの著作は、非人間的でますます経済重視の傾向を強めるヘルスケアを、個人を尊重し、個人と調和し、ケアの現場における参加者という内的な源泉からあふれ出るようなケアに向けて変化させる助けとなりうる、と私たちは信じている。私たちは、物語性と自己同一性の間のさまざまな関係、多くの真剣な物語的交流の中で生じる共同構成（co-construction）、そして創造的行為がもつ発見する能力（discovery potential）について学習されてきたか、あるいは仮説が立てられてきた多くの事柄を、臨床実践にもたらしたいと思っている。私たちは、どのような診療においても生じる、語ることと聴くことから生まれる感情と間主観的関係の重要性を、臨床家が正しく認めるようになってほしいと考える。そして、私たちの著作がより多くの信頼とより正確な互い〔臨床家と患者の〕に関する知識、そしてより多くの公正さに向かってヘルスケアを開け放つことができればと患者のために願っている。

■ナラティブ・メディスンの歴史

ニューヨークのコロンビア大学で教育と実践に携わっていた学者と臨床家の一団が、それぞれの仕事の中で取り組んできた疑問を取り上げるために集ったのは、新しい千年紀の始まりの年のことだった。2000年までに、ナラティブ・メディスンを創設する多数の関係者が活動していた領域――文学と医学、物語倫理、医療人文学、ヘルスケア・コミュニケーション、プライマリ・ケア医療など――においては、すでに何十年にもわたる発見の歴史があった。国立人文基金からの資金提供を受けて、私たちはコロンビア大学で集中的な協働学習セミナーを設立していた。二年以上にわたって、私たちはヘルスケアの分野に文学と創造的実践を持ち込むことが何をもたらすかについての基礎的な諸疑問を提出し、それに取り組むために集まっていた［4］。

本書の著者には、そのセミナーの設立教員メンバー――小児科学と行動主義を専門とするサヤンタニ・ダスグプタ(Sayantani DasGupta)、哲学者で家庭医療学者のクレッグ・アーバイン(Craig Irvine)、精神分析研究所のエリック・R・マーカス(Eric R. Marcus)、英文学者で映画研究者のマウラ・スピーゲル(Maura Spiegel)、そして内科医で英文学者のリタ・シャロン(Rita Charon)――が含まれている。設立メンバーの一人である小説家のデービット・プランテ(David Plante)は数年後にロンドンへ転出し、私たちは彼の代わりにフィクション作家のネリー・ハーマン(Nellie Hermann)を招聘した。私たちのグループには、当時大学院生だったレベッカ・ガーデン(Rebecca Garden)とタラ・マクギャン(Tara McGann)、学生からインターンとなったパトリシア・スタンレー(Patricia Stanley)もいた。本書の七番目と八番目の共同執筆者――文化人類学者のエドガー・リベラ＝コロン(Edgar Rivera-Colón)と文学研究者のダニエル・スペンサー(Danielle Spencer)――は、それよりも新しい私たちのグループのメンバーであり、本書に批評的な要素をもたらしてくれた。

私たちのナラティブ・メディスンにおける最初の取り組みは、臨床における物語性について問うことから始まった。ヘルスケアに関わる臨床家や研修生にとって、なぜ読むことと書くことが助けになるのか？　私たちはそれまでも、医学と文学、医学教育、医療人文学などのさまざまな教育環境において、私たちと一緒に読むことと書くことを経験してもらうために、医療系の学生、さまざまな分野の臨床家、患者、家族介護に携わる人々などを招き入れてきたが、私たちがその時点で望んでいたことは、そのメカニズムを考え抜き、それによってこのような物語的作業が助けになるはずのものごととの間を媒介することであった。もし物語的な技能と方法論が臨床的思考とケアの骨組みの一部になりうるのであれば、臨床という作業の本質そのものが変容するだろう。したがって、私たちの目標は、ヘルスケアを求める人々が享受しているやり方を直接的かつ不可逆的に作り変える方法を見いだすことであった。

そこで明らかに示されたのは、書くことの発見的性質や読むことの関係的基質、語ることの情動的プロセス、自己を記述することの倫理的複雑性、そしてそれらすべてがどのように健康の領域という広い世界に影響していくのかなどについてのダイナミックで探究的な一連の発見と関心事だった。私たちは早期に**注目**／**配慮**（attention）、**表現**（representation）、**連携**／**参入**（affiliation）をナラティブ・メディスンの三つの活動として認めたのだが、これらは訓練された傾聴、他者を認識するための表現がもつ力、そして物語的接触の結果生じる提携の価値などに対する私たちの強い関心から浮かび上がってきたものである。**注目**／**配慮**という語によって、私たちは、聴き手が語り手——患者、学生、同僚、友人——に差し出すことのできる最大限の注意と関与という状態を意味する。滅多に実現しないが、多くを要求するとともにやりがいのあるものである**注目**／**配慮**は、語り手が伝えなければならないことをとらえて明らかにするための器として、傾聴する自己を利用する。**表現**は、たいていの場合書くことによって行なわれるが、視覚的な媒体によることもあり、聴かれたもの、あるいは視認されたものに形を与え、そのことによってそれらが聴き手と語り手の双方に新しく見えるようにすることである。そして**連携**／**参入**は、鋭く注意深い聴き取りと表現を通じて獲得された知識から生じるものであり、どのようなことに直面しても他者とともに完走できるように、患者と臨床家、学生と教師、自分と他者を、認知と行動を支えるような関係に結びつけるものである。

現在ナラティブ・メディスンの活動に携わる人々の大多数は、ナラティブ・メディスンのワークショップへの参加をきっかけとして私たちのグループに参加した。このワークショップは私たちの初期のNEH〔国立人文基金〕プロジェクトから生み出されたデザインに従っている。これらのワークショップ――2006年以来、私たちはほぼ40のNM〔ナラティブ・メディスン〕ワークショップを主催し、約2000人がそれに参加している――に参加した人々の寄与によって、私たちが本書の中で記述している数々の実践が明らかになった。他にも多くの人々が、コロンビア大学医学部での必修のナラティブ・メディスン・カリキュラムにおいて、あるいは国際的な幅広い事業の中で、私たちとともに学んだ。そして、このようなすべての仲間たちもまた、ナラティブ・メディスンの現在の姿に寄与している。

2009年、私たちはコロンビア大学に新しくナラティブ・メディスン科学修士課程を設けた。これは、教育と学習における複合的で関係的かつ感情的なプロセスという背景の中で、大学院生に基礎的な文学、哲学理論、文化論を身につけさせる課程である。私たちは毎年少人数の学生がこの大学院課程に入学することを許可しているが、その中には最近大学を卒業し医療関係の学校（メディカルスクールなど）に進学する途中にいる人、物語的な技能によって自分の実践を改善しようと決意した現役の臨床医、患者や臨床家とこれらの新しい癒しの方策を共有したいという作家や芸術家などが含まれている。大学院生への教育や学習は、私たちにナラティブ・メディスンの新たな局面、つまり私たち自身だけでは見ることができなかったであろうものを示してくれた。私たちの修士課程の卒業生の幾人かは、今ではナラティブ・メディスン自体のプロジェクトを指揮し、大学や専門学校の教員に採用されている。他の多くの者は医療専門職の学校に入学するか、人文学の大学院に通っている。私たちの卒業生たちはナラティブ・メディスンを教え、広め、私たちの活動の効果を研究するというかたちで協力してくれている。

本書の中で提供されている多数の教育学的な実例に見られるように、ナラティブ・メディスンの教育法は多岐にわたる。どこで、また誰に対して教育が行なわれるのであっても、それは本書の中で私たちが提示する諸原則――間主観性（intersubjectivity）、関係性（relationality）、個人性（personhood）、体現化（embodiment）、公正さに向かう活動（action toward justice）、精密読解（（close reading）あるいは滞観（slow looking））、創造性（creativity）への注目によって特徴づけられている。長年にわたる活動を通じて、私たちは腫瘍学やトラウマケア、理学療法、長期ケア施設、認知症や精神病の人のためのデイケアなどにおいて、患者向けのナラティブ・メディスンを教授してきた。私たちの活動は、軍関係者が患ったトラウマへの取り組みを助ける方法として、退役軍人のための病院や診療所にまで拡大している。私たちと私たちの訓練を受けた人々は、癌を抱えて生きる人々を支援する機関であるギルダズ・クラブ（Gilda's Club）に集う子どもと大人や、将来医療専門職になることを思い描いている高校生にナラティブ・メディスン・セミナーを届けてきた。専門的なナラティブ・メディスンの訓練は、多数の病院や保健医療施設において、多くの場合は多職種連携による学習者のグループとともに、老人病学、産婦人科学、家庭医療学、小児科学、内科学、歯科学、外科学、ホスピスケアなどの場面で行なわれている。

これらのすべての場所において、私たちは、学習者を物語を語ることと聴くこと、文学作品や映像教材を読み解いて語ること、協力して創作を行なうこと、そして彼らが書いたものを互いに共有することに引き入れる。

ヘルスケアの場面以外にも、私たちの活動は法科大学院、グラマースクール（初等中学校）、企業本社などにまで拡大している。進行中のセミナーにおいてであれ、臨時訪問の単一のセッションであれ、参加者たちは自分自身のものの見方について目を開かれる――自分は書くことはできないと考えるひじょうに多くの人々が、それが可能であることを学び、何年も一緒に働いてきた人々がお互いの新たな側面を発見する。この活動に携わっている者は皆、自分自身についてさまざまなことを発見する。

また、ナラティブ・メディスンの活動は国際的にも発展している。私たちと私たちの訓練を受けた人々は南北アメリカ、東西ヨーロッパ、イギリス、アジア、アフリカなどで幅広く学問的実践や教育的実践を展開している。一例をあげれば、イタリアでは全国的な広がりをもった協働事業として、医療関連学校の教員、小児慢性疾患患者をケアする臨床医、そして大学の研究者が、進行中の診療と共同のプロジェクトのために集結している。オープン・ソサエティー財団の協力と資金提供を得て、ナラティブ・メディスンの方法論は、東ヨーロッパのロマの人々（かってはジプシーと呼ばれていた）

のヘルスケア改善を委ねられた臨床家と活動家に集中的な訓練を提供した。ブエノスアイレスのある小児病院は、視覚芸術や言語的芸術を利用した患者と臨床家のための教育と実践の方法論を用いて小児科のケアの質を向上させるために、厳密なナラティブ・メディスン診療を役立てている。現在進行している集中的なナラティブ・メディスンのワークショップは、ソーシャルワーク、医療、看護、心理療法に関わる臨床家向けに東京と京都で提供される予定である[a]。

ナラティブ・メディスンの領域は今や、私たちが行なっている活動の成果を研究する国際的な取り組みが開始されるまでになっている。私たち、そしてそれ以外の人々も、ナラティブ・メディスンの教育課程を経験した学生たちを対象に、その課程の教育と彼らの学習の顕著な特性に関する評価を収集するために調査を行なっている[5]。私たちは、ヘルスケアにおける物語能力の発達に対する長期的な影響についてますます多くのことを学びつつある。感情の認知、知覚の鮮明さ、不確実性への耐性、燃え尽きの減少、ヘルスケアチーム機能の強化、個々の患者の状態についての個々の臨床家の知識の深化などが、すべて物語的訓練（narrative training）の成果として証明されている[6]。

私たちがこの年月を通じて常に一貫して学んできたことが一つある。それは、私たちが教育と学習のためにナラティブ・メディスンの方法論をもたらすのがどのような場所であっても、開拓地は広がっていく、ということだった。森の中の空き地と変わらず、これらの開拓地は、仲間としてともに働く人々を階層制度や社会的地位の差という邪魔物抜きで歓迎し、保護された安全な場所として機能する。専門連携のヘルスケアチームや教師と学生のグループ、あるいは臨床家と患者のグループの構成員は、お互いに対等で、授与と受容、教育と学習に再帰的に専心する者として出会うので、物語を語ること自体から出てくる社会的・政治的平等が冷厳な権力の非対称さえも均してしまう。ケアと結束という倍音、すなわちハーモニーは、ヘルスケアを提供する施設関係者を利するような専門家による独占的支配よりも、むしろ患者の意向に奉仕するようなヘルスケアの中で達成されうる。すべてのケアを求める人々とケアを行なおうとする人々は、安全性、目的、将来の見通し、そして患者の利益に対する無条件の傾倒という開拓地の中でひとつになることができる。これがナラティブ・メディスンの未来像である。

■本書の構成

『使者たち（*The Ambassadors*）』の序文の中で、ヘンリー・ジェイムズ（Henry James）は彼の小説における二種類の「物語（story）」を区別している。「まず主人公についての物語があり、次いで、それと密接に関連するものとして、物語そのものの物語がある」［7］と。本書の主人公は、ナラティブ・メディスンの発展から生まれた一連のアイディアと実践である。この本の物語は、これらのアイディアと実践がいかにして本書の構成を導いたかということであり、その内容以上に、それが執筆されてきたという理由で私たちが伝えたいと思うことを述べている。

私たちはこの本の執筆を通じて、自然とこの本に適した形態を発見した。原則は、私たちの気がついたところでは、それらがどのように実際に実践されるかについての詳細な記述と合わさったときに最も明瞭になる。それゆえに、この本のほとんどの部分では、理論的な章と、これらの原則が教育や臨床の仕事の中で実践されているようすの詳細な記述が対になっている。私たちは、参加型学習や物語自体の固有性への私たちの責任に忠実に、本書全体を通じて個別の学習の情景を提供する。読者は、特定の状況で教えられる特定のテクストを読むことになる。そして、私たちの学習者の幾人か（そのすべてが自分の作品を公表することに熱心に同意してくれた人々である）、が産み出した創作物を読むことになるだろう。最終的には、学習経験を形づくるための、私たちの教育学的な理論的根拠を聴くことになる。臨床に関するセクションでは、私たちがケアに関する物語的方法論（narrative method）によって特定の患者をケアしているときの、私たちの同行者となるだろう。私たちは原則と実践の間に再帰的な共振作用を見いだしているが、それらは双方向の相互影響に帰着する――すなわち、原則が実践に情報を与える一方で、進行中の実践はその基盤になっている原則を明らかにし、修正し、また時には異議を唱えるためのフィードバックを与える。研究や実践の新領域にふさわしく、このような再帰性は、教育者と学習者が相互に教え合い、臨床家と患者が洞察と権限を共有し、アイディアと現実が協同でその仕事を計画することを保証する。

私たちは病む人のケアの出発点として、二人の人間——語り手と聴き手——とともに探求を開始する。このダイアッド（二者関係）は、他者を認識し、称賛し、価値づけるための徹底的な謙譲という人間の能力を証明すると同時に、互恵的に認識され、称賛され、価値づけられるという能力をも証明する。「第1部　間主観性」では、マウラ・スピーゲルとダニエル・スペンサーの二人が、文学的および批判的観点から関係性の基本事項を、文学研究を通じて描写する。第1章「自己の物語——文学を通じて関係性を学ぶ」において彼女らは、言葉を通じて自己が解放されるプロセスをモデル化し探索するための、フィクション作品における厳選されたいくつかの一人称記述を提示する。彼女らが選んだ作品に対するひじょうに精密な検討は、登場人物の声と語り手の声、そして彼らと読者の間で形づくられる関係を露呈させる。彼女らの教育は、その物語の空間の内部や外部にいる人々の声によってそのテクストの世界がどのようにして共同構成されるのかを示し、学生のために「物語を厚くする」ものである。自己を語ることは自律的行為ではなくて関係的行為となり、他者の物語との経験的かつ創造的なふれあいを通じてそれは達成される。

第2章「セッションの実際——文学作品、経験、感情、教室での関係性」では、マウラとダニエルはこれらの概念がナラティブ・メディスンの教室において**どのように**現実化されうるのかを続けて示す。アリス・マンロー（Alice Munro）の短編小説「浮橋（Floating Bridge）」〔b〕の授業を実例として用いながら、彼女らはナラティブ・メディスン教室のプロセスをドラマ化して描き出し、この短編小説を学ぶ中で浮かび上がる学生の記述を添えてそのドラマを完成させる。これらのテクストの学生／読み手の反応に細心の注意を払うことで、マウラとダニエルは、ある人が他者の自己記述を受容しうる容量の範囲内での個人的な気づきの役割を明らかにしている。ジョン・デューイ（John Dewey）の『経験としての芸術（*Art as Experience*）』〔c〕、デラルド・ウィング・スー（Derald Wing Sue）の人種をめぐる会話についての作品、スティーブン・A・ミッチェル（Stephen A. Mitchell）の愛着に関する関係的理論といった多様な源泉から生まれたさまざまな概念が、第1章の中で明確に述べられる諸原則を受肉あるいは体現化するような、教室での経験に対する彼女らの解釈を特徴づけている。

私たちは続いて、ヘルスケアにおける間主観的関係に対するいくつかの強固な障害を目にする。これらの中で最も重大なものは心身二元論という考え方である。二千年来、西洋哲学は、個人的主観の統一性に対する込み入った否認、すなわち、彼または彼女を精神と身体、あるいは身体と魂に分裂した状態にすることを主張してきた。第2部「二元論、個人性、体現化」には、身体／自己の連続性に対する現象学的注目を通じて二元論と二元論の逆転の境界線を示す三つの章が含まれている。第3章「二元論とそれに対する不満（その一）――哲学と文学と医学」では、クレッグ・アーバインとダニエル・スペンサーが心身二元論の簡略な歴史とそれに対する批判を提供している。彼らはその中でも特に、何世紀にもわたって人間の主観の概念化のための最も重要な手段として二元論を確立した、プラトンやデカルトの基本文献の精密読解を行なっている。第4章「二元論とそれに対する不満（その二）――哲学という塗り薬」においてクレッグとダニエルは、身体に関しての現象学のさまざまな理論が（それはメルロ＝ポンティ（Merleau-Ponty）からリチャード・ゼイナー（Richard Zaner）やハビ・カレル（Havi Carel）のような現代の哲学者にまで及んでいるのだが）、体現化という状況への概念的アプローチの選択肢を与えている、と断言している。これらの章のどこをとっても、精神／身体／魂の統一性という枠組みを読み手に提供するための、二元論を生み出した努力に匹敵するほどに力強く、持続的で惜しみない努力が通《かよ》っている。

この二元論とその挑戦に関する二つの章に続くのは、現代の臨床実践における体現化の現象学という概念を取り扱う章である。物語倫理においては、臨床医や専門医が、その中で身体と自己――患者と臨床医双方の――が一つになるような、物語と自己同一性との統一性への気づきを実践に組み入れている。第5章「確実性からの解放――物語倫理のための訓練」では、クレッグ・アーバインとリタ・シャロンが、文学研究と臨床倫理の内部から同時に起こった物語倫理の誕生について述べる。そこ（臨床倫理）では物語倫理が、原則主義、すなわちヘルスケアにおける倫理的な問題への支配的法則に基づくアプローチに対しての、いくつかの挑戦の一つとして機能している。クレッグとリタによる物語倫理研究は、読解の倫理や臨床実践の倫理、そしてそれら二つの倫理を並置することの有益性についての共通点を明らかにしている。彼らは最後に次のように示唆している。すなわち、文学の精密読解は臨床現場で物語倫理を実践するであろう人々にとって最適の訓練になるだろう、なぜかと言えば、物語倫理の実践者（narrative ethicist）の主要な道具は、真剣な文学的作業によって強化された想像力の利用や徹底的な謙譲、そしてそれらを全体として認識できるために状況を表現する能力だからである、と。

第3部「教育における自己同一性」では、教育と学習の場における個人の自己同一性に関する喫緊の問題を取り上げる。第1部では間主観性と関係の物語的基盤を調べ直し、第2部では具体化に直面する二元論の哲学的な潮流を再検討してきたが、ここでは教育と学習における状況的主体の特色を取り上げる。物語性と自己同一性はどのように教室という空間を変化させるのか？ 指導者と学習者はどうすれば全員が意見を抱いている教室という空間を、開放的で危険のないように保つことができるのか？ これらの疑問は第6章「教育の政治学——クリップ、クィア、アンホームの健康人文学」において、サヤンタニ・ダスグプタが考察している。これらの教育的な疑問は教育的事業そのものを枠づける——参加者の一部が他の参加者よりも歓迎されないような教室では、学習は行なわれないだろう。テクストは辺縁に追いやられ沈黙させられている声を代表するその空白の中に持ち込まれなければならないのだが、学習経験に関するすべての前提と観点は自己批判（self-critique）に委ねられている。ナラティブ・メディスンのヘルスケアにおける社会的公正への責任を保持するためには、その教育が、ヘルスケアや高等教育機関、そしてこの領域において私たちが切り開こうとしている開拓地を「我が家」だと感じる人も感じない人も含むことを保証していなければならない。

私たちはいったん教室やワークショップにおける真剣なナラティブ・ワークの参加規則を検討し、いよいよ精密読解の本質を検討するための第4部に入る。第7章「精密読解——ナラティブ・メディスンの代表的方法論」では、リタ・シャロンが、1920年代に精密読解と呼ばれるようになったものの起源と概念的基盤をたどっている。それは、すべての単語に価値があるとみなされ、その単語の真意への貢献のためにはどのようなテクストの特徴も見逃されないような読解の形態である。私たちの代表的な手法として、精密読解はナラティブ・メディスンの基盤となる原則を反映し、関連づけている。その原則とは、（1）社会的正義に向かう行動（action toward social justice）、（2）訓練の厳格性（disciplinary rigor）、（3）包括性（inclusivity）、（4）曖昧さの許容（tolerance of ambiguity）、（5）参加型の非階層的方法（participatory and nonhierarchical methods)、(6)関係的で間主観的なプロセス(relational and intersubjective processes)の六つである。逆に言えば、これらの基盤となる複数の原則間の関係、および精密読解の本質とプロセスは、私たちが取り組んできたこの活動の重大な要素を示し続けているのである。私たちは、精密読解がこの上なく注意深い読解の実践であり、臨床実践における私たちの目標であるこの上なく注意深い聴き取りの実践のための演習となるものである、ということを読者にも理解してもらいたいと望んでいる。

第8章「精密読解教育の枠組み」では、どのようにして精密読解の技能や手法の教授に取りかかるのかの実践的な手引きを提供する。リタは、教室において注目に値する物語的、あるいは詩的なテクストのさまざまな要素についての概念図を示している。この章で彼女が行なった時間、空間、隠喩（メタファー）の三つの要素に注意を集中するという選択は、当然だが、テクストの他の特徴を除外するものではない。第8章で取り上げられ、再録された文献のいくつかは、これらの物語的特徴のいずれかについての精密な調査を支えてくれた教室や病院のセミナーで使用されてきたものである――それらの中には、時間について教えるときに使用したルシール・クリフトン（Lucille Clifton）の詩「フレッド・クリフトンの死(the death of fred clifton)」や、物語的なテクストにおける空間について教えるときに使用したヘンリー・ジェイムズの『ある婦人の肖像(*Portrait of a Lady*)』[d]の一段落もある。多様な場面で学生たちが創り出したテクストは、この種の教育の可能性、そして最終的に、この種の読解が与えてくれる贈り物を示すものである。

第5部「創造性」では、創造性の理論的な側面と、臨床場面における個々人が自分自身の創造の閃きを発揮できるように仕向ける教育的な方法の両方を取り上げる。フィクション作家であるネリー・ハーマンは、創造性がナラティブ・メディスンという活動の中核になっている、という私たちの成長しつつある認識を吹き込んでくれた。彼女は、彼女自身が経験した喪失の悲しみをフィクションのかたちで表現した最初の小説、『悲嘆のための癒し（*The Cure for Grief*)』を執筆した際の経験をもとに、個々の書き手の人生における創作の成果に対する概念的理解を発展させようとしてきた[8]。第9章「創造性――何が、なぜ、どこで?」において、彼女は創造性を、不確実性と疑念に対する開かれた態度、精神の拡張、予期せぬものを喜んで受け入れることであると説明している。それは魂を活性化させるような世界に存在するための一つのやり方である。ナラティブ・メディスンを学ぶ学生、そして著名なフィクション作家や学者が書いた多種多様なテクストを利用して、ネリーは、誰かが自分の人生について書く際の内的なプロセスと、すでに書かれた人生のその後における影響を解説している。彼女は「偉大なる作家たち」とその他の私たちを区別せずに、口にされない人生経験を人間が自己の内部から生み出す必要性を簡明かつ深遠に表現している。

第10章「創造性は教えられるか？」は、さまざまな場での創作指導のための実践マニュアルである。コロンビア大学の健康科学キャンパスと芸術科学キャンパスで創作を指導した経験に依拠して、ネリーはどのように書くことを促すべきか、また結果として生じる作品にどのように対応すべきかを示している。この章に含まれている「読解の手引き」は、学生の創作を読んで批評するという職務に携わる新しい教育者に道標を与えるものである。この章はまた、創作セミナーを組み立て、学ぶのに用いるテクストを選定し、参加者に書くことを促すような創作のきっかけとなる文章（執筆課題）を作成するための実践的な手引きをも提供している。広範な引用と学生の創作の精密読解を通じて、ネリーは読者を他者の創造性についての創造的洞察へと導いている。

第6部では、この活動の成果の評価に関するさまざまな疑問を取り上げる。私たちのナラティブ・メディスンにおける活動が有益であることを、私たちはどうやって知るのか？　病院のスタッフに創作を指導すること、あるいは病院のカルテとは異なる形式で患者について記すことの結果として何が起こるのか？　私たちはこれらの疑問に答えるための助力を医療人類学者のエドガー・リベラ＝コロンに仰いできた。ナラティブ・メディスン大学院プログラムの修士課程では長年にわたって質的研究法の課程が教えられてきたが、その中で彼は、民族誌学者および参与観察者として社会活動の観点から学習法を考察する理想的な立場にいる。私たちはエドガーに調査マニュアルを請い求めるのではなく、民族誌学者のやり方で熟慮してくれるように依頼した。第11章「非常階段から質的データへ——教育的促し、身体性に開かれた研究、ナラティブ・メディスンの心の耳」では、読み手が注意深く見聞きし、自分たちを包んでいるさまざまな活動を理解するように努めることで自分の体験を認識するように勧めて、質的研究から神秘性を取り除いている。エドガーは、研究者が民族誌的調査という再帰的な実践を達成するために自分の立場――人種、階級、性別、イデオロギー的な信条――を突き止める必要性について述べている。富と健康の格差への警告に関連して、アメリカのヘルスケア・システムの大企業化および生産性の増加の重視についての率直な批評を提供することで、彼は次のように示唆している。すなわち、「ペースを落とす」べきだというナラティブ・メディスンの提言は、ヘルスケアがなしうる善を減少させる恐れのある健康／産業複合体への強力かつ矯正的な応答である、と。

第7部では、引き続き臨床実践について考える。私たちの活動では一貫して、臨床家と患者をより力強い協働の列に並ばせ、彼らがお互いの関心事を認識できるようになる新しい方法を提供しつつ、ナラティブ・メディスンが日常的なヘルスケアを改善しうるような方法に最高の評価を与えてきた。エリック・R・マーカスとリタ・シャロンが、第12章「健康とヘルスケアの物語的変容」を共同執筆している。エリックはコロンビア大学精神分析訓練研究センターの所長であり、ナラティブ・メディスンを創設した教員の一人として、癒しの関係に関する私たちの概念的理解の発展に大いに貢献してきた。ナラティブ・メディスンが病む人のケアにおける間主観性の内的プロセスを認識できるようになったのは、精神分析家および精神分析の方法論の研究者としての彼の業績のおかげである。エリックとリタはこの章の中で、広範なナラティブ・ワークを含むケアを内包するリタの内科学の実践から、ある患者の臨床例に焦点を当てる。それは、患者と医師の双方がケアに関する出来事について書き、お互いの書いたものを読み、それによってその患者の状況への複雑かつ有益な洞察を獲得したというものである。その患者は、彼女のケアから生まれた考察を公表することを親切に、また熱心に許可してくれた。数か月のケアの間のさまざまな出来事の仔細な検討を通じて、エリックとリタは互いに精神分析的な文学研究と物語的な文学研究の立場から、医学的な病気とされる患者との臨床上の関係における基本的要素を論じている。エリックは医学的な病人のケアの中に見いだされる転移の珍しい形態と、彼らへのケアの長い過程の中で生じてくる移行空間に注目している。リタは患者や彼らを世話する人々に起こる出来事を照らし出す三つの概念――

創造性（creativity）、再帰性（reflexivity）、相互性（reciprocity）――への考察を行なっている。

第13章「ナラティブ・メディスンの臨床的貢献」において、リタはナラティブ・メディスンで訓練された人々によって開発された数々の臨床的な手法や実践を要約する。彼女は北米大陸全域にわたるさまざまな活動の実例によって、数種の臨床上の創案をレビューしている。物語的に強化された臨床的関係の発展に向けての個人面接技法における革新を出発点として、彼女はヘルスケアチームの有効性を改善するための複数の物語的手法へと進み、次いで、臨床医の臨床カルテ（電子カルテを含む）記載方式の変更、多忙な臨床スケジュールの中で証人の役割を担う方法といった、臨床現場でのナラティブ・メディスンの新しい実践へと移っていく。この章は、私たちの活動が成長するにつれて前進し続けるであろう（と私たちは望んでいるのだが）対話の幕開けだと考えられる。

私たちは単独で、あるいは二人でそれぞれの章を執筆し、執筆中の章を一緒に読み、批評し合いながら、自分たちの活動の中に浮かび上がってくるパターンを正しく理解するようになった。個々のトピックは、その活動をいっそう深める新たな方法を提供し、込み入った問題に対する新しい答えを暗示しながら、私たちがまだ気づいていなかったようなあり方で他のトピックと重なり合っていた。私たちは、ヘルスケアについての物語的な光景に向かう未来が存在すること、病む人へのケアが尊厳と認識という基盤の上で前進しうること、そしてヘルスケアに人生を捧げる人々が見返りとして自ら成長しうることを、ますます確信するようになっている。このような未来像を目指して、私たちは自分たちの活動に取り組むのである。

本書の執筆者たちを代表して
リタ・シャロン

原註

[1] この革新的な理論への若干の権威ある発言としては、Derrida, *Of Grammatology*〔邦訳：ジャック・デリダ（著）足立和浩（訳）『根源の彼方に──グラマトロジーについて』現代思潮社　1990年〕; Barthes, *Rustle of Language*〔邦訳：ロラン・バルト（著）花輪光（訳）『言語のざわめき』みすず書房　1987年〕; Lacan, *Écrits*〔邦訳：ジャック・ラカン（著）宮本忠雄ほか（訳）『エクリ 1』弘文堂　1972年、佐々木孝次ほか（訳）『エクリ 2』1977年、『エクリ 3』1981年〕; Lyotard, *Postmodern Condition*〔邦訳：ジャン＝フランソワ・リオタール（著）小林康夫（訳）『ポスト・モダンの条件──知・社会・言語ゲーム』水声社　1986年〕; Foucault, *Order of Things*〔邦訳：ミシェル・フーコー（著）渡辺一民、佐々木明（訳）『言葉と物──人文科学の考古学』新潮社　1974年〕; Cixous, "Laugh of the Medusa"〔邦訳：エレーヌ・シクスー（著）松本伊瑳子ほか（編訳）『メデューサの笑い』紀伊國屋書店　1993年〕を参照。また、さまざまな学問領域における物語的研究への転換に関しての Krieswirth, "Trusting the Tale" や、「客観的な」歴史的事実を提示するための歴史叙述の限界に疑問を投げかけた Hayden White, *Metahistory* も参照。

[2] 理論生成時に明らかになる読解の本質に関する広範な多数の学問のいくつかの例としては、J. Hillis Miller, *Ethics of Reading*〔邦訳：J・ヒリス・ミラー（著）伊藤誓、大島由紀夫（訳）『読むことの倫理』法政大学出版局　2000年〕; Culler, *On Deconstruction*〔邦訳：J・カラー（著）富山太佳夫、折島正司（訳）『ディコンストラクション 1』『ディコンストラクション 2』岩波現代文庫　2009年〕; Iser, *Act of Reading*〔邦訳：ヴォルフガング・イーザー（著）轡田收（訳）『行為としての読書──美的作用の理論』岩波モダンクラシックス　2005年〕; W. J. T. Mitchell, *On Narrative*〔邦訳：W・J・T・ミッチェル（編）海老根宏ほか（訳）『物語について』平凡社　1987年〕; Peter Brooks, *Reading for the Plot*, Tompkins, *Reader-Response* を参照。

[3] 患者への臨床的転回に関する歴史的著作の一部としては、Engel, "Need for a New Medical Model"; Kleinman, *Illness Narratives*〔邦訳：アーサー・クラインマン（著）江口重幸ほか（訳）『病いの語り── 慢性の病いをめぐる臨床人類学』誠信書房　1996年〕; Cassell, "Nature of Suffering", Schafer, *Retelling a Life* を参照。

[4] 国立人文基金（NEH）は2015年に設立50周年の式典を開いた。これを記念するために、NEHは彼らが交付してきた中から、その使命の最もよい実例となる50件の補助金、すなわち「人文学の展望を変えた」補助金を選出した。

ナラティブ・メディスンを開始するために彼らが私たちに与えた補助金は、50年間の間に授与された6万３０００件の補助金から選ばれてこの栄誉を受けた50件のうちの一つである。

［5］たとえば、Miller et al., “Sounding Narrative Medicine” ; Arntfield et al., “Narrative Medicine” ; Winkel et al., “No Time to Think” ; Hellerstein, “City of the Hospital” ; Pearson, McTige, and Tarpley, “Narrative Medicine in Surgical Education” ; Garrison et al., “Qualitative Analysis” などを参照。

［6］ナラティブ・メディスンの方法論による臨床場面での研究の例としては、Olson, “Narrative Medicine: Recovery” ; Nowaczyk, “Narrative Medicine in Clinical Genetics” ; Sarah Chambers and Glickstein, “Making a Case” ; Lövtrup, “Here Is the Patient” ; Sands, Stanley, and Charon, “Narrative Pediatric Oncology” などがある。

［7］James, Preface to *the Ambassadors*, x.〔邦訳：ヘンリー・ジェイムズ（著）　工藤好美、青木次生（訳）『ヘンリー・ジェイムズ作品集 ４　使者たち』国書刊行会　１９８４年　５９１頁。訳文は大原千代子による〕

［8］Hermann, *Cure for Grief*.

訳　註

〔a〕「日本語版によせて」にもあるように、２０１５年および２０１６年に行なわれた。

〔b〕邦訳：アリス・マンロー（著）　小竹由美子（訳）『イラクサ』新潮クレスト・ブックス　２００６年に所収。

〔c〕邦訳：ジョン・デューイ（著）　栗田修（訳）『経験としての芸術』晃洋書房　２０１０年

〔d〕邦訳：ヘンリー・ジェイムズ（著）　行方昭夫（訳）『ある婦人の肖像』（上・中・下）　岩波文庫　１９９６年

第1部 間主観性

PART I

Intersubjectivity

CHAPTER 1

Accounts of Self:
Exploring Relationality Through Literature

Maura Spiegel and Danielle Spencer

第1章　自己の物語――文学を通じて関係性を学ぶ

マウラ・スピーゲル、ダニエル・スペンサー

はじめに

私たちは他者との関係の中にあまりにも埋没してしまっているために、その関係性そのものを明確に識別しがたくなっている。それはまるで目が眼球自体を視ることが不可能であるように、私たちもまた関係性の中にどっぷりとつかっているがために、その関係性の輪郭やその内部でどのようなはたらきが展開しているかなどを完全にわかることはほぼ不可能に近いのだ。

――スティーブン・A・ミッチェル "Attachment Theory（愛着理論）"［1］

関係性について、そのごく当たり前の営みでありながらも驚くほど複雑な人と人との間のやりとりについて学ぶとき、私たちが着目するのは文学から何を学べるかということである。文学や哲学、精神分析の理論をたずさえて文学のテクストに取り組む中から、私たちは多くの指針といくつ

かの演習を開発した。本章では、コロンビア大学におけるナラティブ・メディスンの修士課程の必修科目の一つである「自己の物語の分かち合い（the Giving and Receiving Accounts of Self）」のシラバスに沿ったいくつかの演習をもとに、関係性についてのテーマを探索する。文学や映画、評論を詳細に吟味するところでは、この教科は伝統的な学究のアプローチに似たところがあるかもしれない。ただし、ナラティブ・メディスンの場合、物語能力（ナラティブ・コンピテンス）と関係性に対する理解をより深め、医療の現場における活用の道を探索するために、精密読解のスキルを教えるという点が一線を画す。

他の有用なアプローチ（「プロフェッショナリズム」やコミュニケーション・スキル・トレーニングなど）では届かないレベルの深さや複雑さをもって人間同士の交流を観察し、考察し、話し合いをするために利用できる資源が、文学には無限にある。臨床家やケア提供者に対して正しい態度や感情のリストを指導する代わりに、私たちは文学的知識をどのように臨床に役立てられるかを探る。少し前にサイエンス誌に掲載された研究によると、文芸小説を読んだ後に心の理論や社会的知覚、ＥＱ（心の知能指数）の測定試験を受けた被験者は、よりよいスコアを出せていたという結果が出ている[2]。注目すべきことに、ノンフィクションあるいは大衆小説を読んだ被験者たちのスコアはそれほど良くなかった。こうした結果の説明として、研究者らは哲学者であり文学評論家であるロラン・バルト（Roland Barthes）を引用し、文芸小説が読者に創造的な経験をさせ、ギャップを埋めるような位置へと配し、登場人物のキャラクターについての判断を下させ、ニュアンスや複雑性に対する感性を豊かにさせると指摘している。このような読み方をすることにより、私たちは「登場人物の気持ちや考えを察するのに、より自由度の高い解釈ができる資源を活用しなければならなくなる」のである[3]。

ここで議論されている創作のテクストは、すべて一人称の物語であり、フィクションもノンフィクションも含む。私たちのアプローチでは、カルテ記載内容や記録の代わりに、文学のテクストをじっくりと読み込む。こうした臨床的な素材は、きわめて重要な情報やある経験の片鱗や名残を確かに示してくれる。しかし、文学のテクストはキャラクターや文脈、そして状況のニュアンスや奥深さを主題として取り上げる。文学のテクストは読者を複雑な関係の中に引き込み、その世界に刻み込む。ただカルテ記録を読んでもそのようにはならない。さらに、私たちが選ぶ文学テクストは、必ずしも医学的な経験についてのものではない。喪失や記憶、アイデンティティ、生い立ちの構造といったテーマを取り上げたストーリーを読み、ナラティヴのはたらきを学ぶ。関係性のさまざまなかたちを考慮に入れて、私たちは——読み手として、そして聴き手として——登場人物間の、語り手と登場人物との間の、語り手と読者との間の、そして個人と社会との間の関係性を取り入れる。明らかに医療関連のものではない作品を読むことを通じて、健康や病い、ケア、そして死すべき定めといったテーマとの結びつきを考えなければならない——そしてそうすることにより、さらにもう一つの関係が形づくられるのである。

ナラティヴと関係性に対する多様な視点を学ぶために、私たちは文学理論と評論、精神分析、哲学、記憶とトラウマ研究についての読書課題を課す。その中にはミハイル・バフチン（Mikhail Bakhtin）の対話主義研究やリタ・フェルスキ（Rita Felski）の「認識」と「魅惑」といった読者経験についての研究、ジュディス・バトラー（Judith Butler）の他者に対する私たちの倫理的関係について深めた研究、スティーブン・A・ミッチェル（Stephen A. Mitchell）の関係精神分析における構成要素、ナラティヴ・セラピーにおけるブレイクスルーとなるマイケル・ホワイト（Michael White）の論文など多くの文献が含まれる。ここでの私たちの実践範囲（scope of practice）は、選択されたテクストについてのディスカッションを促し、文学的ナラティヴやこれら多様な分析的学問領域の概念を用いて、関係性についての私たちの理解を深める方法を探索するというものである。これらは「〜すべき」という規範的な介入ではなく、どのようにこうしたディスカッションが始められるかという例となる——そしてもちろん、その形式や内容はその場その場の教育の状況に応じて変わりうる。本章では、特に臨床場面における出会いに役立つことを念頭に置きつつ、いかに文学のテクストが関係性の多様な側面へのアクセスや探索の方法を提供するかについて検証する。

自己について語る——コルム・トビーンと語りの求め

もしも僕から電話したとしたら、6年前に何が起きたかを洗いざらいしゃべってただろう。なぜなら、まるでそれ以降時間が止まったみたいに、何か激しい魔法によって月の光の力が今晩を選び、僕に起きた最後のリアルな体験へと連れ戻したかのように、そのことが今晩の僕の頭の中にあったから。大西洋の向こう側にいる君にかけた電話口で、僕の母の葬式をめぐる数日を振り返ったかもしれない。まるでそうしないと忘れてしまうのではないかと思って、あらゆることを事細かに振り返っていたかもしれない。

——コルム・トビーン“One Minus One（ワン・マイナス・ワン（何もなかったかのように））”［4］

コルム・トビーン（Colm Tóibín）の短編『One Minus One』の語り手は、自分の母親の7回忌の日に母親の死についての詳細を物語る自分に気づく。月明かりに照らされた夜のテキサスの街を独り歩きながら、まるで「何か激しい魔法によって」過去へと連れ戻され、昔の恋人に電話をかけたい衝動と向かい合う。その恋人は常に彼に正直であることを求め、「率直に言うことを拒み、どこまでもジョークや雑談にしようとする僕に激怒して首を振る唯一の人」［5］なのだ。しかし、「僕」は「彼」（元恋人）に電話をかけず、その代わりに、この元恋人に電話をかけたつもり（「もし電話をしたとしたら……」）として、ストーリーが展開していく。その物語の中で、おそらく初めて意識に上ってきた昔の経験に声を与えることとなり、あるいは新たな深みに着地することになる。記憶が戻るにつれ、自分の母親のよそよそしさ、その母親との関係性を何とかしようと努力しなかったことへの後悔、そして独り歩き回る自分との間にある半ば気づいていたつながりを見つめていく。

ストーリーはすべて仮想空間に存在するものだといえる。しかし、この短編では「あたかも……するかのように」に**関係的な**強調が与えられている。それは語り手の意識に話し相手として浮かぶ、わかりやすいある特定の人物との間に思い描かれた会話である。こうした記憶の想起は、相手が物理的にそこにいなくとも、その語りが向かう相手によって形づくられる。独り言のように見えるものが、実は話を促す無言の相手、あるいは対話の相手との語り合いとなっているのである。読者はその親密で打ち明け話的な雰囲気のナレーションや、語り手が「君」と直接語りかける多くのコメント（「君は覚えているか……葬儀のときに君は白いシャツを着ていた……祭壇で母の話をしているときに君が見えた」――「……何か真実を語るようにいつも僕に求めてきたのは君だけだ」[6]――「今ほど君のことを必要としないときにかけていた電話、あれはすべてかけなきゃよかった」[7]）を通じて、「聴き手」の存在やその特別性を感じるだろう。今になって押し寄せてくる感情と、たとえ単なる想像上の聴き手であっても、その聴き手に対する語り手の語りたい、そして聴いてもらいたいという求めによって、そのストーリーの静かな切迫感が強まっていく。まさに、そこにはいない聴き手、語り手から場所も時間もかけ離れたその聴き手が、ストーリー展開の中で読者に明らかなリアルとなってその存在感を表わすのである。

『One Minus One』は読者に多くのことを考えさせるが、その中でも聴き手が創り出す、あるいは創り出せないスペースのことや、過去の関係性が、たとえそれら一つひとつが個別的に見えたとしても、いかに私たちの日々のやりとりを特徴づけるかについて考えさせようとする。さらに、文芸小説をこのようにきめ細く読み込んでいく作業自体が読者との関係性を構築する。読者は、その話をふと「立ち聞きした」というポジションに置かれ、そこである意味語りかけられる相手となるのである。もちろん、読者によってその反応はひじょうに多岐にわたる。そしてその多様性が、そのストーリーについてのグループディスカッションを豊かにする。自分の中で特に響いた一瞬やある一節を選択するよう促されると、読者は自分の選択した箇所から、それぞれ新鮮な意味を見いだす。ある読者は、語り手がアイルランド人カップルの「あやふやな立場」の特徴に気づくという空港の場面を選び、そこに自分の同胞に感じられる心地よさと親和性を見いだすかもしれない。また別の読者は、語り手が家に戻る夜行便の中で泣き始める場面、「その時僕は世界がシンプルだったころに戻っていた……その世界では、誰かの心臓の鼓動はかつて僕の鼓動となり、その人の血が僕の血となり、その人の身体の中でかつて僕は丸くなって寝ていて、その人は病室のベッドの上に寝ていた」[8]に、物語の最も深い悲しみを感じるかもしれない。そのあらゆる反応において、そこに展開している物語は読者をある種形づくられた世界に配置する。その世界で私たちはこれまで自分が言わずにきたものの蓄積された重みを感じ、それが私たちを目覚めさせ、物語の経験や振り返りに言葉を与えるのである――その語り手の声によって生み出された間主観性のスペースの中にとどまるために。それはつながりと断裂、共同構築されるものとして自己を語り自己の語りを受け取るということについてのいくつもの質問に私たちを招き入れる――そうした考え方は理論上つかみどころがない、また物語という文脈抜きには**感じられ**ないかもしれない。

臨床現場における出会いの中で、患者にとってよく聴いてもらうことの治療的価値は広く認識されているが、そのやりとりが共同構築の性質をもつということについてはあまり意識されていない。聴き手あるいは臨床家は――語り手と聴き手がそこにおいて語り合うところの文脈と同じくらいに――語り手が構成し表現することができるものに寄与し、そしてそれを形づくりさえするのである[9]。医療の多くは対人関係の出来事の中で展開しており、ナラティブ・メディスンは、人と人とのあらゆる出会いに生じる関係的な力動の作用に配慮している。医学の現場で――そしてあらゆる場面で――中立的な人などというものは存在しない。無害で、裁くことのない落ち着いた態度や気遣いを提供しようとする努力が臨床家にとって重要であるのと同じくらいに、個々のケア提供者は、自分が支援する患者に意味を持ち込んでいる。これらの意味はうつろいやすく、社会的で、個人的で、そして対人的なものである。それぞれ特異性を豊かにもちながらあらゆる出会いにおいて、臨床家と患者は互いに複雑な応答をしあっている。診察室においては、他のどの部屋でもそうであるように、雰囲気は二者間で生み出されるのである。

コルム・トビーンの明るくほろ苦い『One Minus One』では、喪失と逃してしまったつながりが強調されているが、そのストーリーに驚かされるのは、私たちがそこに人間の力動のもつ複雑さに対する新鮮で肯定的な価値を認められるところだ。逃してしまったつながりの部分に読者が自分なりの関わりを感じられるようにもっていくことが、聴く力に対する新たな気づきを育むのに役立つ。しかしそれだけでなく，ミステリー（未知の領域）あふれる場である人と人との出会い，その出会いの美をあらためて気づかされるかもしれない。ナラティブ・メディスンの授業やクリニックで開催するワークショップを通じた私たちの経験は，精密読解をとおして，血の通った登場人物同士の，あるいは患者と医療者，家族，ケア提供者との間の，医療者間の——それぞれの臨床現場におけるステークホールダーたちのやりとりの中で何が生じるかについて，読者に新鮮な好奇心と生き生きとした感覚をもたらす。精神分析家のスティーブン・A・ミッチェルが「関係性の空間（relational space）」と呼んだものを常に細やかに意識すること，それが効果的なケアの提供に欠かせない要素であると，私たちは主張している。

モノローグとダイアローグ——ドストエフスキーとバフチン

俺は病んでいる……。ねじけた根性の男だ。人好きがしない男だ。どうやら肝臓を痛めているらしい。もっとも，病気のことはさっぱり訳がわからないし，自分のどこが悪いのかもおそらくわかっちゃいない。医者にかかっているわけでもなければ，今まで一度もかかったこともない。医学や医者は立派なものだとは思っているのだが……。そのうえ，俺はこの上もなく迷信深いときている。まあ，少なくとも医学を立派なものだと信じ込むほどには迷信深いわけだ（迷信を馬鹿にする程度には，教育も受けているはずなのだが，とにかく迷信深いのだ）。いや，金輪際，医者なんぞに見てもらうものか。意地でも嫌だ。ここんところは，誰にもわかっちゃもらえまい。まあいいさ，俺にはわかっているんだ。もちろんいったい誰に嫌がらせをするつもりでこんな意地を張っているのか，そんなことは俺にも説明できやしない。俺が医者に診てもらわないからといって、医者にとっちゃ痛くも痒くもないだろう。そんなことは百も承知だ。こうして意地を張り通して、損をするのは他の誰でもない、たった一人俺自身だけだってことぐらい、俺だってよくわかっているんだ。しかしそれでも、俺が医者にかからないのは、やっぱり腹立ちまぎれに意地を張っているせいだ。肝臓が悪いなら悪いでかまうもんか、もっとうんと悪くなりゃあいい！

——ドストエフスキー "*Notes from Underground*（地下室の手記）" [10]

この語り手の語りの冒頭の一節——「俺は病んでいる……」——はパラドックスと矛盾、裏切られ問いただされる主張に満ちている。信念、知識、無知、迷信、尊厳、教育、恨み、理解不足、理解、無能、気づき——奇妙なことだが、すべてが不快かつ無頓着に見えるやり方で並列している。語り手と聴き手／読者との間の関係性は、これ以上ないほど緊張をはらんでいる。彼に読者が意識されるのは、みな、自分のことを誤解しているだろうとの非難——「……ここんところは、誰にもわかっちゃもらえまい」——その一方で、彼自身の理解は主張され、むろん私たちはその後疑われる。地下室の男（The Underground Man）は典型的な「信頼できない語り手」であり、意図的に嘘をつき、罠をかけ、私たちを空回りさせる。第1章で、彼は自分を悪意に満ちた人間のように描写し、その後こう説明する。「俺がつい今しがた、自分は意地の悪い役人だったと言ったのは、でたらめだ。意地になってでたらめを言ったのだ」[11]。ここで、意地になってというでたらめを言われた私たちはでたらめのパラドックスに捕まってしまう——でもなぜ？

19世紀文学の偉大な作品の一つとして、『地下室の手記』は多くの視点から分析されてきた。ナラティブ・メディスンの授業では、この気難しい語り手と向かい合った私たち自身の反応——自分たちのイライラや彼の挑発に乗るまいとする抵抗に対して、まずはじめに注意を向けるかもしれない。この地下室の男をわめき散らす唯我主義者とひとくくりにして、その手記を、孤立感や恨み、絶望を特徴とする独り言の延長と読むのは自然だろう。それでも、この文脈において私たちは、このような強い読者の反応をぎゅっとつかまえて、じっくりと吟味する。冒頭の文章はどのようにしてそれほどの強い感情を引き出すのか？　私たちはどのようにしてテクストに招き入れられ、その中に刻み込まれるのか？　おそらくは無意識のうちに。

テクストと自分自身との間の複雑な関係性に気づいてくると、さまざまな設定における読者としてそして聴き手として、フラストレーションについて――苛立ちと抵抗感について――私たちもまた考えることになる。臨床家や医学教育者らは「難しい患者」、混乱、抵抗、矛盾をはらむその非協力的な声に対して悪戦苦闘する。標準的な医療面接の慣習に簡単には従わない声、それが「コンプライアンスの悪い患者」あるいは「アドヒアランスの悪い患者」あるいは単に話すことに拒否的な患者だ。テネシー州の高齢患者で足の壊疽《えそ》に対する治療を拒否したメアリー・C・ノーザン（Mary C. Northern）の例のように、治療の拒否は実務的にも倫理的にもきわめて大きなチャレンジを生む。この事例は1978年に裁判となり、生命倫理（bioethics）の分野における規範的な判例となった。私たちは、治療の拒否を意思決定能力の欠如のせいとみなしてこうした事例を説明したい気持ちになるが、その判断は今でも医療倫理の領域で最も難しい問題となっている。しかるにドストエフスキー（Fyodor Dostoevsky）の作品から私たちはどのように学べるだろう――臨床場面で遭遇するやりとりから微妙なニュアンスをより「読み解く」ことができるようになるだろうか、そしてこうした物語が**私たち**と対話できるような方法を探索できるようになるだろうか？〔12〕　同様に、「拒否的な」患者たちが実際に私たちと対話をしているそのやり方――トビーンのストーリーのように、彼らがいかに語りたい思いを抱えているか、そして彼らの語りがいかに多様な表現型をもっているかということも含め――そのことを理解することができるだろうか？　語りというのが一種の行動であり、行動がある種の語りであるというやり方をどのように観察したらよいか？　どのようにしたら無数の形式をもつコミュニケーションのすべてに配慮し続けられるようになるだろうか？

ドストエフスキー作品の最も偉大な文芸批評家の一人であるミハイル・バフチンは、地下室の男のモノローグを孤立感と関係性との間でくねくねと練り上げられた相互作用であると示している。バフチンが示すように、地下室の男は実際誰かとの**対比で**しか自分のことを定義できない。（その場その場で）明確であろうと、暗黙であろうと、責任転嫁であろうと、期待されようと、無視されようと、拒否されようと、その誰かが必ず存在する。地下室の男は、実体のない聴衆に向かって呼びかけている。

おそらくあんた方は、俺が笑いを狙っているとでも思っているんだろう？　ところが、それも間違いさ。俺は、あんたたちが思うような、あるいは思っているかもしれないような、やけに明るい人間とは、およそ訳が違う。とは言え、あんた方がこの長ったらしい駄弁にイライラしているとしたら（イライラしているのは、俺も既に感じているさ）、いったいお前は何者なんだ？　と訊ねたいだろう……。〔13〕

バフチンが述べているように、「主人公の自分自身に対する態度は、他者に対する態度や、自分に対する他者の態度と不可分に絡み合っている。彼の自意識は、自分に向けられた他者の意識の背景に対して常に感知されている……」〔14〕バフチンは地下室の男のモノローグが、より抽象的な哲学の部分さえも含めすべてが、実は関係的であると示している。彼が説明しているように、「世界についてのかれの言葉は、自分自身についての言葉と同様、深く対話的である。世界の体制にたいして、あるいは自然の機械的必然性にたいしてさえも、かれは、あたかも話しているのは世界についてではなく世界とであるかのように、生き生きとした悲嘆を投げかける」〔15〕。こうして、テクストのあらゆるレベルにおいて、「モノローグ的な言葉は一つも存在しない」のだ〔16〕。

哲学者のアラスデア・マッキンタイア（Alasdair MacIntyre）〔a〕はこのダイナミクスの一例を提供している。「……私が感じることとは、他の人が感じたり感じなかったりする気持ちに対する反応が大部分である。あなたの感傷的な言動に対して私が感じる気分の落ち込みに対してあなたの思いやりが欠如していることに対する私の怒りを前にして、あなたは寛大なのにそれに対する私の感謝のないことに対して、あなたは恨みがましい気持ちを抱くのだ」。私たちが頻繁に経験する対人関係における力動の複雑な性質や日常のやりとりとは対照的に、文学のテクストは、この相互関係を特に明確に**示す**ことができる。「このような情動の連鎖は、人生の情動的側面の特徴である」とマッキンタイアは説明している。また「小説のプロットはしばしばそのような連鎖をたどる」とも述べている〔17〕。

臨床面接において、関係性を理解し意識するということは、どのように実践されているだろうか？　少し前のことだが、順調に成功を手にしている中堅どころの臨床家が、ナラティブ・メディスンのクラスでのディスカッションに参加して、「難しい」患者について予期せぬひらめきを経験したということがあった。彼はこう言った。「私はこの患者を14年間担当してきたのですが、その14年間の間ずっと、私は彼のいる部屋に行くのにビクビクしていました。ただ**今ようやく気づいたのです**。もし**私**が**彼**に対して違った行動をとったら、彼も私に対して違った行動をとるだろうということに」。彼の洞察は、相互にフラストレーションを感じている力動に、自分自身が参加していたということであり、その解決策が単にもっと優しくなればいいとかもっと思いやりをもてばいいとかではなく、――自分自身の影響力を認識したうえで――その担当患者との間に新たな接し方を探すことだったのである。そのような気づきは、「傾聴スキル」や医療プロフェッショナリズムのテクニックを含む、講義として教えることができるアプローチ（医療教育におけるその方面の努力も確かに有益かもしれないが）とは一線を画している。文学テクストを用いることにより、読者によって引き出される関連性は**経験的なもの**となり、その経験はその読者自身の成育歴や連想や置かれた状況に特有のものとなるのである。ドストエフスキーの『地下室の手記』の読者と同様に、臨床家やケア提供者は、読んだり聴いたりする中で生じることと自分自身の個別の反応とのからまりをほどくことができない。自分自身との間に距離を置いて中立的な観察者になろうとする努力は、阻止され続け、文学的経験の**一部**となり、そこに気づくことが精密読解の訓練において新たな方法として見えてくるものなのである。

ベクダルの「ファン・ホーム」における気づき――ストーリーに厚みをもたせる

ドストエフスキーを読むことで文学の対話性を探り、テクストに対する自分自身の反応に意識的になるならば、アリソン・ベクダル（Alison Bechdel）の試みは、読者として認識するものが担う役割や語り手がストーリーに「厚みをもたせる」さまざまな方法を含む関係性をめぐる補完的な課題を取り上げるのに役立つだろう。

著者の注釈にフィクションであることを明記する（そして物語が社会の現実を反映していると主張することによってその発言を複雑にする）ドストエフスキーの物語とは異なり、『ファン・ホーム（*Fun Home*）』〔b〕は自伝であり、著者自身の人生のしばしば痛ましい出来事に物語的関与を成立させているのである。それが自伝であると知ることで、私たちはどのようにそのストーリーを違ったふうに体験するのだろうか？――読者との「契約」がどのように変わるのだろうか？　このタイプの物語的出会いは、臨床面接のような他の文脈における関係性の理解にどのように役立つのだろうか？

読者である私たちを必死に自分の手の内に収めようとするのと同じくらい拒絶しようとするドストエフスキーの地下室の男とは違って、アリソン・ベクダルは多くの扉を開けて、読者をこの多面的で多層的なグラフィック（漫画）の回想録へと招待している。初版のハードカバー版「ファン・ホーム」の表紙カバーの下には、ベクダルの幼少時の家のスケッチ画があり、その家の中でそれぞれはっきりとした丸で囲まれた家族のメンバーが別々の活動をしているところが描かれている。地下室で額縁の絵を吟味している父親、居間でグランドピアノを弾いている母親、羽ペンで絵を描いている幼いアリソン、そしてギターを弾き模型飛行機を組み立てている兄弟たち。家に入ると何が見つかるだろうか？　これら登場人物たちをつないでいるものは何だろうか、また私たちを物語に引き込むのは何だろうか？　表紙の見返しのページに目を向けると、繊細な壁紙の模様が目に映る。そしてタイトルページには、ブラックレター体の *Fun Home*（ファン・ホーム）が、写真コーナーもかねた家の軒の絵によって縁どられている[18]。各章のタイトルページにも、写真アルバムの中のように配置された家族のスナップショットのイラストが描かれている。そして、私たちはいつの間にかアルバムのみならず家族の館の物理的空間に入っていて、各ページに丁寧に描かれた日記や小説や手紙の中に瞬く間に自分を住まわせるだろう。このオープニングが示唆しているように、『ファン・ホーム』は、多面的かつ意識的に「厚みをもたせた」ストーリーを展開するのだ。それは父親から遺された複雑な遺産の話であり、カミングアウトの物語であり、そして芸術家小説（クンストロマン；*Kunstlerroman*）である。その中心には、アリソンの父親の――自殺か事故か――による未解決の死、それを取り巻く事柄の表面化、そして父娘が分かち合った歴史を理解しようとする娘の努力がある。

「物語に厚みをもたせる」とはどういうことなのだろうか？　そしてなぜそれがアリソン・ベクダルに、あるいは医療の文脈における関係性に関連しているのだろうか？　心理学者のマイケル・ホワイト（Michael White）は、私たちがともに生きる自分自身についての物語の多くが**薄く**（thin）、自分自身や他者のアイデンティティをひとことで要約してしまうような記述となっていると主張している。彼によると、薄い結論にはネガティブなエネルギーが込められていることが多く、「しばしばその人のことを「どうしようもない」、「失敗」、「無能な」、「価値がない」、「憎い」、「不適切な」などと結論づけてしまう」特徴がある[19]。アリソン・ベクダルの「薄い」バージョンのストーリーは、父親のブルースが自分の恥の遺産を娘に残したというものかもしれない――父親の隠されていた性的指向と恋愛と自殺の可能性という遺産を。物語る、そしてストーリーに厚みをもたせるとは、熱心な聴き手に新しい方法で物語を伝えるということだ。ストーリーの中の出来事を変えずに、けれどもそこに新たな意味づけを見いだすことで、その「薄い」結論がもはや動かしがたいものでも要点にもならなくなるのだ。確かに、ファン・ホームは、複数の視点と理解へのアプローチを提供している。そしてそれは、探求しようとする不可解な謎に対してすっきりと答えを出してしまうことに抵抗を示すのだ。

マイケル・ホワイトは、厚い記述が「見知らぬ人びとの生活に私たちを接触させるような」力をも有しているという文化人類学者のクリフォード・ギアーツ（Clifford Geertz）の研究を引き合いに出している[20]。ギアーツは表情のような謎の多いジェスチャー（enigmatic gestures）を取り上げ、エスノグラファー（民族誌研究者）が信憑性のある分析を提供するには、ニュアンスと脈絡をつかみ、省察し、表現しなければならないと述べている。たとえば、人はどのように目くばせとまばたきといった、意味がまったく異なる二つの同じ体の動きの違いを見分けるのだろうか？ ギアーツにとって、厚い記述は「無意識的なまばたき、目くばせ、にせの目くばせ、目くばせの真似、目くばせの真似の練習」を区別することを含み、そうした違いがいかにして「生まれ、知覚され、そして解釈されるのか、またそれがなければ、誰かがまばたきで何を意味しても、あるいは何も意味しないとしても、事実存在しないのである」ということを理解する〔21〕つまり、身ぶりというのは、複数の関係性の中にのみ存在するものである――ある瞬間に、そこにいる人に対して、そして他の表現方法が存在するという中で――そして厚い記述はそうしたナラティブの要素を具体的に取り出し始めるのだ。そういう意味で、良質な文学は**まさに**厚い記述なのである。

身振りや表情、ボディ・ランゲージはそれほど重要な意味合いをもつのだから、臨床現場でのやりとりで、そこに十分に注意を払うということはひじょうに重要である。たとえば、患者は自分の話を初めてしっかりと聴いてくれた臨床家がどのような姿勢をとっていたかということを正確に覚えており、その時の情景を細部まで描写することができる。また医師のほうも、その患者と信頼関係を築き、患者の話をよりよく理解しようと、患者の表情や姿勢の意味を読み取ろうとしているかもしれない。作家のアナトール・ブロイヤード（Anatole Broyard）が、自分のかかっている医師たちの外見やしぐさの解釈を描写しているが、そこには自分の患者経験を耐え抜くうえで、文学評論家としての繊細さが持ち込まれている。泌尿器科医が手術用の帽子を洗練さのかけらもなくかぶっているのを、ブロイヤードはこんなふうに描写している。「(彼はまるで）フランスを訪れて、かぶり方のコツも知らないのにベレーをかぶって喜ぶアメリカ人を思わせました。わたしの見るところ、この医師は、あの二つのキャップを圧倒ないし同化するだけのカリスマをもっていなかった。これが私の不満を完成させたのです」〔22〕。自分の偏見を認識したうえで、ブロイヤードはある特定の関係性の文脈において言葉と身振りがひじょうに重要であることを、それぞれを一つひとつ豊かな特異性をもつものとして定め示している。

ベクダルの『ファン・ホーム』には、どの場面にも「厚い」豊かな描写があり、彼女の家族の経験を描き理解するのにさまざまな方法が用いられている。私たちは、登場人物たちについてかなり深いところまで知らされ、彼らの「まばたき、目くばせ、偽の目くばせ、目くばせの真似、目くばせの真似の練習」の重要性を理解するようになるのである。結局のところ、これは家族生活というもののエッセンスであり、「薄い」あるいは中立的なしぐさなどないのである。一つ例をあげるとすると、この本の終わりのほうに、アリソンが大学生のときの彼女と父親のやりとりの場面がある。アリソンが、レズビアンであることを両親にカムアウトしたばかりのときのことだ。二人は車で映画館へと向かう道で、暗闇の中、車のフロントシートに並んで座り、これまでしたことの話を交わす。「コレットの本をくれた時、自分で何をしているかわかってた?」とアリソンは父親に言う——彼女がゲイであることを父親が気づいていたかどうかをそれとなく聞いてみているのだ。次のコマで父親は「なに?」と答える。それから「ああ」と続き、「わかってなかった。本当だよ」——そして二人は沈黙の中で前方を見つめている。次のコマでは、「あたかも父が驚かせてはいけない神々しい鹿であるかのようにわたしは黙っていた」というアリソンの回顧的なコメントが続く。そしてついに「ある種の……感情移入はあると思ってた」と父親が語る[23]。映画のように同じアングルのコマが——この本の中で唯一見開きのページの中のすべてのコマが同じサイズとなっている——続くことで、時間をゆっくりと流れさせ、読者の私たちにこの二人が織りなすやりとりのギャップや沈黙を体験させる。二人の対話とナレーションが交互に現われることで、現在の時間軸に描かれているイメージに大人になったアリソンの記憶や視点が結びつけられている。アリソンも父親も横顔が描かれ、前方の道路を見つめており、それは二人がそれぞれある種並行する物語の中で、暗闇と不確かな未来に向かっていく登場人物となっている。ベクダルが私たちに伝えるのは、これがアリソンと父親との間の最後の会話の一つとなるということだ——それが痛烈に心を打つ。豊かで多層的な「厚い」語りにより、その物語はある種のオマージュとなる。その本そのものが愛情表現であるように。

■認識――テクストの中の読者

多くの読者は、このつかの間ながらとても意味のある父と娘との間のコミュニケーションの描写の中に、自分にもひじょうに馴染み深い体験があると感じるだろう。私たちが本を読み映画を観る理由の一つとして、そこに自分自身を見いだし、フィクションと自分自身の経験とを比べ、自分の人生を新たな違った視点からとらえる――そして、自分自身の物語に厚みをもたせるということがある。

読者が文中に自己を認識する（Readerly recognition）というのは『ファン・ホーム』の中でも重要な役割を果たしている。アリソンはコレット（Colette）の小説に自分自身を見いだし、その文中から自分自身の性的志向を認識している。父親がアリソンに「ある種の……感情移入はあると思ってた」と語るが、それは**二人とも**が同性愛者として小説のテクストに感情移入していることを認めていることを物語っている。似たような場面としては、車のシーンの後に続き、スティーヴン・ディーダラスとレオポルド・ブルームがココアを一緒に飲む『ユリシーズ（*Ulysses*）』のエンディングの場面をアリソンに思い起こさせるところがある。このジョイス（James A. A. Joyce）の偉大な作品中の「父と息子」が最高潮に達する場面に導かれ、アリソンは――彼女かブルースか――どちらが父親なのか尋ねている。彼女が言うように「わたしは恥じ入るような父の告白を、はっきりと父親のような気持ちで聞いていた」[24]。ここでジョイスはアリソンが親子関係についてじっくりと考えるためのテンプレートを提供している。しかしその一方でアリソンは、その違い、つまりこうした影響力のある小説のテクストと彼女自身の経験との間の断裂や読者としての文中人物への感情移入の潜在的な危険性にも、私たち読者の注意を向けている。たとえば、ブルースは、特にフィッツジェラルド（Francis S. K. Fitzgerald）やカミュ（Albert Camus）などといった作家のロマンチックな視点で描かれた小説の登場人物に自分を映し見ているが、そのような見方をすることにより、彼は自分の人生や家族の現実から自分自身を引き離し、疎外された偽りの自己を保持するのを許してしまっていると言えるかもしれない。

確かに、私たちが物語と形づくっている明確な関係は必ずしも心の滋養となるばかりではない。そこには危機もはらんでいる。医療人文学（Health Humanities）は長い間、医学の文化およびポピュラーカルチャーの定番となる「ヒーローたる医師（The Heroic Doctor）」の物語の否定的な影響を記してきた。イアン・ウイリアムス（Ian Williams）の心動かされるグラフィックノベル『*The Bad Doctor*』は、その主人公が毎日受けている否定的な自己評価、それにより患者に対する自分の臨床行為が、不適切であり、お粗末で、根本的に欠けていると感じているという現状を探索している。おそらく、この医者の否定的な感情は、理想化された医師像と、そこに従い感謝し賞賛する患者像を物差しに自分自身を照らし合わせているところにも起因しているところがあるだろう。私たちがみな気づいているように、物語というのはただそれ自体が良いというだけでなく、良い物語でさえ思いがけない反応を呼び起こしうるのだ。機能的で批判的な姿勢を見つけて維持することは、ナラティブ・メディスンの仕事の重要な部分だ。

『ファン・ホーム』や他の作品の中で読者が登場人物に自分を見て感情移入するというこの経験から何を学ぶことができるだろうか？　文芸評論家のリタ・フェルスキ（Rita Felski）は、『*Uses of Literature*（文学の利用）』の冒頭で、「本の中に自分を認める（recognize oneself in a book）とはどういうことだろうか？」と問いかけている[25]。この意味での認識には、自分の状況や苦境、人生の条件、社会的な支配力を振り返る可能性が含まれる。しかし、認識——関係性の一つの形式——は、主体の立ち位置について、そして私たちの自己認識の力についての長年にわたる議論の口火を切る。デリダ（Jacques Derrida）、ラカン（Jacques Lacan）、アルチュセール（Louis P. Althusser）、フーコー（Michel Foucault）など20世紀の思想家による「疑惑の解釈学」の発展をたどって、ラカンの鏡像段階のように、あるいは抑圧の一つのツールとして、あるいはアルチュセールの対象者が社会的統制の構造に向けて問われたように、フェルスキは、批評家がいかに自己認識の経験を幻想であるとして取り合わなかったかについて論評している。私たちが読者や観客として出会う小説や映画の登場人物のような「架空の主観の誘惑」は、服従の手段になり、フィクション自体がそのような誤解を永続させる[26]。フェルスキはこの批評の慎重さを特徴づけている。「……登場人物と同一視することは、私たちが人間の本質的な現実を信じるよう引きこまれるのに鍵となるメカニズムである。批評が担う役割は、自我のそのような虚構を調べあげることだ……」[27]。

フェルスキは、認識様態の泥沼のように見えるものにどっぷりとつかるのではなく、不完全な自己知識が存在できる場所を作ること、そして認識のための建設的な役割——特に**承認**の一形態としての——への道を指し示すことを示唆している。フェルスキが主張するように、知識と承認の両方に対する欲求は人間として避けられないものであり、読書はこの間主観性の相互作用に焦点を合わせたり外したりできるダイナミックなレンズなのである。彼女は、認識が似たものや異なるもの、馴染みの感覚と違和感とを包含し——現代の読者が文学テクストで認識**できなかったこと**の認識すらも含む、多くの多面的なかたちをとることが可能であるという微妙なニュアンスを付加した理解を論じている。彼女が説明しているように、「認識とは知ることについてのものであるが、また知ることと知りうることの限界についてのものでもあり、そしてどれほど自己認識が他者によって媒介されるか、また自己によって他者性がどれほど知覚されるかについてのものなのである」[28]。

『ファン・ホーム』に戻ると、この本の中で私たちは、特定の具体的な場面から大まかな政治的姿勢まで、またその物語の中の出来事からそれを語ることの意味そのものまで、多くの認識と誤認識を経験する。冒頭のページで、アリソンは、大人の語り手として自分がイカロスに同一化したようすを描写してい

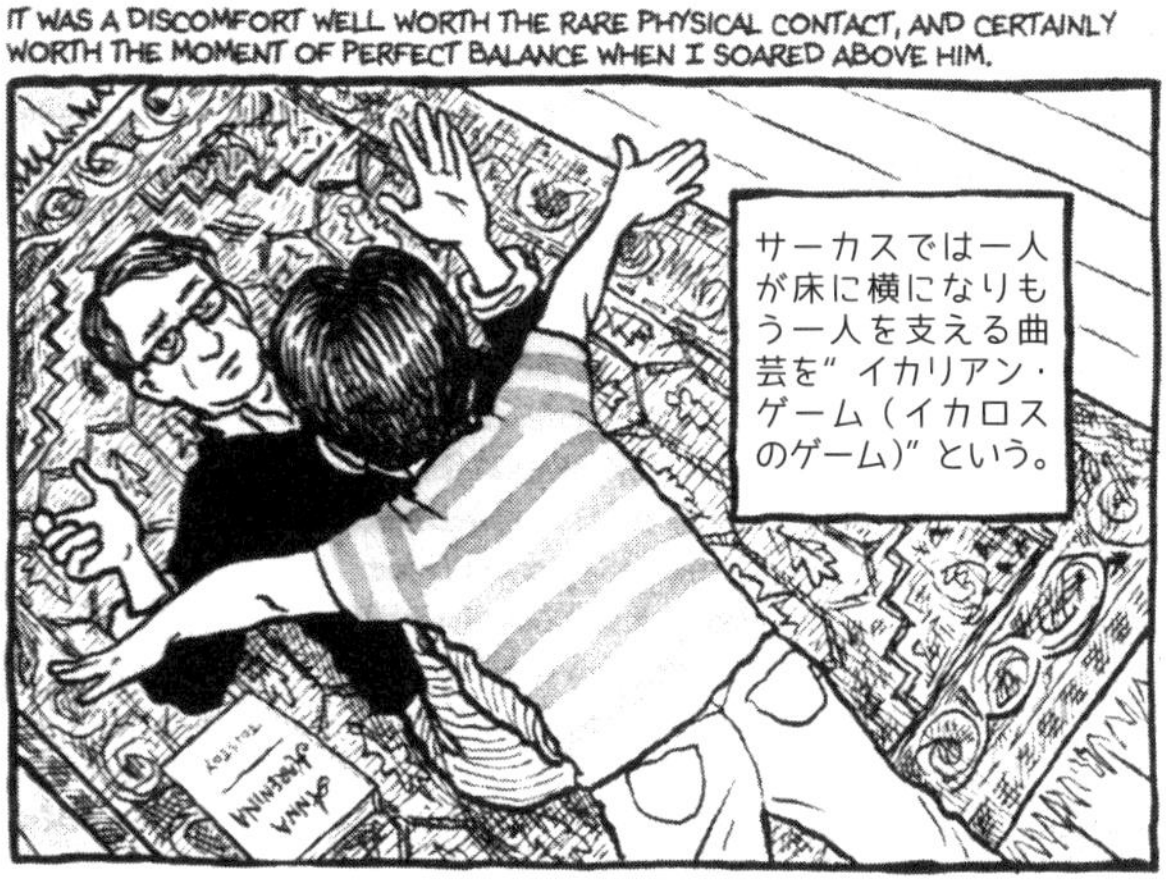
IT WAS A DISCOMFORT WELL WORTH THE RARE PHYSICAL CONTACT, AND CERTAINLY WORTH THE MOMENT OF PERFECT BALANCE WHEN I SOARED ABOVE HIM.
サーカスでは一人が床に横になりもう一人を支える曲芸を"イカリアン・ゲーム（イカロスのゲーム）"という。

「その感覚は不快だったが，めったにないスキンシップと，父の上で飛んだ時の完璧にバランスの取れた瞬間は，その不快感と引き換えにして余りあるものだった。」〔[29]と同様〕

る。父親があおむけになって上に伸ばした両足の上でバランスをとる、それは父親が作った隠喩的な飛行機で「飛んでいる」情景であり、それは「父の上で飛行した時の完璧にバランスの取れた瞬間は、確かに価値あるもの」だった[29]。しかし、彼女はこれが認識と**誤**認識の両方の経験であることに気づいており、神話と自分の経験との間に生じている断裂について探求している。「この神話の親子関係をわたしたちにたとえるとすれば、空から真っ逆さまに落ちる運命だったのはわたしではなく父のほうだった」と述べているように[30]。さらには、読者の私たちは気づかないかもしれないが、イカロス/ダイダロスの瞬間を描いた最初の数コマに登場するアリソンは、男性を連想させる髪型と服装なのだが、彼女は息子ではないということ。そのような曖昧さは、ジェンダーの役割と社会的構造における重要な問題をもたらしており、両方の登場人物が『ファン・ホーム』の本文中でそのかじ取りに苦労していた。また、子どものころのアリソンが「完璧なバランス」の瞬間をもう一度ねだったとき、父親は汚れた絨毯に気をとられていたという別の断裂も、この家族の家を掃除し改装することにエンドレスに没頭している父親のテーマの導入となっている。フェルスキの理論に従うと、ここに展開しているこうした試みや不完全さ、そして認識が**得られなかった**場面は、そのすべてが物語の運営に欠かせぬものであり、ベクダルは物語の演出の中せっせとその構造を解いて見せているのだ。

A・A・ミルン(A. A. Milne)からマルセル・プルースト(Marcel Proust)まで、そしてフィッツジェラルドから辞書にいたるさまざまな登場人物たちが、『ファン・ホーム』の幅広いテクストに現われては関わる。アリソンと父親との間の相互認識とそれらの欠如――各々自身とお互いについて、また相互に作り上げられた自己像あるいは誤解された自己像についての知識と無知――もまた、二人に共通する同性愛者としてのより広い社会的認知への願望に織り込まれ、読み進む中でしばしばこの探索が行なわれている。語り手は子どものころ、自分の故郷の町と『たのしい川べ(*The Wind in the Willows*)』の地図に多くの共通点を見いだし、若い女性となってからは「同性愛に関する現代的かつ歴史的な見解」というジャンルと称するものを熱心に消費して、レズビアンとしての自身のアイデンティティが認知されることを求めている。彼女は高校で、その学校の教師である父親の英文学の授業を受けたとき、父親が課題図書に指定する本に自分も共通した興味関心を感じることを通じて、「新たな」親密さを経験する。そして大学に向かうとき、コレットやミレット（Kate Millett）のような著者についてのやりとりは、フェルスキの言うところの「認知に向けた倫理的かつ政治的主張」――社会の中で存続可能な場所と声の主張となる〔31〕。フェルスキは、これまで沈黙させられ公に認められずにきたグループにとって、このようなテクストが担う重要な役割について述べている。

私たちはみな、自分の周りの世界に自分自身の響きを見つけるために、私たちの特殊性を認識させるさまざまな方法を模索しているのだ。認識に明らかな非対称性と構造の不均一性があることにより、公的な認知を得る他の手段を奪われている人たちにとって、本がしばしばライフラインとして機能することを保証する。たとえばごく最近まで、そのような剥奪は他の女性を望む女性の命を奪ってきた。肉体と精神に刻まれた思慕は、家庭や職場において、そこにないもの、あるいは口にするのがはばかられるもの、メディアから消し去るべきもの、一般の生活の中では見えないもの、人目をはばかる囁きや下品な冗談としてしか認知されなかった。〔32〕

アリソンと父親との間で共有され、議論されたこれらのテクストは、ある種の共有された鏡のようなものでもあり、お互いを認知し合う間接的な手段であった。とはいえ、この父娘間の相互認識と誤認識を屈折させたり探索したりするのにベクダルが用いたビックリハウスのゆがんだ鏡〔の比喩〕がまた、まさに彼らの家にある「何枚もの鏡、気を散らすように置かれたブロンズ像、いくつもの出入口」のせいで訪問者がしばしば道に迷い壁に突き当たってしまうように、偽の自分に鉢合わせさせてしまうのだ〔33〕。アリソンと父親の間にも、それぞれの心の中にも、完全な透明性は決して存在しない〔34〕。しかし、本を交換したり、本や本の中で認識される自己についての書簡のやりとりをしたりすることが、知識と承認の両方に対する持続的な願望を示している。

こうしたさまざまな認識や誤認の例は、『ファン・ホーム』にも私たちの生きられた経験（lived experience）にも満ちており、それが医療において重要な役割を担っている。アナトール・ブロイヤードは、自身の泌尿器科医に対する不満を描写するのに、「わたしは、この医師にかかって死ぬのはごめんだと思いました。わたしは死に際になにかブリリアントなことをいうつもりなのですから。この人はわたしのいうことを理解しないだろうと思いました」と記している。[35] 多くの関係性においてそうであるように、臨床現場での出会いにおいて私たちは、フェルスキの称する**承認**の経験——私たち自身の独自の特異性をしっかりと見る、またしっかりと見られるという経験を切望しているのだ。

■認識——終結時の閉合に抵抗する

『ファン・ホーム』の最後に、ベクダルはダイダロス／イカロスの神話に戻り、「もしイカロスが海に落ちなかったら？」と問うている。私たちを巻き込む一つのストーリーには、数々の断裂や未確認の仮説があり、そこに注意を向けさせられながら、私たちは仮説的に宙に浮いたままにされている。この本の最後のコマでは、彼女がダイビングボードから飛び降りているところが描かれ、その彼女を父親がプールの中で捕まえようと待ち構えている。「しかし、私たちの複雑に絡み合う物語を過去へとさかのぼってみるとき父は確かにそこにいてくれた。飛び込んでゆく私を抱きとめるために」[36]。関係性は厚い物語であり、厚い物語は関係性である——こうした物語の文脈は、他の多くの物語とつながっており、私たちの誰からも独占されない。「反転したナレーション（reverse narration）」はひじょうに多くのことを意味しうる。物語が未来へと到達しようとする一方で、記憶は過去へと引き伸ばされるということも意味するし、また、私たちがそれぞれお互いの人生の中の登場人物（キャラクター）として、そして作家と読者として、お互いの物語を形成しているということも意味する。さらに、省察する瞬間の数だけさまざまなバージョンの物語があるということも意味する。この回想録の終わりに描かれているこのジェスチャーは、アリソンの家族の経験がたった一つの、一義的な真実しかないという見方を拒否している。そして読者はそこにさまざまな意味が出現し続けるのを認めなければならないのである。読者や聴き手には、決めつけたい、意味を独占したいという強い誘惑がある。私たちは謎を解き、質問に答え、結論に到達したい。私たちは迷路で無限にさまよい続けることなど望んでいない。そしてもちろん、答えや診断はひじょうに重要だ。しかし、ベクダルにとって、そして読者にとっても、空中（最後のコマはアリソンが空中に飛んだ場面）で終わるエンディングにある種の共鳴する真実があるのだ。

カズオ・イシグロの『わたしを離さないで』にみる同一化と拒否

本章のタイトルはジュディス・バトラーが２００３年に出版した『自分自身を説明すること（*Giving an Account of Oneself*）』からとっているのだが、この本でバトラーは、道徳哲学に対する批判的な取り組みを行なっている。ここで彼女は根本的な問いを発している。語っているこの「私」とは誰なのか、そしてその「私」はどの程度自己知識を有することが可能なのか？　「私」はどのように**倫理的**関係を始め、構築する自己を説明することが可能か？　カズオ・イシグロ（Kazuo Ishiguro）が２００５年に出した小説『わたしを離さないで（*Never Let Me Go*）』は、自己知識、関係性、倫理的行動といったまさにこうした問題を探究する自己の語りを、語り手であるキャシー・Hの声をとおして提供している。

バトラーにとって、そして他の多くの現代理論学者にとって、純粋に自律的な自己などというものは存在しない。そのような提案は、「自律」の尊重が神聖なもの（sacrosanct）だと教えられている臨床医学や原則主義的生命倫理（principlist bioethics）の訓練を受けた者を含む、多くの人にとって侮辱になるかもしれない［37］。（第5章「確実性からの解放

――物語倫理のための訓練」を参照）このような「自律性」はある程度の自己知識と他者からの独立性を前提としている。とはいえ、バトラーが問うように、私たちはどうやって自分自身を――その希望や願望も含め――完全に知っていると推測することができるのだろうか？　彼女の探求は、「主体」――人間の自己――の広範な現代批評に基づいている。ミシェル・フーコー、ジャック・ラカン、ジャック・デリダ、ジュリア・クリステヴァ（Julia Kristeva）他多くの理論家たちは、合理的で客観的、そして世界を遠くから探査し自己決定する個人である観照的主体（the Enlightenment subject）のモデルを包括的に問いただした。このような批判は――ここではかなり広範に語られているが――不可避的に私たちを、他者との**関係性**において形成され、また言語や社会構造に**よって**形成される自己とともに置き去りにする。

このような自己の概念を用いて、私たちはどこで道徳的責任の根拠を見つけるのだろうか？　バトラーはこの疑問を以下のように枠づける。いかにして私は自分自身を倫理的に――あるいはそもそも自分自身を説明することができるのか？もし私がある意味で、私の社会的あり方、私の存在の文脈と状態、あるいは私の物語を構成するために受け取った言語などによって形成されているのだとしたら、私は自分自身の適切な物語を提供することができるのだろうか？「汝、己自身を知れ」という古代の教訓は権力の座から引きずり降ろされ、そこにバトラーは――特に哲学者のエマニュエル・レヴィナス（Emmanuel Levinas）とアドリアーナ・カヴァレーロ（Adriana Cavarero）の著作を引用して――自身の不透明性の認識と、自己と他者との間の根本的な異質性（fundamental alterity）の認識を前提とする倫理を据えることを提案する。傷つきやすさの倫理が強く求められるのは、このような基盤、すなわち謙譲と脆弱性の倫理に基づいているのである。

ナラティブ・メディスンにおける私たちの取り組みでは、暫定性、関係性、「語る私」の共同構築性に対するバトラーの強い信念を分かち合い、これらの激動の変遷を視野に入れるところに価値を認めている。権力の不平等と厳格なヒエラルキーに満ちている医学的文脈以上に、私たちが社会に埋め込まれているということ、そして偶有的な主体性を呼び起こす必要がある場はあるだろうか。また患者からの未だ問われていない質問、語られていない不安、そして返事のもらえない電話以上に、医療現場におけるコミュニケーションの脆弱性を認識するものがあるだろうか？　私たちの技術中心の時代以上に、合理性や実証主義の限界を探る必要なときがあるだろうか？　そして、最後に、主観的な意見を述べることをひどく嫌う臨床医や研修医にとって、「語っているこの『私』とは誰なのか」という質問はまさに急を要する問いかけである。だからこそ私たちは、こうした課題が活気に満ちたかたちで提供されることの多い心理学や文学のテクストとともに哲学にも目を向け、私たちが誰であるか、また私たちがそこに生きているところの関係性や偶有性について考える新しい方法を読者に提供するのだ。

この特異な文学テクスト——イシグロの『わたしを離さないで』——において、読者である私たちはサッチャー政権後のイギリスで非クローンの人間に自分の臓器を提供し、自らの命が奪われるという選択肢を生きるためだけに創られたクローンたちが描かれた、目が離せないディストピア〔理想郷の対極にある世界〕を見いだす（ネタばれ注意）。この小説は生命倫理の講義でよく読まれているが、それはこの小説が臓器移植、クローニング、遺伝子工学、医療面での不平等、社会正義といった問題に関する公共政策を議論するための手がかりを提供するからだ。フィクションがいかに驚異的な精度で私たちの苦境を反映し、寓話的な物語、代替となる複数の「現在」、起こりうる複数の未来を提供しているか、またこのようなディストピアの世界観が自分のいる世界のやり方とはだいぶ違うと思いたくても、実はそう違わないことをまざまざと見せつけてくることに読者は驚かされる。同様に、これらの差し迫った問いに関心をもちつつ、ナラティブ・メディスンの文脈における私たちの注意もまた、物語的判断と倫理的判断との関係に向けられる。そのストーリーはどこにおいて始まるのか？　誰が、誰に対して、どんな理由で語るのか？　「そのストーリー」に何が含まれていて、何が除外されているのか、そしてその語りの方法から私たちは何を学ぶのか？

■呼びかけの光景

イシグロの小説はごくありふれた始まりが読者の目を釘づけにする。「私の名前はキャシー・H」。もちろん、誰が話しているのか、私たちがどのような世界に入りこもうとしているのかわからないままに、私たちはこの驚くほど面白みのないオープニングが何の前兆となるのかと疑問に思う。読み進むにつれて、この語り口には、語り手がどのように呼ばれているのかということよりはるかに多くの情報が含まれていることに私たちは気づく。語り手たちは、個人的な背景をいくらか提供することがよくあり、それは私たちと彼らをつなげる手がかりとなるが、キャシー（後になってわかるのだが）は家族の歴史やアイデンティティをもたない――彼女の名前と「学校」であるヘールシャム、そして彼女のストーリーの土台を支える仲間たちと「保護官」の記憶以外に何もないのだ。最初に読んだところで私たちは、キャシー・HのHは何を意味しているのだろうか、と不思議に思う。それは彼女と他のキャシーとを区別するための、彼女の姓の頭文字なのだろうか？　後に、私たちは彼女には「姓」がないことに気づくと、そのHが、「キャシー・モデル番号8」のような数として機能しているのではないかと思うにいたる。

キャシーの紹介は、その直接的なところに驚かされる。そして誰かが自分の名前を読者である私たちに伝えるという、最も馴染み深いこの形式はしかし、この小説のまさに最初の文章の後に休止があることが、私たちに疎外感を感じさせるのだ。そして、冒頭の文章のここから、私たちとその物語との関係が形をなし始める。私たちは、キャシー・Hが、「生身の人間である読者」である私たちに自分自身を紹介しているのか、あるいは彼女のストーリーを受け取る架空の聴き手、つまり物語の受け手（narratee）を想像するのかを考える。案の定、私たちはすぐにキャシー・Hが、ヘールシャムで育った彼女ほど「幸運」ではない仲間のクローンに向けて、自分のことを語りかけているのだということを知る。彼女は、定期検診や「コレクション」、保護官の役割、あるいはセックスに対する態度など、ヘールシャムについてのいくつかの点を説明する前に、「あなたがいたところではどうだったかわからないけれど……」というフレーズで始まる前置きをいくらかしている。まるで盗み聴きする者に似た感覚で、私たち読者は、彼女が私たちに直接話しかけてきたらという想定以上に、さらに彼女の運命に関与してゆくのだ。小説の読者はしばしば不安感を経験するが、必ずしもその出所を指摘することはできない。そしてこの呼びかけの場面を紐解いていくことにより、登場人物やテクストへの私たちのかかわりの異様で不安定な性質のありかを見つけることができる。私たちの情緒的な反応をより理解するための分析ツールを養うために、以前ははっきりしなかった反応に名前を見つけることは暴露的なプロセスとなりうる。

さらにそのような「呼びかけの光景」は、バトラーが説明するように、自己の語りを提供するうえでひじょうに重要である。「私は、誰かに話しかけられ、呼びかける人に対して私自身を差し向けるよう促されるとき、私自身の物語的説明を確立することを通じて、反省的主体として存在するようになるのである」[38]。レヴィナス、フーコー、アドリアーナ・カヴァレーロなどの思想家の著作をもとに、バトラーは次のような問題を提起する。「この「呼びかけの構造」の性質は何か？　そしてこの出会いがどのように倫理の基礎となるのか？」。このキャシーが呼びかける場面は――奇妙な架空の形式で――新たな、そしてしばしば不安を掻き立てる方法で、語り手に対する倫理的責任を私たちに問うことになる。そして、文学におけるそのような呼びかけの場面を比較することによって、私たちはその形式やそれが意味するものに新たに調子を合わせることになる。

■同一化と拒否

もし私たちがこれらの冒頭の展開において、ある意味で好奇心に駆られた覗き屋（voyeurs）としての態度をとるならば、私たちもまたクローンたちの経験と恐ろしい苦境を徐々に分かち合うことになるだろう。最初のほうでキャシーは、自分のケアする死にゆく「提供者」から、ヘールシャムの思い出を分かち合ってほしいと頼まれる。「彼が望んでいたのは、ただヘールシャムのことを聞きたいというのではなく、ちょうど自分自身の子どもの頃の思い出であったかのように、ヘールシャムのことを**思い起こす**ことでした」。彼は自分が「使命の終わりが近いことはわかっていました」――クローンの最終地点である死を指す言葉である――「ですからわたしに繰り返し語らせ、心に染み込ませておこうとしたのでしょう。そうすれば、眠れない夜、薬と痛みと疲労で朦朧とした瞬間に、わたしの記憶と自分の記憶の境がぼやけ、一つにまじりあうかもしれないではありませんか」［39］。私たちはこの特異な聴き手と比較されることに抵抗するかもしれないが、私たちは読者としてこの経験の一部を共有する——私たちはキャシーの思い出に入っていく。それらは私たちが自分の人生で認識したり価値を置いたりしていたものと同じくらい鮮やかだ。記憶の曖昧さとその豊かな不完全さ、そして偶有性、友情と不和、満足・混乱・欲望・セックス・関係性、詩・絵画・想像力、憧れ・喪失。キャシーの物語が進むにつれて、この世界についての私たちの理解は成熟する生徒とともに進化し、私たちの知識（そしておそらくは拒否も）もともに増える。

とはいえ、彼らが子どもだったころの中心的な問いはまだ答えられていない。「なぜ彼らのアート作品の一番良いものがマダムの「ギャラリー」のためにヘールシャムから持って行かれなければならなかったのか？」。過去のこれらの謎は、キャシーにとって彼女自身と彼女が愛する者たちを理解するための鍵を握っているように思えた。小説の終わりのほうで、彼女と大切な幼なじみのトミーは、これらの疑問に対する答えを求める。ルールを破ってヘールシャムの権威者であるマダムとエミリ先生のもとを訪れ、カップルが本当に愛し合っていることを証明できたら、「提供」の前に3年間の猶予がつくという噂について問い合わせる。トミーは、彼とキャシーの自己の内部と互いに誠実に愛し合っていることを証明しようと、自分の絵を提供する。彼らは、本当は自分らの起源の話を求めて来たのだ。それが自分たちの運命を決めると信じているから。自分のことを理解することで、彼らは一時的ではあるが、自己の「完全な」説明をすることを許され、解放の一つのかたちを勝ちとることができると思っている。そして、彼らはついに、ある意味で自分自身の起源のストーリーをその目で見ることになる——しかしそれは、自分たちの人間性を犠牲することによってである。エミリ先生は彼らに、3年間の猶予は「ちょっとした幻想」以外のなにものでもないと伝える。彼らはまだ何かあると感じ、子ども時代の主たる質問をする。「なぜマダムは、彼らの一番良い出来の創作作品を持って行ったのか？」。「わたしたちが作品を持っていったのは、あなた方の魂がそこに見えると思ったからです。言い直しましょうか。あなた方にも魂が——心が——あることが、そこに見えると思ったからです」とエミリ先生は言った［40］。しかし、自分たちが魂を**もたない**と考えられていたという見解は、衝撃的な新事実として衝突し、それまで当然と思っていた自分たちの人間性をさらに犠牲にしながら、その知識のすべてがやってくるのだった。エミリ先生の説明は次のように続く。ある時期「クローン人間は――わたしたちは生徒と呼んでいましたけれど――すべて医学のための存在でした。戦後の初歩の段階では、ほとんどの人がそう思っていたはずです。試験管の中のえたいの知れない存在、それがあなた方、と」[41]。実は、本文中に「クローン」という言葉が登場したのは2度しかなく、ここがその2度目である。またエミリ先生はそれがもともと指定された呼称であり、「生徒」というのは改革派が好む別名であることを明かす。そして、キャシーは自分自身の説明を完成させることができない。なぜなら、彼女は魂のないクローンの物語から生み出されたものだから。ちょうどバトラーの論述にあるように、「「私」は、自分がその場に居あわせることのできなかった物事のなりゆき――つまり、一連の起源を知り、構築しうる主体として自分自身が出現する以前の物事のなりゆきであるが、そのような起源は、権威的知を犠牲にしてのみ語ることができる――を証明することなしには、自分の出現の物語を語ることも自分自身の可能性の条件を語ることもできない」。自分自身の根本を成す物語を明らかにした後、キャシーは自分の過去にも未来にもしがみつくことができなくなる。彼女は自分が最も大切にしている自己を犠牲にすることなく、自己の完全な説明の著者となることはできないのである。とはいえ、彼女は自己について一つの説明を**提供する**のだが、そもそもそれ自体が不可能であるという認識の中、ある意味私たちはその悲劇的な次元すべてに人間性を見いだす。さらに、ここでの「呼びかけの光景」とは何だろうか？　マダムとエミリ先生はキャシーとトミーの恐ろしい運命を再確認させながらも、そこには優しさもある。キャシーとマダムの間にお互いを認め合う瞬間があるように見えるのだ。二人はともに『わたしを離さないで』という歌にのって踊っている子どものころのキャシーと、廊下からそれを見て涙を流しているマダムの場面を思い出す。キャシーが遠い昔のこの場面とマダムの悲しみのようすを述べると、マダムはキャシーに「あなたは読心術師なのね」と言う。しかしマダムにキャシーの心は読めない。「そこにこの少女がいた。目を固く閉じて、胸に古い世界をしっかり抱き抱えている。心の中では消えつつある世界だとわかっているのに、それを抱きしめて、離さないで、離さないでと懇願している。わたしはそれを見たのです。正確には、あなたや、あなたの踊りを見ていたわけではないのですが、でも、あなたの姿に胸が張り裂けそうでした。あれから忘れたことがありません」[42]。ここに誤認識がある。というのは、キャシーはその時実際に子どもを抱いている自分を想像していたのだから。しかし、ある意味では、キャシーにとってはその誤認識に真実があった。彼女は決して所有することのできない何かを切望し、来たる自分自身の純真さの喪失を嘆いてもいたのである。**恐ろしい**クローンに対する強い嫌悪にかかわらず、マダムは心動かされ涙を流し、生き生きとした細部にわたりそのエピソードを思い出している——そしてこの誤認識には、フェルスキが示唆しているように、一つの重要な認識のかたちが存在している。同様に、読者もまた、キャシーと彼女の友人たちへの認識の感覚に苦しむかもしれない。彼らの運命の恐怖に震えながらも、彼らが抱える恐怖や愛に自分の中にもある何かを見いだすということを。

読者は『わたしを離さないで』にひじょうに力強く反応するのだが、他の人たちがそれぞれ示す反応がひじょうに**さまざまである**ということにしばしば驚く。キャシーと彼女の友人たちが人間の感情を経験しているかどうかを尋ねられたら、「もちろん！」と答える人もいる一方で、「そんなわけない——人間じゃないんだから！」と答える人もあるのだ。キャシーの声の印象や質感に対して、読者の中には、彼女の冷静さ、内省、そして自己管理が、彼女の強さ、共感力、適応力といった賞賛に値する性質の表われと感じる人もいれば、彼女の奇妙なほどの感情の起伏のなさに強い解離を感じる人もいる。そこに解離を感じる人たちは、キャシーが自分の恐ろしい人生に対して感情的な反応ができなくなっている、あるいは自分の現実と向かい合うことを意図的に拒んでいると見るのだ。さらには、キャシーの声のトーンを耳にして、そこに無意識のコンプライアンス、あるいはもっとひどい場合、クローンを従順に保つ抑圧的な規制システムへの共謀を感じる人もいる。キャシーは、死に対処できる存在として適応を暗示されているのか、あるいは他者とのつながりや理解を求める孤立した声なのか——あるいはその両方なのだろうか？　クローンが反抗したり逃げたりしないのか、それは、しばしば読者を困惑させる問題である。そしてこの話題は、多くの恐ろしい不平等を包含する社会が、私たちの世界にいくつも存在することに対して反撃することのないように、このとんでもない状態をいかに正常化してしまっているかについての議論へと必ず導く。私たちはクローンの平静さを批判するかもしれない。しかし、私たちもまた、認識することさえできないほど広大な社会規制の手段によって処罰制度に刻み込まれているのだ。私たちは、小説の中で「生徒たち」がお互いを見張っているように、お互いに取り締まり合う従順な団体なのである。このテーマは、学生――特に医学生――に、**彼ら自身**がどのように思考と行動を規制されたり制限されたりしうるのかを検討するように導くことができる。保護官であるルーシー先生がやっているように、ヘールシャムの生徒たちを自分たちの運命に容赦なくさらすか、それともエミリ先生が選んだように、生徒たちを無知のままにしておき、子ども時代のなんらかの形式を彼らのために保つか、どちらのほうがより倫理的なのだろうか？　知るということにはどのような責任がともなうのだろうか？　そして、医学的な文脈では、それはどのように関係性を係留させたり、あるいは不安定にさせたりするのだろうか？

まとめ

あなたがわからないのは私が説明できないからではありません。私が説明できないということをあなたがわからないからなのです。

――エリ・ヴィーゼル［43］

本章では、みなさんにナラティブ・メディスンの講座の一つを垣間見てもらうことを試みた。この常に進化を続けているシラバスには、ベルフックス、ジェローム・ブルーナー、エレイン・スカリー、アーサー・フランク、ドーリー・ローブ、ポール・リクール、ジョナサン・シェイ、ドネル・スターンなど、紙面の都合上取り上げられなかった理論家の多くのテクストが含まれているが、そのすべてが人と人との間、そして人々と物語との間のダイナミックな関係性についての私たちの考えを広げてくれている。哲学者や精神分析家の著作からは、自律モデルから関係性モデルへの概念的なシフトが認められる。臨床現場でのやりとりにおいて、それは見る側（臨床家）と見られる対象（患者）というモデルから、臨床家が自分自身と患者がそれぞれ主観的な行為能力をもつ者（エージェント）であると認識する双方向の相互作用へのシフトへと変換される。自身の分野におけるそのようなシフトの記述を通じてスティーブン・A・ミッチェルは、「精神分析の歴史の大部分において、精神分析のテクニックは、分析家の感情や行動との相互作用とは無関係に、患者の精神とメンタル・プロセスを「分析」できるという前提に基づいていた。患者のメンタルプロセスというのは、適切なテクニックを用いることにより、取り除けるか一定に保持されうるものと推定されていた……伝統的な分析のテクニックでは、相互作用を避けようとする努力によって厳密性が維持されていた」[44]。関係性理論では、このモデルから離れようとする根本的なシフトをしている。ちょうど関係精神分析が、中立的な受信者としての分析家の概念をほぼ捨てて、代わりに臨床家と患者との関係性の協働構築者としての分析家のモデルを採用したように、医学の実践でも同様のことが可能なのである。

私たちは、関係性の力動に焦点を当てた文学テクストを読むことにより、それぞれ人生に存在する社会的関係性、構造的関係性、専門家としての職業上の関係性、そして個人的な関係性に対して意識的になることを見いだしてきた。文学テクストに表現されているように、人間の交流の共同構築的かつ対話的な性質について考えたり書いたりすることにより、読者は自身が他者に及ぼす影響をよりきめ細やかに認識するように導かれる。臨床の場面では、このような振返りは鮮明かつ即時の結果を生む。言葉の限界にかかわらず――いや、おそらく言葉の限界があるからこそ、臨床医は相手の経験に対して自分の心を開き、余分な時間を費やすことなくより深い信頼関係を育む。ちょうど文学がそれぞれの物語を豊かにし深めるように、医師、患者、看護師、家族――病いを抱える者のケアのために協力する者たちすべてが――語ったり聴いたりする物語に厚みをもたせることができ、曖昧さや複数の視点を楽に受け入れられるようになることを学べるのだ。

原註

[1] Mitchell, "Attachment Theory," 180.

[2] Kidd and Castano, "Reading Literary Fiction." を参照。また Zunshine, *Why We Read Fiction* も参照。

[3] Kidd and Castano, "Reading Literary Fiction," 377.

[4] Tóibín, "One Minus One," 273–74.

[5] Tóibín, "One Minus One," 274.

[6] Tóibín, "One Minus One," 274.

[7] Tóibín, "One Minus One," 281.

[8] Tóibín, "One Minus One," 278, 282.

[9] 臨床的出会いの相互関係についてのエドモンド・ペルグリーノ（Edmund Pellegrino）、リチャード・ゼイナー（Richard Zaner）、フレドリク・スヴェネウス（Fredrik Svenaeus）を含めた現象学と医療についてのディスカッションに向けて第4章「二元論とそれに対する不満（その2）——哲学という塗り薬」を参照。

[10] Dostoevsky, *Notes from Underground*, 3.〔邦訳：ドストエフスキー（著）　安岡治子（訳）『地下室の手記』光文社古典新訳文庫　2007年　9－10頁〕

[11] Dostoevsky, *Notes from Underground*, 4.〔邦訳：前掲書［10］、12頁〕

[12] メルヴィル（Melville）の『書記バートルビー（Bartleby, the Scrivener）』〔邦訳：牧野有通（訳）　光文社　2015年〕における拒否のテーマについてのアルヴァン・イコック（Alvan Ikoku）の考察を参照。文学の知識と生命倫理をツールとして用いることにより、臨床の文脈における対話の概念を探求している。イコックが示すように、メルヴィルのストーリーを精密読解することにより、彼が称する「拒否の倫理的特性」——その破壊力は、他の登場人物や読者の

さまざまなタイプの省察と理解を促す〔『書記バートルビー』における拒否」、２５２頁〕

［13］ Dostoevsky, *Notes from Underground*, 5.〔邦訳：前掲書［10］、14頁〕

［14］ Bakhtin, *Problems of Dostoevsky's Poetics*, 207.

［15］ Bakhtin, *Problems of Dostoevsky's Poetics*, 236.〔邦訳：ミハイル・バフチン（著） 桑野隆（訳）『ドストエフスキーの創作の問題』平凡社ライブラリー ２０１３年 ２５３頁〕

［16］ Bakhtin, *Problems of Dostoevsky's Poetics*, 229.〔邦訳：前掲書［15］、２３６頁〕

［17］ MacIntyre, *Against the Self-Images*, 242.

［18］ あるインタビューで、ベクダルは壁紙塗りのプロセスを思い出し、『ファン・ホーム』にとって真実味のテーマがひじょうに重要であったことを思い起こしていた。「まったく、あの壁紙を再現するなんて常軌を逸していました。私は何かの償いをしているような気がしたんです。あの壁紙はウィリアム・モリスの「菊」で、基本的にはそれをなぞるのです。週末中ずっと。この本について私の母が語ったことの一つに、私が壁紙のパターンをきちんと描いていなかったというのがありました。母の言うとおり。私はそこに十分なコントラストを加えてなかった。それ以来、その壁紙のオリジナルには11種類の緑色がり、私は5種類の色しか使っていなかったということを学んだのです」(Chute and Bechdel, "An Interview," 1008.)

［19］ Michael White, "Narrative Practice and Exotic Lives," 121.〔邦訳：マイケル・ホワイト（著） 小森康永（監訳）『ナラティヴ・プラクティスとエキゾチックな人生』金剛出版 ２００７年 １２１頁〕

［20］ Geertz, "Thick Description," 8.〔邦訳：「厚い記述――文化の解釈学的理論をめざして」 クリフォード・ギアーツ（著） 吉田禎吾、柳川啓一、中牧弘允、板橋作美（訳）『文化の解釈学［Ｉ］』 岩波現代選書 １９８７年に所収、28頁〕

［21］ Geertz, "Thick Description," 7.〔邦訳：前掲書［20］、10頁。ただし、ここでの邦訳の引用はギアーツの原文と必ずしも一致していない〕

［22］ Broyard, "The Patient Examines," 39.〔邦訳：「患者が医師を検査する」 アナトール・ブロイヤード（著） 宮下嶺夫（訳）『癌とたわむれて』 晶文社 １９９５年に所収、61頁〕

［23］ Bechdel, *Fun Home*, 220–221.〔邦訳：アリソン・ベクダル（著） 椎名ゆかり（訳）『ファン・ホーム――ある家族の悲喜劇』小学館集英社プロダクション ２０１１年 ２２４頁〕

［24］ Bechdel, *Fun Home*, 219.〔邦訳：前掲書［23］、２２５頁〕

［25］ Felski, *Uses of Literature*, 23.

［26］ Felski, *Uses of Literature*, 27.

［27］ Felski, *Uses of Literature*, 28. フェルスキは、これらの議論の中で、主題を批評することは、実際には「人々の現実」の虚無的な否定にはならないということで、厄介な問題をそっと敬遠している。フェルスキの前述の引用である「人の本質的な現実」という概念は、自律的な本質主義、言語、文化、社会に縛られていない主体のロマンチックな概念を指す。しかし、社会構成主義は個人をより広い文脈の中に置くが、その存在を否定するものではない。誤認識と他者性／異質性が重要な洞察の根拠を提供しないとするフェルスキの非難——「もし私たちが洞察や自己理解を達成するのを禁じられたら、誤認識の行為が起こったことをどうやって知ることができるのでしょうか？」（p.28.）——は、この多数の20世紀の批評の複雑さを無視する危険性がある。確かに、ミシェル・フーコーの『知の考古学』の探究は、その主題が知識と権力の構造の中に実際に刻まれているが、個人的な代理を保持し、そのような力の認識をとおして能力を得ることができる方法を明らかにする〔訳注：フーコー（著）慎改康之（訳）『知の考古学』河出文庫２０１２年参照〕

［28］ Felski, *Uses of Literature*, 49.

［29］ Bechdel, *Fun Home*, 3.〔邦訳：前掲書［23］、７頁〕

［30］ Bechdel, *Fun Home*, 4.〔邦訳：前掲書［23］、８頁〕

［31］ Felski, *Uses of Literature*, 36.

［32］ Felski, *Uses of Literature*, 43.

［33］ Bechdel, *Fun Home*, 20.〔邦訳：前掲書［23］、24頁〕

［34］ この若い語り手の自己疑惑は、彼女自身の日記に見られる執筆の質の低下に反映されている。彼女の文章すべてに「と思う」が刻まれている——デリダ的懐疑主義がすべての文章に効果的に抹消（*sous rature*）線を引くように、主観の重さのもとに証言が崩壊するのだ。

［35］ Broyard, "The Patient Examines," 38.〔邦訳：前掲書［22］、60頁〕

［36］ Bechdel, *Fun Home*, 232.〔邦訳：前掲書［23］、２３６頁〕

［37］ フェミニスト批評に基づいた「関係的自律」の概念は、「人々は社会的に組み込まれ、それぞれのアイデンティティは社会的関係の文脈の中で生まれ、人種や階級、性別、民族性といった社会的決定要因が交叉する集合体によって形成される」という前提を共有するさまざまな視点を提供する。したがって、関係的アプローチの焦点は、個人の自律性と道徳的・政治的行為者性の概念に対する自我とアイデンティティの間主観的および社会的次元の含意を分析する

ことである（Mackenzie and Stoljar, “Introduction,” 4.)。しかし、「自律性」という用語は、しばしばそのような関係性の重視なしに用いられているが、生命倫理の言説においてかなり普及している。

［38］Butler, *Giving an Account*, 15.〔邦訳：ジュディス・バトラー（著）佐藤嘉幸、清水知子（訳）『自分自身を説明すること――倫理的暴力の批判』月曜社 ２００８年 29頁〕

［39］Ishiguro, *Never Let Me Go*, 3–4.〔邦訳：カズオ・イシグロ（著）土屋政雄（訳）『わたしを離さないで』早川書房 ２００８年 13頁〕

［40］Ishiguro, *Never Let Me Go*, 260.〔邦訳：前掲書［39］、３９７頁〕

［41］Ishiguro, *Never Let Me Go*, 239.〔邦訳：前掲書［39］、３９９頁〕

［42］Ishiguro, *Never Let Me Go*, 249.〔邦訳：前掲書［39］、４１５－４１６頁〕

［43］Academy of Achievement, “Elie Wiesel—Interview.”

［44］Mitchell, *From Attachment to Intersubjectivity*, 69–70.

訳　註

〔ａ〕原文は Alisdair と誤記。

〔ｂ〕邦訳：アリソン・ベクダル（著）椎名ゆかり（訳）『ファン・ホーム――ある家族の悲喜劇』小学館集英社プロダクション ２０１１年

CHAPTER 2

This Is What We Do, and These Things Happen: Literature, Experience, Emotion, and Relationality in the Classroom

Maura Spiegel and Danielle Spencer

第2章 セッションの実際——文学作品、経験、感情、教室での関係性

マウラ・スピーゲル、ダニエル・スペンサー

……私たちは自分が思うよりもはるかに、自分の経験する感情のコントロールができないものです。私たちの感情や行動は、自分と他者との間のギャップや空間の中である程度、それぞれ独り歩きしてしまうやっかいな生き物です。

——スティーブン・A・ミッチェル "*An Interactional Hierarchy*（関係性のヒエラルキー）" [1]

どのようにしたらそのことを描写できるでしょうか？　どのようにしたらいくらかでもそのことを描写できるでしょうか？　旅行と旅行の話は、常に別々の異なる2つのことです。ナレーターは旅行に行かず家にいて、あとになって自分の口を旅行者の口に押しつけて、そうやってその口をうまく働かせて、どんどん語らせるのです。人はある場所に行ってそれを話すことはできません。見ると語るは同時にはできないことなのです。本当のところは。人はある場所に行き、戻ってきてから身振り手振りで

そのことを表わすのです。口自体、たとえ目の指示に従って光速スピードで働いても、必ず動けなくなります。どれほど早く、どれほどレポートすることがあっても、中身を抜かれた鐘のように口は空いたまま役立たずになってしまうのです。言葉にできない人生がどれだけあることか！　そこにナレーションが登場するのです。ナレーターがキスとともにやってきて、物まねをして整理するのです。ナレーターは口から出まかせの熱い破壊の歌をゆっくりと作るのです。

——ロリー・ムーア *"People like that are the only people here* (ここにいるのはそんな人たちばかり)*"* [2]

7月1日午前6時半、私は神の家に飲み込まれ、6階の途方もなく長い胆汁色の廊下を歩いている自分に気づいた。ここは私が勤めることになった6階南（6-South）病棟だった。びっくりするほど腕の毛の濃い看護師が、朝の申し送りが進行中の病棟担当医用オンコールルームを指さした。私はドアを開けて中に入った。私は何の混じり気もない恐怖そのものを感じた。フロイトがベリーを通じて語ったように、私の恐怖は「イドからの直撃」だったのだ。

——サミュエル・シェム *"The House of God* (神の家)*"* [3]

社会関係的ダイナミクスと医学教育

医学部一年生は、臨床現場で出会い始めたばかりの患者に対して心底気持ちが動かされることが「正しいか間違っているか」どうか疑問に思うことがしばしばある。コロンビア大学医学部における選択科目であるナラティブ・メディスンのクラスでは、その問題は確実になんらかのかたちで表明されている。「患者に同情を**感じる**必要があるか／**感じる**べきか——あるいは適切な関心とジェスチャーが役立つか？」。医学教育の膨大なストレスやチャレンジに対処しながら、学生たちは「もしこの患者が私の祖母だったら」と感じる感情の深さまで到達できないと感じると、未熟さを強く思い知ることがある。多くの臨床医は、感情の表現を制御することが、プロフェッショナリズム（専門職に要求される基本能力）の必要かつ重要な特徴であることに同意するだろう。ある同僚は、自分の息子の誕生後に産科医が涙を浮かべて赤ちゃんにダウン症があることを知らせてくれたことを思い出した。「彼女が泣いたことに対して私は本当に腹が立ったのです。医師たるもの、すべてうまくいくと感じさせてくれるべきなのに」と述べている。他の人は、癌の診断を告げる医師の目尻に涙が一筋見えたとき、ほっと安心して孤独感が和らいだと述べている。それならおそらく、医療教育では、何を感じ、どのようにそれを表現するのかについて、相反する矛盾したメッセージがごく当たり前なのは驚くようなことではない。このような矛盾は、医学教育における感情への配慮不足が原因の一つとなっているのかもしれない。ジョアンナ・シャピロ（Joanna Shapiro）が書いているように、「正式な〔医学部〕カリキュラムでは、敬意、利他主義、ケアリングといった正式な望ましい態度と価値を定期的に列挙しているが、研修医の感情を直接考慮することはほとんどない」[4]。しかし彼女は、非公式のカリキュラムが「感情的な距離と無関心」が適切な職業的姿勢であるという代替メッセージを伝えている可能性があると指摘している。また彼女は、医師の間では、感情とは自分を甘やかし「共感疲労」を導く「信頼できない、また医療の実践にほとんどあるいはまったく意味がない」ものであるとみなす態度が支配的であると主張している。シャピロによると、研修医が受け取っている圧倒的なメッセージは、不十分な感情的コントロールあるいは「ケアの度が過ぎる」ことが「情動的に消耗しきった状態」及び「プロフェッショナルとしての失格」をもたらす可能性があるというものである[5]。そのような感情への疑念は、否定的な感情と肯定的感情の両方に及ぶ。

教育者は、情動が学習において中立的要因ではないことを長い間理解してきた。心理学者のダニエル・ゴールマン

(Daniel Goleman) は次のように書いている「不安で、怒り、落ち込んでいる学生は学ばない。このような状態に巻き込まれてしまった人々は、情報を効率的に取り込まない……」[6]。フェミニストと人種理論家は、教室内における感情について話すことを学ぶという教育的かつ**政治的**価値を認識している。デラルド・ウィング・スー (Derald Wing Sue) が『人種の話と沈黙の陰謀 (*Race Talk and Silence of Conspiracy*)』で述べているように、学生はインストラクターらが恐れずに授業でのディスカッションの際に現われうる人種間の緊張を認識し、その感情を言語化することを高く評価する。「熟練したファシリテーターは、他者がこうした感情を理解し、個人がその気持ちの支配から解放されるのを助ける。名前がつけられず認知されないままであるかぎり、こうした感情は良好な対話への障害の象徴となってしまう」[7]。それだけでなく、教育者のエリザベス・フォーゲル (Elizabeth Vogel) は次のように指摘している。

> 誰が情動を表わし、誰が表わさないかは政治的に中立ではない。沈黙を強いられる人たちはたいてい有色人種や女性など、社会の底辺にいる人々だ。この沈黙はしばしば、真の痛みに対する反応であり、不適切な反応ではない。このようにして、感情は解きほぐし分析することが難しい影響力の網を張る。[8]

このような複雑なダイナミクスは、医学部の教室から診療所にいたるあらゆるレベルのコミュニケーションに起こる。修辞学者のリン・ウォーシャム (Lynn Worsham) は、教室で情動を表現する場を作ることを主張し、この文脈で役立つ情動の定義を提供している。情動は、

> 固く編み込まれた感情と判断は、社会的、歴史的に構築され体現化され、それをとおして、複雑で矛盾をはらんだやり方で、象徴的なものが個人を拘束して社会的秩序やその意味の構造へと結びつけるのである。[9]

情動面に対する自己認識に注目するということが、授業や医学研修において欠けている重要な側面であることを医学教育者や臨床医がますます認識するにつれ、こうした側面がおざなりになっていることによる影響もより明らかになっている。多くの人が見てきたように、医学生や若手医師は、自分自身の情動的反応はもちろんのこと他者の情動反応に慣れ親しむことを奨励されない。これらの感情の間において重要なのは、支配的な医療文化の価値の中で、人の情動への傾注を守ろうとすることをに理解を示す必要性である。さらに、シャピロが述べているように、「医学生やレジデントには、自分の感情に正直になる方向に成長するための努力はほとんど払われていない」。その一つの結果として、トレーニング中に「混乱し、危険で困難な」感情を経験するとき、「彼らは時に情動的無関心と距離をとる姿勢を選ぶ」のだ[10]。

『医師の感情——医療の実践に感情がどれほど影響するか（*What Doctors Feel: How Emotions Affect the Practice of Medicine*）』の中で、ダニエル・オルフィ（Danielle Ofri）は、医師がそのキャリアをとおしてずっと、恐怖や恥、悲嘆や怒りなど否定的な情動に悩まされているのを見てきたと述べている。さらに、感情的に圧倒されてしまった彼らの経験は、燃え尽きを招く。病院で研修を受けている若い医師たちが直面する病気や死の襲撃の後や、理想と現実が葛藤するとき、医療過誤の悩みや医学自体への幻滅の危険に続いて、このような「根源的な情動」が生じるのは当然のことである[11]。他の教育者は、脆弱な患者が特に「医学生に恐怖や強い嫌悪感、そして哀れみを喚起しうる」ことを観察している。医学生たちが脆弱な患者が抱える問題の程度や数に圧倒されるかもしれない理由は、彼らがそもそも患者を「助け」問題を「解決」するために医学の道に進んだからである[12]。この職業上困難な状況で医師たちはどのように舵を取るのか？　医学生たちが重大な苦しみ、恐怖、貧困、健康格差などの感情的に悩ましいシナリオに曝され、にもかかわらずこれらの経験を世界観や自己意識に統合するための戦略が与えられないとき、彼らにどのようなメッセージが伝えられるのだろうか？

医学教育と研修において欠けている要素を是正するためのさらなる課題は、サラ・デ・リーウ（Sarah de Leeuw）らが述べるように「情動性、複雑性、あるいは批判的、自己省察的な関心が過剰に見られるような医学生は、特に医学の「実用的かつ応用／臨床的」分野で学ぶべきことを意図した内容から逸脱しているとみなされることがある」[13]。確かに、学生に「自分の気持ちについて話す」ことを求めると、善意の教育者に向かって生徒の側にばつの悪い沈黙と憤りが生じることがよくある。社会学者アーサー・フランク（Arthur Frank）が述べるように、「専門職者の文化は、この人格的生成に関してほんのわずかなスペースしかもち合わせていない。若い医師たちは、自分自身のこの先のキャリアを、自己の道徳的成長の軌跡として考えるような訓練を受けておらず、それが一因となって、彼らは奉仕《サーヴィス》の概念を広くとらえることに困惑を覚えてしまうのである」[14]。

医療文化が情動を押し殺す訓練の場になりうることを認識したうえで、文学研究者であり教育者であるスザンヌ・ポワリエ（Suzanne Poirier）は、医学を学ぶ者が自分の感情に正直になることを奨励している。それは自分自身の感情や他人の気持ち、そしてその示唆するところに気づき認めることを目標としている[15]。

これらは模範的な目標ではあるが、問題が残っている。「感情に正直になる」ということを、具体的にはどのように教えたらよいのだろうか？　医学研修における情動の扱いについて、正しい問いが提起されている一方で、「解決策」はいまだ乏しい。医学教育者の中には、「ＥＱ（こころの知能指数）」（シャピロ Shapiro）あるいは「感情のスキル」や「労働」（マクノートン McNaughton）、あるいは感情制御のトレーニングなどを引き合いに出しているが、こうした目標を達成するための方策は明確ではない[16]。私たちは、ナラティブ・メディスンにおいて、クリエイティブな表象作品の精密読解をすることにより、学生が感情について語れるような距離や仲介を提供し、より意味のある経験に参入できるということを見いだしてきた。引き込まれ心動かされる物語を読んだり、映画の場面を見たりすることで感情が引き出される。そしてこうした仲介や結びつきを見いだす楽しい行為をとおして、学生は自分自身の物語がディスカッションの対象となっている物語と連動するいくつもの方法を考えることに引き込まれている自分に気づくのだ。「私たちが何をするか、そして何が起こるのか」について説明するにあたり、私たちの取り組みの基盤となる哲学的および精神的根拠をいくつか提示してみよう。

私たちの提案の中には、感情を正直に探求するためには、以下のことよりも、あなたの感情的な反応について何かを知ることのほうがよいという見解がある。

1．あなたの気持ちを、限りなく深いコンパッションという理想的なモデルに合致するようにエネルギーを拡大すること。

2．そのエネルギーを混乱や防衛的な状態にある患者との出会いに持ち込むこと。

3．あなたにとって快く受け入れられない気持ちを押し殺したり追い払ったりして、それらが「過剰」になるようにするかあるいは情動がない状態にすること。

私たちの前提には以下のことが含まれる。

1．ナラティブ・メディスンは、感情的な反応を決めつけたり、修正させたり、または効果的な対応を教育しようとしたりしない。むしろ、学ぶ者たちが自分自身の抱える恐怖を軽減させ、その情動に名前をつけたり、他の表現方法となる言葉を探したりすることにより、自己や他者に向かい合い「しっかりとその場に在る（present）」ための能力を磨くことを目指す。

2．人々は他者が自分のことをどう感じているかについて不思議なほど敏感であり、本当のところ自分の気持ちを隠すことなどできないものなのだ。

3．他者の苦しみをシャットアウトすることは不可能だ。それはいつのまにかあなたの精神生活に入り込んでしまうか、あるいはそれを寄せつけないようにすることが身体的にも負荷となりバーンアウトにつながるだろう。

4．ナラティブ・メディスンが社会的正義に奉仕する方向へと多くの方法を引き続き示していくことを通じて、私たちは偏見と人種差別の本質や構造において感情が果たす役割に注意を払う。

5．ナラティブ・メディスンは、審美的な経験が情緒的な反応を解き放ち、信頼と協調が競争にとって代わり、関わり合うことの本質が自己と他者の認識を可能にする環境の創生を目指している。

医学においては、近年ある一つの情緒についての言葉が支配的となり、膨大な参考文献を生み出してきた。**共感**（empathy）は、医療の文脈において唯一妥当な感情とまでは言わずとも、最も重要な感情として一般に提案されている。私たちには、ここでこの言葉をめぐり継続している議論や論争のことを深く掘り下げる余地はないが、他者の経験の世界に入ったり、相手の経験を知ることができるという誤解を招く思い込みを生じさせるとして、この概念に対して批判的な見方があるということを述べておきたい。共感を「教えることが可能か」どうか疑問に思う者もあれば、臨床家や学生に何を感じるべきかを教える必要があるという提案自体に気分を害する者もいる。私たちの研究では、共感を有用な言葉として認めていないのだが、それはここにあげた理由もあり、また人と人とのやりとりにはひじょうに多くの側面があり、関係性をめぐる感情やダイナミクスの中で「これが理想」だという一つのことにフォーカスすることはただ単に不十分と考えるということもある。ナラティブ・メディスンの授業で「何が起こるか」を説明した後、審美的、情緒的、学習的経験の複雑な相互作用が私たちの授業やワークショップの手法にどのように関連しているかを理解し、言語化するための一助として、哲学者であり教育者であるジョン・デューイ（John Dewey）の理論に触れようと思う。デューイにとって芸術と審美的経験は、決して日常から隔離されてはならないものである。「知覚には、見たり聞いたりすることに感情がたんに〈プラスされている〉といったことはない。知覚された対象や場面には、あまねく感情が染みこんでいるのである」[17]。ナラティブ・メディスンの授業には、情報の処理と情動的な反応の複雑で豊かな組み合わせがある。ナラティブ・メディスンで私たちは、情緒的反応が知的作業に不可欠であり、感情をその作業の場に招き入れて、関係性や関連性において情動が果たす役割を認識することの重要性を確立しようとしている。本章では、医療における関係性の側面――私たちとしては、その**社会ー関係的ダイナミクス**（socio-relational dynamics）と称したい側面――を取り上げるにあたり、ナラティブ・メディスンのワークショップや授業で用いている手法の、情緒的・経験的側面について探索する。前章では、文学における関係性のテーマを探求した。ここでは、文学作品についてのグループディスカッションと課題執筆（prompted writing）を通じた感情と関係性の役割についての詳細を取り上げていく。

ナラティブ・メディスンの授業／ワークショップ

ナラティブ・メディスンのワークは幅広く多様である。大学のプログラムとしてのナラティブ・メディスンセミナー（学部または大学院、医療職の専門学校や他の講座・研究会など）は、課題図書、学術論文、および学生の課題の正式な評価などを含む認識可能な「学問的な」形式を通常有している。そのアカデミックな授業は、自分の臨床の現場で、あるいは臨床医、患者、家族、その他医療者やソーシャルワーク、法律、チャプレン[a]といった領域に携わる人たちとの連携において、ナラティブ・メディスンを実践したり教えたりするための訓練を含む多くの目的を果たしている。ワークショップはそれよりもはるかに柔軟なものだ。それは一回完結にしたり、定期開催にしたり、集中講座にしたりすることが可能である。（臨床の合間の）病院の会議室で、ポケベルをテーブルに並べた状態で行なうこともできるし、ナーシングホームで介護者、患者、または家族とともに行なうこともできる。またチャプレンやソーシャルワーカーの国際学会の一環として行なうこともできるし、公立学校の教師のグループと行なうこともできる。あるいはストレスに満ちた環境をともにする同僚のチームと一緒に行なうこともできる。ワークショップの参加者には補足的な読書課題が出されることもあるが、通常は散文や詩、語り言葉の文章や他の創作メディアの作品など、セッション中に参加者が一緒に読んだり聞いたりして話し合うことができる短い作品に重点が置かれている。さまざまな場に応じて私たちの用いる手法は異なるが、共通となるテーマと実践がある。精密読解——文学テクスト、映画、ヴィジュアルアート、ダンス、音楽の——そして短い課題執筆とディスカッションが不可欠である。いずれのセッションにおいても、私たちは分析的能力を求めつつ、そのテクストや取り組む参加者同士により惹起される情緒的反応にも細心の注意をはらい続けるよう求めている。私たちは、参加者が自分自身の観察に耳を澄まし、自分らにとって有益で役に立つものが何かということを見つけ出すことを奨励する。ワークショップの設定では、私たちはどちらかというとファシリテーターとしての役割を担うことを重視し、一方いわゆる「授業」では、そこにいる全員が積極的な役割を果たす共同学習環境を創り出す目的で、教員とファシリテーターの役割がシフトすることもある。ここでは、文学テクストを用いた具体的なワークや活用する演習など、さまざまな設定におけるこうしたワークへのアプローチ方法をいくつか詳細に探索していこう。

私たちは、大学や大学院での講義でもワークショップ他の場でも、参加者が比較的長いテクストを事前に読むことができる場合には、アリス・マンロー（Alice Munro）の「浮橋（Floating Bridge）」というストーリーが魅力的で示唆に富む教材であることを見いだした。これは進行癌の治療を受けている女性、ジニーの話である。本書の第1章や他の箇所でも述べるように、私たちは医療のテーマに直接触れていないテクストを選択することが多い。ここでは、病いの経験をしている人としての主人公の経験に焦点を当てるのが主ではなく、ストーリーの豊かな複雑さと関係性のダイナミクスに焦点を当てている。ジニーの癌、彼女の治療、死すべき定めはすべてものがたりの要素だが、マンローのストーリーテリングの強みの一つは、他の要素を削りすべてを病気の問題としようとする視点（レンズ）に対して疑問を投げかけるところだ。また、ワークショップや授業の中には、歴史的、人種的、文化的、社会経済的背景など、作品制作の特定の状況を議論の出発点として取り上げる場合もある一方で、以下の例のように、そのような文脈にそれほど焦点を当てないということもある。特にワークショップの場では、参加者が作品の著者の経歴を権威あるものとして解釈することもあるかもしれない——**ああ、彼の妻は癌で亡くなった。この作品は「そういう話」なのだ**——と。このような理解は確かにもっともだが、私たちが生み出そうするオープンで生成的な議論をはじめから締め出してしまうかもしれない。私たちは、中立的な教育的立場などないということを痛感しており、理解を急いで社会的および文化的状況の文脈に対する考慮は不要と主張しているわけではない——それとはまったく逆である。これはある特定の選択である——ナラティブ・メディスンの広範な戦略の中の一つである——そうすることにより、読み手はイデオロギー、ジェンダー、民族性など、個人的そして文化的自己同一性を形成する側面を考慮に入れたさまざまな解釈や視点を広げることができるのだ。

「浮橋」はある暑い夏の午後の出来事である。ジニーの夫、ニールは、オンコロジスト（腫瘍内科医）の受診を終えたジニーを迎えに行く。ジニーはその受診のときに自分の予後についてあるニュースを受け取った。彼らを乗せたワゴン車には、予後数か月と予想されたジニーの世話をするためにニールに雇われたヘレンという若い女性が一緒に乗っている。ニールはヘレンの存在に興奮と喜びで頭がいっぱいであり、ジニーはそんなニールに（あるいは読者に）医師から今しがた伝えられたニュースを知らせないと決める。ジニーは暑さで体力をすっかり消耗しきっているように感じているのだが、ニールはヘレンの靴を拾うために遠回りすると言って聞かない。三人は結局郊外へとしばらく走ったところにあるヘレンの里親であるマットとジューンのトレーラーハウスに行き、そこでニールはしばらくビールを飲んでいかないかという誘いに応じる。ジニーは他の人たちからの熱心な誘いにもかかわらず外にとどまるが、それがせっかくの誘いに対してお高くとまっているように見られると解釈するニールの苛立ちをあおることになる。ジニーは、トウモロコシ畑の中に歩いていき排尿し、帰り道を迷いそうになりながらも車に戻る。マットとジューンの息子であるリッキー——17～18歳の若い男——が自転車でやってきて、ジニーの疲労状態を巧みに察知し、彼女の自宅まで車で送ろうかと申し出る。彼女はその申し出に応じた自分に驚きながら、他の誰にも言わずに二人でその場を離れる。夕闇が深くなるころ、リッキーはジニーに今までに見たことのないものを見せてあげると意気込んで約束し、思いがけない道を通る。「これが以前のふつうの生活を送っていた頃なら、ジニーはここで怖くなり始めていたかもしれない」[18] と彼女は心の中で思う。彼らは車から降りて、リッキーは彼女を木製の厚板でできた浮橋の上に乗るように促す。水面に映る星を眺めていると、その経験にジニーは思いがけず自分の想像力が揺さぶられる。そしてその若い男は彼女にキスして驚かせ、それを彼女は驚異の念と感謝の気持ちで受け入れる。このストーリーは、ジニーの思いがニールのもとに戻ってくるところで終わる。

私たちが大学の授業の設定でこの物語を読むときには、授業の前に、ディスカッションを促す執筆課題（プロンプト）をいくつか提示し、そのうちの一つに回答する作文をオンラインで提出するよう学生に求めるかもしれない。回答するには、読者たちは自分の考えをまとめ言語化しなければならず、テクストに対して受け身的なかかわりから積極的な関与へと重要な移動をすることになる。その回答は、ストーリーに対する読者の第一印象がどのようなものであったかを垣間見ることのできる貴重なものであり、講師／ファシリテーターが授業でのディスカッションを方向づける助けとなりうる。また、こうした回答は学生同士の会話にも入ってきて、対話を促進するのに役立つ。そうして、クラスディスカッションでは、テクストに対するさまざまな反応の例を含め、事前にオンライン投稿された回答からポイントを引き出すことができる。

これらの執筆課題やクラスでの討論のトピックでは、関係性、記憶、判断など、特に医療に関連するテーマが強調されることがよくある。私たちはシラバスにある特定の理論家の論文と文学テクストをよく組み合わせるのだが、こうした執筆課題は分析的なものからより創造的なものまで幅広く及んでいる。分析的思考は創造的でもあり、創造性はもちろんひじょうに分析的でありうるので、これらのモードを組み合わせることはひじょうに意味がある。ある引用から始まる評論テクスト（**エレイン・スカリー**（Elaine Scarry）**の著書『痛む身体**（*Body in Pain*）**』の導入部分に、自身の本が「他**

の人々が私たちの視界にどのように入ってくるか、あるいはどのように視界から消えてゆくかについてである」［19］とある）と「浮橋」とを組み合わせたディスカッション用執筆課題の一例としては、次のようなものがある。**「物語の中で、人々が視界に入ってくる、あるいは視界から消えるという考えについて述べよ」**。関係性のテーマを強調する別の実り多き執筆課題には、**「二人以上の登場人物間の交流ややりとり（実際に言葉を交わすものでも交わさないものでもよい）を一つ選び、精密読解せよ」**がある。

これらの質問に対する回答の多様性は、一つのテクストとの交流や反応の方法が無数にあることを示している。読者が引きつけられたある特定の一節や文学作品の一側面を指摘するように求められたとき、その回答は、その人の個人的な表現の一形態ともなりうる。読者の中にはニールの行動に焦点を当て、彼の妻への明らかな不誠実を理由に彼を批判し、抑えられない道徳的な非難と嫌悪感を表わすかもしれない。ニールとジニーの「単調かつ試練に満ちた結婚」のこと、「ジニーがこの世を去っていくところで、彼女の比喩的な靴を代わりに履くために雇われた若く魅力的な女の子の失くした靴を探しに行くために、彼女のくたくたになった夫のヒッピーのワゴン車にいやいやながら乗せられている」ようすを描写していると書く学生もいる。別の学生は、ヘレンの気を引こうとするニールを批判し、彼が義務感から自分の妻の慰めに気を配っているのだ、結局のところジニーはニールにとって——スカリーを引用し——「視界から消えてしまって」いる存在なのだと主張している。中には、他の人々がこうした反応を共有しないことにひじょうに驚く——あるいは落胆したり興味を惹かれたりする——者もいる。ニールのキャラクターは、非難された元パートナー、うまくいかなかった関係、病いや介護の経験の記憶を思い起こさせる傾向がある。また、他の読者たちが自分の反応と異なるとき、その人たちが自分の過去に経験したそのような人物や試練の代理人となるかもしれない。

どのような状況においても、私たちはプライバシーに関して細心の注意を払い、個人的な経験を探ろうとしたり、自己開示の期待を抱いたりすることはない。このような安全策を講じることで、授業やワークショップにおける関係的空間（relational space）が強力な感情で満たされるようになるかもしれない。参加者たちの強力な人生経験が宙に浮かび、ディスカッション中の作品の精密読解と省察を通じて表現されるのである。そのテクストは、読者が自分の気持ちを見つけて、その判断や反応を話し合ったり詳細に検討したりできる、生産的な投影の機会を創る。このように精密読解の共有を通じて、私たちは登場人物の行動に対する最初の反射的な嫌悪を超えて、さまざまな解釈を受け入れるよう迫られるのだ。たとえば、「浮橋」の中では、ニールの優しさの表現や、ジニーの死がある意味ニールにとって考えられないままでいるようすなど、すっきりとした決めつけの解釈を複雑にしている箇所が指摘されるかもしれない。ジニーが自分の死をジョークにして、ニールに「グリーフ・カウンセラーだけは連れ込まないでよね」と警告すると、彼は「珍しく怒った口調で」「いじめないでくれよ」と言っている[20]。

テクスト中のそのような微妙な瞬間を引き合いに出し、私たちは、物語の中でのニールの無頓着に見える行動のありように、長きにわたる関係性にある人たちのやりとりの特徴が表われているのだと話し合うかもしれない。病気の妻を心配しすぎるような行動をとらないことによって、彼もまた、彼女を「病気の妻」という身分に格下げしてしまうのを拒否しているのだ。また彼らの車が墓地のそばを通るときに、墓地のことをジョークにすることによって、ニールは夫婦の間にあるユーモアや人間性を主張している。受診のたびごとに妻を迎えに行ったり、些細な細部にいたるまで妻のケアのために家を準備しているニールが、彼女の世話をすることに献身していることを指摘する読者もいる。

テクストを精密に読み解き続けることを通じて、私たちはジニーの内面的な振り返りに照らして、ヘレンの気を引こうとするニールの行動を再考するかもしれない。「他人がいると、たとえそれがジニー以外のほかにひとりだけであっても、ニールの態度は変わり、いつもより活気づいて熱っぽく、愛想がよくなる。ジニーはもうそんなことは別に気にしない――二人は二十一年もともに暮らしているのだ。そして、彼女の方も変わり――反動だと昔は考えたものだが――ふだんよりよそよそしく、やや皮肉っぽくなる」[21]。おそらくこれらの行動的な「罪」は、ニールとジニーが互いに根本的な存在であることを証明するものであり、状況がどうであれ、彼は彼女から離れることは決してないだろうし、彼らの共通の生活に厄介な活力を持ち込み続けるだろうという二人の同盟を証明するものであろう。私たちは、ニールが不完全で時に不適切に**表現する**――ジニーを彼女自身と、そしてジニーとこの世界とをつなげる――役を担っている人として、また一方でジニーは控えめで感情を表わさない人として見ているかもしれない。たとえば、「彼女は一度、家出したことがある」という物語の出だし――それに続けて、ジニーはないがしろにされたと感じた出来事の後のニールに対する怒りを思い出す。バスターミナルの壁の落書きを読みながら、彼女は自分の旅立ちと未来の孤独をじっくり考える。

今の自分はなにか書かずにいられなかった人の気持ちとつながっている、とジニーは思った――この怒りの感情、ちょっとした（ちょっとした、程度のものよね？）憤り、そしてこれからニールへの仕返しとしてしてやるつもりのことに対する興奮によって。だが、これから足を踏み入れようとしている生活では、怒りをぶつける相手も、なんらかの恩義を感じてくれる人も、こちらの行動に対して報われたと思ったり傷ついたり深く心を動かされたりする人もいなくなるだろう。ジニーの感情など、ジニー以外の誰にも無意味なものとなり、それでもなおそういった感情は内側でふくれ上がり、心を、呼吸を、押しつぶすだろう。［22］

「怒りで結ばれる」というのは、おそらく直観とは相容れないだろう。しかし注意深く読み進むうちに、私たちは、マンローが複雑に精妙に描写するこの二人の間で、親密さが成す独特のかたちを尊重し始めることだろう。私たちはまた、ジニーの孤独の懸念を垣間見始める――興味深いことに、孤独による窒息というこの一節は、「彼女の内側でふくれ上がり、心を、呼吸を、押しつぶすだろう」という癌の出現を想起させる。マンローがひじょうに豊かで複雑な様式で描写しているように、この登場人物たちは、私たちすべてがそうであるように、一人ひとりが関係性により成り立つ自己（relational self）であり、その理解は相互の複雑な関係に組み込まれている。

これら登場人物の込み入った複雑さと特殊性、そしてダイナミックなディスカッションの中に表われている関係性に注意を払うことで、参加者は登場人物に自分を重ねたり投影したりすることから脱却し始める。ともに私たちは自分のものではない声に耳を傾けることができ、どこで私たちが終わり、どこから何か他のものが始まるかをよりよく見ることができる。さらに、私たちは物語に対する自分自身の最初の反応を観察することができ、また、――物語中の登場人物との関係を含め――いかに私たちの経験が常に私たちの関係性に影響しているのかにおそらく驚嘆するだろう。従来の文学の授業では、こうした感情的な読者の反応にはほとんどもしくはまったく関心を向けないかもしれない。しかし一方で私たちの実践においては、それらは、自分自身による決めつけがしばしば無意識のうちにはたらくということに気づき、認識する手段となるのである。

私たち自身が感情や価値観を他者に投影しているとき、そのことに十分に気づいているということは、医療において決定的に重要であり、フィクションのテクストについてのディスカッションはこの文脈において特に役立つ。たとえば、何年も前のことだが、ある医学生が「あなたの心を動かした人の苦しみについて書きなさい」という執筆課題に対して、次のように書き始めた。「私はTさんのことを気の毒に思った。なぜなら彼女はその晩に救急に来ていた中で唯一自業自得でない人だったから」と。このときは力を試される瞬間だった。学生に恥をかかせることなく――学生の批判的な決めつけに対して批判することなく、そのような気持ちについてディスカッションを始めるにはどのようにしたらよいだろうか？　別の機会にある医学生が同様の気持ちを表わしたが、今度はその批判がフィクションの登場人物に対して向けられた――実際にはかなり気の毒な登場人物であるアルモドバル監督の映画『オール・アバウト・マイ・マザー（*All About My Mother*）』でペネロペ・クルスが演じる、エイズに感染するシスター・ロサである。「彼女が病気になったのは自業自得なのだから、僕は彼女にまったく同情できない」と彼は書いた。前の例とは対照的に、授業の中で学生がみな同じ立場で遭遇したその登場人物に対して、それぞれがどのように感じたかと訊ねただけのことだった。同情の複雑な偶有性について実り多いディスカッションが展開した。「誰かに対して同情したかったができなかったときのことを書きなさい」という執筆課題への応答としての作文を書く中で、学生たちは心を開き、自分自身の批判的な決めつけのことを探索した——後悔したときのことも含めて。人々の批判的な決めつけや感情と効果的に取り組む方法を見つけるのは特に難しい。しかし、だからこそ、クリエイティブな作品が仲介機能を果たしてくれることが明確になるのである。「浮橋」のディスカッションでは、私たちは自分の批判的な決めつけや反応を引き起こすものが何かということ、また決めつけの問題を探索するうえで物語自体がどのようなはたらきをするのかということに関心をもっている。文学作品の登場人物のことを決めつけることに引きつけられる一つの理由として、それがその物語りを「解決」させ収束させるのに役立つということがある。ニールのことを批判することで、ジニーの窮状がニールの欠点のせいにできるかもしれない——病いや死ぬ運命よりも身近な悪役にできるのだ。しかし、固定化された終結こそ、私たちが異議を唱えようとしていることなのだ。ニールの行動に対する批判がまったくの**誤り**というわけではないが、**十分**ではないのである。そして、還元主義的アプローチが関係性や人としての経験のもつ膨大な複雑さの本当の価値を発揮できなくしてしまうことを、精密読解が示してくれる——ちょうどジニーのことを彼女の病いのレンズからだけでとらえようとすると、彼女の経験や性質の本当の価値を認められなくなってしまうように。ディスカッションは、人々のニールに対する決めつけや敵意を完全になくさせはしないかもしれない——またその必要もない——が、大切なことは、ほんの些細なやりとりにさえもどれほど解釈の余地があるかに気づけるよう、自分自身をオープンにすることなのである。クラスメートたちのものの見方を聞くことが、私たち自身のものの見方を広げたり変えたりするのを可能にし、また私たち自身の反応のかたちを知るのに役立てられるのだ。

物語に戻ると、私たちはそこで起きている出来事だけでなくその構造にも注意を向けている。テクストの中には、起こった出来事——文芸評論家のジェラール・ジュネット（Gérard Genette）が称するイストワール（*histoire*）、すなわちストーリーがある——が、もちろんそこにはそのイベントが展開する特定の方法——ジュネットが称するレスィ（*récit*）すなわちナラティブもある[23]。前述の「浮橋」の要約では、この意味で「ストーリー」、つまり出来事の時系列の記述ということが主となっている。しかし、プロットに焦点を当てるということはかなり還元的になる可能性がある。時間性、観点、物語の構造、そして修辞的表現を授業のディスカッションで取り上げることにより、私たちはその物語の多層性やさまざまなニュアンスに気づくようになるのだ。

たとえば、「浮橋」は、ニールが受診後のジニーを迎えに行くところからではなく、彼女が夫から「家出した」ときのことを思い出すところから始まる。その回想は彼女の受診中のオンコロジスト（腫瘍内科医）の「神父のような雰囲気」に続く。私たちは3ページ目にようやくニールとヘレンとともに、うだるような暑さのワゴン車の中に入るのだ[24]。何年も前に、ある女性がジニーのことを「お上品《ナイス・ネリー》ぶった女」と呼んだときのこと、そして「その場に座ってみんなが自分のことをどう思っているか聞いていなければならないということに」[25]ひどく腹が立ったという鮮やかな記憶のように、ジニーの記憶は物語をとおしてナレーションに織り込まれている。彼女はこうした自分の過去の瞬間瞬間を再訪するのだが、こうしたナラティブの選択によって、その物語に対する私たちの理解がさらに形づくられていくのである。順番や時間性についてディスカッションすることに加えて、私たちは学生たちにナレーターのタイプを考慮してみるように促すかもしれない。確かに、その物語は主にジニーの観点から「三人称限定」のナレーションで語られている。私たちは彼女の内面の思考や回想の多くを聞いているが、物語の他の登場人物たちからのものはなく、私たちの理解は（そしておそらく私たちの共感も）必然的にこのタイプのナレーションによって伝えられた情報がもとになっているのである。ストーリーにおける観点の担う役割についてディスカッションすることで、私たちは自分自身や他の読者たちそれぞれに特有の観点を認識できるのだ。

最後に、私たちは浮橋について、その文字通りの機能と物語の中での象徴的な役割の両方についてディスカッションする。それは現時点での未来が不確かなジニーにとってどのような意味をもつのだろうか？　というのは、物語の終わりのほうで私たちが浮橋を訪れる少し前に、彼女がオンコロジストの診察のときからずっと一人で抱えてきた自分の状態についてのニュースは、実際のところ慎重ながら楽観的なものであることがわかった。ヘレンの養父のマットがジョークを言うのを上の空で聞きながら、彼女は主治医の声を再生している。「**まちがった印象を与えたくはないんですがね。楽観主義に流されないようにしなくては。ですが、どうやら思いがけない成り行きになっているようなんです**」[26]。マットとの会話中に登場するこの発覚の遅れとその気まずい挿入は、そのニュースを認めてしまうことの恐れを反映しているかもしれない。希望は危険なものになるかもしれず、それで彼女はある意味新たな恐れを抱くことになる。「その存在にすら気づいていなかったどんよりした保護膜が引き剥がされ、ジニーはむき出しになってしまった」のである[27]。そして浮橋は、ジニーにとって——そして身体的にその場にいるわけではないが、ニールにとっても——不確かな未来に向かって架けられた一本の橋でもあり、目に見えず、感じるしかない黒々とした水の上に浮かぶ橋なのだ。それはまた、私たちがどこに向かっているかわからない、何が始まりで何が終わりであるのかもわからない物語の構造そのものも反映している。それは予想外のそしておそらく途方に暮れるようなプロットのひねりであるが、私たちが浮橋の上で休むとき、私たちは身の回りにあるものとともに、そして人としての経験を包み込む不確かさや疑いとともに、ただ落ち着いて静かに座らなければならないのだ。ナレーションのトーンもシフトする。そして私たちは豊かな比喩的表現や、新しく思いもよらない抒情性や詩的表現を浴びるのである。

橋のわずかな動きに、ジニーは木々や葦原はそれぞれどれも地表に浮いた皿の上にのっかっていて、道は地表に浮かぶリボンで、下はぜんぶ水なんじゃないかという気がした。そして、水はじっと静止しているように見えたが、本当に静止しているわけではなさそうだった。映っている星の一つにじっと目をこらそうとすると、星は瞬いたり形を変えたりすっとどこかへ見えなくなったりするのだ。そしてまた現われる——でも、同じ星ではないのかもしれない。[28]

授業では時間をとって、このような暗闇で光りを発するような描写の一節を声に出して読み、その場面についてディスカッションする。その後執筆のための課題を提示する。学生たちにはこのエクササイズのガイドラインについて十分に説明されている。参加者の執筆時間は短く、通常5分程度だ。何を書いたかをシェアしたい人たちはそうしてよい。ペアになった相手にシェアすることもあるが、多くの場合その時のグループ全体でシェアすることが多い。ファシリテーター／インストラクターも課題を執筆し、自分が何を書いたかをグループのメンバーとシェアすることもしばしばある。誰も読むことを強制されることはなく、大学の授業でも学生がシェアする意欲を評価されたり、その作文の創造性を評価されたりするようなこともない。それぞれの文脈は異なっており、豊かな感受性をもってアプローチされなければならない。たとえば、より個人的な物語が引き出される傾向がある執筆課題を使うときには、必ず参加者がグループとして何度か出会った後とし、またファシリテーターがそのグループ内の信頼と意欲のレベルを評価してからとする。その場の設定がどうであれ、執筆課題は決して痛みを伴う経験を直接引き出すことを目的とするべきではない。書き手がどのようなことを作文に盛り込むか自分なりに調整できるくらい、執筆課題はオープン・エンドでなければならない。特に組織内のヒエラルキーが強い（クリニカル・フェロー、レジデント、医学生、そしてスーパーバイザーとしての指導医のグループのような）グループ設定の場合、私たちは参加者に対して、自分自身のことを書いてもよいし、別の人の観点を想像して書いてもよいという選択肢をもてるように伝えるだろう。ディスカッションリーダーは、その特定の設定の場におけるダイナミクスと各個人のニーズに注意を払わなければ**ならない**。同時に、授業の場でもワークショップの場でも、感情は重要な役割を果たす——そのテーマについては、本章の後半で再度取り上げる。

執筆のための課題は、ちょうどその場で展開した物語についてのディスカッションに関連する。書くエクササイズを通じてしばしば意識に上ってくる連想を含む、そこで取り上げたテクストとの個人的なつながりを言葉にして表現するよう促す。ナラティブ・メディスンの執筆課題作成には微妙なバランスが求められる。たとえば、「**誰かの靴を探しに暑い車に乗って何時間もドライブした後、浮橋の上でティーンエイジャーからキスをされたときのことを書きなさい**」のように、あまり具体的すぎてもいけない——また、「**終末期の診断を受けた誰かをケアしたときのことを書きなさい**」

のように、あからさまに個人の経験を書かせるようなものでもいけない。また「**何か思いがけないことが起きたときのことを書きなさい**」というようなあまりにも漠然としたものでもいけない。「浮橋」の場合、私たちはよく「**浮橋の上に立っていたときのことを書きなさい**」という執筆課題を参加者に出す。その執筆課題は、書き手自身の経験につながるときには、物語の中で主人公が浮橋の上に立っているときの身体的な描写を想起させるかもしれないし、隠喩的な連想を促すかもしれない。どれくらいの量を書くかを期待されたり要求されたりがない一方で、書き手は時間が限られていることを意識しているため、比較的即座に書き始めることが多い。5分間の範囲内に、——パラグラフから数パラグラフまで、人は意外とたくさんのことを書けるものである。このプロセスから現われてくる短い作品には、しばしば新鮮で驚くべきものがある。この形式にすることで、人々は自分たちがその物語から何を引き出されたかを発見し言語化することを可能にし、自分にとって何が最も意味深かったかに気づいたことを詳しく述べる機会が生まれる。時には、書き始めたときには何を書いたらよいかまったくわからなかったが、そのエクササイズを通じて自分自身の経験の特徴に新しい視座を獲得する役に立ったと気づくこともある。彼らはしばしば立ち現われてくる自分の思いや自分が書いたものの複雑さに驚かされる。書き手に対してこうした質を振り返りフィードバックすることは、ディスカッションにおいて重要で喜びの多いところである。ここに、「**浮橋の上に立っていたときのことを書きなさい**」という執筆課題に対して、修士課程の授業中に学生たちが書いた応答の例をいくつかあげてみよう。

　私は浮橋の上に立ったことはないが、世界最大の吊り橋として知られているスイングブリッジ——ミシガン州の上部と下部の半島を結ぶマキノー橋の上を車で走ったことがある。しかし、私が浮遊橋のことを考えるとき、比喩的な意味に引き寄せられる。私は自分の関係性が、ばらばらになるときもあり、不安定ながらまたもとにまとまることもある、まるで浮遊橋のようだと思う。私の兄のことを例にあげよう。私たちの間にはその昔もっとしっかりとした橋があった——少なくとも私はそのように思っていた。彼は私の兄であり、ヒーローであり、ロールモデルであり、私は彼の弟だった。死ぬ前に誰かに電話をかけるとしたら、私は彼にかけるだろうと思っていたこともあった。この関係は盤石のごとく揺るがないように見えていた。しかし、あれから状況は変わり、私たちが手に入れられたかもしれない関係は、いまだ沼の中にあるだろうかと思うことがある。沼にまだ残ったまま、私たちをつなぐのを待っているのだろうか、しかし私たちは古く固定された橋を忘れることができないために、つながることができないのだろうかと。

＊＊＊

私は、口述歴史の授業のために一人の友人にインタビューしました。その友人を選んだのは、彼女がアドボカシーの領域で仕事をしているからだと、私はそのように思っていました。しかし、昨日その授業のための期末エッセイを書いているときに、私たちのインタビューを再度聴き直してみたところで、実は私たちが共有している物語があるために、彼女にインタビューをしたのだということに気づいたのです。私たちの父親はどちらも私たちがまだ若いときに突然死んでしまいました――そして私たちはどちらも母親の世話で自分の生活が追われていたのです。インタビューを聴いていると、レジリエンスや責任について私が自分自身に語るストーリーが友人の語りの中に聞こえてきました。一度は悲しい思いをさせ、そして確かにある意味誇りに思える物語。私の友人と私が乗っている橋は、私たちの母親の欲求の水をシフトさせるものであり、私たちが自分たちのバランスを維持するため――私たち自身が沈まないようにするためのはたらきかけなのです。

＊＊＊

実家にはちょっとしたスペースがある。傾斜した屋根の頂点に4×4インチの平らな屋根材のスポットがある――屋根板の残りの部分は、天と地の両方の方向に鋭い30度の角度で伸びている。ロフト建築のこの小さなパッチの表面は黒い――雨の多い冬と突風の吹く乾いた夏に晒されて汚れている。

でもここは私の場所。夏には、遅い夕暮れの間に、よく私は4×4インチの広がりに身体を丸めて横たわる――陽を浴びた屋根材に温められながら。

私は、宇宙の光そのものが私に明かすまで、グレープフルーツの夕日がインディゴの蒼に落ちていくのを見つめる。ここ……田舎では、星はクリアで無限だ。そしてここで私は考え始めるのと思考を止めるのとを同時にする――夏の終わりの空のもとで私は無限になる。

＊＊＊

移行

余命6か月
漂っている1月のはじめ
華氏75度の南カリフォルニアの冬が誇らしげに通りぬける
フレッシュなローズパレード
人々の頭にはアメフトのことばかり
そしてマーヴィスタアヴェニューにある私たちの小さな家
モルヒネの点滴、生理食塩水で湿らせた綿球

血液のしみ、便、毛髪の断片
注意深く見れば見える
いのちのサイン
茶色いリスたちがやりくりしている
アオカケスが一騎打ちしている
ツタがあずまやを伝って伸びている
彼女はその下で休もうとはしない

＊＊＊

昨日家に帰ったとき、13歳の妹が私の許可なく私のブーツを履いているところだった。それで堪忍袋の緒が切れた。「そうだな、履いていいか聞こうにもお前はいなかったからなぁ」とお父さんは言う。私はそのことをもち出せない。なぜならうちの家の暗黙のルールを尊重しなければならないってことをわかっているから。もちろん私だって前に靴を「借りた」ことがある。ただ聞きゃあいいだけなのに。私だって「いいよ」って言う。「いいよ」って言わせてよ。

私はMRIの予約に遅れてしまった。なぜかというと、靴の大失敗のせいでお父さんが食料品の買い物に行くのが遅くなってしまったから。車1台に7人のシステムのせいで、車に乗せてってもらうのを待たなきゃならなかったから。

お父さんは待って一緒についていこうかと言ってくれたけど、サラ（13歳）のバスケの練習があって、そうすると車1台に7人のシステムが狂ってしまうだろうってわかってた。だから私は一人で行った。

私は服を脱ぎ、金属製のジュエリーをすべて外して、ストレッチャーに固定されて、この痛みはおそらくどうせすべてメンタルなものだと思っていた。そしてこの1時間と20ドルの自己負担金をただ無駄にしただけと思っていた。彼らは機械をオンにして、巨大でブーンと大きな音がする構造物の中に私を引っ張り入れ、居心地悪くても決して動いてはいけないと言った。彼らは私を予想以上に機械のさらに奥へと移動させた。私は息ができず、ずきずきと痛む腰の写真を撮らなければならなかったので動くこともできなかった。私は座りながら祈り、趣味の悪いポップミュージックを聴き、自分の筋肉が痙攣するのをコントロールできずにただ感じていた。「よくがんばったね。全然動かなかったね」と言われるまで。
私は両親にまず妹の世話をさせて、靴のことにはまだ触れなかった。終わったことなのだ。

これらの作品が示しているように、ナラティブ・メディスンのよい執筆課題は答えや分析を求めるのではなく、むしろ読者が自分の内側を見つめ、テクストの志と共鳴するところを見つけ、自分自身の記憶や経験と混じり合うよう求める。ディスカッションした文学作品がいかに文字通り、そして／あるいは比喩的に、執筆された作品のトーンや主題に共鳴するかに気づくのはしばしば驚きであり興味深いものだ。そしてそれは書き手にとっても驚きなのだ。このような仲介は、書き手にとって重要な瞬間をとらえなおし、再度意味づけし、再解釈し、再度判断を下すことになり、有用である。それはおそらく、書き手にとって自分自身に再度語る必要がある経験なのだろう。たとえば、屋根材によって作られた四角いスペースについて書かれた作品は、マンローの物語の中のジニーの経験に似た心地よい孤独感を反映していて、それは浮橋の場面を特徴づけている、時間を超越した感覚や謎めいた、しかし力強い宇宙に溶け込む感覚を連想させる。執筆課題から生まれた作品もまた「星はクリアで無限だ。そしてここで私は考え始めるのと思考を止めるのとを同時にする――夏の終わりの空のもとで私は無限になる」と文章を結んでいる。それとは対照的に、別の応答は、文字通り執筆課題とのつながりが**欠けている**と述べることから始まるかもしれない。「私は浮橋の上に立ったことはない……」と。しかしそうした主張はたいてい、一連の連想の火つけ役となるはたらきをする。否定的――つながりの欠如

——から始まることで、物語の中の不確かさのテーマを反映することにもなる。そして私たちは、その書き手が書き始めにどこに向かって行くかわかっていたかどうかを尋ねるかもしれない。確かに、この作文は浮橋を不安と、痛みを伴う喪失として認識していると読み取ることができる。「私たち（兄と私）が手に入れられたかもしれない関係は、いまだ沼の中にあるだろうかと思うことがある。沼にまだ残ったまま、私たちをつなぐのを待っているのだろうか、しかし私たちは古く固定された橋を忘れることができないために、つながることができないのだろうかと」この作品もまた、関係性の大切さを示している。口述歴史のインタビューについての作品にもあるように、私たちはこの関係性のテーマを何度も繰り返し目にする。**私たちは、いかにお互いをとおして自分たちの物語を語り合うのだろうか**——それが書き手の投げかけた問いである。これは、私たちのワークにおける基本的な目標の一つである。他者のテクストや自身を**通じて**——短編小説に対して、ディスカッションの問いに対して、執筆課題に対して、そしてお互いの作品に対しての私たち自身の反応を通じて、私たちは自己を表現する方法を探索するのだ。実際、参加者の書く文章の豊かさは、そのグループの関係的空間（relational space）と、こうしたさまざまな要因の組み合わせから直接生まれてくるものである。

これらは、執筆課題が可能にする作品のほんの数例である——理想的には、ディスカッションから生まれるものであり、そこには参加者による積極的な関与がある——そしてもちろんさまざまな文脈に応じて変化する。それに加えて、グループの構成によっては、参加者が受けているトレーニングの方法や、専門家として期待される記述や考え方を反映する記述のスタイルに注意を払うことが、深い気づきとなりうる。たとえば、臨床家はナラティブを短い文章で個々に順を追ったステップに分割することがよくある。最初にこれが起きた。それからこれが起きた——クリニックのカルテや患者の病歴を書くようにひじょうに構造化された形式を繰り返しているのだ。さらに、人々が一人称で書くかどうかに注意を払うのも興味深い——書き手が自分自身のことをどれだけ物語に盛り込むか、その経験の中に自分自身を**発見するか**——臨床医や科学者がそう**しない**ようにトレーニングされていることで、その領域では、受動態の文章が大いに奨励され実施されているのだ。そのような文体の傾向を強調すると、参加者らが自分の受けてきたトレーニングや専門家としての考え方や書き方の規定によってどれほどの影響が及んでいるかについて、ディスカッションが促されるかもしれない。そのようなディスカッションの中で、臨床医はしばしば自分たちがより「クリエイティブな」文章あるいはオープン・エンドの形式の文章を最後に書いたときからどれほど時間が経っているかがよく話題になるが、悲しいことに、それはかなり過去にさかのぼる遠い昔であることが多い。

ファシリテーターとして、私たちは通常自分でも執筆し、そこでシェアしているが、そこでは相互信頼を築くことを目標としている。私たちは、書かれたものをシェアするすべての人たちに、それぞれ自分の書いたものを発表するとき前置きや解説を入れないよう促している。その前提は、何を書くかというところに重点を置いた書き方指導のワークショップ（writing workshop）のものと似ている。参加者の書き方や流暢さのスキルレベルは人によってさまざまであろうし、またそうした能力で参加者が評価されることがないことも理解されている。私たちのワークの中心となるのは、人は書くことによって話すのとはまったく異なることを表現するということである。また、人が書いたものを読むというのは、違ったタイプのコミットメントの表現となるということであり、あらためて、部屋の中に違った質の信頼関係を生むのだということである。読者らは、自分が書いたものを修正したいと願ったり、控えめな謙遜をしたり（**「全然よくないのですが、完結できなかったのですが……」**）するものだが、彼らはしばしば自分の書いたものがポジティブに受け取られることに嬉しい驚きを感じる——実際のところ、こうした短編は、強制的に完了を迫られるといった感じを与えることとなく、それ自体で完成しているように感じられるものだ。時に書き手は自分の読んだ物語を口頭で詳述したい思いに駆られることもあるが、私たちはそのような即興のストーリーテリングを未然に防ぐようにしている。同様に、書かれた文書に対応する際に、他の人たちが書き手の置かれた窮状について懸念の問いかけをしようとする傾向があるかもしれない。このような優しい同情心は自然なことかもしれないが、この文脈においてそれは記録の変更に影響を及ぼし、実際多くの場合、エクササイズの仲介において特定の経験やそれに伴う感情をシェアするときに、書き手が強調する点が表現の**形式**から離れてしまう。さらに、こうしたエクササイズを実施する際に、私たちはまず初めに守秘義務についての注意、つまりワークショップにおいて参加者が自ら自分の個人的な経験を分かち合うことを選択したとしても、他の人たちはそれぞれの守秘義務を尊重しなければならないことを伝えている——また必要に応じて強化している。この文脈では、あるトピックについて書くということは、他の人に意見を述べてほしいという誘いではなく、またその経験について書き手がシェアすることを選択した状況以外でその経験を話題にするものでもない。私たちの修士課程のプログラムに在籍していた二人の学生が、共同ファシリテーターをしていたワークショップでこの問題に取り組んだ。二人はそのエピソードを以下のように述べた。

ある参加者が記憶について書いた——そしてその記憶を変えたいと願った——その記憶とは、癌と向き合う試練であった。その記述は明確で、想像力に富んだパワフルなものだった。しかし、他の学生たち、特にそのうちの二人は、この個人的な経験について、この作文のエクササイズとは関係のない質問をし始めた。その質問は詮索的で侵襲的に感じられた。「この癌をどのくらい患っているのですか？　学生生活への影響はありましたか？」その参加者はこれらの質問に、勇敢にそして前向きに答えようとしていたが、このディスカッションは明らかにワークショップの設定には荷が重すぎるものだった。私たち（ファシリテーター）は、その会話を彼の作文に戻し、シェアしてくれたことに感謝を述べた。それから（私の共同ファシリテーターは）テーブルの中央へと手を伸ばしながら「思い切って指摘したい……」と述べた。彼は、ワークショップでは参加者の書いた文章についてのみコメントすること、またその作文／作品が人々の物語とその人が何をシェアするのかの個人的な選択を尊重する手段であると認めることの重要性について論じた。

この出来事は、このワークのリスクおよび適切なファシリテータートレーニングの重要性を実証している。ファシリテーターは、行なうエクササイズに細心の注意を払って組み立て、参加者の執筆作品に対する反応のモデルとなるように、テクストの構成とスタイルを強調し、マンローの物語に対して行なったように、精密読解を注意深さと厳密さをもって実践しなければならない。

まとめ

意味のある学習には、思考と感情、そして行動の建設的な統合が根底にあり、コミットメントのためのエンパワメントにつながる……

——ジョゼフ・D・ノヴァク "Theory of Education（教育の理論）"[29]

医学のトレーニングや実践において、困難な経験や難しさを痛感させられる出会いの際に、感情面に注意を払ったり、あるいは患者や同僚が戸惑いや困難に取り組むのを助けるための戦略を展開したりする機会はほとんどない。またこうした戦略が提供されたとしても、それはしばしば的外れだったり、不適切だったりする。そのような役に立たない戦略の一つについて、最近コロンビア大学医学部の学生二人が、医学部四年生対象のナラティブ・メディスンのプロジェクトの一環として、三年次の臨床実習を題材にパロディの脚本を書いた。ここで彼らは、患者が口には出さない感情に医学部三年生がもっと気を配り、注意を向けるように——ピエロの助けを得てデザインされた——ナラティブ・メディスンとは異なるカリキュラムの活動を描いている。その学生、エリザベスは、彼女のクラスメートがパントマイムや表情で表現している感情が何かを言い当てるために中に呼び戻されるのを教室の外で待っている。

どこにでもある教室の外の廊下（屋内）――日中

［エリザベスは廊下で待っている。少しの間あてどなく歩き、廊下の肖像画のフレームガラスにぼんやり映る自分の姿を見て髪を直した。彼女は時計を見て、教室のドアを叩く。ピエロがドアの扉を開き、エリザベスはしんと静かな部屋に歩み入る。部屋中には座っている生徒もいれば、立っている生徒もいる。その全員が共感的な姿勢や表情をそれぞれに表わしている。

一人がエリザベスに向かって歩いてきて、彼女のほうにすっと手を置く。エリザベスは困惑した表情を浮かべ、生徒たちを端から端までじっと眺めている］

エリザベス：同情？

［学生たちは彼女をじっと見続ける］

ピエロ：惜しい……共感。ほらね、ボディランゲージだけでかなりのことを伝えられるんだよ。ユーモアも同じくらい重要なんだ。だから、赤鼻をポケットに入れておくのを忘れないようにね！

［ジェイミーはスポンジでできた赤鼻をポケットから出し、自分の鼻に着け、エリザベスにいかめしい口調でささやく］

ジェイミー：あなたは癌です。

［エリザベスは困惑と軽蔑のまじった目でジェイミーを見つめる］

このシーンでは、実習（誇張はされているが、それほどではない）が意図された効果を示しておらず、学生たち（エリザベスとジェイミー）をかえって誤った方向に導き、軽蔑の念をかき立てている。エリザベスは、クラスメートが共感を装おうとした表情を「同情」と読む。同情を望ましい感情と考える者はいない。だからこのシナリオは、医学部における慣用表現とされている共感——公認されている感情——と同情との間に引かれている微妙な区別を、機知を利かせてないがしろにしている。エリザベスにとっては、どちらも同じように見えるのだから、一体私たちは何のまねごとをしているのだろうか？　ユーモアが感情表現の資源として付加的な役割を担っているとピエロは念押ししているが、それも裏目に出ている。（スポンジの赤鼻の）強制的なユーモアは、ジェイミーの心の状態に合っておらず、その代わりに、2人の学生は**ブラック**ユーモアの瞬間——たとえ防衛であるとしても、医学生にとっての頼みの綱——を分かち合うのだ。彼らの脚本では初めから終わりまで、こうした医学生がユーモアを使って医学研修の中で感情をかき立てられる側面を探索しており、たとえば熱意と恐れ、無力感と自尊感情、競争心と競争心をもつことへの自責、アイデンティティの喪失、そして自由時間の喪失（最近、ある医学生は、自分が半日勉強休みを取って森に散歩に出たことを書いた文章を読みながら泣き始めたことがあった）といったさまざまな感情を見事に描いている。こうしたストレスに満ちた情動に加えて、この脚本は満足感と達成の誇り、学ぶ喜び、同僚や教師を素晴らしいと思う気持ち、暖かい仲間意識なども描いている。

脚本執筆の実習により開かれる可能性と同様に、私たちが行なう精密読解と課題による執筆のワークによってもたらされる予期せぬ結果の一つに、参加者が難しいトピックや経験や感情にアプローチすることに対する恐れが減少することに自分自身で気づくということがある。患者との話し合いも含め、過去には自分が寄せつけなかった、あるいは受け流していたことを改めて検討し代謝する自分の能力に対して自然に自信をもてるようになるのだ。こうした効果について、どのように説明できるのか正確にはわからない。私たちが見ているのは、感情的な明敏性の向上なのだろうか？　悲惨な結果を招くことなく、困難な状況や感情を探ある瞬間や状況を説明する創造力や批評力の向上なのだろうか？

求することが可能なのだという磨き上げられた信頼なのだろうか？　相手が伝えたいことをしっかり聴く力が他者にあるという確信、より豊かなニュアンスでコミュニケーションが可能だということに対する信頼の高まりなのだろうか？　前述に描かれたピエロのエクササイズとは異なり、私たちのワークは、相手と出会うその特定の場と瞬間に、その相手とつながることに焦点を当てている。自分の状態を探り、自分自身の課題と取り組むのは、医療従事者――癒し人の仕事にとって不可欠なことである。ポケットの中の赤鼻のように、プロフェッショナルらしい立ち居振る舞いは役に立つものではあるが、その程度のものでしかない。

本章では、ナラティブ・メディスンの授業やワークショップでどのようなことが起きているのかについて、そのいくつかを記してきた。これらの方法は、各々の実践がその総和を上回る効果をもたらすが、それは徹底した審美的体験、文学テクストや芸術作品の協働的かつ創造的な読解、重要なことについて話したり書いたりする機会、そして新しい方法で言葉を扱う驚きと喜びといった経験に参加者を巻き込むということだ。参加するグループメンバーが率直に各々の洞察や経験を分かち合うと、その場の信頼度は飛躍的に加速する。参加者らは、自身の内的経験――芸術作品あるいは臨床現場で遭遇することに対する応答――の意味を理解することがとても満足のいく、そして**興味深い**ものだということに気づく。ジョン・デューイが述べているように、彼らはプロフェッショナルとしての自己、知的な自己、そして実存的な自己をまとめて**統合する**という行為に関与しているのだ。その経験から、競争心と不信感という同僚意識を侵食する二つの大きな要因が消し去られる。一人ひとりが自分自身に問いかけ、自己の確信の限界を考慮に入れるということに取り組んでいる。

注目すべきことに、私たちはセッションの目的として、参加者に自分の感情について話したり、分かち合ったりすることを求めていない。物語や詩、その他あらゆるクリエイティブな表現について、しっかりとしたガイドのもとにディスカッションをすることを通じて、感情――観念的かつ社会的複雑性をもったもの――が、与えられた課題によってではなく有機的に浮かび上がってくるのだ。前述した課題による執筆の例の中に、私たちは多くの異なる感情の存在を発見する。しかし学生たちは、「この物語は、兄弟に対して感じた自責の念を私に思い出させました」あるいは「この詩は、私がしばらく忘れていた平穏な無私無欲の気持ちを呼び起こしました」など、こうした感情を直接的に言語化するわけではない。一般的に、こうした後者のタイプの明確な、そして類型的な表現は、語り手と聴き手のどちらにとっても満足のいくものではない。それに対して、イメージや物語となった記憶の一部を用いて遠回しにあるいは間接的に伝えることで、書き手の情動がより真正に伝わると私たちは感じている[30]。ただ経験にラベルを貼るということは、必ずしもその経験に触れさせたり、その経験を活性化させたり、私たちの心の内の複雑さを表現したりするものではないのだ。

こうした多くの教育的要素は他とはっきり異なる雰囲気を生み出す。それはある意味、その教室にいる人たちのものであり、一人ひとりとって唯一無二であり、体験的に感じられるものなのだ。ジョン・デューイが**経験**と呼ぶものについての理論は、この希少な錬金術の少なくともいくつかの側面を説明する一つの方法を提供している。彼の著書『経験としての芸術（*Art as Experience*）』では、デューイは**美的知覚**が日常の当たり前の経験であること、つまりそれは日常生活のいたるところに存在し、訓練された少数の恵まれた人たちのものではないのだということを強調している。アーティストの創造的な作品は、その大枠で、すべての知的な人間活動に属する。アート作品の制作のように、想像力に富んだ知性の利用には情動が活かされている。美的経験も同様である。創造的な思考は私たちに多くの知的能力を要求する。アート作品に注意を向けているとき、私たちはその製作者の活動に接近している。それは、細部や各部位の間のつながりに目を向けることに関心をもつようになることであり、特定の要素を選び全体としてまとめ上げることである。このような類の審美的注意力が私たちを芸術作品へと招き入れるのだが、さらにデューイは、日常生活のさまざまな側面においても、それが私たちを導くだろうとみている。デューイは、私たちが生活の出来事を美的に知覚する（私たちの言葉では、**精密読解する**）ことができると提案している。そのような活動が、移ろい、回避し、妥協する日常の「非－経験」から私たちを救い上げるのだ。「環境と交流するとき、私たちはたいてい尻込みしてしまう。ときには、蓄えたエネルギーをいたずらに消耗することを恐れて、またときには……別のことに心を奪われて」とデューイは記している［31］。私たちが芸術作品に向けるような種類の心地よい注意力を自分自身の経験に向けると、その時私たちは何かを**経験した**ことになる。ナラティブ・メディスンでは、この**経験**が人々を違った角度からお互いに知り合うことを可能にさせる。そのようなとき、美的経験は単独行動ではなく、集団活動なのである。デューイにとって、そのような経験は私たちにより生き生きとした感覚をもたらすのを助ける。デューイは知覚について「身をゆだねる（surrender）ことである。しかし適切に身をまかせるためには、自己を制御する強い働きが必要だ」と述べている［32］――それが私たちの言うところの精密読解であり課題による執筆のはたらきである。初期段階の混沌とした出来事は、美的関連性を介して、形式と形態を――そして時には意味を――見いだすことができる。私たちの精神生活における美的形式の担う役割について、デューイは「美的なもの（美）はむだな贅沢品として、あるいは経験を超越する理想として、経験のなかに外部から侵入してくるものではないこと。そうではなく、美的なものは正常で完全なすべての経験がもつ特性を浄化し、強化し、発展させたものであること」と述べている［33］。20世紀初頭の進歩主義教育を形成した人物の一人であるジョン・デューイは、教育の内容と同じくらいプロセスに、子どもたちが何を学ぶかはもちろんのこと**どのように**学ぶかに焦点を当てて、生徒の経験の主観的な質に関心を示した。創造的な解決策に向けてのスキルが磨かれ、学ぶということが思考と連動して感性やイマジネーションを刺激する創造的な活動なのだということを教室の文化として推進することにより、デューイは学習者と教師とが自己の要素を統合することができる教室を創り出そうとした。指導と学習という課題に自身の全体的な（統合された）自己を持ち込むということは創造的な行為であり、またそうあるべきである――それはまさに、民主主義がよりどころとする責任ある積極的な参画行為である。このように、また別の方法で、彼はナラティブ・メディスンにおける私たちのワークに一つの教育モデルの知識を提供している。教えるということは、ケアの関係性にも通じるのだ。

ナラティブ・メディスンでは、登場人物の行動、ニュアンス、その物語がどのように語られているか、視点、時間の展開、トーン、イメージ等々に対して細心の注意を向けるということが、デューイの言うところの経験に資することとなり、また、彼が示唆するように、患者、同僚、職場の構造と自分自身との間に生まれる経験のダイナミクスから(審美的関与を通じて)より多くのことに気づくような物事のとらえ方の習慣を育むこととなる。これには偏見や決めつけ、不確かさや苛立ちなど、ひじょうに重要な感情的な反応に対して注意を払うことが必然的に含まれる。人が誰か他の人の物語の何を聞くかということは、その人自身の経験や心の状態しだいなのだという認識はすべてを変えうる——文化を変えうるのだ。「この患者の物語の中で、私はどこにいるのだろうか?」そして「医療の物語の中で、私はどこにいるのだろうか?」という問いは、絶えず繰り返されることで、そして誠実に尋ねられることで、医療の様相を変えうるのである。

原註

［1］Mitchell, *Relationality*, 67.
［2］Moore, "People Like That," 237.
［3］Shem, *House of God*, 33.
［4］Shapiro, "Feeling Physician," 310.
［5］Shapiro, "Feeling Physician," 310–311.
［6］Goleman, *Emotional Intelligence*, 76.〔邦訳：ダニエル・ゴールマン(著) 土屋京子(訳)『EQ——こころの知能指数』講談社 1997年 128頁〕
［7］Derald Wing Sue, *Race Talk*, 237.
［8］Vogel, "What We Talk About," 12.
［9］Worsham, "Coming to Terms," 105.

[10] Shapiro, Movies Help us Explore," 22–23.

[11] Ofri, *What Doctors Feel.* 〔邦訳：ダニエル・オーフリ（著） 堀内志奈（訳）『医師の感情』医学書院 2016年〕を参照。

[12] Shapiro, "Feeling Physician," 311.

[13] De Leeuw, Parkes, and Thien, 6.

[14] Frank, *Wounded Storyteller*, 159. 〔邦訳：アーサー・フランク（著） 鈴木智之（訳）『傷ついた物語の語り手――身体・病い・倫理』ゆみる出版 2010年 218–219頁〕

[15] Poirier, *Doctors in the Making*.

[16] Shapiro, "Feeling Physician," and MacNaughton, "Discourse(*s*) of Emotion." を参照。

[17] Dewey, *Art as Experience*, 51. 〔邦訳：ジョン・デューイ（著） 栗田修（訳）『経験としての芸術』晃洋書房 2016年 60頁〕

[18] Munro, "Floating Bridge," 82. 〔邦訳：「浮橋」 アリス・マンロー（著） 小竹由美子（訳）『イラクサ』新潮クレスト・ブックス 2006年に所収、112頁〕

[19] Scarry, *Body in Pain*, 22.

[20] Munro, "Floating Bridge," 60. 〔邦訳：前掲書［18］、82頁〕

[21] Munro, "Floating Bridge," 57. 〔邦訳：前掲書［18］、79頁〕

[22] Munro, "Floating Bridge," 56. 〔邦訳：前掲書［18］、77頁〕

[23] Genett, *Narrative Discourse*, 27. 〔邦訳：ジェラール・ジュネット（著） 花輪光、和泉涼一（訳）『物語のディスクール――方法論の試み 叢書記号学的実践（2）』水声社 1997年 17頁〕

[24] Munro, "Floating Bridge," 55–57. 〔邦訳：前掲書［18］、78頁〕

[25] Munro, "Floating Bridge," 74. 〔邦訳：前掲書［18］、101頁〕

[26] Munro, "Floating Bridge," 76. 〔邦訳：前掲書［18］、103頁〕

[27] Munro, "Floating Bridge," 77. 〔邦訳：前掲書［18］、105頁〕

[28] Munro, "Floating Bridge," 84. 〔邦訳：前掲書［18］、114頁〕

[29] Novak, "Theory of Education," 1.

[30] See Kuiken, "Locating Self-Modifying Feelings".

〔31〕Dewey, *Art as Experience*, 55.〔邦訳：前掲書〔17〕、60頁〕
〔32〕Dewey, *Art as Experience*, 55.〔邦訳：前掲書〔17〕、60頁〕
〔33〕Dewey, *Art as Experience*, 48.〔邦訳：前掲書〔17〕、52頁〕

訳　註

〔a〕教会や寺院に属さずに施設や組織で働く牧師や僧侶などの聖職者。近年では、聖職者に限らず、認定資格教育課程を修了しチャプレンとして活動する者もいる。

第2部　二元論、個人性、体現化

PART II

Dualism, Personhood, and Embodiment

CHAPTER 3

Dualism and Its Discontents I:
Philosophy, Literature, and Medicine

Craig Irvine and Danielle Spencer

第3章

二元論とそれに対する不満(その一)――哲学と文学と医学

クレッグ・アーバイン、ダニエル・スペンサー

私が人間の身体を、骨、神経、筋肉、血管、血液、皮膚から仕組まれ、構成されているある種の機械であるかぎりにおいて考察し、その機械がそのうちに精神がなんら存在しなくても、それでも意志の命令、したがって精神の命令によらずに、いまそのうちで起こっているのと同じすべての運動をもつ、というふうになっていると考えるなら、そこから私は容易に次のことを認める。

――ルネ・デカルト "*Sixth Meditation*(第六省察)" [1]

これがデカルトの誤りである。すなわち、身体と心の深淵のごとき分離。大きさがあり、広がりがあり、機械的に動き、かぎりなく分割可能な身体と、大きさがなく、広がりがなく、押すことも引くこともできない、分割不可能な心との分離。理性、道徳的判断、そして身体の痛みや情動的激変に由来する苦しみが、身体から離れて存在

するという考え。心のもっとも精緻な作用の、生物学的有機体の構造と作用からの分離。
——アントニオ・ダマシオ “*Descartes' Error: Emotion, Reason, and the Human Brain*（デカルトの誤り―情動、理性、人間の脳）”［2］

最良の医師はまた哲学者でもあること
——ペルガモンのガレノス（前129―199年）“*Claudii Galeni Opera Omnia*（ガレノス全集）”［3］

「どうも、調子はいかがですか？」——ヘルスケアにおける疎外の物語

オードリー・ロード（Audre Lorde）は「光の奔流——癌とともに生きる（A Burst of Light: Living with Cancer）」の冒頭で、彼女の肝臓の右葉に大きな塊が見つかり、オンコロジスト（腫瘍内科医）のもとを訪ねたときのことを書き記している。高く評価されているその専門家は、おそらくその腫瘍は悪性のものだと考え、すぐ手術するように勧めた。過去に乳房切除術と乳癌治療を経験していたロードは、自分にはまず「このことについて調べ、身体の内側で何が進行しているのかを知る」ための時間が必要だ、と返答する［4］。自分はパニックに駆られて行動したくない、と彼女は説明した。しかしながら、オンコロジストは一刻の猶予も許そうとしない。ロードは次のように記している。

その医者は、「あなたの体の中では重大な病気が進行中です。あなたがどう考えようと、それはひとりでに治ることはないのだから、何をするにしても、それを無視したり、これからどう対処するのかを決断

することを遅らせたりしてはいけません」と私に言えたはずで、私はそれを聞くはずだった。私自身の体に対する私の責任を認めていれば、こうなったはずだ。その代わりに彼が言ったのは、「あなたが正しく行動するために私が言うことを、疑問を差し挟まないでその通りに実行しなかったら、恐ろしい最期を迎えることになりますよ」。まさにこの通りに言ったのだ。

私は、自分の体の内部で戦線が構築されつつあるように感じた。[5]

鮮明で詳細な記述をしながら、以下のような痛ましい場面の中で、ロードは医学の父権主義と偏見の致命的な合致を描写している。

医者の診察室に案内されたその瞬間から、彼は私のX線写真を見て、よく訓練されていることのわかる専門技術でもって私を子ども扱いし始めた。肝臓の生検についてよくよく考えてみる、と私が話すと、彼は私のカルテに目を落とした。私が大学で教えていることを知ると、彼の机の向こう側で人種差別と性差別が手を結んだ。「ああ、あなたは**知的なお嬢さん**のようですね」と言うと、彼は私の一つしかない乳房から眼を離さずに語り続けた。「すぐにこの生検をしないということは、危険を見て見ぬふりをするということですよ」。それから続けて、生検を受けないというのなら、私がいつの日か彼の診察室の片隅で苦痛に苛まれて悲鳴を上げるはめになるとしても、自分は責任を負うつもりはない、と言ったのだ！[6]

この物語における疎外は深刻なものである。臨床哲学者のエドモンド・ペレグリノ（Edmund Pellegrino）が説明しているように、「ケアし、慰め、寄り添い、患者が耐えることを手助けし、苦痛を緩和する、ということは、治療と同等の癒しの行為（healing act）である。この意味において、患者が死にかけていて治療が不可能な場合にさえ、癒し

(healing) は生じうる…（中略）…治療は不首尾に終わるかもしれないが、ケアは決して無駄にはならない」[7]。ロードが描写する場面の中にこのような慰めや寄り添うことが欠落しているということは、そのこと自体が患者を傷つけるということの具体的な一形態となっている。

悲しいことだが、この種の体験談は西洋のヘルスケアではよく見られるトロープス[a]であり、病いについての回想録や文学小説、映画、演劇の多数の作品で主題になっている。過去の時代の診療に対する想像上の視点を提供してくれるサラ・メイトランド（Sara Maitland）の短編小説「鉗子分娩（Forceps Delivery）」は、ヒュー・チェンバレン医師（Dr. Hugh Chamberlen）が17世紀に行なった、フランソワ・マリソー医師（Dr. Francois Mariceau）への鉗子《かんし》──彼の一族が発明し、一世紀にわたって秘密にしていた──の実演の物語である。マリソー医師は当時のヨーロッパにおける指導的な産科医として認められていた。この物語の導入部では、物語の背景に関する記述を含ませつつ、ドラマの日時と場所、登場人物が列挙される。マリソー医師は、チェンバレン医師の詳細のはっきりしない製品に対して提示された対価を支払う気になれず、試験施術を提案する。「彼は、28歳の名前を伏せた、**高度な変形を伴うくる病性小人症の初産婦**を一人抱えていた。彼女を診察した後でマリソー医師は、この患者の分娩は不可能だ、と結論づけていた。したがって、もしチェンバレン医師が彼女を分娩させることができたなら、その秘術は支払いを受けるに値することになるのだった」[8]。その導入部に続いて、メイトランドの物語は「試験施術」に関する想像上の視点から一人称の語りへと移り変わってゆき、私たちは、彼女が自分の物語を語り直していくときに、前述の還元主義的な臨床用語で記述されてきたその人物の声を聴くことになる。

> 赤ん坊はずっと私のお腹に顔を押しつけていた…（中略）…センナ[b]の効き目で、赤ん坊を嫌な気分にさせて、向きを変えさせられるのかしら、と私は思う。あなたが医者たちに尋ねていないことがある。はっきりと、この患者の分娩は不可能だ、とあの人たちは認めている。チェンバレン医師に彼の秘術を試させ

よう。もし効いたら、代金を支払う価値はある。

あなたは、あの人たちのリズムが私のそれに重ねられるのを見ている。私はそれらのリズムに耳を傾けながら、自分も理性的、世俗的になって、少し悲観的になる。私はもう、静寂や悩みながら待っている状態に舞い戻ることはできない。あの人たちの前では。

あの人たちは互いを気に入っている。この二人は。私にはそのことがよくわかる。これは彼らがやっているゲーム、いくらかの誇りとお金を投資して遊ぶゲーム。けれどそれでも、互いに尊敬している友人の間で行なわれるゲーム。私も参加してみたい、と思う。私はこのゲームでは強い手札を持っていられるはずだと思うのだけど、この友人たちの間ではそうではないのだろう。この高くつくゲームに誰が勝つのかは問題ではない。それは私ではない。私ではないのだから。〔9〕

「高くつくゲーム」とは、技術や技巧、研究、距離についてのゲームである。ここでは孤立感がはっきりと感じられ、ロードの文章における疎外を思わせる。私たちもまた、患者と医師の間の親近感への切望、すなわち、対象化された被害者を演じるよりも友人たちの間で「ゲーム」をしたいという願望を聴き取る。

より現代的な舞台設定で、マーガレット・エドソン（Margaret Edson）の有名な１９９５年の戯曲『ウィット（*Wit*）』〔c〕は、ヘルスケアにおけるこのような不信と技術による支配の暴力的な描写を提供している。冒頭の場面は、最近癌と診断されたビビアン・ベアリング教授（Vivian Bearing）――17世紀の詩を専門にしている学者――が自分の病室から観衆に直接話しかけるところから始まる。

ビビアン　（わざとらしい親しさで客に手を振ったり、頷いたりする）どうも。調子はいかがですか？　それはよかった。素晴らしい。〔10〕

私たちはここで、この挨拶の偽善的な打ち解けた言動を強調するために医師あるいは看護師の役割を演じている主人公からの呼びかけによって、即座に劇に惹き込まれる。「あなた（you）」[d]は抽象化され観念化された患者であり、完璧に従順で子ども扱いされている。その身体もまたそうであり、背景や歴史から遠ざけられている。病院内でのビビアンの人間性への認識は、よく言ってとおりいっぺんというところである。彼女の主治医のオンコロジストであるケレキアン医師が回診中に騒々しい助手の一団を彼女のベッドの傍に引き連れてやって来ると、彼らは彼女の身体を触診し綿密に診察し、自分たちの医学知識でケレキアンを感心させようと互いに張り合う。彼らは彼女の身体的な所見と症状だけに関心があるので、ビビアンのことはかろうじて認識しているにすぎない。クリニカル・フェローのジェイソンは、特徴的な受動態の構文を用いながら「患者」を提示する。「試験開腹手術で病巣の大部分は摘出されました。主にこのあたりです——**ここ（各器官を指差し、腹部を押す）**。右、左の卵巣。卵管。子宮。すべてです」。それを真似るように、ビビアンは観衆に自分なりの評論を述べ、「グランド・ラウンド」[総回診のこと]では、私が教材です」[11]ということ以外、大学院の文学の講義とほとんど同じようなその儀式について指摘する。医師たちが結論を出すと、ケレキアンはそのチームがベッドの傍を離れようとしているときにジェイソンを呼び止め、注意して台詞を思い出させる。「臨床」。「ああ、そうでした」とジェイソンは答え、ビビアンに向き直って言う。「ベアリング教授、ご協力ありがとうございました」——それから彼らは彼女から離れていくが、彼女の胴部はまだ服を脱がされたままである。「臨床」という個別の患者への注目——あるいはこの場合は、うわべだけの承認——は、ここでは研究と対立しており、『ウィット』のやや荒っぽい描写の中での荒涼とした分断である。のちに劇中でジェイソンがビビアンに説明するように、義務としてのフェローシップは彼の研究の道における障害物であり、臨床家は「化石」で、ベッドサイド・マナーは「研究者にとっては、大いなる時間の無駄」なのである[12]。

劇作家マーガレット・エドソンの研究病院における癌とＡＩＤＳ入院病棟の病棟秘書としての体験が、『ウィット』における医療ケアの描写[13]の中に満ちている。そして、前述の複数の場面は、個人の人間性への病院による無数の侵害行為——細大を問わず——に対する虚構の患者の視点を提供している。けれどもその戯曲はまた、妥協することを知らない学者としてのビビアンの個性と、アカデミックな医学の固定化された階層制度の内部で働いている研究志向の医師たちとの間の多数の類似点を示している。冒頭の診断の場面は、医師と患者の間の相互的な同一化を証明している。すなわち、ケレキアンは「ベアリングさん」としてのビビアンに話しかけるところから始めて、学生たちに見られる欠点について彼らが共有している教授特有の失望を論じるようになると、「ベアリング教授」に変わってゆくのである。自分が推奨している過酷な化学療法の処方計画を説明する中で、ケレキアンは彼らに共通する知識の追求、すなわちビビアンが抱えている共通点を呼び起こす。彼女が「自信をもって言えるのは、わたしほどすぐれている者はいないということです」[14]と断言するとき、私たちはビビアンが自分の学問的業績に関する悪びれない自尊心、または傲慢ささえも見せることに気がつく。かすかに垣間見える彼女の学生時代は彼女が社交よりも図書館を選んだというものであり、私たちは彼女が厳格で無慈悲な教授であったことを知る。50歳になった彼女は連れ合いも子どももたず、現在は性的にもアクティブではない。このようにして、私たちはビビアンが彼女自身の身体や自我、精神的生活のための個人的関係を避けてきたことを理解させられる。終幕近く、彼女を担当する看護師スージーは、医師たちが研究目的で延命治療をしていることを示唆しながら、DNR[e]の問題を持ち出す。「……(前略)……あの人たちはいつだって……もっと知りたいのよ」と彼女は説明する。「わたしもいつだって、もっと知りたいわ」とビビアンは答える。「学者ですもの。少なくとも、靴を履いて、眉毛のあった頃はね」。もはや靴も眉毛もないが、彼女はスージーの勧め——悲惨な病気になった場合の明白に正当な判断、それ以上の治療の無意味さ、そのような蘇生術の不正な行使——によって、DNRを選択する。しかし、そうするにあたって、彼女は思考する人間という自らの自己同一性を否定しなければならない。というのも、それはすでに剥ぎ取られているのだから。

ビビアン　（素早く）いまは当意即妙のやりとりをしたり、荒唐無稽の想像を繰り広げたり、変幻自在の視点を持ったり、形而上学的自惚《うぬぼ》れや、ウィットに終始している時ではありません。いまのわたしにとって、詳細に及ぶ学術的分析なんてまったく無意味なんです。博識、解釈、複雑化。（ゆっくりと）いま、わたしに必要なのは簡素、素朴、単純さ。こんなこと初めて口にするけど、いま、なによりも大事なのは、優しさ［15］。

なぜビビアンは彼女の発言をゆっくりとしなければならないのか、そしてなぜ優しさをもつために知識への愛情を否定しなければならないのか？　ジャクリーン・バンフート（Jacqueline Vanhoutte）が論じているように、『ウィット』は、ビビアンの癌が人間性を軽視する彼女の不遜さへの罰となる、言い換えれば、この戯曲の還元主義的な人物描写の中に無情な近代医学を映し出している傲慢さへの罰となる、という悲劇として読み解くことができる。「『ウィット』の医師たちは誰もが鈍感さの怪物であり、知識と知的に他者の上に立つことを熱望している。彼らの価値観を排除したときのみ、ビビアンは救われるのである」［16］。彼女が病院の傲慢さと非人間性の犠牲者になってしまうのは、まさに、彼女が思い上がって精神の価値を高く見積もり、身体と魂を拒絶していることへの報いであり、彼女の終末における救済と昇天――臨終の床にある彼女の身体から魂が飛び立つことによる――がこの分裂をより効果的にしている。このように『ウィット』はヘルスケアの場における精神と身体の分離への痛烈な批判を提供しているが、そこでは医学的な研究と技術が患者の身体や魂と対立している――そしてこの戯曲では、ビビアンに加えられた大きな苦痛を通じてこの区分をさらに強固なものにし、彼女に感情を超越した特権的な知性をもたせている。

この戯曲に対する前述の特殊な解釈や、その描写のリアリズムに同意するにせよしないにせよ、読者や観衆は、致死的な疾患の残酷さだけでなく近代医学による分離と疎外にも直面する主人公の劇的な変容を**経験**する。実際、これらの三つの例――「光の奔流――癌とともに生きる」「鉗子分娩」『ウィット』――に共通しているのは、臨床家／研究者の視点と対比するかたちで患者個人の視点が精緻に描かれていることである。体験記、歴史小説、劇作というそれぞれのジャンルを反映しながらも、これらの作品は、アーサー・クラインマン（Arthur Kleinman）が「人間に本質的な経験である症状や患うこと（suffering）の経験…（中略）…病者やその家族メンバーや、あるいはより広い社会的ネットワークの人々が、どのように症状や能力低下（disability）を認識し、それとともに生活し、それらに反応するのかということ」［17］であると述べるところの**病い**（illness）に関する、それぞれの語り手の個人的な経験を伝えてくれる。それらの物語はまた、クラインマンが「生物医学的《バイオメディカル》モデルの狭義の生物学的用語で言えば、つまり疾患は、生物学的な構造や機能におけるひとつの変化としてのみ再構成されるということである」［18］と述べるような、**疾患**（disease）と呼ぶものにもっぱら注目する臨床的な目線に従属する、この種の経験の削減や徹底的な省略を描き出している。選び出されたこれらの文章が女性患者――アフリカ系アメリカ人の同性愛者であるロード、そして基準から著しく異なる体型をもつメイトランドの物語の語り手――の病いの経験に対する肉声を伝えているのは偶然ではない。というのも、権力の不均衡はこの型の診療における疎外を拡大するものだからである。有色人種や身体障害者、トランス（trans）［f］の患者、精神的な病いを抱えた人々、その他多くの人々に対して流布している先入観やそのような人々の声や経験に対する黙殺は私たちの社会の中に根強くはびこっており、同様にヘルスケアにおいても病いの脆弱性を強調し、臨床家と患者の間の信頼を弱めている。

しかしながら、前述の登場人物たちの物語に対して――完全な理解とは言えなくても――なんらかの認識をもつために、癌や分娩不可能な妊娠の診断をつきつけられる必要はない。医師の診察室や病院に足を踏み入れるとすぐにこのタイプの対象化（objectification）を経験することはひじょうに多く、ビビアン・ベアリングがすばやく実行したように、ID番号や医師の名字で判別することを学ぶものである。患者を、実在としての疾患（disease entity）［19］に位置づけられる負傷や病変に変えてしまう、「3号室の膝（の患者）」――代替可能なように見える器官と身体部位の集合体で、それぞれが病院の異なる部署で治療される――のような、馴染みのない言語の奇妙なリズムを誰もが耳にする。そしてまた、カルテの中の「社会歴」に分類される人間の経験という範囲で、人は多数の仮想的な電子医療記録やデジタルスキャンにもなる。私たちのヘルスケアの経験が複雑かつ多様であるのとまったく同様に、臨床という舞台設定の中で並外れた思いやりや治療の有効性を映し出している自叙伝やフィクションの作品は確かに多数存在する。それにもかかわらず、前述の引用部分の中に映し出されている不満は実際に広く浸透しているものである。

臨床家たちもまた、自分たちがだんだんと権威を傷つけられ、そのうえに権限を奪われ、官僚的な文書記録の作成や厄介な規則という奈落に捕えられ、ケアを求める声や医師－患者関係という親密な関係から遠ざけられている、と感じている。ドクターXからサミュエル・シェム（Samuel Shem）を経てダニエル・オフリー（Danielle Ofri）にいたるまで、医師の手になる体験記——医学部での年月と研修医としての期間に焦点を当てることが多い——はいつも決まって、深刻な当惑や屈辱、極度の疲労、暴力的行為、共感と理想主義の喪失などを詳述する[20]。このジャンルで流行りのテーマである脱感作（desensitization）を例証している、サルバトーレ・イアクインタ（Salvatore Iaquinta）の２０１２年刊行の体験記『*The Year THEY Tried to Kill Me: Surviving a Surgical Internship......Even if the Patients Don't*（地獄の外科研修）』には、著者の上級研修医が新入りのインターンに与える次のようなオリエンテーションが含まれている。

> 外科医がお前を壊しにかかってきても、何もするな。やつらがお前をダメにしようとしているのを忘れるなよ。あいつらの侮辱の言葉は泡みたいにポンポン出てくる。一度でも言い返そうものなら、最後までひどい目にあうことになる。何かを忘れるやつはここにはいない。一度でも噛みつけば、毎日そのツケを払うことになるぞ。絶対に泣くな。家に帰っても泣くんじゃない。これはたった一年のことで、またやっと一日やり過ごしたんだ、と自分に言い聞かせろ。それができなかったせいで、何人もの立派な連中がこのプログラムから脱落したのを、俺は見てきた。（中略）あいつらはここじゃ無慈悲なんだ」と、ブラッドフォードは笑みを見せずに言った。彼は、患者の臓器を描写するために使うのとまったく同じ平板な感じでこの情報を伝えた。これらの情報は意見ではなくて、事実だった。[21]

この劇的な引用部分は、往々にして見られる医学教育の残酷な性質と、軍事教練との類似性を映し出している。そして、ここでは若いほうの臨床家が、患者の分離と平行して進行する分離を経験する。言い換えれば、医学的訓練の厳しい試練に首尾よく耐えるためには、自分自身から離れること——自分自身の身体と魂の要求するものを軽視すること——を学習しなければならないのである。

これまで述べてきたさまざまな例は、必然的に還元主義的な肖像、すなわち、明確に患者と臨床家のどちらの経験の範囲にも含まれない肖像を描いている。それにもかかわらず、それらの例は現代のヘルスケアについての嘆かわしいほどに身近な悲しみを明らかにしている。そして、前述の事柄とそれらに焦点を当てる本質的な努力が広く行きわたっているにもかかわらず、これらの問題の根源を探求することは重要である。

現代史における生物医学

ヘルスケアが疎外や組織化、専門化といった現状に向かってきた展開は、複雑な物語となる[22]。それは多くの患者や社会科学者、文化評論家、作家、臨床家の注意を引きつけるとともに悩ませてきたのであり、私たちがどのようにして今の状況にいたったのかを問うことは道理に適っている。米国におけるこの歴史の範囲内での一大転機は、1910年の、医学教育に関するアブラハム・フレクスナー（Abraham Flexner）のカーネギー財団への報告書である[23]。フレクスナーはヘルスケアのカリキュラムにおけるさまざまな問題についての無秩序で統制のとれていない実情を記述し、生物医学における標準化と強固な基盤の構築を主張した。彼は、医学部への入学は志望者の化学、生物学、物理学の知識——今日でも大部分の場合はそうである——によるものでなければならず、そしてまた「この基本原理からの逸脱は何であれ、医学的訓練それ自体に損失を与える」［24］と強調した。フレクスナーの報告は医学の教育と実践の中に生物医学モデルが浸透していること、言い換えればヘルスケアと医学的科学に真の革命的な進歩をもたらしつつあった科学主義を、具体例をあげて示している。しかし、医師のチャールズ・オデガード（Charles Odegaard）が『親愛なる医者へ——医師への個人的な便り（*Dear Doctor: A Personal letter to a physician*）』（１９８６年）の中で記しているように、フレクスナーのモデルの弱みは「それが含んでいるさまざまな種類の知識の中にあるのではなく、それが無視しているさまざまな種類の知識の中にある」。オデガードは次のように説明している。

人間は生物学者によって観察された動物界のみに属しているのではない。哲学者が看破してきたように人間は社会的動物であり、小説家が描写してきたように感情の生き物でもある。自分の患者を相互に関連する組織と器官の集まりとしてだけ見るように教育された医師は、患者全体を見ていない。したがって、たまたま生来の直観によって助けられる場合を除けば、彼は患者の健康をそのあらゆる側面においては扱えないだろう。［25］

実は、フレクスナー報告の比較的知られていない側面に、生物医学的な諸科学は医学の実践のための最低限の資格であり、それらの諸科学は「多様な拡大する文化的経験に対しての必要不可欠な洞察と共感」を要求し、より広範な社会的責任および道徳的責任を課すものである、というフレクスナーの認識がある［26］。しかしながら重要なのは、フレクスナーは倫理学や社会科学、人文科学に関する特別な訓練を提案したわけでは**ない**ということである。そのため、私たちは前記の「洞察と共感」を維持して教え込むべきなのかどうか、またどのようにそれを行なうのかを熟考することから引き離されている。医学教育が共感を**鈍麻させること**に成功しており、そのために私たちがそのような思いやりと理解力の衰えを防止することに今なお取り組んでいるのだということを、多数の研究が具体的に示している〔27〕。確かに、イアクインタが書くような記述は、私たちが医学的訓練の文化を変えていくときに手ごわい課題に直面するということを説明している。同様に、サミュエル・シェムの伝説的な1978年の著作である『神の家（*House of God*）』——著者自身の経験に忠実に基づく、アカデミックな医療施設でのインターンシップ〔g〕を皮肉っぽくフィクション化した記録〔28〕——は、一人の若い医師が彼の病棟での最初の一日の間に患者たちをこの動物界のグロテスクな未知の生物であるかのように想像するようになる、痛烈な物語を提供している。

> 私はパニックに陥りそうになった。それからすぐ、いろいろな病室から聞こえてくる叫び声が結局は私を救ってくれた。とっさに私は「動物園」を思い浮かべた。これは動物園で、この患者たちは動物なのだと。松葉杖をついて片足で立ち、心細げに鋭く興奮した声をあげている、白髪のふさを垂らした小柄な老人はシラサギ。また、力強い両手と、洞窟のように深い口から突き出ている二本の下顎大臼歯をもった、田舎者を題材にした寸劇に出てきそうなポーランド系の巨大な女性はカバになった。たくさんの違った種類のサルが姿を現わし、雌のブタが大挙して出演してきた。けれども、私の動物園の中には、威風堂々たるライオンは一頭もいなかったし、抱きしめたくなるほど可愛いコアラもウサギも白鳥もいなかった。〔29〕

臨床家の洞察と共感はどのように保護し育成するべきなのかということの問題は、20世紀および現在までの間を通じて常に多くの意見が生じてきた問題であり、周期的なクラリオン〔古式のラッパ〕の音が人間的な衝動を回復するようにと医学的共同体の注意を喚起してきた。1926年、医師（でありフレクスナーの批判者でもある）フランシス・ピーボディ（Francis Peabody）はハーバード大学医学部の学生に講演を行なったが、その中で医学の実践の非人格化（depersonalization）と医師－患者関係の堕落について警告を発した。彼はよく知られているように、次のように忠告した。

人間における疾患は、実験動物における疾患と正確に同じとは決していえない。なぜなら人間の場合には疾患は作用するものでもあり、われわれが感情的生活と呼ぶものによって影響されるものでもあるからだ。したがって、この要素を無視しながら患者のケアをしようと試みる医師は、実験に影響を与えるかもしれないすべての条件をコントロールしないままにしておく研究者と同じくらい非科学的なのだ。良医は自分の患者のことを知りつくしているものであり、その知識は大きな代償を払って贖《あなが》われたものだ。時間と共感、そして理解は惜しみなく投与されなければならないが、その報奨は、医学の実践という最大の喜びを形づくる、あの個人的な紐帯の中に見いだされるべきものだ。臨床家の根本的な性質の一つは人間性への興味関心であり、それはなぜかと言えば、特定のある患者のケアの秘訣は、その患者をケアすることの中にあるからなのだ。[30]

ピーボディの金言の、一見するとトートロジーに思えるものは、研究室の科学や疾患の進行、身体の対象化といった、20世紀全体および21世紀になってからも生じ続けている問題を乗り越えて、ケアそのものの範囲について熟考することを私たちに勧めている。1982年に「ニューイングランド医学雑誌（*The New England Journal of Medicine*）」に掲載され、大きな影響を与えたエリック・キャッセル（Eric Cassell）の記事「苦しみの本質と医学の諸目標（The Nature of Suffering and the Goals of Medicine）」の中で、彼は**苦しみ**（suffering）のことを、身体的な痛みに限定されるものでなく、誰かの人間性への脅威——多くの場合医学的介入を含む脅威——を含む、病いや傷害の経験、と呼んでいる。いまだに医学の中でひじょうに広く普及している患者の物理的身体の対象化に言及しながら、キャッセルは以下のように論じている。

……（前略）……心身の二分法が受け入れられているかぎり、苦しみは主観的でそれゆえに真の意味で「現実的（real）」でもない――医学の領域の内部でなければ――ものであるか、もっぱら身体的な痛みだけに同定されるものであるか、のいずれかである。同定（identification）は、その病んでいる患者を非人格化するがゆえに、このような誤解を招き、また誤って伝えてしまうというだけでなく、それ自体が病気の源である。病気というものを、それによって個人にダメージを与える危険を冒すことなく、ただ身体だけに生じるものとして扱う、ということは不可能である。[31]

キャッセルが述べているように、病いの人間性からの分離はそれ自体が傷害、言い換えれば、私たちが避けようと努力するべき害の一形態である。このような分離は、社会学者アーサー・フランク（Arthur Frank）の著作で述べられているように、物語的な術語の中においても理解されうるものであり、実際、彼は病いの記述を特徴づけている一連の物語的類型論を同定している。フランクが述べるように、「回復の物語」――「昨日私は健康であった。今日私は病気である。しかし明日には再び健康になるであろう」――は私たちの文化の中で規範的な一定の範囲を占めている[32]。この物語は、身体が医学的科学に委ねられた後の、「新品になったみたいに調子がいい（as good as new）」身体の回復を約束するものである。フランクは述べている。

一時的に故障した身体は、治療されるべき「それ（it）」となる。これによって自己は身体から切り離される。（中略）身体は、その中に人間が乗って走り回っている車のようなものである。「それ」は故障し、修理にださなければならなくなる。回復の物語はこんなふうに語っているように思われる。「私は大丈夫だけど、体の方が病気なんだ。でもすぐに治ると思うよ」。この種の物語は、近代主義的な致死の現実の解体を支持し、またそれによって支持される。死の不可避性は、身体にとってのひとつの条件と見なされ、その身体は個々ばらばらな部品に分解される。それぞれの部品は修理することができる。これによって、死の問題に先回りすることができるのである。私という存在全体が死すべきものであることを暗示する病気は、思慮の対象外へと放逐されることになる。〔33〕

フランクは私たちに、回復の物語の潜在的な威圧効果をよく考えるように促す。回復の物語は、病気**である**という経験や、誰かの身体を感じるという経験、そして変化を経験するということをどのように無視するのか？　このような理解は、私たちが所与の物語の内部での精神と身体への基本的な態度を確認し、回復の物語が私たちの文化の中に普及し影響を及ぼしていることを認識する助けとなる。

前述のようなヘルスケアの分離の影響に関する批判は、決して新しいものではない。科学史家のチャールズ・ローゼンバーグ（Charles Rosenberg）は、診断の変化しやすさと個別の疾患実体という考え方の歴史的偶有性に関する研究の中で、生物医学の「反還元主義的批判」が使い古された繰り返しになってしまっていることを嘆いている。ローゼンバーグは現代のヘルスケアの疎外的側面を進んで認めているが、それでも、診断カテゴリーという組織化された空間の中への個人の抽象化がある意味で不可避であり、また意味を**創造**するものでもあることを、フーコー流の言葉遣いで論じている。そして、このような「データ、ソフトウェア、官僚的な手続き、一見客観的に見える治療計画といった育成環境の中で成長していく幻影」もまた生産的であり、実際現実的なのである〔34〕。アーサー・クラインマンの言う、個人の経験としての病いとそのプロセスの生物医学的構築としての疾患との区別を引用したうえで、ローゼンバーグはそれが誤った二分法であると主張する。

もちろん実践のうえでは、病気はその二つ〔病いと疾患〕が相互に構成し影響し合う混合物である。私たちは診断という行為の中で単に不当な処置を受け、疎外され、対象化されるのではない。疾患カテゴリーは、

> 個別のものと集合的なものをつなぐとらえどころのない関係を管理し、人間的な経験という矛盾と恣意性を、私たちの誰もがその中で社会的存在として実在するような組織や関係や意味の体系と一致させるための意味と手段の両方を提供するのである。[35]

このようにほのめかされる個人と医学的ケア空間の関係を理解するためには、その土台を探索しなければならない。私たちは、どのようにしてケアが「ヘルスケア・プロバイダー」の手で「届けられる」商品になり、ＣＰＴ[h]のマトリックスやＩＣＤ−10のコード、相対価値尺度（Relative Value Unit）、質調整生存年（Quality-Adjusted Life Years）[i]にまで単純化されたのかを理解しようと試みなければならない——そして、ローゼンバーグの主張に留意するならば、その中でこれらのカテゴリーや名称、区分によって私たちもまた構成される、その方法を研究しなければならない。というのも、私たちは自分自身の危険に際してはそれを現実的でないとして無視するか、割り引いて考えるからである。また、どこかにたどり着くためには、私たちはまず、自分たちがどのようにしてここに到達したのかという物語——もちろん、多くの物語の中のありうる一つの物語——を語らねばならない。哲学者のアラスデア・マッキンタイア（Alasdair MacIntyre）[j]が書いているように、「『私は何を行うべきか』との問いに答えられるのは、『どんな（諸）物語の中で私は自分の役を見つけるのか』という先立つ問いに答えを出せる場合だけである」[36]。

医学がその一部となっていると気がつくような多数の物語が存在するが、特に語られるべき重要なものは、西洋哲学における二元論の進歩の物語である。ドリュー・レダー（Drew Leder）が指摘するように、「近代医学がしばしば病気の診断と治療における心理社会的要因の重要性を無視しているというのは、今となっては陳腐な決まり文句である。それと比べれば、このような無視の形而上学的な根源は、広く認知されているとは言えない」[37]。実際、この哲学的な物語は、**体現化**（embodiment）——身体と自己の関係——や**間主観性**（intersubjectivity）——ある身体化された主体と他の身体化された主体の関係——に関する医学の理解を深いところで形成してきた。次章においてさらに詳しく検討するように、私たちは医学の二元的な枠組みの哲学的起源に関するより優れた理解を通じて、それを越えていこうとする人々の業績をより正しく認識し、利用し、前進させることになるだろう。

洞窟と機械——二元論の哲学的起源

ある人間の一団が横を見ることもできない状態で幼少のころから鎖につながれている、地下深くにある牢獄の中から話を始めよう。彼らは自分たちの前にある壁の表面で、さまざまな影法師——牛、鹿、人間、その他あらゆるものの影——が芝居をするのを見ている。彼らの背後には、見えてはいないが、炎の前で操り人形が踊っていて、囚人たちが注目する影を投げかけている。ある日、その人間たちのうちの一人の鎖が外される。彼は立ち上がり、振り向いて、操り人形を目の当たりにし、自分が全生涯において欺かれてきたこと——操り人形が現実にあるものであり、影はイメージでしかないこと——を悟る。この悟りはその囚人の啓発の始まりでしかない。彼はいつの日か地上に出て、そこで操り人形の原型である本物の牛、鹿、人間、その他あらゆるものを発見することになる。そして、準備ができしだい、眩しさで何も見えないということもなしに、彼はついに太陽そのものを見ることになるだろう。

プラトンの『国家（*Republic*）』第七巻における洞窟の寓話は、次々とより高いレベルの抽象観念を通りすぎていく一つの旅を表わしている。ソクラテス——プラトンの師であり、『国家』の登場人物——は、「視覚を通して現れる領域というのは、囚人の住いに比すべきものであり、その住いのなかにある火の光は、太陽の機能に比すべきものであると考えてもらうのだ。そして、上へ登って行って上方の事物を観ることは、魂が〈思惟によって知られる世界〉へと上昇して行くことであると考えてくれれば、ぼくが言いたいと思っていたことだけは…（中略）…とらえそこなうことはないだろう」［38］と頼む。別の言葉で言えば、洞窟は私たちが生きている世界――その中では私たちが知っているあらゆるものを嗅ぎ、聴き、味わい、触り、そしてプラトンにとって最も重要な、**見る**ための感覚に私たちが依存せねばならないような有形のもの、つまり、身体の物質的な世界――を表わす。この世界の中で私たちの感覚はしばしば私たちを欺き、影や幻影にすぎないものを現実として受け止めるように導いている。囚人たちの鎖は、私たちが自分の感覚と身体――快楽と苦痛――に隷属している状態を表わしている。

快楽と苦痛も同様に、特定のもの――**この**ひじょうにうまい風味、**この**ひどい高熱、**この**魅力的な響き、**この**鋭い傷――に私たちを繋ぎ止めることで、私たちが智慧の普遍性への道を昇ることを妨げる。たとえば、私が今座っている椅子、つまり、私の背中を支えるための湾曲の仕方、きめの細かいオーク材の枠組みの色合いと手触り、魅力的で均整の取れた形といったことに、私が喜びを覚えているとしよう。しかし、私がこの特定の椅子について熟慮する以上のことを決してしないならば、私は椅子を椅子たらしめているものを決して知ることはないだろう――「椅子性」そのものの本質を知ることは決してないだろう。この椅子に関する私の経験のみに基づいた場合、私は、それがオークで作られ**ねばならない**ということや、あるいは、特定の重量をもった肘掛けやこの特定の湾曲の仕方にぴったりの背もたれを備えてい**なければならない**ということが椅子一般の根本的な性質である、と確信するだろう。この特定の椅子に関する私の経験に限定されるかぎり、私は、椅子性という性質そのものにとっては必要不可欠ではない（肘掛け、オーク、ちょうどぴったりに湾曲した背もたれなどの「副次的な」）特質をすべての椅子が［それぞれ違ったかたちで］備えている、ということを決して悟らないだろう。したがって、私はその根本的な性質を知るためにはそれらの椅子性の不必要な特質から抽象しなければならないし、またそのことは、自分の身体化された経験の特定性に私を縛りつけている鎖から私が解放された場合にのみ可能なのである。もしこのことが椅子性という性質に関して真であるならば、美（Beauty）そのものや正義（Justice）、あるいは善（Goodness）の性質に関しては、それよりもどれほど多く真であることになるだろうか。

それゆえに私は、特定のもの（洞窟の壁の上に投げかけられる影という比喩によって表現されている）のみを見ることができるということから、規律正しい自己の精神の鍛錬を通じて、自らの身体を越えてゆかねばならない。なぜなら、普遍的なもの（太陽によって比喩的に表現される、万物の真の性質に光をもたらすもの）を知ることができるのはただ精神のみなのだから。プラトンにとっては、ただ普遍的なものだけが真に**現実的**である。洞窟の寓話は、暗闇と特定かつ有形の物理的な身体の世界——現実の影法師——から光明と普遍的かつ**形而上的**なイデアという自由へと向かう精神の運動を表現しているのである。

寓話を語り終えた後で、ソクラテスは理想の都市国家（ポリス）の守護者たちを洞窟、すなわち彼らの身体への隷属状態から解放するように計画された教育を提案する。彼らの中で最も優れた才能のある者が、太陽を凝視できる人々のみにふさわしい智慧の光の中で統治を行ない、哲人王となるのである。守護者たちが習熟しなければならない第一の課題は、ソクラテスの主張するところでは、体育である。ある人の魂を身体化という束縛から自由にするための努力は、逆説的だが、身体の鍛錬に焦点を当てるところから始まる。「同時にまた、それぞれの者が体育においてどのような人柄を示すかということも、審査の一つとして、少なからぬ重要性をもっている」[39]。最も適切な身体を備え、理想的な健康を享受している人々だけが、自らの身体を**超越**することを可能にするような教育の厳格さに耐えられるほど十分に強く、十分に**訓練**される。プラトンに関して言えば、統治する人々の間には慢性的な病気も治しようのない虚弱も存在しない。というのも、病いや身体障害の中に智慧は存在しないし、それらは私たちを罠にかけ、さらに強固に身体へと縛りつけるからである。実際、医学とは、ソクラテスの主張によれば、人々が自分の仕事に精を出せるように、できるかぎり速やかに健康を回復することのできる人々のために取っておかれるべきものである。長引く疾患や能力低下、慢性の病いを抱えた人々——「生産的な」健康を回復することのできないあらゆる人々——は治療を受けずに死に赴くべきである[40]。さらに重要なことに、慢性の病いによって致し方なく必要になった、過度の身体に対するケアは、「どのような学習、知性の活動、自己自身への修練に対しても、面倒をひき起こすということだ。いつもびくびくと何か頭が痛いようだとか、めまいがするようだとか気づかい……」〔41〕と言われている。思考力は健康から生じる――最高の思考力は最も完璧な健康から生じる。ソクラテスは、哲人王を生み出すはずの、教育を受けるべき人々の選抜について、「最も堅固な性格で、最も勇気のある者たち、そしてできたら、容姿もいちばん立派な者たちを選び出さなければならない」〔42〕と主張する。それゆえに哲人王たちの教育は、**彼らがそれを超越することができるように**、身体――すなわち、理想的な、色白の、**男性**の身体――に始まるのである。

二千年以上前のこの時点ですでに、私たちは病気や虚弱、身体障害、そして言うまでもなく女性や有色人種に対する排除の理論的起源を見いだす。『ウィット』では、ビビアンを「ケアする」責任がある医療チームの誰一人として、癌や化学療法が彼女、すなわちこの特定の身体化された被験者にとって何を**意味する**のか、ということで悩む必要はない。なぜなら、その意味はより高次の精神のはたらきとは無関係であり、精神のはたらきに関して言えばビビアンは一つの**実例**、すなわち、あらゆる点で、疾患に苦しむある人物の人生の特定の事柄から抽出された、疾患に関する彼らの研究の中のデータポイントの一つ――患者番号〇〇〇〇――にすぎないのだから。

このような抽象化の上昇、すなわち身体からイデアへの上昇は、プラトンの『饗宴（*Symposium*）』の中で補強されている。ここではソクラテスは、彼が愛の本性を学ばせてもらったと主張するディオティマという女性の登場人物が、洞窟からの上昇を**愛**（エロス）に関する行程として説明する対話を回想する。彼らの対話の初めのほうで、ディオティマは、あらゆる愛、言い換えれば願望の目的は善きものの所有である、ということをソクラテスに納得させる。実際に、と彼女は彼に語る。「幸福な者が幸福なのは、善きものの所有に因る」のであり、幸福とはすべての願望それ自体の終極なのである〔43〕。ディオティマが続けて言うには、善きものを所有したいという人の願望は必然的に、それらを永久に所有したいという願望でもある。というのも、彼らが所有する善がいつ何時彼らから奪い去られるかもしれないと知っている人が幸福になれるだろうか？　ディオティマの主張では、善きものを永久に所有するために、私たちは「肉体の上でも心霊の上でも美しいものの中に」、私たちの死すべき運命よりも長く生きる何かを産み出さなければならない〔44〕。その結果として、ディオティマは幸福――願望の目的――を不死と結びつける。私たちは仮初めの死すべき存在ではあるが、私たちの願望の目的は時間の超越、すなわち生殖を通じてのみ成し遂げられる超越なのである。

ディオティマは論じる。生殖――そしてその結果としての不死性――を可能にするものは美である。というのは、私たちを促して実際の子どもや詩作、法律、学問、哲学のいずれであろうと生産させるようなものは、美しいものを求める私たちの願望だからである。「調和せぬ者の間ではそれ〔懐胎と出産〕は行われません。ところが、醜い者はあらゆる神的なものと調和しないが、美しい者はこれと調和する」〔45〕。愛（エロス）の生徒は、次のより高次の段階に移る前にまず美の最も劣った形態の中に産み出し、それからその次へ、また次へと、最終的に最高の状態に達するまで、一段ずつ愛の梯子を昇らなければならない。美の最も劣った形態は身体という形態であるから、その生徒が始めなければならないのはこの段階になる。したがって、『国家』の場合と同様に、私たちは超越への行程を健康で美しい身体に焦点を絞って開始する。「この目的に向って正しい道を進もうとする者は、若い時から美しい肉体の追求を始めねばなりません、それも、指導者の指導が宜しきを得たならば、まず最初に一つの美しい肉体を愛し、またその中に美しい思想を産みつけなければなりません」〔46〕。愛の生徒は、このもの、すなわち美しい肉体を愛し、この美に触発されて詩（そしてその結果としての、この詩がもたらす不死性という分け前を産み出しながら、もし正しく指導されるならば、ほどなくして「いずれか一つの肉体の美はいずれか一つの他の肉体の美に対して姉妹関係を持っていること、また、姿の上の美を追求すべき時が来た場合、あらゆる肉体の美が同一不二であることを看取せぬのは愚の骨頂であること」〔47〕を悟る。美はある美しい身体だけの内側にあるのではないことを認識すると、その生徒はやがて身体化されたもの自体から美を取り出せるようになり、したがって美のより高次の形態を考えられるようになる。「その次には彼は心霊上の美をば肉体上の美よりも価値の高いものと考えるようになることが必要です。またその結果彼は、心霊さえ立派であれば、たといあまり愛嬌のない人でも、満足してこれを愛し、これがために心配し、青年を向上させるような言説を産み出しまた探し求めるようになるでしょう。こういう風にして彼は…（中略）…肉体上の美にはきわめて僅かの価値しかないことを認めるように余儀なくされねばなりません」［48］。この時点で愛の生徒は、もし次のより高次の抽象化の段階、すなわちすべての美しい肉体に共通する美への愛から魂の美に対する愛の高みに昇ろうとするならば、自分自身が教師にならねばならない（「これがために心配し、青年を向上させるような言説を探し求める」）、ということに留意すべきである。

この超越に駆り立てる教育の力は、次の段階においてさらに強化される。

そうして職業活動の次には、その指導者は学問的認識の方へ彼を導かねばならぬのです、それは彼がこれからは認識上の美をも看取することができ、またすでに観た沢山の美を顧みて、奴隷のように、一人の少年とか一人の人間とかまたは一つの職業的活動とかに愛着して、ある個体の美に隷従し、その結果、みじめな狭量な人となることがもはやなくなるためなのです。むしろそれとは反対に彼は今や美の大海に乗り出してこれを眺めながら、限りなき愛智心《フィロソフィヤ》から、多くの美しくかつ崇高な言説と思想とを産み出し、ついにはこれによって力を増しかつ成熟して、これから私が述べようとしているような美へ向うある唯一無類の認識を観ずるまでになることが必要なのです。［49］

愛するものは、もし彼が自ら学問の美に触発されて知を産み出し、その結果抽象化のきわめて高い段階、すなわち、あらゆる学問を結びつけるものであり哲学だけが見つめることのできる美のイデアにまで上昇したならば、それゆえに最愛の人にさまざまな学問を――（身体や魂などの）あらゆる美がどれほど「親類として結びついて」いるのかを示すことによって――教えなければならない。

このような知の最終かつ最高の形態――哲学の真の対象である美という新しい発見――について述べる前に、ディオティマはソクラテスに（ということはすなわち、プラトンが私たち［読者］に）「できるだけよく注意して」と指示する。私たちは今日でもまだ綿密な注意を払っている。というのは、あらゆる知的労働の目標についてのディオティマの説明

──知のきわめて高次の形態、言い換えれば、日常的なものや地上に属するもの、身体的なものからの最も高次の段階の抽象化──は、およそ二五〇〇年前にディオティマがソクラテスに教示したとき以来、西洋においては強力な知の観念であり続けているからである。知の最高の形態──最も偉大な不死性という分け前を生産するものである美──とは、ディオティマがソクラテスに語るところによれば、**永久**（「常住に在るもの、生ずることもなく、滅することもなく」）かつ**不変**（「増すこともなく、減ずることもなく」）の、**客観的**（「一方から見れば美しく、他方から見れば醜いというようなものでもなく」）、**普遍的**（「これと較べれば美しく彼と較べれば醜いというのでもなく、またある者には美しく見え他の者には醜く見えるというように、ここで美しくそこで醜いというようなものでもない」）、**非身体的**（「顔とか手とかまたはその他肉体に属するものとして観者に顕れることもなく」）、**唯一**（「あるいはその他の或る者の…（中略）…内に在るものとしてでもなく、むしろ全然独立自存しつつ永久に独特無二の姿を保てる）のものである［50］。別の言葉で言えば、真理はどのような場合でも、どのような場所でも、またどのような観点からでも、どのような人々にとっても真理である。そしてまた、知の最高の形態とは、**仮初め**のものから（生成消滅しながら変化するものと結びついた知から）、そして**主観的**なものから（個人的観点に特有のものと結びついた、あるいは特定の場所や時間と結びついた知から）、さらにまた**多数**のものから（一つに統合された視点のない、多くの特定のものに散在する知から）、この上なく徹底的に抽象化するような知なのである。

知の理想的な対象──美やそれ以外のあらゆるイデア──は地上に属するものや死すべきものを超越した天の外の領域（hyperuranion realm）に実在する、というプラトンの見解を考慮すれば、イデアを観照したいと願う人々は自身の身体という牢獄から自らの魂を解き放つためにはたらかねばならない、とプラトンが主張することは、驚くに当たらない。身体は観照の障害であり、私たちの気を逸らし、差し迫った必要や喜び、痛みによって私たちを地上に引き戻す。『国家』において見たように、その中では体育で優れた人々のみが守護者／統治者になる価値があると考えられており、また『饗宴』において補強されたように、超越に向かう愛の衝動は健康という理想、すなわち男性的な身体化とともに始まる。その他のすべての人間は、おそらく洞窟の中に存在するように運命づけられており、私たちが彼らのためにできる最善のことは、彼らが目にする影が健康によいものであることを確かめることである。身体から魂を解放したいというこの衝動は、一方では身体・感情・疾患・死すべき運命を通じ、また他方では魂・合理性・純粋性・不死性などを通じて、キリスト教やユダヤ教、そしてイスラームの神学〔51〕をも含む西洋思想の発展に役立ってきた。〔そのような状態は〕二千年以上の長きにわたって続き、デカルトが『方法序説（*Discourse on Method*）』を公刊した17世紀中葉にはある種の神格化にまでいたっていた。

　現代医学における二元論の中心的役割の理解は、デカルトがどれほどその発展に影響を与えたのかを考慮しなければ不可能である。科学革命のまさにその基盤に心身の分離を置いたのは、『方法序説』によるプラトンの二元論の先鋭化であった。デカルトは彼の『方法序説』を理性の普遍性の主張とともに開始している。「正しく判断し、真と偽を区別する能力、これこそ、ほんらい良識とか理性と呼ばれているものだが、そういう能力がすべての人に生まれつき平等に具わっている」〔52〕。理性は普遍的であり、また**唯一のもの**である、ということの信念は、自分は単一の統合された学問を確立することができる、というデカルトの確信に基づくものである。唯一の理性、すなわち、あらゆる時代のすべての「人」について同一のものが存在する以上、あらゆる時代のすべての「人」に対する唯一の真理が存在するべきである。デカルトに先立つこと二千年以上前に、プラトンは真の智慧の単一性と普遍性、無時間性を確立していたかもしれない。しかし、デカルトが嘆いているように、哲学（原義は「智慧への愛」）は「幾世紀もむかしから、生を享《う》けたうちで最も優れた精神の持ち主たちが培ってきたのだが、それでもなお哲学には論争の的にならないものはなく、したがって疑わしくないものは一つもない」〔53〕。もしこれが哲学およびすべての学問についての真理だとするならば、さらに**有力な理由**で、それはフィクションであれノンフィクションであれ、詩や劇、そして他のすべての現実性に関する想像的な表現物についての真理でもある。「寓話は、実際にありえない多くの出来事を、ありうるがごとくに想像させる。またどんなに史実通りの歴史であっても、読みごたえのあるようにと事実の価値を変えたり増やしたりはしないまでも、少なくとも、およそ平凡でぱっとしない細部はたいてい省略してしまう」[54]。より強固な基盤の上に学問を確立するために、デカルトは「ほんの少しでも疑いをかけうるものは全部、絶対的に誤りとして廃棄すべきであり、その後で、わたしの信念の中にまったく疑いえない何かが残るかどうかを見きわめ」ようと決意する[55]。理性が普遍的である以上、この一貫した懐疑のプロセスを通じて彼が疑う余地のないものと証明したものは何であれ、真の学問という唯一のものを最終的に築くための議論の余地のない基盤として役に立つはずである、とデカルトは主張する。

まず最初にデカルトが疑う余地のない知識の源として受け入れなかった最も明白なものは、感覚という根拠である。「感覚は時にわたしたちを欺くから、感覚が想像させるとおりのものは何も存在しないと想定しようとした」[56]。智慧の基盤が示すものがいかなるものであろうと、身体がその源泉ではないことは最も確かであろう。デカルトは理性の論駁《ろんばく》不可能な基盤を確立するまでの間、私たちが感じ取るあらゆるものの真実性を理性に基づいてはっきりと評価しながら、私たちの身体的感覚が提供するあらゆるものを排除しなければならない。それにもかかわらず、デカルトの次なる動きはさらに徹底したものである。「次に、幾何学の最も単純なことがらについてさえ、推論をまちがえて誤謬推理をおかす人がいるのだから、…（中略）…以前には論証とみなしていた推理をすべて偽として捨て去った」[57]。数学的な演繹法でさえ、それはありうるすべての推論の中で最も理に適ったものに見えるが、デカルトが推論するあらゆることの確実性を証明するための根拠となるような、決して否定できない基底を確立するまでは、偽として斥けられなければならない。しかし、このようにしてすべての過去の推論を斥けた後でも、デカルトはまだ満足しない。「わたしたちが目覚めているときに持つ思考がすべてそのまま眠っているときにも現れうる、しかもその場合真であるものは一つもないことを考えて、わたしは、それまで自分の精神のなかに入っていたすべては、夢の幻想と同じように真でないと仮定しよう、と決めた」[58]。以上のことを通じて、デカルトは、彼がこれまでに考え、感じ、経験したあらゆるものを学問の第一原理の候補から捨て去った。そうして何が残るのか？「しかしそのすぐ後で、次のことに気がついた。すなわち、このようにすべてを偽と考えようとする間も、そう考えているわたしは必然的に何ものかでなければならない、と。そして『わたしは考える、ゆえにわたしは存在する〔ワレ惟《おも》ウ、故ニワレ在《あ》リ〕』というこの真理は、懐疑論者たちのどんな途方もない想定といえども揺るがしえないほど堅固で堅実なのを認め、この真理を、求めていた哲学の第一原理として、ためらうことなく受け入れられる、と判断した」〔59〕。あらゆるものを疑えるけれども、自分が疑っているかぎりにおいて、自分自身の存在を疑うことはできない、とデカルトは推論する。それゆえに、学問の全体系は自分自身の思考から必然的に起こるような自分自身の存在の確実性の上に打ち建てられねばならない。『知覚の現象学(*Phenomenology of Perception*)』の中でメルロ＝ポンティ（Merleau-Ponty）が書いているように、「私は事物を捉える作用において、まず私自身の存在を体験するのでなければ、いかなるものも捉えることができないであろう、という事情を明らかにすることによって、デカルト…（中略）…は、主観もしくは意識を解き放ったのである」〔60〕。

　唯一かつ真の、永久不滅の統合された学問（その発展が最終的にディオティマの理想を達成すると思われるもの）の根底をなす第一哲学原理としてのコギト（「ワレ惟ウ、故ニワレ在リ」のラテン語形 *cogito ergo sum* に由来し、彼〔デカルト〕の『哲学原理　第一部（*Principles of First Philosophy*）』〔k〕の中に見える）を確立するに当たって、デカルトは次のように記している。

> それから、わたしとは何かを注意ぶかく検討し、次のことを認めた。どんな身体も無く、どんな世界も、自分のいるどんな場所も無いとは仮想できるが、だからといって、自分は存在しないとは仮想できない。反対に、自分が他のものの真理性を疑おうと考えること自体から、きわめて明証的にきわめて確実に、わたしが存在することが帰結する。逆に、ただわたしが考えることをやめるだけで、仮にかつて想像したすべての他のものが真であったとしても、わたしが存在したと信じるいかなる理由も無くなる。これらのことからわたしは、次のことを知った。わたしは一つの実体であり、その本質ないし本性は考えるということだけにあって、存在するためにどんな場所も要せず、いかなる物質的なものにも依存しない、と。したがっ

て、このわたし、すなわち、わたしをいま存在するものにしている魂は、身体〔物体〕からまったく区別され、しかも身体〔物体〕より認識しやすく、たとえ身体〔物体〕が無かったとしても、完全に今あるままのものであることに変わりはない、と。［61］

以上のことを通じてデカルトは、プラトンのいう身体と魂の分離を、エリザベス・グロス（Elizabeth Grosz）が書いたように、「自然と魂の」分離へと徹底した［62］。グロスの主張では、デカルト以降、身体は「因果法則と自然法則に従って機能する自動機械、言い換えれば機械仕掛けの道具になっている。精神や思考する実体、魂、あるいは意識といったものは、自然界には存在する余地がない。自然からのこのような魂の追放は…（中略）…自然法則の支配に関する知識、あるいはもっと言えば学問、つまり、主体に関する思考を排除し関心を寄せない学問を創設するための必須条件なのだ…（中略）…要するにデカルトは、精神／身体の対立を知識そのものの基盤と関連づけることに成功したのである」［63］。身体は自然の側――「実在の」世界の一部――にあるので、自然の外側に存在する意識／魂／精神／**自我**にとって本質的なものではない。私とは、私の身体のことでは**ない**。私は**本質的**に理性的存在、言い換えれば、自然法則に従属していない存在であり、宇宙――あらゆる物質的な身体という実体である延長するもの（*res extensa*）――の中には存在してさえいない。したがって、身体は自然に従属しつつ、精神とは無関係に**活動する**。

それゆえに、デカルトは学問の基盤を対立的な二元論の中に置く。二元論はそこでは議論の余地なく華麗に書き立てられており、したがって医学的科学はデカルトの最も好む夢が結実したものだと言うことができる。『方法序説』第六部でデカルトは、学問を通じて私たち自身を「自然の主人にして所有者」にするという目的は、「たんに大地の実りと地上のあらゆる便宜を、やすやすと享受させる無数の技術を発明するために望ましいだけではない。主として、健康を維持するためにも望ましいのである。健康はまぎれもなくこの世で最上の善であり、ほかのあらゆる善の基礎である」と書いている［64］。健康は**最上の善**――そこから他のあらゆる善が生じてくるような善――であるから、効果的な医学的科学の発達がデカルトの最高の目標ということになる。実際、その最後の段落で、デカルトは自分が「生きるために残っている時間を、自然についての一定の知識を得ようと努める以外には使うまいと決心した。その知識は、そこから医学のための諸規則を引き出すことができるようなもので、それらの規則は私たちが現在までに持っている規則よりももっと確かなものである」〔65〕と、私たちに対して請け合っている。

デカルトが抗生物質から麻酔、MRI技術、ゲノム学、そしてさらにそれ以上のものまでの、現代医学の驚異を目にしたならば、彼がどれほど誇らしく思うかは想像に難くない。けれども、おそらく皮肉にも、神経科学の研究に関する進歩は、デカルトの哲学に絶対に不可欠であると多くの場合に考えられていた、思考と感情の分離が偽りであることを示している。一例をあげれば、神経学者のアントニオ・ダマシオ（Antonio Damasio）は『デカルトの誤り——情動、理性、人間の脳（*Descartes' Error: Emotion, reason and human brain*）』の中で、自律的な情動システムが論理的な推論と認識の基礎になっている——そして、その不可欠な構成要素であり続けている——という主張を裏づける神経生理学上の根拠を整理している。彼が説明するように、デカルト学派の影響は、科学的認識とヘルスケアのどちらの観点からも未解決のままになっている。「過去三〇〇年間、生物学と医学の目的は、純身体の生理と病理の理解だった。心は主として宗教と哲学の関心事として除外されていた…（中略）…これらすべての結果が人間性の概念の除去であり、医学はそれを使って仕事をこなしている」〔66〕。ダマシオの病理学の隠喩は適切である。なぜなら、人間性はヘルスケアに必要不可欠であり、その切除は私たちの知識の総体そのものとケアの義務を危うくするものだからである。

デカルトの役割はまた、ルネッサンス（文芸復興）と啓蒙運動——レオナルド・ダ・ヴィンチ（Leonardo da Vinci）、サントリオ・サントリオ（Santorio Santorio）〔ⅰ〕、ジュリアン・オフレ・ド・ラ・メトリー（Julian Offray de la Mettrie）〔ⅱ〕、フランシス・ベーコン（Francis Bacon）、ガリレオ（Galileo）、アイザック・ニュートン（Isaac Newton）といった重要人物たちを含む一つの物語であり、彼らの唯物論は西洋思想の革新に深い影響を及ぼし、その中には医学実践における「医学機械論（iatromechanism）」の発達も含まれている——の幅広い変化の中で理解されるべきものである。たとえば、医師でありニュートンの信奉者であったアーチボルド・ピトケアン（Archibald Pitcairn）〔11〕は、「医師は自分たちが模倣するための手本として天文学者の方法を提案すべきである」〔67〕と主張した。ある人物の歴史観によれば、機械論の出現はいかなる一人の偉人にも帰すことのできない「自発的な動き」として理解されうる〔68〕。それでも、デカルトによって表明された思想の影響は、その他のものとともに、真に重要なものである。というのも、医学はいまだにこの二元論の世界の中に生きているのだから。哲学者のS・カイ・トゥームズ（S. Kay Toombs）が書いているように、「伝統的な生物医学パラダイムは、患者の個人性や病いという人間的経験の現実性と重要性を重要視せず、身体機械論に基づく「デカルト的な」方向にもっぱら焦点を当てる…（中略）…実際、支配的なモデルは、身体を有する人間からひじょうに効果的に生物学上の物理的な身体を分離するので、患者が人間であることを学生に思い出させる必要が明らかにある、と医学教育で考えられるほどである」〔69〕。私たちは、人間的資質とコミュニケーション技能を欠いた外科医たちに関する広く知られた常套句、「『優れた臨床のマナー』を身につけた外科医なんかより、技術に通じた外科医にかかるほうがよっぽどいい」の中に、このような分断が反映しているのを見る。技能と思いやりは相容れない、という前提を受け入れることは、機械論的な身体と人間の魂の間にある古くからの分裂を支持することである。

別の意味で、身体機械論は医学的科学と医学教育における死体と解剖に焦点を当てることによって不朽のものとなっている。ドリュー・レダーが述べているように、解剖はデカルトを長年にわたって夢中にさせ、その中には「ほとんど毎日のように肉屋を訪れ、この目的のための材料を収集する」〔70〕ことも含まれていた。フーコーとエンゲルハート（Engelhardt）を引用しながら、レダーは18世紀の臨床における志向性の変化、すなわち外側から見る症状から解剖中に識別されうるものへの移行について述べている。そしてそれゆえに、「死体こそが認識論的源泉であること」は現代における個人の主観的経験の放棄の決定的な根源の一つである。なぜなら、生命無き身体／機械は生活世界を所有しないからである。事実、現代医学教育における臨床全身解剖学の中核的な重要性がこの見方を支持している。１９８０年代の米国の医学部の解剖学実験室に関する研究の中で、ピーター・フィンケルスタイン（Peter Finkelstein）は、医学生が日常的に内在化して自分の感情を封じ込めている間に膨大な知識を獲得するとともに適切な「臨床的態度」を身につけることを重点的に述べている。フィンケルスタインが観察しているように、医学生たちの「死体を切り刻んでぶっ叩く（hacking and whacking）」というような言葉の使い方や彼らの日常的な行動は「身体を物質として取り扱う傾向を示している」[71]。つけ加えて言えば、ユーモアは「死体の地位を人間以下のそれ、時には人間でないもの（UNhuman）にさえ」貶めるためにはたらく。「非人間化は有益な反応である。それは、解剖実習の経験の衝撃を和らげているのである」[72]。その数十年後に、クリスティン・モントロス（Christine Montross）は解剖学実験室での第一日の彼女の経験について記し、死体の印象を述べている。

彼女の手と足と頭は半透明の薄地の綿布のような織物で包まれ、きつく結ばれたナイロンの袋に収まっていた。この念入りな包装は、指導医の説明では、私たちが学習に取りかかるまで、乾燥からそれらの各部位を保護するためにあるのだった。それらの保護してある範囲は、その死体を非個人化する助けにもなっている、と彼はつけ加えた。その手と足と頭は、時間をかけて個性が染み込んだ死体の一部なのだ。それらは個人の人生を最もすばやく思い起こさせることができる。[73]

モントロスは、マニキュア液の存在のような、その中で「身体の人間性が予期せぬ瞬間に現われる」あり方について述べている——しかし、彼女が説明するように、解剖という仕事は医学生たちに「ある意味で、このような人間性との私たちの関係を失う」ことを要求する[74]。態度と実践は相当にゆっくりと発展するものであり、モントロスの経験に基づいた思慮深く敬意に満ちた省察はこのような変化の証拠となるものである。現在、多くの医学部では遺体のための慰霊祭を行なっており、医学生たちはこの目的のために自分の身体を提供した人々の遺族への手紙を書く。それにもかかわらず、死体の解剖をもって開始される正式な医学教育への劇的な通過儀礼は、身体機械論、すなわち生命を吹き込む力を剥ぎ取られた自然としての身体という、一般に広まったモデルを反映していると言うことができる。

このようなデカルト流の図式の適用範囲は、医学以外にもよく広がっている。グロスが書いているように、「デカルト主義の伝統は、哲学的省察の指針を確立し、その後の主観性と知識の概念のための領域を定義するに当たって、否定的にせよ肯定的にせよ、他のどのような伝統よりも影響力をもっている」[75]。デカルトがこの認識論の領域を定義した手段を詳述する中で、グロスは彼の二元論と相互に関連する他の二分法に光を当てている。

精神／身体の関係はしばしば理性と感情、感覚と感性、外側と内側、自己と他者、深層と表層、現実と仮象、機械論と生気論、超越と内在、時間性と空間性、心理学と生理学、形式と事柄などの区分と相互に関連している。これらの術語は暗黙のうちに、非歴史的、自然主義的、有機体的、受動的、不活性的な術語の中で身体を定義するために機能しており、身体を精神の作用に対する侵入行為や妨害、克服する必要のある粗野な仮説的性質、獣性や自然との超越を必要とする結合であるかのように考えている。[76]

グロスが終始前提にしているのは、二元論が少なくとも間接的には、異なる学問分野の歴史的区分、定量分析と質的分析の分離、そして知の典型として数学と哲学を称揚するような諸学問の中での階級制度といった、無数の区分の原因にもなっている、ということである[77]。

この哲学的な系譜すなわち古代から現代までの一連の二元論的哲学は、時としてその適用可能性を見分けることを難しくする。哲学を読むことは慎重な注意と思索を必要とし、そのような研究の現実との関連性は、私たちの学生たちにとっていつも直接明瞭であるわけではない。にもかかわらず、内分泌学者として30年以上現場に携わってきたバーバラは、私たちのナラティブ・メディスン修士プログラムの哲学専門ゼミの初回でデカルトを読んだ後、自分の席で突如身を起こし、手を振り上げて、叫ぶように言った。「やっとわかった！　医学は**デカルト主義**なのよ！　私たちが体を、まるでそれが人間から完璧に切り離されているみたいに扱うやり方なんだわ」。デカルトを読むまで、医学の患者を対象化する見方の何世紀も経てきた起源を彼女が理解していなかった、というわけではない。彼女に啓示が下ってから数年が経った現在、バーバラは、自分が経験したエピファニー（神聖顕現）が全人的な患者の治療への彼女の取り組みの価値を再認識させてきた、とレポートに書いている。「糖尿病患者が慢性の病いを抱えていることについての感情は精査されるべきです。その患者はもはや『糖尿病〔患者〕(diabetes)』として理解されることはありえない。むしろ、『糖尿病を抱えた一人の人間（person with diabetes)』として理解されることができるのです」（実際、このような注意深さは内分泌学の領域における幅広い意味論的な変化と、ヘルスケアの中でのより広範な意味論的変化を表わしている[78]）。バーバラは次のように述べている。「私は常にこのようなかたちの医療に携わってきました。クラスでの議論は私の強い信条の価値を再確認させてくれました。デカルト主義のパラダイムを理解したことが、医学教育の中でこのパラダイムに挑戦する助けとなるような新しい手段を与えてくれました」。

バーバラが悟ったのは、現代のヘルスケアへの二元論の決して健全とは言えない後遺症を認めているときでも、人は生物医学的な科学のさまざまな進歩を歓迎し、それらの進歩がデカルトの啓蒙の影響に被っている恩義を認識することができる、ということである。それはなぜかと言えば、このような機械論的観点は、ほぼ間違いなく科学的な知識と技術に関してすさまじいまでの発展を助長する助けとなってきたのだが、ほかならぬその優越こそが人間主義の欠乏を明示しているからである。ペレグリノとトーマスマ（David C. Thomasma）が１９８１年に書いているように、「今日、医学の技術主義への誘惑はその明白な技術上の諸能力によって大いに強められている…（中略）…逆説的に言えば、まさにその技術主義の凱歌こそが、医学がどれほど差し迫って理解と智慧を必要としているのかを示している……」[79]。そうであるからこそ、私たちは哲学に再び立ち返り、その他の学問分野や実践の中で、前述のような理解と智慧を探しているのである。私たちは次章で、この二元論の遺産に対する哲学上の応答を詳しく調べることになるだろう。

原註

[1] Descartes, *Discourse on Method*, 100.〔邦訳：ルネ・デカルト（著）山田弘明（訳）『省察』ちくま学芸文庫 2006年 126頁〕

[2] Damasio, *Descartes' Error*, 250.〔邦訳：アントニオ・R・ダマシオ（著）田中三彦（訳）『デカルトの誤り――情動、理性、人間の脳』ちくま学芸文庫 2010年 377頁〕

[3] Galen, *Claudii Galeni Opera Omnia*, vol.1. Brain, "Galen on the Ideal" 中の引用による。

[4] Lorde, "A Burst of Light," 149.

[5] Lorde, "A Burst of Light," 149.

[6] Lorde, "A Burst of Light," 150.

[7] Pellegrino, *Philosophy of Medicine Reborn*, 72.

[8] Maitland, "Forceps Delivery," 166.

[9] Maitland, "Forceps Delivery," 169.

[10] Edson, *Wit*, 5.〔邦訳：マーガレット・エドソン（著）鈴木小百合（訳）『ウィット』白水社 2001年 6頁〕

[11] Edson, *Wit*, 37.〔邦訳：前掲書、42頁〕

[12] Edson, *Wit*, 57, 55.〔邦訳：前掲書、67、64頁〕

[13]「愛情と知識」。

[14] Edson, *Wit*, 20.〔邦訳：前掲書、24頁〕

[15] Edson, *Wit*, 69.〔邦訳：前掲書、81頁〕

[16] Vanhoutte, "Cancer and the Common Woman," 406.

[17] Kleinman, *Illness Narrative*, 3.〔邦訳：アーサー・クラインマン（著）江口重幸ほか（訳）『病いの語り――慢性の病いをめぐる臨床人類学』誠信書房 1996年 4頁〕

[18] Kleinman, *Illness Narrative*, 5.〔原著では「3, 5.」という表記だが、「5.」が正しい〕〔邦訳：前掲書、6頁〕

[19] 疾患実体に関する議論についてはチャールズ・ローゼンバーグ（Charles Rosenberg）を参照。「診断は医学の実践において常に重要な役割を果たしてきたが、過去二世紀の間、医学が――西洋の社会一般がそうであるように――ます

ます技術的、専門的、そして官僚的になってきたので、その役割は設定し直され、より中心的なものになってきた。疾患に関する説明と臨床実践は一体となり、同時に進行し、ある程度はこれらのより巨大な構造的変革の一部をなしてきた。このような診断の近代史は疾患の特異性、すなわち、疾患は特定の男性や女性における病いの独特の症状の外側に存在している実体であると考えることができ、またそうすべきである、という観念と緊密に関連づけられてきた」("Tyranny of Diagnosis," 237)。

［20］臨床医の体験記に関する学問的知識を得るためには、以下の著作が参考になる。Aull and Lewis, "Medical Intellectuals"；Kathryn Montgomery Hunter, *Doctors' Stories*〔邦訳：キャサリン・モンゴメリー（著） 斎藤清二・岸本寛史（監訳）『ドクターズ・ストーリーズ――医学の知の物語的構造』新曜社 ２０１６年〕；Koski, *Autobiography of Medical Education*; Poirier, *Doctors in the Making*; Wear and Jones, "Bless Me Reader".

［21］Iaquinta, *The Year They Tried to Kill Me*, 11.

［22］Lewis, "Narrative Medicine" を参照。「生物医学化（biomedicalization）」の傾向についてさらに読みたければ、Riska et al., *Biomedicalization: Technoscience, Health, and Illness.* を参照。

［23］Flexner, *Medical Education in the United States and Canada.*

［24］Flexner, *Medical Education*, 25.

［25］Odegaard, *Dear Doctor*, 16.

［26］Flexner, *Medical Education*, 26.

［27］この領域に関しては多数の豊富な学問的知識が存在している。代表的な質的研究としては Hojat et al., "The Devil Is in the Third Year"、魅力的な精神分析的研究としては Marcus, "Medical Student Dreams" を参照。

［28］Shem, "Fiction as Resistance" を参照。

［29］Shem, *House of Gods*, 32.

［30］Peabody, "Care of the Patient," 882.

［31］Cassell, "Nature of Suffering," 640.

［32］Frank, *Wounded Storyteller*, 77.〔邦訳：アーサー・W・フランク（著） 鈴木智之（訳）『傷ついた物語の語り手――身体・病い・倫理』ゆみる出版 ２００２年 １１４頁〕

［33］Frank, *Wounded Storyteller*, 85–86.〔邦訳：前掲書［32］、１２４－１２５頁〕

［34］Rosenberg, "Tyranny of Diagnosis," 257.

［35］Rosenberg, “Tyranny of Diagnosis,” 257.

［36］MacIntyre, *After Virtue*, 216.〔邦訳：アラスデア・マッキンタイア（著） 篠崎榮（訳）『美徳なき時代』みすず書房 １９９３年 ２６５頁〕

［37］Leder, “Tales of Two Bodies,” 23.

［38］Plato, *Republic* 517b1–5.〔邦訳：プラトン（著） 藤沢令夫（訳）『国家』全二巻 岩波文庫 １９７９年 下巻１０１頁〕

［39］Plato, *Republic* 537b6–7.〔邦訳：前掲書［38］、下巻１５５頁〕

［40］Plato, *Republic* 406c3–407e1.〔邦訳：前掲書［38］、上巻２３０－２３１頁〕

［41］Plato, *Republic* 407b8–c1.〔邦訳：前掲書［38］、上巻２３３頁〕

［42］Plato, *Republic* 535a10–b1.〔邦訳：前掲書［38］、下巻１４９頁〕

［43］Plato, *Symposium* 205a1–2.〔邦訳：プラトン（著） 久保勉（訳）『饗宴』岩波文庫 １９６５年 １１２頁〕

［44］Plato, *Symposium* 206b8.〔邦訳：前掲書［43］、１１６頁〕

［45］Plato, *Symposium* 206c7–9.〔邦訳：前掲書［43］、１１６頁〕

［46］Plato, *Symposium* 210a4–7.〔邦訳：前掲書［43］、１２３頁〕

［47］Plato, *Symposium* 210b1–3.〔邦訳：前掲書［43］、１２３頁〕

［48］Plato, *Symposium* 210b5–c6.〔邦訳：前掲書［43］、１２４頁〕

［49］Plato, *Symposium* 210c6–d7.〔邦訳：前掲書［43］、１２４頁〕

［50］Plato, *Symposium* 210e1–211b3.〔邦訳：前掲書［43］、１２５頁〕

［51］Cross and Livingstone, eds., *Oxford Dictionary of the Christian Church*.〔邦訳：E・A・リヴィングストン（編） 木寺廉太（訳）『オックスフォードキリスト教辞典』教文館 ２０１７年〕; Louth, *Origins of the Christian Mystical Tradition*.〔邦訳：A・ラウス（著） 水落健治（訳）『キリスト教神秘思想の源流――プラトンからディオニシオスまで』教文館、１９８８年〕; Ahbel-Rappe, “Plato’s Influence”; Walzer, *Greek into Arabic*.

［52］Descartes, *Discourse on Method*, 1–2.〔邦訳：デカルト（著） 谷川多佳子（訳）『方法序説』岩波文庫 １９９７年 8頁〕

［53］Descartes, *Discourse on Method*, 5.〔邦訳：前掲書［52］、16頁〕

［54］Descartes, *Discourse on Method*, 4.〔邦訳：前掲書［52］、14頁〕

[55] Descartes, *Discourse on Method*, 18.〔邦訳：前掲書［52］、45頁〕
[56] Descartes, *Discourse on Method*, 18.〔邦訳：前掲書［52］、45－46頁〕
[57] Descartes, *Discourse on Method*, 18.〔邦訳：前掲書［52］、46頁〕
[58] Descartes, *Discourse on Method*, 18.〔邦訳：前掲書［52］、46頁〕
[59] Descartes, *Discourse on Method*, 18.〔邦訳：前掲書［52］、46頁〕
[60] Merleau-Ponty, *Phenomenology of Perception*, lxxii.〔邦訳：M・メルロ＝ポンティ（著）中島盛夫（訳）『知覚の現象学』法政大学出版局 ２００９年 ５頁〕
[61] Descartes, *Discourse on Method*, 18–19.〔邦訳：前掲書［52］、46－47頁〕
[62] Grosz, *Volatile Bodies*, 6.
[63] Grosz, *Volatile Bodies*, 6.
[64] Descartes, *Discourse on Method*, 35.〔邦訳：前掲書［52］、82－83頁〕
[65] Descartes, *Discourse on Method*, 44.〔邦訳：前掲書［52］、１０２頁〕
[66] Damasio, *Descartes' Error*, 255.〔『デカルトの誤り――情動、理性、人間の脳』、３８４頁〕
[67] Brown, *Mechanical Philosophy*, 216. Marcum, *Introductory Philosophy of Medicine*, 50. に引用されている。
[68]「特定の誰かが機械論哲学を創出したのではなかった。十七世紀前半の西欧の学会全般に、ルネサンス自然主義に抗して機械論的な自然の概念を打ち立てようとする自発的な動きのようなものが見られるのである」(Westfall, *Construction of Modern Science*, 30–31.〔邦訳：R・S・ウェストフォール（著）渡辺正雄、小川真里子（訳）『近代科学の形成』みすず書房 １９８０年 45頁〕; Lee, *Philosophical Foundations*, 29. に引用されている)
[69] Toombs, "Illness and the Paradigm," 201–202.
[70] Leder, "Tale of Two Bodies," 19.
[71] Finkelstein, "Studies in the Anatomy Laboratory," 41.
[72] Finkelstein, "Studies in the Anatomy Laboratory," 41.
[73] Montross, *Body of Work*, 20.
[74] Montross, *Body of Work*, 24–25.
[75] Grosz, *Volatile Bodies*, 10.
[76] Grosz, *Volatile Bodies*, 3–4.

[77] Grosz, *Volatile Bodies*, 7.

[78] 内分泌学者のカイル・ピータース（Kyle Peters）が主張するように、糖尿病患者（*diabetic*）という用語の使用は、糖尿病を抱えた人々を対象化している。そこで、服薬不遵守（*noncompliant*）〔訳註：日本ではノンコンプライアンスと言われることも多い〕のようなさまざまな用語と同様に、ピータースはその使用に対して説得力のある抗議をしている。「疾患の代わりに個人に注目することで、ヘルスケアの専門家は患者を治療目標に到達させて、私たち自身も糖尿病を抱えた患者の世話をすることに大きな喜びを見いだすだろう、と私は信じている。誰かを服薬不遵守と呼ぶことは失礼だというだけではない。それは驚くほど不正確で曖昧であり、明らかに悪質で無益なだけの治療処置を導く。もし私たちが患者を糖尿病患者、あるいは服薬不遵守糖尿病患者と呼び続けるなら、何の変化も起きないだろうし、糖尿病を抱えた患者（patient with diabetes）は彼らの治療目標に達することはないだろう」（Peters, “ ‘Diabetic’ and ‘Noncompliant Diabetic’,” 90.）。

このような用語の使用は、英国の医学雑誌 Diabetic Medicine の執筆要綱に明示されているように実際に展開してきている。その執筆要綱では、その雑誌は「diabetic という用語は名詞としては認めない〔訳註：つまり、diabetic は「糖尿病の」という形容詞としてだけ使われ、「糖尿病患者」を意味する名詞としての使用法は認められない〕。望ましい表現は people(or person) with diabetes〔糖尿病を抱えた人（々）〕である」と規定している。〔オーストラリアの糖尿病患者の〕弁護／支持組織 Diabetes Australia は、２０１１年の声明文の中で、*diabetic* という用語を避けることを含めた、いくつかの意味論的変化を支持している。「diabetic という用語は、個人をその健康状態によって定義するものである。その人物の糖尿病を抱えて生きる能力を強調するほうが好ましい。誰かに diabetic というレッテルを貼ることは、糖尿病を彼らの人生を定義する要素と位置づけることになる」（“A New Language”）。

同様に、個人性の一つの疾患カテゴリーの範囲への縮小をもたらし、実際には永続させているかもしれないということから、前記のような名詞としての *epileptic*〔てんかん患者〕や *asthmatic*〔ぜんそく患者〕のような疾患用語の使用は徐々に下火になりつつある。

[79] Pellegrino and Thomasma, *Philosophical Basis of Medical Practice*, 13.

訳註

（a）カトリック教会の聖歌の中に後から補助的に挿入された歌詞や旋律。

（b）同名の植物の小葉から作られた生薬。下剤などとして用いられる。

（c）邦訳：マーガレット・エドソン（著） 鈴木小百合（訳）『ウィット』白水社 2001年。以下の引用文はこの訳本による。引用文中の訳註は本章の訳者による。

（d）「調子はいかがですか?」の原文 How are you feeling today? の中の「あなた（you）」。

（e）患者の選択に基づく、過度の延命治療をしないという指示。

（f）トランスジェンダーやそれに類する人々。

（g）日本には現在インターン制度はない。研修医の最初の一年間に相当。

（h）Current Procedural Terminology：米国医学会が定めている最新の医療手技等の分類法。

（i）医療の費用対効果分析に用いられる疾病負荷を評価する概念。完全に健康な一年を1QAYとする。

（j）原文は Alisdair と誤記。

（k）ルネ・デカルト（著） 山田弘明ほか（訳・注解）『哲学原理』ちくま学芸文庫 2009年など。

（l）イタリアの医学者・生理学者（1561–1636年）。脈拍計と体温計の考案や人体の基礎代謝の研究で知られる。

（m）フランスの医師・哲学者（1709–1751年）。『人間機械論』の著者。

（n）スコットランドの医学者（1652–1713年）。

CHAPTER 4

Dualism and Its Discontents Ⅱ:
Philosophical Tinctures

Craig Irvine and Danielle Spencer

第4章 二元論とそれに対する不満（その二）——哲学という塗り薬

クレッグ・アーバイン、ダニエル・スペンサー

現象学と物語解釈学

前章で私たちは、「『私は何を行うべきか』との問いに答えられるのは、『どんな（諸）物語の中で私は自分の役を見つけるのか』という先立つ問いに答えを出せる場合だけである」［1］というアラスデア・マッキンタイア（Alasdair MacIntyre）の有名な言い回しによって表現される、西洋哲学における二元論の展開の物語を語った。医学の二元論的枠組みの哲学的な起源を理解することは、私たちが論じたように、その枠組みを越えて行こうとしている人々の業績を私たちがより正しく理解し、利用し、前進させることを可能にする。しかしながら、私たちはまだ私たちの哲学の物語を語り終えていない。結局のところ、西洋哲学はデカルトをもって終わるわけではない。17世紀中葉以降、多くの哲学者がデカルトの二元論的存在論に挑んできた。ナラティブ・メディスンは、医学が自己を身体から疎外することについて再考する——その二元論的枠組みを乗り越える——理

論的基盤を確立するために前述の哲学者たちを引き合いに出しながら、文化人類学や女性学、社会学、障害研究、LGBTQ研究、そしてさらに多くの学問分野を結びつける。本章の私たちの物語は、これらの全学問分野にわたって学者たちに霊感を与えてきた一人の思索家、モーリス・メルロ＝ポンティ（Maurice Merleau-Ponty）から始める。彼の哲学は、自己の「全体的本質すなわち本性」は「単に考えること」である、というデカルトの結論に対する最も徹底的な挑戦の一つを提供するものである。メルロ＝ポンティは、プラトンによるイデアの階層化を逆転させ、身体化された経験を**根本的なもの**とする哲学的方法——現象学——を提案する。この逆転は科学に関するさまざまな抽象概念と私たちとの関係を新しい方向に向け、それらの抽象概念を私たちの根本的な経験に対する副次的なものにするものである。そして、根本的な経験は**基本的に身体化**されたものである。これから見ていくように、現象学は、医学哲学における現代的視点のための豊饒な基盤を提供するものである。

メルロ＝ポンティは『知覚の現象学（*Phenomenology of Perception*）』[a]の序文で、現象学というプロジェクトは彼の師であるエトムント・フッサール（Edmund Husserl）が基礎を築いたものであると述べている。それは次のような哲学である、と彼は書いている。

> 世界がつねに反省に先だって、廃棄されえない現存として、「すでにそこに」あることを認める哲学でもある。そして世界との、この素朴な触れあいを再発見し、結局はそれに哲学的な資格を与えることに、あらゆる努力を傾注するのである。現象学は、「厳密学」たろうとする哲学の野心であるが、またそれと同時に、「生きられた」空間、時間、世界についての報告でもある。それは、われわれの経験の心理学的な発生や、科学者、歴史家、もしくは社会学者が提供しうるような、その因果的な説明を顧慮せずに、経験をあるがままに、直接記述しようとする試みである。[2]

メルロ＝ポンティは経験主義、もしくは彼が「自然主義的態度」と呼ぶ、世界が意識とは無関係に存在するというような考え方に疑義を呈する。経験主義にとって身体とは他のものの中の単なる一つのものであり、本質的に意識の外部にあって、知覚による経験の受動的な享受者としてはたらくものである。経験主義に対するメルロ＝ポンティの挑戦は、私たちを**経験**へと呼び戻す。意識は**本質的**に身体化されたものであり、**本質的かつ能動的**にその環境の中に埋め込まれたものである、と彼は主張する。身体とは、世界の中の他のさまざまな物体の中の、私たちの精神と切り離された単なる一つの物体ではない。身体は意識であり、**自己**そのものである。彼は、私たちに自分たちの世界との身体化された関係を、自己から抽象化されたものとしてではなく意識という生命として——私たちの意識の経験を**説明**するよりもむしろ**記述**することを学ぶために——精査するように勧めている。そしてメルロ＝ポンティは次のように、根本的で反省以前の前科学的な経験の記述というところまで、現象学の責務を前進させる。

世界についての私の知識は、たとえ科学による知識であろうと、どれもこれも、世界に関する私自身の観察、もしくは経験からして得られるのであって、このような経験がなければ、科学の記号には何の意味もないであろう。科学の宇宙の全体は、生きられた世界の上に打ち建てられており、もしわれわれが科学そのものを厳格に考え、正確にその意義と有効範囲を測ろうと欲するならば、まず第一に世界についてのあの経験を呼びさまさなくてはならないのである。[3]

メルロ＝ポンティが書いているように、科学の非具象的な抽象概念は、世界についての私たちの身体化され、生きられた経験に——私たちが**その中に存在している世界**に——**依存**している。そのことは、「森林や草原や河川がどのようなものであるかをわれわれに最初に教えた風景に対して、地理学が抽象的、記号的、依存的であるのと同様である」[4]。

現象学の視点からすれば、私たちが普段具象化されていない知識だと考えている精神状態と精神活動は、実際には私たちの身体的な世界とのつながりの中で、またそれを通じて構成されている。実際、メルロ＝ポンティは、私たちの意識――私たちの思考そのもの――の状態**全体**を構成している世界と私たちの身体的な相互作用が行なわれるあり方について述べている。**言語**でさえ、もしくはおそらく**言語**が最も特別に、メルロ＝ポンティにとっては**身体的**な表現なのであり、ナラティブ・メディスンがその最も強力な哲学的支柱の一つを見いだしているのもここである。

すべての発言は身体的な動作――私たちの身体化された世界内存在の手の込んだ作品――である。事実、発言は呼び止めるために手をあげることや、不快感に顔をしかめることや、直接指差すことと同様に、身体表現である。私はしゃべる前に単語を心に呼び起こす必要もなく、自分自身に向けてそれを表現する必要もない。したがってむしろ、「その調音上ならびに音声上の本質を、私の身体の可能的転調の一つとして、可能的所作法の一つとして、所有していれば十分である」[5]。発言とは、それが身振りで示すものに対して**世界を意味づける**ような、私たちの身体による音声上の表現なのである。

> 例えば、ダーウィンによればもともと陽光から眼を保護するためにおこなわれるはずの、眉をひそめるという行為や、はっきり物が見えるようにするための両眼の収斂という振舞は、瞑想という人間的行為の組成部分となり、目撃者に対してもこれを意味するようになる。言語の問題にしても、これと全く同じである。咽喉を収縮させたり、舌と歯の間からシュッと息を漏らしたり、といったわれわれの身体のある振る舞い方に、突如として比喩的な意味が与えられ、外部に対してもこれを意味するようになる。[6]

「語や母音や音韻が」とメルロ＝ポンティは述べる。「それぞれみな世界を謳う仕方であり」、各言語は「人間の身体が世界をほめ讃えるさまざまな仕方、結局、世界を生きる」独自の様式であって、「ここからして、ある国語の十全な意味は他の国語に決して翻訳できない、という結果が生じてこよう」[7]。発話、すなわち音声的な身体動作を行なう際、身体は「われわれに向ってそれが意味しようとする思想もしくは志向に」なって、「ほかならぬ身体そのものが表示するのであり、語るのである」[8]。思想はこの身体動作、この表示、この発話に先だって存在するのではない。そして、私たちの共有する世界をはっきりと声に出し、その結果として思想を**存在の中にもたらす**ものが身体なのである。

言語の身体化と関係性に対するこのような理解は、デカルト的な主観とは対照的で、デカルトの非身体化された合理性とはかけ離れた立場をとっている。それは、私たちの身体がデカルト的な宇宙においては私たちの本質的なもの自体にとって副次的であるのとまったく同様に、外的な概念の表象としての発話を通じて、本質的に内的な主観内部のプロセスとしての思想という考え方を問い質すことになる。思想は言語の中に埋め込まれているという私たちの理解は、認知言語学におけるサピア＝ウォーフ仮説（Sapir-Whorf hypothesis）[b]とその亜種のような多くの言説を反映している。そして、それはポスト構造主義思想の諸文献に繰り返し現われる共通の特徴でもある。メルロ＝ポンティの概念に立ち戻ると、私たちはその中に、発話という身体化された動作の中に思惟が含まれるようなあり方についての、多くの説得力のある議論を見いだす。

仮に言葉《パロール》が思惟を予想し…（中略）…であるとすれば、なぜ思惟があたかもその完成に向うが如く表現に向うのかがわからなくなるであろう。また、どんなに馴れ親しんだ対象といえども、その名を思い出さない限り、われわれにとって定かならぬものと見えるのはなぜなのか、そしてまた、何を書くのやら自分でもしかとわからずに本を書きはじめる多くの著述家たちの例が示すように、思惟する主体がその思想を自分に向っていい表し、あるいは実際にいったり書いたりしない限り、彼自身でも自分の思想についていわば無知なのはどうしてかという理由が理解されないであろう…（中略）…こういうわけで言葉は発言するひとにあって、既成の思想をいい表すのではなく、思想を完成するのである。[9]

したがって思惟とは、デカルトが考えたように、本質的に内面的な精神機能ではない。メルロ＝ポンティの説明では、思惟は「世界と語の外部に」存在するものではない〔10〕。私たちは、いつでも自分自身に想起させることができるような既成の思想のせいで、思惟は言語におけるその現われと独立して内部に存在している、と信じるようになる。メルロ＝ポンティはこれらの既成の思想を、それらの思想が生起する場である第一の活動に対する第二のものであることから、それらを「二次的な」発言、あるいは「二次的な表現」と呼んでいる。日常的な発言はある種の思考の沈殿——すでに手元にある思想、すなわち、「われわれから真の表現の努力といえるものを少しも要求せず、聞き手がそれを了解するためにもなんら努力を必要としない」〔c〕思想の表現——である。そして、これらの「日常的な言葉」は、沈黙のうちに自分自身に思い起こされるにせよ他人に向かって声高に語られるにせよ、私たちの毎日の言語使用の大部分の基礎をなしている。

こういうわけで言語活動と言語理解とは、当たりまえのことのように思われる。言語的世界、相互主観的世界は、われわれにとってもはや驚くべきものではない。われわれはこの世界をもはや世界そのものから区別しない。そしてわれわれが反省するのも、すでに語られまた語りつつある世界の内部においてである。話すことを学ぶ幼児の場合にせよ、あることがらを初めて語り考える著述家の場合にせよ、要するにある沈黙を言葉に変えるすべてのひとびとの表現や意思伝達のなかに存する偶発的なものに、われわれはもはや気づかなくなっている。しかし日常生活において使用される既成の言語は、明らかに表現の決定的な段階がすでに踏み越えられたことを前提している。われわれがこの起源にさかのぼり、言葉のざわめきの下の原初的な沈黙を再発見しない限り、そしてこの沈黙をやぶる身振りを描きださない限り、われわれの人間考察はいつまでも表面的なものにとどまるであろう。言葉は身振りであり、その意義は一つの世界なのである。〔11〕

「本来の言葉」は日常的発言とは対照的に、「ことがらを初めて言い表す」[12]。本来の言葉は**創造的なもの**——創造する身体動作——であり、以前は存在していなかった思想が存在する状態にいたらしめる。

この奇蹟が起こるためには音声的身振りは既得の意義のアルファベットを利用しなければならない。そしてほかの身振りの了解にしても、それがおこなわれる場であり、それがその意味を繰り広げる場であるところの、万人に共通の知覚世界を前提とするように、言語的身振りは、対話者に共通のある展望《パノラマ》のなかでおこなわれなくてはならない。しかしこの条件だけでは十分ではない。身振りが創始的な身振りであるならば、対象に初めて人間的意味を与えるように、もし言葉が本来的な言葉であるなら、それは新しい意味を生じせしめる。[13]

新たな思惟を組み上げるプロセスは「意識のある種の空虚」と「刹那的な願い」——まるで真空が突然ある存在の中心に生じたかのように、「自己を充たさんとするある欠如」——として始まる、とメルロ=ポンティは書いている[14]。自然は真空を忌み嫌い、意識もその例外ではない。言葉（「出来合いの諸意義」）は急いで虚空を充たそうとし、「今まで知られていなかった法則に従って」相互に結びつき、「こうして新しい文化的存在が決定的に出現するのである。したがって…（中略）…われわれの文化的既得物が動員されてこの新しい未知の法則に仕えるとき、思想と表現とが同時に出来あがるのである」[15]。創造的発言は表現、言い換えれば新たな思惟の現実化である。「通常の」発言[16]の沈殿とは違い、「表現の作業が成功した場合には、単に読者ならびに著述家自身に一つの備忘録を残すばかりではない。それは意義をして、文章の核心そのもののうちに一個の物として存在せしめ、多数の語からなる有機体のなかで生きるようにさせ、いわば新しい感覚器官として著述家あるいは読者のなかにそれを据えつけ、かくてわれわれの経験に対して新しい領野もしくは新しい次元を開くのである」[17]。

コミュニケーションへの影響は意義深いものがある。「こういうわけで言葉は発言するひとにあって、既成の思想をいい表すのではなく、思想を完成するのである。聴取者が思想を言葉そのものから受け取るということは、なおさら承認されなくてはならない」[18]。他者の発言を聴くときや読むときに、私たちは彼らの思想の（少なくともその表現の）外部にある言葉を受け取るわけではなく、むしろ彼らの発言の中で直接的に思想そのものを受け取っている。私の考えは、聴いているか読んでいるときには、他人の思想である。「したがって言葉《パロール》をとおしておこなわれる他人の思想の継承、他人への反省、他人にならって考える能力が存在するのであって、これがわれわれ自身の思想をいっそう豊かにするのである」[19]。私の他者との関係は、まるで相手の思考する自己性が内部の近づきがたい領域の「向こう側に」あるかのように、相手の言語によって**媒介**されるということがない。そうではなくて、むしろその言語は相手の主体の**即時**の現前なのである。他者の言葉を聴くときや読むときには、

> 私が最初に交信する相手は「表象」や思想ではなく、語る主体であり、ある一定のありよう（style d'être）であり、彼がめざす「世界」である。他人の発言を促した意義志向が顕在的な思想ではなくて自己を充たさんとするある欠如であるのと同じように、この志向を私が受け継ぎ引き受けるということは、私の思惟の作業ではなくて、私自身の実存の同時的な転調であり、私の存在の変換なのである。[20]

他者の創造的な発言を受け取るということは、その人の存在自体をその人のものと一致させるということである。このことは、患者の人間性と分離された身体を治療している、身体化されていない精神としての臨床家という概念に、どのような挑戦を提供するだろうか。発言が身体化されているということを認識するのは、診療の特定性、言い換えればあらゆる自己記述の特定性の価値を再確認することである。私たちはナラティブ・メディスンにおいて、私たちが考え、創造し、表現し、その結果として自分自身の経験の意味を**知る**ために、同時に他者の経験の意味に注目しつつも、私た

ちの仕事が創造的発言の可能性を押し開いていくようなやり方を研究して、「通常の」発言の沈黙を克服する機会を提供しながら、本質的に創造的な行為としての発言に注目することの意味を探求する。私たちは、発言がとりうるさまざまな異なる形態や、沈黙——話をする機会や意味を認めて聴いてもらう機会をもたない人々の鳴り響く嘆き——の存在とその意義をいつも心にとどめている。

言語の創造的可能性への注意力を高めるために、私たちは文学に取り組む。文学は、あらゆる創造的発言と同様に、私たちの身体化された世界内存在の労作であり、新しい文学作品はそれぞれが「世界を謳いあげる」新たな方法である。ナラティブ・メディスンは、それによって私たち自身と他の人々の身体化された経験の意味が表現される、このような歌のスタイル、声、リズム、隠喩、視点、時間性、沈黙、ジャンルなどに着目する。偉大な文学作品は、メルロ＝ポンティが指摘するように、単語の「意味の変化に寄与している」のであり、「表現されるものに即時的な存在を」付与し、そうして「誰にでも近づきうる知覚される物として、自然のなかに」それを据える[21]。初めてラルフ・エリソン（Ralph Ellison）[d]を読んだときから、私はもはや以前と同じ世界には住んでいない。エリソンの発言は、彼の世界内存在の表現として、私の中に新しい存在のあり方——まごうことなき未知の世界を私に知覚させる新しい感覚器官——を**直に**据えつけたのである。

前章で私たちが最初に見た文学の実例——オードリー・ロード（Audre Lorde）の記述、「鉗子分娩（Forceps Delivery）」の語り手、『ウィット（*Wit*）』のビビアン・ベアリング——に立ち戻ると、これらのそれぞれの声は病いとヘルスケアにしばしば見られる疎外の影響を独自のやり方ではっきりと述べている。私たちは、西洋医学の基底にある広く普及した二元論の起源を調査していくにつれて、これらの創造的な作品が表現している分離の経験に関する理解と認識を深めていくことになる。また私たちは、私たちの三人の主人公や彼女らへのケアを求める人々の助けになるかもしれなかった現象学的な鎮痛剤あるいは塗り薬を提供している、このような遺産への哲学的応答に出くわす。私たちの身体化され、生きられた経験という労作は、病いへの異なる理解を生じさせるとともに、潜在的に、医学の訓練と実践のためのより有望なモデルを浮かび上がらせる。

ハビ・カレル（Havi Carel）は『病い――肉体の叫び（*Illness: The Cry of the Flesh*）』の中で、メルロ＝ポンティやその他の思想家たちの議論を織り交ぜるかたちで、彼女自身の健康と病いに関する経験の記述を提示している。彼女自身の回想録の主人公であり一人の学者でもある者として、カレルは「一人称的視点と三人称的視点、主観と客観、個人的なことと哲学的なこと」を結びつけ、結果として彼女の物語の身体化された要素と知的な要素の相互連結を実現している[22]。彼女は、35歳のときにひじょうにまれで重篤な肺の疾患と診断された衝撃を鮮明な筆致で描写する。日常生活での自分の身体の変化の影響、その知らせに対して家族や友人や同僚がどのように反応したか、そして彼女が受けた医療ケアの体験。診断と治療の描写の多くは、『ウィット』の一場面とほとんど区別のつかないような、非個人化された臨床実践と身体の対象化を認識することのできる叙述を示している。

> 私はすぐに、医者が「お元気ですか？」と尋ねるときは「あなたの身体はどうなっていますか？」ということを意味している、ということを学習した。また、私の両肺のX線写真がスクリーン上に映り、何人かの医者がそれを囲んで私の「事例」を論じているときに、彼らはその議論に私を含めていないということ、そして、私の人生が病いのせいでどのように変わったのか、どうすれば彼らが私の人生を私にとってもっと楽なものにできたのか、ということを彼らが知ろうとはしない、ということも。[23]

カレルが述べているように、このような習慣は生物医学モデルの自然主義的な疾患理解を反映しており、身体を良きデカルト流の形態における物質的対象に貶めるものである。それとは対照的に、規範主義（normativism）――あるいは社会構成主義――は、そのような定義と範疇を決定するものとしての、健康と病いに関する文化的理解に目を向ける。しかしどちらの視点も、カレルの主張するところでは、病いや能力低下を抱えた人間の生きられた経験を最小限に評価するか黙殺している。このような経験は、生物学上の身体と生きられた身体の外見上の一致による混乱として理解されうるものであり、習慣的な経験の本質の中に亀裂を生じさせている。このような場合には、現象学がこの綻びの重要性を認知する手段を与えてくれる。S・カイ・トゥームズ（S. Kay Toombs）は、慢性の病いと能力低下とともに生きる彼女自身の経験についての執筆もしてきた哲学者であるが、現象学が「**生きられるものとしての病い**（illness-as-lived）が生きた身体（lived body）に関する混乱であるということを私たちに認知させる。そのように、それが…（中略）…「私である」ということのまさにその核心を衝く」方法について述べている――というのも、自己は私の身体的な世界内存在の一部であり、またそのことを通じて構成されているからである［24］。さらにまた、現象学的視点はこの決裂を修復する手段を提供する。カレルによれば、それは病いの経験を分類または抽象化するのではなく、むしろ「生き、世界を経験し、他の人々と相互交流する方法として」理解する。「病いを特定の機能の局所的な混乱と考える代わりに、現象学はこの機能障害という生きられた経験に着目する。その病んだ人間の習慣や能力、行為などの、包括的な混乱に耳を傾けるのである」［25］。このようなアプローチは、ある人の世界が発展してきた仕方を承認し探求することや、病んだ身体を生きられた経験と再結合させることを通じて、病いを「豊かな人生」に統合するための構造を提供する。実際、傷害や病いは突発的な変化をもたらすかもしれないが、個人と物理的世界と社会との関係が発展してゆくことは自然に年老いる過程の一部なのであり、したがって現象学的理解を強調することは、人が急激に変化させられた身体的な経験に直面しているかどうかにかかわらず、生産的な一組の道具を提供するのである。

このような豊饒な哲学者－患者視点と並行して、多くの哲学者－臨床家が現象学と医学の実践の交差点を診療における特定の強調点を通じて探し求めている。たとえば、内科医のリチャード・バロン（Richard Baron）は、聴診器を使って患者の胸の音を聴いているときに患者がしゃべり始めるというひじょうによくある出来事を引き合いに出して次のように述べている。「静かに」と彼は患者に指示する――「あなたの言うことを聞いていると、あなたを聴くことができない」［26］。バロンが説明するように、このやりとりは、対象化された疾患実体と、解剖病理学および科学技術による支配とに直面した医師と患者の相違の実例となっている。フッサールのエポケー（*epoché*：判断中止）、すなわち現象学的還元という概念――「私たちが世界を科学的に考察するのではなく、むしろ意識的に所与のものとして理解する」ための、先入観や信条に関する思索の中止――を引用しながら、バロンは一人の臨床家のこの実践への関与を思い描き、そのうえで完全に異なる生産的な様式での病いの経験を探求する[27]。このようなアプローチは、生活世界に混乱をもたらす病いのさまざまな側面について医師の理解を開き、医師の患者の経験へのより良い理解への橋渡しをするだろう、とバロンは主張している。

生命倫理と哲学について広範に著述を行なっている医師として、エドモンド・ペレグリノ（Edmund Pellegrino）は米国における21世紀の哲学、医学、医療倫理の発展に著しく重要な役割を占めている。ペレグリノは自身を「医学的怠け者」だと述べているが、彼は哲学者で精神医学者のカール・ヤスパース（Karl Jaspers）を援用して、「私たちは二つの責任をもたねばならない――科学的態度へのそれと、その科学の意味づけに哲学を反映することへのそれと」と主張している[28]。彼は生物医学の極端に狭い視野への批判に与して、「技術的医学にとっての善が、医師がなすべきように義務づけられている善を論じつくしてしまうということはない。それは不可欠ではあるが、善の医療の十分な構成要素ではない」[29]と述べている。ペレグリノは善の医療の倫理学を組み立てる中で、それは臨床実践のまさにその本性に基礎を置かねばならない、と以下のように論じている。

> 私のアプローチは、診療という現象、すなわち、臨床上の真実の瞬間に重なり合うようなそれぞれの生きられた世界をもつ医師と患者の対面から、医学に関する哲学を引き出すことだった。これは、ヘルスケアシステム全体のみならず、個々の医師の活動が収束する最終地点――苦しんでいるある人間がケアシステムという文脈の中で一人の医師からの助けを求めるその瞬間――である。[30]

この出会いの本質は何なのか？　ペレグリノの説明では、医師は全知全能ではないし、診療もまた、同等の知識と権威をもつ二人の行為者の間の代替可能な必需品の取り引きではない[31]。診療は高度に個人的なもの、対話による癒しの関係であり、それがペレグリノの医学哲学と医療倫理の基盤になっている。

さらにペレグリノは、健康のテロス（*telos*：希）――究極のもの、あるいは目的――と、そのヒポクラテスやアリストテレス、プラトンの思想における役割を引き合いに出している。このような目的誘導型の階層制度が中世から現代にいたるまでに崩壊してしまったことを嘆きながら[32]、ペレグリノは、「医学的な善」がただの一要素にすぎないような、患者にとっての善という概念について論じ、むしろ患者の価値観や経験、手段のほうに焦点を当てている[33]。このように、病いの現象学を意識することは医師にとっての倫理的義務である。プラトン、アリストテレス、ストア学派を再度引き合いに出して、ペレグリノは、「真実と約束への忠誠」に対する責任、善意、自己への関心の抹消、思いやり、配慮、知的な誠実さ、正義、分別などを包含する、癒しの専門家に適用可能な徳倫理学（virtue ethics）の概念の必要性を明確に述べている[34]。臨床家－患者関係における相互依存は確かに存在するし、異なる価値観と倫理の間の交渉は臨床倫理（clinical ethics）に関するペレグリノの著作の焦点になっている。しかし、ペレグリノは哲学的に、善の概念とそれに本来備わっている役割をヘルスケアの中で復活させることと、病いの多様な側面や生きられた経験に対する配慮に継続的に注意を払うことに賛成意見を述べている。

臨床倫理学者のリチャード・ゼイナー（Richard Zaner）もまた、この「生きている文脈（living context）」における「生活世界（lifeworld）」の現象学的複合性に私たちの注意を引きつけつつ、医学の倫理的な基盤としての診療について指摘している。ゼイナーが述べるように、「したがって、一つの診療に焦点を当てるということは、存在する複数の視点によって特徴づけられた、つまり、思索の糸口となるさまざまな視点によって特徴づけられた複合的な文脈に焦点を当てることであり…（中略）…その結果として、その文脈を尊重するという責務を負うことなのである。ここで言う文脈とは、その文脈のさまざまな構成要素や、それらの構成要素の相互構成された複合的な相関、常に変化している同時代的かつ社会的に多様な状況などである」[35]。このような診療を探求する中で、ゼイナーはその対話的特徴を強調するとともに、さまざまな概念や本質を把握するに当たっては、フッサールの「自由な想像の優位した位置」という根本的に超越論的な手法だけでなく、ヘーゲルの**脱自**（*ecstasia*）やフッサールの**エポケー**（判断中止）のような現象学的概念をも援用している[36]。ゼイナーは診療の相互的プロセスが人間の出会いの特殊な例であり、その中では患者も臨床家も自分自身を奪い取られることも取り出されることもありえない、と述べている。「むしろ、私の信じるところでは、まず第一に対話が可能であるということが、**そもそも**、（私と同様に、私の前において、また私を通じて、彼が尊重するものすべてをもつ彼自身となるように仕向けられているはずの）他者の前において、また他者を通じて、私が尊重するものすべてを含む私自身であることによるのである」[37]。このような出会いでは、決定的に両者の存在は身体的である――彼らは身体化された自己なのである。

リタ・シャロン（Rita Charon）は、彼女自身の内科医としての経験に照らし合わせてゼイナーの業績を論じる際に、「臨床家／聴き手の身体が、言葉を完全に飛び越えた、感覚を備えた生物の身体に記録される知識の変換器となるようなあり方」と述べて、診療の具体化された諸側面を強調している[38]。背中に重篤な褥瘡《じょくそう》性潰瘍ができた患者の来院を詳細に語りながら、シャロンは、その傷をどのように適切に治療するのかに関して自分が半信半疑であることについての彼女自身の不安と苛立ちを記述している。彼女が述べているように、彼女はある専門家の助言を求めて心配が和らいだ後になって初めて、自分の患者に完全に寄り添えたのだった。「それはひじょうに奇妙な感覚だった――まるで、私の臨床的な頭脳がこれらの悩ましい問題の答えを探し求めて私の身体の外側を旅し、私がなすべきことを知らなかったことに恥じ入り、そのせいで私を自分の患者に話しかけられないようにしたかのようだった。しかしひとたび私が必要としていた答えを見つけるやいなや、その頭脳は私の身体の内部で完全な自己を再構成して、唐突に我が家に帰ってきた」[39]。シャロンは、恐怖や不安を含めて彼女自身の生活世界をより完全に分かち合えるように患者のための空間を彼女の受容性が創造した際のやり方だけでなく、患者との関係における彼女自身の立場と態度も鮮明かつ詳細に記述している。その結果私たちは、どのようにして現象学者たちの考え方が臨床倫理学者の医学に関するさまざまな著作にまでたどり着いたのか、そしてまた、この伝統と彼女自身の実践の繊細なニュアンスに注意を払い、これらの新発見を豊かな独特のディテールの中で他者に伝達できる一人の医師－学者によってそれがどのようにして新しい形と生命を得たのか、ということを知るのである。

身体の役割を論じる中で、ゼイナーはまた、病いのずれについて述べている。私と私の身体はある意味では一つのものである――しかしながら、病気のときには、私の身体は私の制御を離れ、疎外と不可解さという経験をもたらすこともありうる。

私自身の身体が心の底から私のものになるような感覚が存在するならば、さらに、私がそれに属するような――もしも望むなら、私がそれを生かすも殺すも自由であるような――同等の明確な感覚が存在する。私の身体は、その中で私が生きている世界と同様に、それ自体の本性、機能、構造、生物学的条件を有している。そして、それは私を身体化するので、その結果私は、自分の身体や前述の多種多様な条件、機能などに関係づけられたものとしての私自身を経験する。私は自分の生物学的有機体に影響を与えたり、脅かしたり、抑制したり、変化させたり、ためになりうるものなら何にでも接触する。ある条件下では、それは私を（程度の差はあれ）見捨て、私の望みや欲望、思いつきさえも満たすことができず、私がしたいと思うことや私自身の身体を世話することを断念させる。言い換えれば、疲労や飢渇《きかつ》、病気、負傷、痛み、あるいは痒みのせいであっても、私は断続的にそれの世話や面倒を見るはめになり、それにもかかわらず、もしかすると、その瞬間にはもっと急を要するように思えるかもしれない。したがって、その明白な「親密さ」とは裏腹に、私自身の身体は、喜びや満足、愉快さ、福利（カス[e]が言うところの「健康」）の経験的な基盤であるのと同様に、失望や苦悩、苦痛、恐怖、不安の経験的基盤であり、そしてまた最終的には、私自身の存在の中止である死の経験的基盤でもある。[40]

したがって、病いの経験の神秘性を認知することは、さまざまな病いの経験を理解するという臨床実践の決定的な要素――私たちがこの後でフレデリック・スヴェネウス（Fredrik Svenaeus）の著作を論じる際に再度出合うはずのテーマ――となる。バロン、ペレグリノ、ゼイナーの他にも、現象学と医学に関しては多くの重要な言説――フェミニズムと現象学の批判的な分派を含む――が存在するが、これらの思想家たちとこの議論の広がりをこのように切り詰めたかたちで公平に評価するということは不可能である。しかしそれでも、これらの短い概略はこの豊かな学問と実践の領域への一つの窓を提供するものではある[41]。

現象学と密接に連携している、病いと自己同一性に関するもう一つの現代思想的な視点は物語解釈学（narrative hermeneutics）に端を発しており、それは意味生成の動的な解釈的プロセスとその物語的構造を強調するものである。イェンス・ブロックマイヤー（Jens Brockmeier）とハンナ・メレトジャ（Hanna Meretoja）が述べているように、「物語解釈学の研究計画とは、意味づけという行為はどのように物語的実践によって起こり、またどのような種類のそれが生じるのか、さらに、個々の人間はこれらの実践を通じてどのように、彼らの精神の中に文化的世界を結びつけながら自分自身を彼らの文化的世界に結びつけるのか、を探求することである」[42]。ハンス＝ゲオルク・ガダマー（Hans-Georg Gadamer）やポール・リクール（Paul Ricoeur）、マルティン・ハイデガー（Martin Heidegger）といった思想家たちに引きつけて言うならば、前述のような物語的自己同一性の理解は、その中で複数の物語が活動的で解釈的な役割を演じるような理解である。したがって、それらの物語は単純に経験を反映しているわけではなく、継続的な相補的交流のプロセスの中で経験を形づくるものである。私たちは常に複数の物語の内部に刻みつけられており、私たちが物語を通じて世界を理解するプロセスもまた、私たちの自己同一性と世界を構成している。ハビ・カレルの彼女に下された診断についての記述を思い起こすとき、私たちは、人が自分自身について語る物語――**私は活動的な人間で、自転車に乗って**

仕事に行き、たくさんの子どもをもってあと何十年も生きる——にその病いが決定的な変化をもたらしうるし、また、暗黙の裡に、あるいは明示的に、人が自分自身について他者から受け取る物語にも劇的な変化を引き起こしうる、ということを理解する。この意味で、病いの経験は、私たちが物語の中で、また物語を通じて、健康と医学の文脈とはまったく異なるところで自分たちの自己同一性と関係性を構成する方法についての特別な洞察力を私たちに与える。

私たちがさまざまな物語を独自かつ特定の、たいていはまったく身体的な仕方で経験するように、物語解釈学は、私たちの世界内存在の特定性と物質性に対する関心を現象学と共有している。アンナ・ドナルド（Anna Donald）が述べるように、物語を創造するプロセスは、多くの場合無意識的であり、ひじょうに身体的でもあるようなプロセスである。

> 象徴的／物語生成的プロセスは、知性あるいは大脳皮質の白質と灰白質のどこかで進行する抽象的なプロセスではない。むしろ、物語は脳との中継点にあって、身体の他の部分、すなわち随意筋と自律神経系の中に処理され、組み込まれている。そして、憤怒や苦悩、喜びといった感情の全領域、すなわち感じられるものは、私たちが深く考えもせずに情動と呼んでいる情報に反応するのである。[43]

ドナルドは、ヘルスケアの中でのさまざまな相違——臨床家と患者、あるいは、異なるタイプや医学のさまざまな伝統に属する実践家の、しばしば相容れない複数の視点のような——が単純に、または単独での、適切な自然主義的解釈を有している人物についての議論として理解されるのではなく、支配的な物語であるものをめぐる小競り合いとしても理解されるようなあり方を探究している[44]。オードリー・ロードの、自身の診断に関する描写、そして、父権的な医学的権威や、人種差別と性差別、彼女自身の身体と精神と体験についてのロードの知識に関しての相容れない複数の物語を思い起こしてほしい。それと同様に、ハビ・カレルの経験の中で、その個別の身体化された複雑性における彼女の体験を医師たちがほとんど無視していたように、彼女が描写している臨床家からの疎外もまた、物語的に傷つけることの一つのかたちである。この意味で物語解釈学（と物語倫理——第5章を参照）は、異なる複数の物語間の不調和や相違を理解し、物語的枠組みの中での権力と権威の作用に対する私たちの認識に磨きをかける。たとえば、ヒルデ・リンデマン・ネルソン（Hilde Lindemann Nelson）は、自己同一性を構築する際の物語の役割と、それらの物語が人の道徳的行動を限定する、または拡張する能力のことを指摘している。特定の集団を圧迫するような自己同一性を永続させている「支配的な物語（master narrative）」に対して、彼女は、「物語の修復」を引き起こすことでその集団内部の人々の自己認識だけでなく、圧迫されている集団の他者への見方を変化させる、**対抗物語**（counterstory）について述べている[45]。最終的に物語解釈学は、現在進行中の動的なプロセスに関する解釈に特権を与える一つの視点として、私たちが生きて他者に伝えるさまざまな物語の重要性に注意を払い続けるように促し、閉じた状態を対象化することに抵抗する。

現代の哲学者フレデリック・スヴェネウスは、現象学と解釈学の両方を参照しつつ、医学実践に関する独特の理解を示している。スヴェネウスは、ヘルスケアにおけるデカルトの広汎な影響を認めながらも、「現象学と解釈学は、病いを分子や組織や器官以上の何かであると考えるための、二元論よりも優れた道具を提供する」[46]と主張する。現代医学における狭隘《きょうあい》な生物統計学的志向性と、還元的な病理学のレンズの下での患者の対象化があるにもかかわらず、彼は「医学とは何か」、そして「医学的知識とは何か」——臨床家と患者によってそれが**経験される**ときのヘルスケアの接合——を解明する手段を探し求める[47]。医学の存在論に不可欠なのは、スヴェネウスが述べるところでは、医師と患者の間に生じる**出会い**（meeting）と**実践**（practice）であり、それはすでに私たちが見てきたように、ペレグリノとゼイナーのような医学現象学者たちが共通して強調する点である。このような出会いは、孤立した二者関係として理解されるものではない。また、「医師」というのは臨床という文脈の中での多数の専門的役割の簡略な言い回しであって、スヴェネウスは、複雑に入り組んだ社会的な関係の網の内部に取り込まれたときの患者の体験について述べているのである。それにもかかわらず、医学の歴史を提示する中で、スヴェネウスは異なる時代、異なる理論、異なる実践様式に共通する特徴を説明する。

医学とは解釈的出会い（interpretive meeting）であり、それは、病んでいる誰かを理解して癒すという目的をもった人と助けを求める人という二人の人間（医師あるいは他の臨床の専門家と患者）の間に位置している。それゆえに臨床医学は…（中略）…まず第一に実践であり、科学ではない。医学的科学は臨床上の解釈的出会いの中に統合された一部分とみなされるべきであって、その真の本質とみなされるべきではない。そして、それは臨床実践の中核的な様式とは異なり、純粋な実験科学とは対照的に、今この場に「応用される」ものにすぎないのである。[48]

したがって、エドソンの『ウィット』における医師たちがひどく特別扱いする科学知識は、医学を決定的に価値づける道具ではあるが、医学の本来の目的ではないと理解される。そのような倫理は間違いなく『ウィット』の主人公であるビビアン・ベアリングのためになったことだろう。ビビアンが亡くなるとき、クリニカル・フェローのジェイソンと看護師のスージーは、蘇生させるかどうかをめぐって物理的に取っ組み合いをする――スージーはジェイソンをひっつかんで「彼女は『蘇生拒否』よ!」と叫び、それに対してジェイソンは「彼女は研究対象だ!」と絶叫する[49]。けれども、スヴェネウスが力説するように、真理と知識に向かう臨床家の衝動は患者へのケアを包摂するとはかぎらない。「このような好奇心と驚きの調和は…（中略）…それが医療施設での歪んだ慣習を導くことにならないのならば、明らかに患者への援助の調和に結びついている。患者はどのようなときでもまず第一に助けるべき人間であって、研究対象ではない」[50]。

スヴェネウスはここで、健康と病いの概念を示すために、ガダマー、アーウィン・ストラウス（Erwin Straus）、メルロ＝ポンティなどが含まれる現象学の伝統的な考え方、特にハイデガー（明らかに正統とはいえない読み方でだが）を引き合いに出す[51]。先に引用した好奇心の「調和」と援助の「調和」は、ハイデガー流の意味で「世界に引きわたされた存在、すなわち、理解する実在として世界の意味構造の中に自らを見いだすものそのもの」[52]であると理解される。世界内存在としての私は、超越と同様に調和の過程においても、私自身の外側、そして世界およびその意味と間主観性の構造の**中に**移行する。スヴェネウスは**不気味さ**（unhomelikeness）だけでなく、「**馴染み深さ**（英：homelikeness、独：*heimlichkeit*）」という概念、言い換えれば、世界の中での故郷内存在（being-at-home）を援用しているが、それはどちらも私たちが経験するものである。「私が生きている世界は確かに、まず第一に私の世界である（したがって、原子と分子の「客観的」世界ではない）が、まさにこの『私のものであること』に、他の人々に属する世界を意味づけるという意味での他者性もまた属している。しかし、世界の他者性は、私がそれを他の人々と分かち合うことによるだけではなく、私の理解を妨げるものとしての（文化と対立するものとしての）自然によるものでもある」[53]。このようにして、世界への親和性と世界という「異質性」はどちらも私たちの実在全体に行きわたっている。スヴェネウスはリチャード・ゼイナーの著作をもとにして論を進め、健康状態においては馴染み深さが不気味さを覆い隠すのだが、一方では病いが私たちの世界との調和や世界の超越に影響を与え、「いたたまれなさ（homelessness）」が表面化するにまかせる、と述べている[54]。スヴェネウスは一時的な苦痛には言及していないが、身体化された経験が自己性の中核となるのと同様に、永続的な特徴をもち人間の意味構造を裂くものである病いに言及している。スヴェネウスが述べるように、「したがって、病いの不気味さは無感覚さの一形態、たとえば、困惑や無力感、反抗、絶望との調和である」[55]。

スヴェネウスはピーターという患者の例を提示する。彼は持続的な咽喉の痛みとだるさを訴えてX医師のもとを訪れた。その医師は抗生物質その他を処方するが、病いは治らない。ピーターは再来院し、複数の専門医の受診を含む広範囲の精密検査の後で、慢性疲労症候群という、現時点では十分に理解されているとはいえない（そして多少論争がある）疾患と診断される。その病いはピーターの仕事に関する能力や家族の構成員との関係、感情の状態に影響する。このようなことがいたたまれなさの経験であり、ピーターの「生活世界」に開いた重要かつ歓迎されない裂け目である。X医師とピーターは治療方法の選択や彼の職業、家族との状態、そして彼の新しい身体化された経験へのさまざまなアプローチについて議論を続ける。スヴェネウスが説明しているように、生物医学はこれらの出会いのほんの一側面にすぎない。したがって、たとえX医師がこの特定の状態に十分な科学的理解を示せないとしても、X医師はピーターの世界内存在が変化してきた道筋を認識することができるし、それを生物医学——可能性のある手当てと治療法のような——と、ピーターの仕事や社会的ネットワーク、彼自身の人生への態度を含むピーターの生活世界の両方に関連づけることができる〔56〕。

それゆえに、臨床実践とは、「馴染み深い世界内存在（home-like being-in-the world）」の修復のような健康目標を追究するものであり、前記のような診療がこのようなプロセスには必須である〔57〕。このような出会いは、スヴェネウスがガダマーを援用しながらその対話的性質と解釈的性質を強調しているように、解釈学の文脈において理解される。医療の出会いとは、「二つの地平——いたたまれなさという患者の視点と、医学の専門性や患者を助けるという使命という医師の視点——の漸進的な融合である。重なり合う複数の解釈としての二つの地平の出会いは、新しいより生産的な理解のために、両者が相手側の観点から物事を理解するようになる、ということを意味している」〔58〕。医師と患者は違う視野——明らかに患者はいたたまれなさを経験している最中であり、医師は概してより多くの医学知識を所有し、患者の救済を委ねられている——をもっており、両者の出会いは相手の役割を互いに承認することと、それぞれの経験が特定のものであることによって特徴づけられている。「もしその出会いの目標が達成されねばならないとすれば、その医師が自分自身を患者の立場に置くことができるということは、ただ必要だからだけではない。そして、患者もまた医師の医学的視点から物事を見るようにならねばならないのである」〔59〕。このように、現象学や解釈学の伝統的な考え方を参照しているために、診療に関するスヴェネウスの理解は記述的**である**——広く認められているわけではないが、このことはこれらの出会いの作用および意義である——と同時に規範的、すなわち、これはどうある**べき**かを述べるものである〔60〕。診療に関するスヴェネウスの記述は、現実離れして見えるほどに、オードリー・ロードがオンコロジストを来訪した物語（「私は、自分の体の内部で戦線が構築されつつあるように感じた」）とはかけ離れているように見える——また、その文脈では、彼女の力強い記述と一緒に教育的なお手本として役に立つかもしれない。

身体化されたもの、解釈的なもの、関係的なものとしての私たちの経験に対するこのような理解は、現代哲学と医学というある種の異国についてのあまりに短すぎる調査の中で見てきたように、間違いなく、西洋哲学の伝統の中に私たちが見いだす、本質主義か二元論かという形式に由来する対比になっている。そしてそれは、望むべき、病いや負傷や能力低下を経験している人々のための、健康に益する特定の視点である。ハビ・カレルが述べているように、哲学は実用的かつ治療上の利益を提供することができる。その例として、彼女は古代ギリシャの哲学者エピクロス（Epicurus）を引用する。「人間のどんな悩みをも癒さないようなあの哲学者の言説はむなしい。というのは、あたかも、医術が身体の病気を追い払わないならば、何の役にも立たないように、そのように哲学も、もし霊魂の悩みを追い払わないならば、何の役にも立たないからである」[61]。当然ながら、医学が「身体の病気を追い払う」ことに限定されるものではないのと同じく、哲学は生きるための実践的助言に制限される必要はない——しかし、どちらももう一方のものを特徴づけ、豊かにする。トゥームズ、カレル、クラインマン、またその他の人々の記述がひじょうに豊かに例証しているように、哲学は私たちに対して、自分自身の病いとケアに関する経験を切り抜ける手段を提供する。そして、哲学的言説の遺産とその影響への理解を深めることで、私たちは今日のヘルスケアにおいて直面する課題をより適切に処理できるようになるのである。

哲学的な物語——複合性と多様性

私たちはこれまでの章〔第3章および第4章〕において、西洋の伝統における特定の哲学者たちの肖像と、これらの考え方と現代の医学実践の間をつなぐ一つの物語を提示してきた。しかし、哲学的探求の偉大な贈り物であり問題となることの一つは、決して終わりが来ない、ということである。そのために、私たちは先述の対話の中に異なる複数の物語をあまねく見いだし、また、もっぱら私たちの理解を豊かにすることに役に立つ複合性を見いだす。

一例をあげれば、私たちのプラトンの読解は、単に混乱をもたらすだけの役割を果たしている肉体の領域と同時に、魂と身体の間の階層制度を強調している。『パイドン（*Phaedo*）』は、ピタゴラス派の魂の不死と輪廻という概念、そして現象的経験の偶有性と虚偽性を説明して、この序列に関するもう一つの表現を提供している。「ところで、おそらく、思考がもっとも見事に働くときは、これらの諸感覚のどんなものも、聴覚も、視覚も、苦痛も、なんらかの快楽も魂を悩ますことがなく、魂が、肉体に別れを告げてできるだけ自分自身になり、可能な限り肉体と交わらず接触もせずに、真実在を希求するときである」[62]。物質領域と形而上領域に対するこのような理解はプラトン哲学には不可欠なものであり、西洋思想における基本的なスキーマとなっている。

しかし、このモデルはその時代の医療実践にどの程度影響していたのだろうか？　二世紀の医師であり哲学者でもあったガレノス（Galen）――中世を通じて啓蒙主義にいたるまで、そしてそれ以降も、特に解剖学と生理学に対する貢献において、初期西洋医学の発展におそらく最も影響のあった人物――は、ある程度はプラトン的だが、ある程度はそうでもないような魂と肉体への見方を述べている。彼は、頭脳・心臓・肝臓に対応する論理／理性・意志・欲求の三つの部分という、プラトンの魂の三分説に従っている――それにもかかわらず、彼の組織的記述にはアリストテレス派やストア派の思想も反映されている。R・J・ハンキンソン（R. J. Hankinson）が述べているように、「ガレノスは、そのテーマに関して〔古代〕ギリシャ人が考えたように、身体的なものと精神的なもの（もっと正確に言えば、心霊的なもの）の間には決定的な種類の相違はあるべきではない、と考えた」[63]。さらに言えば、ガレノスは不死性を魂に帰属させて**いない**。また、哲学の思索の領域と医学の経験的な領域の間に区分を立てようともしていない[64]。

そしてまた、プラトンの思想の**内部における**健康と医学の役割はひじょうに複雑である。ペレグリノとトーマスマ

(David C. Thomasma)が述べるように、哲学と医学は、身体への適切な配慮を言いわたす医学と、魂を正しく涵養するように忠告する哲学として――『プロタゴラス(*Protagoras*)』や『ゴルギアス(*Gorgias*)』の作中でのように――しばしば同列に置かれる。それにもかかわらず、哲学者たちの言う物質領域から形而上領域への上昇のための処方箋は、私たちが『饗宴』の中で目の当たりにするように、医師の役割と同じ広がりをもつものではない。この作品の中では、医師のエリュキシマコス(*Eryximachus*)という登場人物が行きすぎた技術主義の実例の役目を果たしてくれる。ペレグリノとトーマスマによる人物紹介の中では、彼は「身体の洗練が人生の究極の目的であると公言している。曰く、『そしてこれが医師のなすべきことであって、ここにこそ医学の技《わざ》の本質がある。なぜなら、医学は身体の良き愛と悪しき愛に関する知であり、それらの愛を充足させる、あるいは充足させない方法だと考えられるだろうからである……』」[f]。医師は身体を賛美するが、哲学者は身体を超越するような一種の知覚を夢想する傾向がある」[65]。ペレグリノとトーマスマによれば、このような医学と哲学の間の「曖昧さと緊張状態」がプラトンの著作を特徴づけているのである。

私たちが現代の実践の中に探し求めるヒューマニズムの予兆ともいえる医学の概念をプラトン全集の中に見いだす人もいるかもしれない。『リュシス(*Lysis*)』などの作品に見られるように、医学の目標は健康である。そして、『国家(*Republic*)』第一巻でソクラテスが論じているように、「厳密な意味での」真の医師は(金を儲ける者であるよりもむしろ)病人を治療する者であり、医学はそれ自体の利益よりもむしろその技術――身体の利益となるようなもの――という最終目的を探し求める[66]。そして私たちがすでに見たように、プラトン主義の目的論的な倫理は、医学の実践に定義的な**最終目的**――**善**への奉仕における実践――すなわち、現代の医学実践にペレグリノが取り戻そうとする倫理的な基礎を提示している、とペレグリノは論じている。さらにまた、プラトンの健康に関する議論における身体と魂の関係は、多くの場合、均衡――魂と身体の間の均衡のみならず、ヒポクラテスやガレノスのいう身体内部における均衡――の原理にその根拠を置いている。これについては、『ティマイオス(*Timaeus*)』で以下のように説明されている。

だから生きものにしても、このような〔善美の〕性質を備えようとするなら、均齊のとれたものでなくてはなりません。…（中略）…「健康と病気」、「徳と悪」を考える時には、それに対して、魂そのものと身体そのものとの間に成り立つ釣り合い・不釣り合いより以上に重大な意味を持つものはまったく存在しないというのに、われわれは、それらについて、何一つ考えてみようともしなければ、また、次のようなことに、気づきもしないのです。——すなわち、魂のほうは強力で、あらゆる面において偉大であるのに、これを乗せる体格のほうが、あまりにも、弱過ぎ、小さ過ぎるような場合とか、あるいはまた、この両者が、いまのとは逆な関係に結びついているような場合には。全体としての生きものは、何分にも、最も重要な意味を持った釣り合いにおいて均齊がとれていないのですから、これは、美しくはないのだということ、……〔67〕

このように、魂は物質界と対照をなすより高次の形而上の領域と結びつけられているが、決定的に、身体との均衡の中にとどまらなければならない。実際、ウィリアム・ステンシー（William Stempsey）が述べるように、健康と医術に関するプラトンの議論は——狭義の医療科学の概念と比較すると——多くの点で全体論的であり、釣り合いを支持し、善き生という概念に奉仕している。ステンシーが説明しているように、プラトンの思想においては「健康が純粋に科学的な術語で還元主義的に理解されることはありえない。私たちは、自分たちが健康であるという経験やそうでない経験を理解するために、健康の形態を理解する必要がある」〔68〕。たとえば、『カルミデス（*Charmides*）』の作中で、ソクラテスは一人のトラキア人の医師の言葉を引きながら、実は身体と魂の治療法である、頭痛除けのまじないについて述べる。「『この薬で頭の手当をしてくれとだれに頼まれても、まずきみの唱えごと治療にたましいをゆだねないような人間の頼みには、耳をかすな。というのも、当今は』とかれは言いたした。『こういう誤りが人びとのあいだに見られるからだ。つまり、克己節制（思慮の健全さ）と健康を別々にきりはなして、どちらか一方だけの専門医であろうとする医者がいるのだから』」[69]。このような全体論は、私たちが現代のケアに求める改良、すなわち、生物医学的な解決策をいったん考えから外してむしろ身体に寄り添っている魂を尊重し世話しなければならないという考え方のモデルとするべきだと言われることもある。

このような複数の観点は、たとえば医療と健康に直接関係する魂と身体の関係のような、プラトン哲学において提出される哲学上の諸問題――今日まで私たちを惹きつけ、悩ませる数々の問題――の重要さと複雑さを強調するものである。それと同様に、デカルト哲学における二元論の精密な研究は、哲学と医学哲学の中の多数の微妙な差異と論争を明らかにしている。たとえば、リチャード・ゼイナーはデカルトの医学に関する記述、特に1645年のエリザベート公女への書信を、彼の「心身の継続的な日常的相互作用と結合」という概念の根拠として示している[70]。その書信の中でデカルトは、エリザベート公女の発熱の原因は「悲しみに起因する悪い血液の体質に」帰されるべきではないか、と示唆している中で、悲しい思考の属する精神を取り除くだけでなく、湯治場で水浴するように指示しているのである[71]。ゼイナーの主張によれば、デカルトの医学に関する記述は、『省察（*Meditations*）』におけるコギトに関する発言とは異なる視点を提示している。ゼイナーは『省察』の、機能的に結合したものとしての身体と魂について論じた部分を引用している――デカルトは記している。

また自然は、これらの苦痛や飢えや渇きなどの感覚によって、私は水夫が舟に乗っているような具合に、私の身体にただ乗っているだけではなく、身体ときわめて緊密に結ばれ、いわば混合されており、したがって身体とある一なるものを構成している、ということをも教えている。[72]

そして、ゼイナーによれば、一般に用いられる場合のデカルト的な二元論という概念は、「ほぼ純粋な寓話、言い換えれば、その後の歴史がでっちあげた作り話」である[73]。この主張に賛成するしないにかかわらず、歴史上の心身二元論というこのモデルの役割は、すでに見てきたように、ひじょうに大きな影響力をもっている。デカルトの全著作（意図的な駄洒落である[g]）における二元論の問題に決着をつけることはここでの私たちの目的ではなく、むしろ、哲学と医学の間に紡がれた多くの異なる解釈と物語を（ことによると気も狂わんばかりに）ただ身振りで示すこと、そして、この生き生きとした歴史とこれらの本質的な板挟みについての継続的で厳密な研究を肯定的に論じることが、私たちの目的である。

　このような諸問題は事実上普遍的なものであり、たとえ医学的科学が私たちの最も奔放な想像以上に発達したとしても、私たちを悩ませ続けるだろう。イアン・マキューアン（Ian McEwan）の小説『土曜日（*Saturday*）』の中で、神経外科医のヘンリー・ペロウンは彼の患者の脳の内側という、彼にとってはより親しみのある景色──「ここは自分にとってなじみの場所、ある種のふるさとのようなものだと考えると、すんなり納得できる。低い丘、隠れた谷をなす溝《こう》は一本一本に名前がつけられ、それぞれの機能を推定されており、ペロウンはそれらを自宅のように知り尽くしている」[74]──のことを熟考する。しかし、馴染み深さというこの経験は、ペロウンが精神と身体と魂の謎について考えをめぐらすとき、未知のものに浸透される。

> ＤＮＡの中にある生命再生産のデジタルコードが解き明かされたように、脳の根本的な謎もいつの日か封印を解かれることだろう。けれども、その日が来ても、驚異の念は失せることがあるまい。単なる濡れた物質が人間の内面に思考というシネマを作り、視覚と聴覚と触覚を総合して現在の瞬間という鮮烈な幻想を生み出し、その中心にはもう一つの華麗な幻想である自我というものが幽霊のごとくに漂っているという不思議さ。物質がどのようにして意識を持つのかが解明される日は来るのだろうか？[75]

魂

こうして私たちは、今や頭の中で踊り回るデカルト主義の二元論と現象学という幻影を通じて、自分たちが文芸に回帰していることに気がつく。以下に掲載した詩を、可能ならば声に出して読んでみること。その後でもう一度読んでほしい。近くに誰かいるなら、その人（たち）に声に出して読み聞かせよう。そして今度は、声に出して彼らに読み聞かせてもらおう。

魂

私はこの老人の肉体の内側で何をしているのか？
私は自分が一匹のロブスターの中身であるように感じる。
あらゆる考え。あらゆる理解。猥褻な作品の
研究、あちこち歩き回ること。当惑。
恐怖。もめ事を避けること。何かを信じること。
神のみぞ知る、友人たちのぼんやりした記憶。そして、
彼らが昨夜話していたこと。私自身の内側であるここから、
私自身の外側を見ること。私の波打つように曲がった爪は
取るに足らない。ためらい。私の触覚は

超自然的な、揺れ動くもの。それらの不可思議な
脅かすにはやっかいな感受性。
そして、私は気づき、当惑している、
避けて通るという自分のやり方と、自分を守るための甲殻に。
私が愛した彼女はどこに行ってしまったのだろう？
この冷たい海水が私の背中を洗い流している間に。

——デービット・フェリー“*Bewilderment*（当惑）”［76］

「私はこの老人の肉体の内側で何をしているのか？」。

ここで語っている「私」とは何者だろうか。ひょっとすると魂だろうか？　しかし、それでは話し手——あるいは魂——と彼の肉体的な実在物の関係とは何なのか？　「私は自分が一匹のロブスターの中身であるように感じる」と彼は書く。彼はロブスター**である**のではなくて、ロブスターの**中身**である。私たちは薄切りの白い肉（エリザベス・ビショップ（Elizabeth Bishop）が魚の肉を想像する際の「羽のように詰め込まれたもの」）や、私たちの指に色をつける茹でられた緑色の内臓を心の中に思い描く。それに、食道、内臓も。内面性が確実でないことや、それを疑う感情を知った後では、私たちはこれらの中身のうちに囚われ、混乱し、傷つきやすくなっている。それから、私たちは少しずつ、自分自身を含めた外側の世界を観察し始める——「私自身の内側であるここから、私自身の外側を見ること」——そして最終的にはもう一つのもの、すなわち失われた大切な人に思いいたる。私たちは「私はこの老人の肉体の内側で何をしているのか？」という一つの質問から始めるが、それはどうしようもなく、不可避的に、「私が愛した彼女はどこに行ってしまったのだろう？　この冷たい海水が私の背中を洗い流している間に」というもう一つの問いに私たちを導く。これはなぜかと言えば、結局のところ、私たちは身体化された自己であり、他者との関係をもつ自己だからである。私た

ちの内側と外側はつながっている。私たちは、自分の身体や自分と関わってきた人々の物語を語ることなしに自分の物語を伝えることはできないのである。

私たちが他者や自分の身体、自分の死すべき定めとの関係の中で何者であるかということが、私たちの存在を定義する。私たちはフェリーの忘れがたい聡明な声の中に、自分が住み着いている肉体に対して疑い深く、馴染みがなくありがたくもないと思っている一人の年老いた男の哀れな叫びを聞き取る――それは、スヴェネウスの概念で言えば、いたたまれない経験（unhomelike experience）、すなわち、先のフェリーの詩の中の甲殻の内部における明白な疎外である。しかし、この詩は単に老衰についての詩ではない。私たちが変わるとき――それが打撃や痴呆や虚弱の結果であれ、思春期や、友人あるいは恋人を得たか失ったという、人生の浮き沈みという海流と砕け散る波の結果であれ――私たちは同一の人間なのだろうか？　話している「私」は本質的なもので、変化しないのだろうか？　そうでないとすれば、魂が身体に宿っているのか？　それとも身体が魂の中に宿っているのか？　私たちはみな自分を取り巻く人々――身体の中に存在する人々と今では霊魂の中にしか存在しない人々――の宿命と運命の中に宿っているのだろうか？

甲殻は、我が家であると同時に、いたたまれなさの象徴でもある。そして、冷え冷えとした大洋の底に沿って注意深く進むとき、私たちは、思想家たちが何千年にもわたって考え抜いてきた問題を新たに熟考し、**経験**している。そのことは、哲学的伝統を研究し問いかけることと、これらの疑問や荒々しいわめき声と叫びと歓声を芸術が表現する方法を探求することは、同じくらい決定的に重要である。哲学と文学と経験のこの交錯――複数の異なる知の**形態**を通じてさまざまな考えにいたること――は、私たちの病いとヘルスケアへの理解に強い影響を及ぼすものであり、ナラティブ・メディスンの原理と実践に必要不可欠である。

原註

［1］MacIntyre, *After Virtue*, 216.〔邦訳：アラスデア・マッキンタイア（著）篠崎榮（訳）『美徳なき時代』みすず書房 1993年 265頁〕

［2］Merleau-Ponty, *Phenomenology of Perception*, lxx.〔邦訳：M・メルロ＝ポンティ（著）中島盛夫（訳）『知覚の現象学』法政大学出版局 2009年 1－2頁〕

［3］Merleau-Ponty, *Phenomenology of Perception*, lxxii.〔邦訳：前掲書［2］、4頁〕

［4］Merleau-Ponty, *Phenomenology of Perception*, lxxii.〔邦訳：前掲書［2］、5頁〕

［5］Merleau-Ponty, *Phenomenology of Perception*, 186.〔邦訳：前掲書［2］、300頁〕

［6］Merleau-Ponty, *Phenomenology of Perception*, 200.〔邦訳：前掲書［2］、320－321頁〕

［7］Merleau-Ponty, *Phenomenology of Perception*, 193.〔邦訳：前掲書［2］、310－311頁〕

［8］Merleau-Ponty, *Phenomenology of Perception*, 203.〔邦訳：前掲書［2］、326頁〕

［9］Merleau-Ponty, *Phenomenology of Perception*, 182–183.〔邦訳：前掲書［2］、294－296頁〕

［10］Merleau-Ponty, *Phenomenology of Perception*, 188.〔邦訳：前掲書［2］、303頁〕

［11］Merleau-Ponty, *Phenomenology of Perception*, 189–90.〔邦訳：前掲書［2］、305頁〕

［12］Merleau-Ponty, *Phenomenology of Perception*, 530.〔邦訳：前掲書［2］、792頁、第1部の原註（173）〕

［13］Merleau-Ponty, *Phenomenology of Perception*, 200.〔邦訳：前掲書［2］、321頁〕

［14］Merleau-Ponty, *Phenomenology of Perception*, 189.〔邦訳：前掲書［2］、304頁〕

［15］Merleau-Ponty, *Phenomenology of Perception*, 189.〔邦訳：前掲書［2］、304頁〕

［16］ポール・リクール（Paul Ricoeur）による、物語の「生きた」性質、すなわち沈殿と革新の双方への依拠に関する記述も参照。彼が説明するように、「これらの両極の間のさまざまな派生形は、それ自体の歴史的事実性に生産的な想像力を与え、物語的伝統を生きた伝統のままに保つ」（Ricoeur, "Life in Quest," 25.）。

［17］Merleau-Ponty, *Phenomenology of Perception*, 188.〔邦訳：前掲書［3］、302－303頁〕

［18］Merleau-Ponty, *Phenomenology of Perception*, 183–184.〔邦訳：前掲書［3］、296頁〕

［19］Merleau-Ponty, *Phenomenology of Perception*, 184.〔邦訳：前掲書［3］、297頁〕

［20］Merleau-Ponty, *Phenomenology of Perception*, 189.〔邦訳：前掲書［3］、３０４－３０５頁〕
［21］Merleau-Ponty, *Phenomenology of Perception*, 185, 188.〔邦訳：前掲書［3］、２９８、３０３頁〕
［22］Carel, *Illness*, 13.
［23］Carel, *Illness*, 39.
［24］Toombs, "Illness and the Paradigm," 207.
［25］Carel, *Illness*, 8–9.
［26］Baron, "Introduction to Medical Phenomenology," 606.
［27］Baron, "Introduction to Medical Phenomenology," 608.
［28］Pellegrino, *Philosophy of Medicine Reborn*, xv. ヤスパース（Karl Jaspers）の *Philosophy and the World*, 234 を参照。
［29］Pellegrino, *Philosophy of Medicine Reborn*, 168.
［30］Pellegrino, *Philosophy of Medicine Reborn*, 63.
［31］Pellegrino, "Toward a Reconstruction," 66–67.
［32］「13世紀後半と14世紀から、私たちの時代にいたるまで、神学的倫理の基盤は深刻な浸食を受けてきた。唯名論者は普遍の概念、あるいは事物の本性における本質という概念を排除することによってそのプロセスを開始し、その結果、究極的なものと善の結びつきを粉砕した。このプロセスは18世紀に加速され、現在まで続いている」（Pellegrino, *Philosophy of Medicine Reborn*,71）
［33］Pellegrino, *Philosophy of Medicine Reborn*, 72–73.
［34］Pellegrino, "Towards a Virtue-Based," 269–270.
［35］Zaner, "Phenomenon of Vulnerability," 287.
［36］ゼイナーは以下のように論じている。フッサールの「自由な想像の優位した位置」は、フィクションとみなされるであろうものを包含し、それがどれほど実例の可能性があるとみなされるものであろうと、確立された経験的事実から解き放たれている。実際、「最高のものになるまで『自分の想像を豊かなものにする』ということは、仕事に従事する哲学者にとって最も重要なことである」（"Examples and Possibles," 25.）――また、この場合、創造的な著作はこの育成を手助けすることができる。ゼイナーは次のように説明している。臨床倫理に関する所与のどのような事例であれ、それ自体の独自の術語の中で理解されねばならない。しかし、哲学的分析のために異なる複数の事例を考察することは、前述の、自由な想像の優位した位置の一形態である、と（"Phenomenon of Vulnerability," 290–291.）〔訳

註：「自由な想像の優位した位置」という訳語は、エトムント・フッサール（著）渡辺二郎（訳）『イデーンⅠ－Ⅱ』みすず書房　１９８４年によるものである〕

［37］Zaner, "Medicine and Dialogue," 321.

［38］Charon, "Ecstatic Witness," 179.

［39］Charon, "Ecstatic Witness," 180.

［40］Zaner, *Context of Self*, 52. Svenaeus, *Hermeneutics of Medicine*, 111. に引用されている。

［41］さらに詳しく知るには、Toombs, *Handbook of Phenomenology*. を参照。

［42］Brockmeier and Meretoja, "Understanding Narrative Hermeneutics," 7.

［43］Donald, "The Words We Live in," 19.〔邦訳：「世界としての物語」 トリシャ・グリーンハル、ブライアン・ハーウィッツ（編） 斎藤清二、山本和利、岸本寛史（監訳）『ナラティブ・ベイスト・メディスン――臨床における物語りと対話』金剛出版　２００１年に所収、20－21頁。ただし、原文では引用文が改変されているため、本書では既訳を参考にしつつ独自に訳出した〕

［44］Donald, "The Words We Live in," 18.〔邦訳：前掲書［43］、19－20頁〕

［45］Lindemann Nelson, *Damaged Identities*.

［46］Svenaeus, *Hermeneutics of Medicine*, 19n.

［47］Svenaeus, *Hermeneutics of Medicine*, 5–6.

［48］Svenaeus, *Hermeneutics of Medicine*, 11.

［49］Edoson, *Wit*, 82.〔邦訳：マーガレット・エドソン（著） 鈴木小百合（訳）『ウィット』白水社　２００１年　97頁〕

［50］Svenaeus, *Hermeneutics of Medicine*, 174.

［51］Svenaeus, *Hermeneutics of Medicine*, 92.

［52］Svenaeus, *Hermeneutics of Medicine*, 94.

［53］Svenaeus, *Hermeneutics of Medicine*, 93.

［54］Svenaeus, *Hermeneutics of Medicine*, 117.

［55］Svenaeus, *Hermeneutics of Medicine*, 115.

［56］Svenaeus, *Hermeneutics of Medicine*, 130.

［57］Svenaeus, *Hermeneutics of Medicine*, 100.

［58］Svenaeus, *Hermeneutics of Medicine*, 179.

［59］Svenaeus, *Hermeneutics of Medicine*, 157.

［60］Svenaeus, *Hermeneutics of Medicine*, 166.

［61］Inwood and Gerson, *Epicurus Reader*, 99. Carel, *Illness*, 127. に引用されている。〔邦訳：出隆、岩崎允胤（訳）『エピクロス――教説と手紙』岩波文庫　１９５９年　１１８頁〕

［62］Plato, *Phaedo*, 65c.〔邦訳：プラトン（著）　岩田靖夫（訳）『パイドン』岩波文庫　１９９８年　32－33頁〕

［63］Hankinson, "Galen's Anatomy," 199. リチャード・ゼイナーの次の記述も参照。「ガレノスは彼の医学的概念をプラトンのプシュケー（魂）という観念と調和させるという重大な困難を抱えており、結局はそれを単なる身体の体質にすぎないと考えた。『私は、それ〔原著訳註：魂〕が完全に非物質的なものなのか、あるいはあらゆる「種」は物質的であるのか、完璧に永遠不滅なのか、滅びうるものなのか、ということを幾何学的に証明した人は一人も見たことがない』。彼は『魂の本質をはっきりと述べることはあえてどこでもしなかった』」（"Medicine and Dialogue," 322n1.）。

［64］Hankinson, "Galen's Anatomy," 201. 実際、ガレノスの影響は古代ギリシャにおける教条的伝統を強化してきたと言われても仕方がない。そして、それに対する方法論者（同様に懐疑論者や経験論者も）による反論は、ある意味では、医学実践に関する適切な視野と医学実践の性質についての私たちの現在の議論の前兆となったのである。リチャード・ゼイナーはラドウィック・エデルスタイン（Ludwig Edelstein）を引用し、「患者の経験や来歴、価値観などに関する推測の複合的な形態は、古代の方法論者たちの方法（semeosis）とその推論形式（epilogismos）の主な関心事であった。そして彼らの方法と推論形式というのは、その人物と病いを完全に理解して適切な治療法にたどり着くために、患者の現実の生のあらゆる要素と様相を対話的に計量することだった」（"Medicine and Dialogue," 308.）と指摘している。特殊な症状、すなわち所与の個人の特異性と、彼の全体論的背景の重要性の解釈に関する懐疑論者たちの主張は、**疾患**（*disease*）に対する生物医学の注目とは対照的な、**病い**（*illness*）に対するクラインマンの理解に先んじていたと言える。

［65］Pellegrino and Thomasma, *Philosophical Basis of Medical Practice*, 11.

［66］Plato, *Republic*, 341c–342c.〔邦訳：プラトン（著）　藤沢令夫（訳）『国家（上）』　岩波文庫　１９７９年　58－61頁〕

［67］本文で引用した文章は次のように続く。「……じっさい、これと同じことを、身体と魂の合成体――つまり、われわれが「生きもの」と呼んでいるところのもの――についても考えなければならないのです。すなわち、その生きものの内部において、魂のほうが身体の割りに強過ぎるような場合には、魂が激怒すると、それは身体全体をひどくゆり

動かして、これを内から病気でいっぱいにし、また、何かの学課や研究に熱中する時には、魂は身体を溶かし〔消耗し〕、さらにまた、公私いずれにおいても、教えたり、論戦したりする場合には、そこに起こってくる競争や張り合いのために、魂は身体を灼熱させて、これをゆすぶり、そして、『〔体液の〕流れ（レウマ）』を引き起こして〔カタルを誘発して〕、医者と呼ばれている人々の大部分を欺き、原因でもないものを原因だと申し立てるようにさせます。

そしてまた、今度は、魂の割には過ぎた大きな身体が、取るにも足りない、弱い精神と共生する場合には、何しろ、人間にあっては、本来的に、二重の欲望――つまり、身体の故に生じる、食物を求める欲望と、およそわれわれの内部のもののうちでは最も神的であるような部分の故に生じるところの、知を求める欲望との二つ――があるわけですが、その強いほうのものの動きが優勢を占めて、自分自身の勢力を増大させるとともに、他方では、魂のほうを、鈍くて、もの覚えの悪い、忘れっぽいものにすることになるのでして、こうして、最大の病である『無知』を、内部につくり出すのです」（Plato, “Timaeus,” 87c–88b.）〔邦訳：種山恭子、田之頭安彦（訳）『プラトン全集12　ティマイオス　クリティアス』岩波書店　１９７５年　１６８–１７０頁〕

〔68〕Stempsey, “Plato and Holistic Medicine,” 203.

〔69〕Plato, *Charmides*, 157b. Stempsey, “Plato and Holistic Medicine,” 206.〔邦訳：北嶋美雪ほか（訳）『プラトン全集7　テアゲス　カルミデス　ラケス　リュシス』岩波書店　１９７５年　48頁〕に引用されている。

〔70〕Zaner, *Ethics and the Clinical Encounter*, 111.

〔71〕Riese, “Descartes as a Psychotherapist,” 243.

〔72〕Descartes, *Phillosophical Works*, vol.1, 192. Zaner, *Ethics and the Clinical Encounter*, 114.〔邦訳：ルネ・デカルト（著）山田弘明（訳）『省察』ちくま学芸文庫　２００６年　１２１頁〕に引用されている。

〔73〕Zaner, *Ethics and the Clinical Encounter*, 119.

〔74〕McEwan, *Saturday*, 262.〔邦訳：イアン・マキューアン（著）小山太一（訳）『土曜日』新潮社　２００７年　３０８頁〕

〔75〕McEwan, *Saturday*, 262.〔邦訳：前掲書〔74〕、３０９頁〕

〔76〕Ferry, *Bewilderment*, 7.

訳註

〔a〕邦訳：M・メルロ＝ポンティ（著）中島盛夫（訳）『知覚の現象学』法政大学出版局 2009年。以下、引用の訳はこの訳本による。
〔b〕言語はその話者の世界観の形成に差異的に関与することを提唱する仮説。
〔c〕邦訳：前掲書〔a〕、305頁。
〔d〕米国の小説家・評論家・エッセイスト（1914－1994年）。
〔e〕レオン・カス。米国の医学者・生命倫理学者（1939年－）。
〔f〕岩波文庫版『饗宴』では72頁に相当する内容があるが、ここでは独自に訳した。
〔g〕「全著作」の原語 corpus には、「身体」の意味もある。

CHAPTER 5

Deliver Us from Certainty : Training for Narrative Ethics

Craig Irvine and Rita Charon

第5章 確実性からの解放――物語倫理のための訓練

クレッグ・アーバイン、リタ・シャロン

文化的世界の中でわれわれが何者であるのかを理解することも、われわれの存在そのものを理解することも、われわれとそれ以外の人々が自分自身について語る物語と切り離すことはできない。

――イェンス・ブロックマイヤー“*Beyond the Archive*（アーカイブを越えて）”〔1〕

物語は私たちが自分の生（せい）の意味を理解し伝えるための根源的な手段である。哲学者ポール・リクール（Paul Ricoeur）が「**物語を求める活動および情熱としての生**」について語る際に指摘したのが、まさにこのことである〔2〕。実際、リクールにとって生とは、「構造的活動の領域であり、それによってわれわれは…（中略）…われわれを構成している物語的自己同一性を発見しようと試みる」〔3〕ものである。医療社会学者のアーサー・フランク（Arthur Frank）は、「まさにわれわれ自身が絶え間なく物語の中で再生産されていく。物語は単に自己を描き出していくだけではない。物語は自己が存在するための媒体である」と主張することで、リクールの思想を継承している[4]。自己に関する物語的記述――自伝、回想録、精神分析的交流、臨床記録、夢、自分自身にだけ密かに語るようなこと、友人に向かって語る何気ない話――は誰かの物語的自己同一性を伝えるだけでなく、もっと根本的に、「自己」として経験されるものを創り出すのである。

ナラティブ・メディスンは、このような物語性と自己同一性の関係の自覚から生まれている。私たちの間主観性と関係性に関する原理と実践、私たちが代表的な方法として精密読解（close reading）を選択したこと、ヘルスケアという仕事の中での創造性の地位向上、協働的な教育方法、そして私たちの物語的な臨床実践全体に、この物語性／自己同一性の相互作用という光のもとで理解し生きるための、前述のような中核的コミットメントが刻み込まれている。病いや傷害は死すべき生についての最も赤裸々な経験、言い換えれば、ある人の人生という部屋の中の大きな物体にかけられている覆いを持ち上げるような経験の一つであるから、ナラティブ・メディスンは、一人の人間が唐突に自分の自己同一性と直面させられるか、あるいは疑いを抱くか、受け入れることになるときに存在することになる。今ここで苦しんでいる、あるいは回復しつつある、死につつある私とは何者**である**のか？ 今私にとって何が問題なのか？ このような病いや傷害に直面するときに、私の人生の中で何が最善の道なのか？

本章において私たちは、物語的自己同一性の可能性に関しての、深まりつつあるナラティブ・メディスンからの理解の実践的な成果を明快に述べようと試みる。ヘルスケアの中では、物語と自己同一性の問題はしばしば生命倫理を背景にして生じてくる。したがって私たちは、ここで生命倫理の実践におけるナラティブ・メディスンの役割を探るのである。この探索の結果、私たちは物語倫理、すなわち、患者が惜しみなく自分の人生を与えるような物語的記述とともに始まり、患者が将来を思い描いて事前に代替可能な未来の中から選択を行なうことを手助けするような臨床的生命倫理の下位区分に着目する。時に人生の終末における困難な倫理上のジレンマに直面する中で実践され、また時には毎日のヘルスケアという相対的な平穏の中で実践されるとき、物語倫理は、一人の人間の置かれている状況に対する物語的視点の産婆役を務められるように、熟練した精密傾聴（close listening）の対象を、患者や患者の家族、そして臨床家にまで広げる。個別の倫理的な問題を解決するために普遍的な法則や原理を適用しようと試みるような他の生命倫理的アプローチとは違い、物語倫理は、この特定の生あるいはこの特定の死における複数の価値観や意味づけ、選択肢、願望、愛情などが錯綜している状況に独自の代数学をもたらすために、患者の各自の状況から起こってくるものである。私たちはまた、物語倫理と称される**文芸**領域の貢献も認めている。生命倫理の物語倫理と類似してはいるがまったく異なるものとして、文芸領域としての物語倫理は他者の物語の聴き手あるいは読み手の基本的な義務を明らかにする。これらの義務は、口頭で語られる物語を聴く場合と文学的に記述されたテクストを読む場合の両方に負わされるものである。最終的に私たちは、物語倫理とは生命倫理を背景として展開するナラティブ・メディスンであり、自分以外の人々をその生と死の場において援助しようとする人々に教育と実践の方法を提示するものである、ということを提唱する。

物語は私たちに何をしてくれるのか——倫理としての物語的理解

世界を認識し、経験し、表現し、解釈する際の物語的行為の重要性は、さまざまな学問分野の垣根を超えて認知されている［5］。本章で詳しく述べるように、歴史学者［6］や心理学者［7］、社会学者［8］、教育学者［9］、神学者［10］、哲学者［11］、精神医学者［12］、そして文学批評家などが、私たちの人生で物語が果たす中心的役割を全面的に認めるようになってきている［13］。物語理論と物語的実践に対する関心は多くの学問分野では比較的最近の現象であるかもしれないが、さまざまな物語の——そして、それらの物語、少なくとも文学的テクストに触れることで発展し引き出される物語能力（narrative capacity）の――卓越性は、人間的学習や人間的思考の基盤であると絶えず認識されてきた。リクールは、24世紀以上も前、アリストテレスが『詩学』を著したときに倫理学が初めて物語の側に向かったと主張する。「アリストテレスは、十分に語られたあらゆる物語は何かを**教える**、と述べることをためらわなかった…（中略）…アリストテレスに知られていたジャンルだけを列挙すると、悲劇と叙事詩と喜劇が、物語的理解と呼ばれうるような、そしてまた、科学、より一般的に言い換えれば、推論の理論的使用よりも道徳的判断という実践的な智慧にさらに近いような、ある種の理解を発達させることは確かである」［14］［この文献については以後ページ数で引用を示す］。理論的理解は倫理原則と人間の行動の関係について抽象的に述べることしかできないが、実践的すなわち実践知的（phronetic）理解の一形態としての物語的理解は、「人間の行為の倫理的側面と幸福と不幸をつなぎ合わせること」（［14］p.23）というリクールの言葉に関して私たちが学ぶものを通じて経験するような、想像力豊かな思考を提供する。リクールはこのアリストテレス的な書き出しから、プロット化または物語の中心となる「構成、すなわち配列のプロセスは、そのテクストの中で完結するのではなく、読み手の中で、そしてこの状況のもとで、物語による生の再配列を可能にする。より正確には、物語の意味あるいは重要性は**テクストの世界と読み手の世界が交差すること**から生じている、と私は言うべきなのだろう」（［14］p.26）と述べている。文学的なテクストは、それに先だってありえたかもしれない経験の世界を開いてみせる。そして、その経験の世界の中で、テクストは息づくことができる。それ自体に類似したものが何一つない場合には、そのテクストは私たちが生きている世界とは異なる新たな宇宙の投影である。それゆえに、読書をするとき、私たちは想像力の産物の世界の地平線と、私たちの「現実の人生」の活動が積み重なって、ある人の生きられた経験と適切に呼びうるものを急速に増やしている世界の地平線に、まったく同時に属している。臨床の生命倫理の中で聞かれる口頭の物語を聴くことは、広がりつつある地平線や誰かの実際の経験の広がりを聴く者によく似た結果をもたらすということを、私たちは知ることになるだろう。

　哲学者のハンス＝ゲオルク・ガダマー（Hans-Georg Gadamer）は、テクストの理解という技術に欠かせない「複数の地平線の融合」について語っている[15]。私たちはこの地平線の融合という行為を通じて、私たち自身の現実の像、すなわち自分自身の存在様態を拡張し、テクストとの次なる遭遇に向けて私たちを非可逆的に変化させている。新しい物語的な著作はどれでも、私たちがその中でもう一つの現実、言い換えれば世界内存在の新しいあり方を経験し、探求し、試行してみてもよいような、新たな地平を開け放つ。視覚的芸術、音楽、演劇、ダンスはそれぞれ、その独特の感覚的かつ想像的なやり方でさまざまな地平を広げてくれる[16]。

私たちはいつでも、すでに複数の想像的な世界に生きている。単なる感覚と経験の世界ですら、認識するそれぞれの人によって独自に構成される。なぜなら、意識自体が私たちの耳にしてきた物語によって形成されているからである。思考、空想、信念、情動、愛着、そして最終的に行為といったものは、各人の個別の意識を形づくってきた複数の物語によって**現在進行形で**形成されている。したがって、私たちが経験と呼んでいるものは純粋な白紙の現実ではない。それは先行する知覚や先行する事件、そして想像された次に起こることに、なんらかの仕方で依拠している。これは、どんな新しい事物も存在しない、ということを示唆しているのではない。なぜなら、想像力は、誰かの個人的かつ私的な経験によって特色を与えられた知覚的基盤に常に拠っているにもかかわらず、新しく、いまだかつて見られたことのないものを**創造**するからである[17]。

どのような人間であっても、個別の物語的な手段を通じて現実を、少なくともその一部を知覚し経験するのならば、現実は複製可能な事実や普遍的な事実としては扱われえないことになる。物語的なテクストへの真摯な関与――それらのテクストを読み、書き、それらの意味するものを把握すること――は、私たちが技術的な熟練によって現実性を定義し支配することができる、という思い込みに異議を唱えるものである。物語の不確定性は、明確で不明瞭なところのない結論を探し求める精神を当惑させる。テクストの物語的世界に足を踏み入れると、人は、テクストの意味を解く鍵が少なくともそれとの出合いの経験そのもののどこかに見いだされるはずだ、という確信を手放してしまう[18]。1940年代から1950年代の新批評文学運動(New Critical literary movement)の旗手であったクリアンス・ブルックス（Cleanth Brooks）は、詩とは言い換えられることのない何かである、と断言した。

詩の全体的な意味を適切に表現するような命題、または言明を作成することは不可能である。より正確に言えば、詩が詩として「言う」ことを簡潔に命題の形式で「述べる」ような、要約された命題を作り上げることは不可能である…（中略）…その詩人は、もし彼が望んだとしても、このような命題を作成できなかったのではないか？　読者であるわれわれや批評家たちはそのような命題を作成できないのではないか？その答えは、明らかに詩人その人はできなかった、というものでなければならない——そうでなければ、彼は詩を書く必要はなかっただろう。[19]

同じように、物語とは、分析可能なデータに還元されえない内容をもった何かである。意味とは、倫理的なものでもそうでないものでも、まるでそれがその形式から分離して存在しているように物語から抽出できる、というものではない。そうではなくて、一つの物語は、その物語のあらゆる要素——プロット、ジャンル、言葉遣い、隠喩、引喩、時間的特性および空間的特性——を経験する読み手あるいは聴き手にだけ、その意味を引きわたすのである。その物語に入り込む読み手や聴き手は、これらのすべての特徴を統合した洪水を体験するが、そのどれ一つとして、その物語の完全な判断基準に選ばれるものではない。完全な物語は、その倫理的、あるいは個人的、感情的な意味合いを理解する読み手を必要とする。文学研究者のマーシャル・グレゴリー（Marshall Gregory）が『物語が形づくるもの（*Shaped by Stories*）』の中で示唆しているように、その逆もまた然りである。「ある物語に対する倫理的視点を理解しないということは、その美的なかたちを理解しないということでもある」（傍点〔原著ではイタリック〕は原文のまま）[20]。

あるテクストの世界に入り込んでいる読み手は、そのテクストの制作様式の法則を承認し、その道徳基準と形成力の影響を受ける。ナラティブ・メディスンにおいて私たちが理解するような物語倫理は、書き手と読み手に以下のようなことを気づかせる。すなわち、どのような種類の物語も必要に迫られて特定の視点と立場を特別扱いするということ、主流から外れた声はしばしば沈黙させられること、そして、平等の義務は著者／語り手の立場への「対等な接触手段」を必要とするといったことを。私たちは主流から外れたものを考慮しない物語に対して、追加される物語——どんな追加の物語でもよいというわけではなく、その物語の世界がこれまで沈黙していた登場人物たちをどのように見ているのかを裏づける方向にその観点が変わるような物語——を要求することによって応答する、ということを学ぶことができる。

物語と生命倫理

物語性と自己同一性についてのこれらの概念は、どのようにして生命倫理の成果に影響を及ぼすようになってきたのだろうか？　医療を舞台にした小説を何作も書いている小説家のリチャード・パワーズ（Richard Powers）は、真摯な読解の重要な用途を提案している。

物語というのは、割り当てられたモジュールとしての頭脳の混乱から、一見全体のように見えるものを精神が作り出すやり方です。それと同時に、共有された物語は、誰もが自己という拘束衣を逃れるためにもっている方法にすぎません。良い医療はいつだって来歴を聴くことによるものです。だから、傷ついた心を理解しようとするどんな試みも、自然と古典的なストーリーテリングのあらゆる工夫に向かうのです…（中略）

…〔自分が〕他者の物語に存在するということだけが、私たちを確実性から自由にしてくれます。[21]

自己という拘束衣を逃れること。これは倫理的実践の高らかに響きわたる号令となりえたものだった。パワーズが明確にしているように、私たちを自分自身の中に幽閉しているこの拘束衣は私たち自身の**確実性**によって形づくられている。馴染みのない物語世界――友人との会話や患者との面接、リチャード・パワーズの小説などを通じて垣間見えるような――に自分自身を入り込ませることで、人は、別の世界との接触によって心を広くもつために、思い込みや先入観、家系、習慣といった制限を変えることができる。日常生活の重要な行為の大部分は、他者性を心に描くという行為をなしとげる能力――私たちが主張する、精密読解の実行者になっていく中で発達する能力――を必要としている。他者が親しい人であろうと見知らぬ人であろうと、他者の物語世界に住むには、想像や自己抑制、感情移入、思い込みの拒否といった芸当が必要となる。

哲学者であり小説家でもあるアイリス・マードック（Iris Murdoch）は、他者の物語を思い描くことの道徳的生活に対する重要性を私たちが理解することを助けてくれる人々の一人である。小説『ブラック・プリンス（*Black Prince*）』の中で、マードックの小説の主人公ブラッドレイ・ピアソンは次のように言う。「私たちが悪事をはたらく場合には、自分たちの想像力を麻痺させてしまうものである。たしかにこれは、大抵の人にとって悪事をはたらくための前提条件であるし、また実際にその一部分をなしている」[22]。マーサ・ヌスバウム（Martha Nussbaum）が書いたように、「マードックは、善性に対して不利に作用する内なる力を私たちがもっと深く理解していれば、正しい選択に到達するはずだ、と考えている。そして彼女の見方では、そのような力は主に、他者を正しく理解することに対する私たちの無力さなのである」[23]。

ここで、パワーズのいう確実性からの逃走について、ヘルスケアの文脈の中で考えてみよう。専門家は概して、その患者を知るよりも患者の病状について知ろうとする――さらに言えば、確信をもって知ろうとする――ものだと思われている。患者が疾患を得るという生きられた経験は、ヘルスケアの進行中に自動的に重大なものとみなされるわけではない。権力はすべて一方の側にある。医師と患者の間で意見の相違が生じた場合、権力の非対称は専門家の立場に特権を与える。患者が医学的治療に同意したなら、続けて治療が行なわれる。もし患者が医学的治療を拒否したなら、その患者は無能力だとして咎められる。

このようなヘルスケアの内外における権力の非対称は、1960年代には、患者の権利へのコミットメントを含む新公民権運動や女性解放運動、ポピュリズムから異議を唱えられた。それと同じころから、医学自体も、新たな倫理上の問題を創り出した、あるいはすでに存在しているさまざまな問題を敷衍《ふえん》した一連の出来事、患者と医師の間の権力の非対称を明示して生命倫理からの応答を要求するようなあらゆる出来事によって揺れ動いていた。これらの出来事の主だったものには、心臓の活動停止ではなく脳機能停止を死と再定義したこと（1968年）、タスキギー梅毒実験（Tuskegee syphilis experiment）[a]に関する情報の公開（1972年）、妊娠中絶の米国内での全国規模の合法化（1973年）、娘が人工呼吸器から解放されることを要求していたカレン・アン・クインラン（Karen Ann Quinlan）の両親が起こした訴訟（1975年）、ダウン症を抱えて生まれたにもかかわらず両親が生命維持のための治療を受けさせなかった子ども、いわゆる「ベビー・ドゥ（Baby Doe）」の死（1982年）などがある。生物医学倫理（Biomedical ethics）は、急激に増大しますます複雑化する生物医学倫理的な大量の事案の解決の助けになる倫理の専門家に対する喫緊の必要性に米国が直面した際、これらの出来事やその他のさまざまな出来事への反応の中で、制度化された学際的な学問分野として起こってきたものである。特定の患者のケアの中で倫理的もしくは法的なジレンマが生じた場合、医師は何をするべきなのかを判断する助けを得るために生命倫理コンサルタントのもとに赴くのである。

医学倫理実践の発展に影響するものとしてはいくつかの競合する倫理的枠組みがあったが、程なく原則主義が支配的アプローチとして台頭した。1979年、トム・ビーチャム（Tom Beauchamp）とジェイムズ・チルドレス（James Childress）が『生命医学倫理（*Principles of Biomedical Ethics*）』[24]を出版した。ビーチャムとチルドレスは、その前年に発表された『ベルモント・レポート（*Belmont Report*）』[25]の中で公表された諸原則について詳述および拡張を行ない、「道徳性をその中心的要素にまで凝縮した、理解しやすい一組の道徳的規準を多様な領域出身の人々に与えるような一般的ガイドラインの枠組みを提供するために」四つの原則――（1）自律性の尊重（respect for autonomy）、（2）無危害（nonmaleficence）、（3）善行（beneficence）、（4）正義（justice）――を提唱した[26]。倫理の専門家はこれらの普遍的な原則を特定の事例に適用し、複数の原則の中のどれが行為を規定するべきなのかを決定する。ビーチャムとチルドレスは、原則主義が倫理的ジレンマを解決する際に用いる方法は単なる一つの演繹法ではない、と強調している。「規則も判断も、原則から直接的に**演繹される**ことはありえない。なぜなら、政策の策定や事例についての判断には、原則に関する追加の解釈や明細事項、調整が必要になるからである」[27]。原則は自明（*prima facie*）の義務であると理解される。これらの諸原則の間で衝突が生じた場合、ビーチャムは、「二つ、あるいはそれ以上の規範の間になんらかの均衡や調和、あるいは一種の平衡状態が見いだされるはずである。そうでなければ、その代わりに、一つの規範がその他の規範に優先する」[28]と述べている。これらのガイドラインを臨床判断に適用することは、ビーチャムとチルドレスは、彼らの原則は単なるガイドラインとして理解されるべきだと主張する。ビーチャムによれば、それらの原則は「解釈されて特殊なものにされる……（中略）…それらを利用する際には創発性と想像力が必要不可欠であり、推奨されるべきである」[29]。

創発性と想像性が臨床判断の中で果たす本質的な役割を指摘したことで、私たちはビーチャムに惜しみない拍手を送る。創発性と想像性を用いることは単に「推奨される」どころではない。実際、その創発性と想像性を指摘するのは、それらを発展させ適用するための手段の提供に問題があることを除けば、必要不可欠である。個々の特定の状況の複雑性と独自性に対する十分な配慮――創造性と想像性を**必要とする**配慮――をせずに普遍的な原理を適用することは、単なるガイドラインとしてであっても、臨床家と倫理家もしくは臨床倫理家が、倫理上の困難に直面している患者や患者の家族の物語の「上位にある」、という感覚を助長する。このような超然とした態度は、ヘルスケアの中に広まりきっている態度——人は他者の物語の外側に居続けねばならないという思い込みに基づいて、客観性という理想を選び取ること——を反映している［30］。

遺伝カウンセラーをしている医師についての調査を行なう中で、医療社会学者のチャールズ・ボスク（Charles Bosk）は、重度の先天性の病いを抱えた患者をケアしている医師「ビル・スミス（Bill Smith）」に、彼が目にした数々の遺伝病に顕れているヒトの生物学の中で、彼はどのように「すべての『事故』あるいは『手違い』に真剣に取り組んで」きたのかを訊ねている。以下がスミスの回答である。

やらなくちゃいけないのはこういうことだよ、ボスク。朝起きたら、自分の車を宇宙船だと思い込む。そして、これから他の星に行こうとしているのだと自分に言いきかせる。つまり、「その星ではひどいことがたくさん起こっているけれど、それは自分の星では起こらない。ひどいことが起こっているのは、ただ自分の宇宙船を毎朝操縦していくその星の上でだけ起こっているのだ」ってね。［31］

アーサー・フランクは、スミスの回答は「すべての医学部の講義の中で読み上げられねばならない。その他の点ではごく良識的な精神を、専門家としての実践がいかに歪めてしまうのかを示す一例として」と推薦している［32］［この文献については以後ページ数で引用を示す］。医師や看護師、ソーシャルワーカー、チャプレンは、この現実離れした視点を想定して、自分たちが病院星で起こっている「ひどいこと」から守られていることを確信する、とフランクは続けて述べている。彼らは、他の病人や死にゆく人たちの複雑で不確かな矛盾している生の外側、あるいはその上に自分たちを位置づけるという原則に避難しながら、「宇宙船の倫理」を実践している（［32］p.147［邦訳204-205頁］）。宇宙船に乗り込むために彼らは自分自身の身体化を否認しなければならないが、それは大きな犠牲を払う必要のある否認である［33］。

1980年代の中頃から、いくつかの代わりとなる倫理的枠組みが、生物医学倫理における原則主義の支配に挑戦してきた。これらの挑戦の最も有名なものの中に、K・ダナー・クラウザー（K. Danner Clouser）とバーナード・ガート（Bernerd Gert）によって提唱された共通道徳（common morality）の枠組みがある［34］。共通道徳の原則主義に対する最も重要な異議は、原則主義の諸原則を補強する包括的な理論がまったく存在しない、ということである。クラウザーとガートは、ビーチャムとチルドレスの原則と、功利主義の原則のような、包括的な倫理の理論と体系の「別の表現」である伝統的な倫理原則を対比している。原則主義はこのような包括的な理論と体系によって支えられておらず、それどころか、「公正について考える」、もしくは「人々を助けることについて考える」ことを思い起こさせるものとしてしかはたらいていない、と彼らは示唆する［35］。クラウザーとガートが論ずるところによれば、原則主義者たちは、包括的な理論がそれらの原則を補強しているようにほのめかすことで、自分たちがそれをもっていないときにも、私たちの道徳的判断の強固な基盤を提供してきた、と私たちに信じ込ませている。実際にはそうではなくて、彼らは私たちの個人的で偏った、多くの場合恣意的な道徳的推論を正当化する方法を提供してきた。「原則が決断を下すのに決して十分とはいえない以上」とクラウザーは問う。「どれほどの特異性や先入観、主観的な要素が、道徳的判断あるいは道徳的決断に入り込むことになるだろうか？」［36］［以後ページ数で引用を示す］。クラウザーの主張によれば、原則主義の諸原則の浅薄さとは対照的に、共通道徳のアプローチは認識に基づく要素、向上志向的な要素、手続き上の要素、司法的な要素を兼ね備えているが、それは、

> 道徳規則、道徳規範、道徳的に適切な状況の特徴、紛争処理の詳細な手続きという四つの主要な構成要素を有する複雑なシステムにおいてである…（中略）…共通道徳は、思慮深い人々が特定の事例において何を為すべきかの判断と決断を行なうに際して実際に用いている道徳的システム…（中略）…言い換えれば、偏見のない理性的な人間たちが、彼ら自身と彼らが気にかけている人々を含むすべての人々に適用される公的システムとして彼らが容認しうると思うシステムとともに始まる（［36］p.227, 228）。

決疑論は、抽象的な諸原則よりもむしろ事例における推論に基礎を置く、原則主義に代わるもう一つの方法——あるいは、もしかすると補完するもの——である[37]。決疑論は、何世紀も前からある道徳的推論の形式だが、1988年、アルバート・ジョンセン（Albert Jonsen）とスティーブン・トゥールミン（Stephen Toulmin）による『決疑論の誤用——倫理的推論の歴史（*The Abuse of Casuistry: A History of Moral Reasoning*）』の出版によって、倫理学の闘技場に再び登場した[38]。決疑論はその後、ジョンセン、マーク・シーグラー（Mark Siegler）、ウィリアム・ウィンスレード（William Winslade）が『臨床倫理学（*Clinical Ethics*）』の初版を出版した1992年に、生命倫理に適用された[39]。事例は、それが状況の「凝結」を表現することから、具体的なものである。それぞれの事例は行為者と行為、場所、時間の唯一無二の組み合わせであるが、それは他のよく似たタイプのさまざまな事例に一般化しうるものである。ジョンセンは、決疑論を教え込まれた倫理学者がどのようにして「社会秩序を構成する多面的な制度と実践」を含む「状況、言い換えれば、個々の事項」——「誰が、何を、なぜ、いつ、どこで」——を記述し評価するのかを説明している。そしてそれは、道徳哲学者たちが「人生の特定の実践を超越する」普遍主義的な合理性に魅了され、長きにわたって無視してきたものである[40]［以後ページ数で引用を示す］。推論の普遍的な形態に注目する倫理学者たちは理論化することにはひじょうに長けているが、決疑論者の主張によれば、さまざまな倫理的事例における特定の状況を考えることには向いていないことを自ら証明している。決疑論は単にさまざまな特定の事例の状況への注意を呼びかける方法ではないが、倫理上のジレンマの解決法を探す中でこれらの状況を評価する方法でもある。解決法を探る中で決疑論が作り出すさまざまな議論は、長大な推論の連なりにはならない。そうではなく、それらの議論は省略論法（「無益なことをする義務は誰にもない」）や格言（「危害を加えてはならない」）となる。それは、ジョンセンが書いているように、「さまざまな種類の挑戦に向かって開かれている…（中略）…いくつかの事例では、これらの挑戦は、『蘇生術はこの場合本当に無駄なのか』という疑問のように、決疑論そのものの中で遭遇しうる。しかし、そうでない場合には、それらはより思索的な哲学、たとえば、『無益さ』という語の背後にある有効性や影響力、可能性といった概念の念入りな考察への遡及を必要とする」(pp.244-245)。後者の場合、決疑論は道徳的な哲学を求めなければならないのだが、これが必要になることはめったにない。しかしいかなる場合であろうと、最後のステップは、「綿密な調査のもとで、ある事例に似た事例を特定し、変化した状況が新出の事例に関して前の事例のときとは異なる決断の根拠になるかどうかを識別しようと努めながら」(p.245)、複数の事例を比較することである。

徳を基盤とする倫理学(virtue-based ethics)は、道徳的推論の古い形態でもあるが、原則主義に対するもう一つの代替案を提供している。徳倫理学が最も重要視するのは原則や包括的な倫理体系や事例ではなく、エドモンド・ペレグリノ(Edmund Pellegrino)が主張するように、「行為者、行為者の意図、傾向、動機、そして、特定のやり方で行為する習慣的な傾向の結果として彼または彼女が道徳的行為者となるか、なろうと望むか、あるいはなるべきであるような人間の性質」〔41〕である。当然ながら、この基準――有徳の人間というモデル――は文化と時代によって異なってくる。アラスデア・マッキンタイア(Alasdair MacIntyre)がその歴史的な著作『美徳なき時代(*After Virture*)』で論じたように、徳倫理学の支配は、啓蒙運動の後の時代には、道徳的判断に関する哲学的・神学的規範に対するコンセンサスの漸進的縮小によって衰退した〔42〕。ペレグリノは次のように強調している。すなわち、彼が古典期から中世期の徳概念をその基礎に置いている徳倫理学の復興は、「専門家の倫理」もしくは「医師－患者関係、あるいは看護師－患者関係の倫理という領域」に焦点を当てるものであって、「一般に『生命倫理』の範疇に組み込まれるような、その他の増大しつつある多数の倫理的問題――すなわち、生命維持の差し控えや停止、安楽死と自殺幇助、胚研究、臓器および組織の移植、マネージドケアなどの、医学の技術的進歩から生じてくる新しい問題のすべての範囲――」に焦点を当てるものではない〔43〕〔以後ページ数で引用を示す〕と。これらのジレンマを解決するにあたって、徳の規範的な役割を回復する望みはほとんどない、とペレグリノは主張する。なぜなら、それらのジレンマに対応するさまざまな徳の基盤に関して何の合意もなされていない一方で、専門家の倫理においては、最終目的すなわちテロス(*telos*)の性質や治療関係の性質に関する合意が可能だからである(p.267)。ペレグリノによれば、臨床関係における治療を最も促進する徳とは、(1)

信頼と約束に対する忠実さ、（2）善意、（3）利己心の抹消、（4）思いやりと配慮、（5）理知的な誠実さ、（6）公正、（7）智慧（フロネーシス、もしくは実践知）である（pp.269–270）。

現代の生命倫理のダイナミズムの中で、原則主義と原則主義への挑戦は、実践家と患者が個人の倫理的な事柄への適切なアプローチを選択する助けであり続けている。先に考察した原則主義の代替物は、原則主義の非人格性や無関心、浅薄さを是正するための努力の中で生じてきたものである。その他の倫理的な枠組み——フェミニスト生命倫理、集合的倫理（collective ethics）、そして社会的正義からのさまざまな観点——は、主流となっている生命倫理アプローチのすべてが公共道徳（public morality）と対比されるものとしての個人に専念していることに異議を唱えるものであり、自律性や構造的正義（structural justice）、制度的道徳（institutional morality）についての広範な関心を惹起している［44］。私たちは今から物語倫理を論じるが、それは、物語的な知による道徳的な生への貢献に専念する倫理実践である。私たちは、フェミニスト的正義と構造的正義の枠組みをヘルスケアに関係する個人の倫理と世界の倫理の両方に向き合う中で前に進んでいくための手段とみなすかぎり、物語的アプローチは原則主義の欠陥に解答を与える、ということを提案することになるだろう。

物語倫理

物語倫理は、一般に認められた理論や原則を個別事例に合わせようとするのではなく、個別の患者の状況から始まって、特定の患者の状況について考えるのに適切な方法に向かっていくような「地に足の着いた」倫理学を行なうための手段として、1980年代に主流となった臨床生命倫理の中から現われた。これから見ていくように、その出現は、ヘルスケアの物語倫理とは別に、しかしそれを支持するかたちで、文学研究の内部からの概念的物語倫理の発展と同時に起こった。文学理論や物語論、哲学研究、宗教学研究の訓練を受けた、生命倫理の実践に身を捧げる臨床家と学者の集団が、患者とその家族の関心に対する物語的アプローチの重要性を理解するようになった。先に要約して述べた、医学に関する悪事を裁く、あるいは技術の進歩がもたらした生命医学の諸問題を解決するために生まれた、生命倫理的実践に関する原則主義やその代わりとなるさまざまな方式とは異なり、物語倫理は文学と解釈的な思想の内部における幅広い知的な動きから出現した。医療人文学、医学における人間の価値、患者中心のヘルスケアといった運動の影響を受け、またそのような運動の中に取り込まれた結果、物語倫理は、患者のケアにおける倫理的な状況に直面している臨床家の観点に人文学者の視点を溶け込ませたものとなった。同時に、それらの運動は、患者自身が病いという倫理的な仕事を成し遂げる存在であることを認識しながら、倫理的な意志決定を患者の生きられた経験に近づけていくための方法を模索したものでもであった［45］。

物語倫理は、臨床状況の客観的な特徴から始めてその次に一人の人間が何を為すべきかを問うよりも、むしろその人間がどうして現在の状況にいたったのか、またその道筋がどこにいたるものなのか、ということに焦点を当てる。この状況にいたるまでに何が起きたのか？　この物語には何か他の結末を想像できるのではないか？　あらゆる特定性と意味においての患者の生きられた経験――彼または彼女の病いの経験を含む――は、それに続く医学的行為についての思考と判断を導き出す［46］。物語倫理家は、患者と家族と臨床家がその状況について何を言い、何を書いたのかに綿密な注意を払うことを訓練される。そのような倫理家は、文学や言語学、社会科学などの学問分野から、物語の内容が実際に何を伝えているのかを理解するために、一つの会話あるいは書かれたテクストのジャンル、視点、隠喩、用語選択、時間性を認識することを学ぶ。それらの学習内容には、これらの記述の修辞的かつ行為遂行的な側面の力と言外の意味が包含されている［47］。このようにして、倫理家はこのような病いの物語の中で生きることがどのようなことなのかを感じ取る繊細な感覚を——その物語の中で患者やその他の行為者にはたらいている力を想像し、患者の状況に関する精神的なイメージを構成するために家族との会話という根拠を用いながら——徐々に発達させる。注意深い聴き手がこのような物語世界の傾向や、その中で生きることがどのようなことなのかを感じ取ることができるのと同様に、彼または彼女は、しだいにその患者と家族に対して、彼らの世界が真摯に取り扱われ、それが何なのかが尊重され、異議が唱えられていないことを示すような質問をするようになる。このような認識を基盤とすることによって、物語倫理の営みは進行しうるのである。

このような物語倫理の実践はどのようなものに見えるのだろうか？ **この**患者の人生の物語のさまざまな特殊性に治療を適合させていく中で思いやりを発揮すること、普遍主義的な正義原則という目隠しを取り除いて患者の**特殊な**要求に応対すること、実際にすべての徳を実践することなどは、決して一般的に行なわれるのではなくむしろ個別の状況にある特定の人間に対して実行されるものであり、それは物語的な技能を必要とする。アーサー・フランクが示唆しているように、物語は「人生に明瞭さを与える。そして、物語の形をとったとき、人生はどこかからやって来て、どこかに向かっている。物語性（narratability）は明瞭性を養い、その両者から道徳性の感覚——私たちはどう生きるべきかという問いに対する暗黙ではあるが、実用的な回答——が生じる」[48]。

物語倫理家に課された義務の一部は、この物語の語り手が誰なのかを特定することである。物語倫理家は患者の状況——家族、友人、隣人、ケア専門職——に関する詳細で十分な視点をもつために、話を聴いてもらう必要のある人々から話を聞き出す。社会科学における質的研究に由来するアプローチと文学的／物語論的訓練に由来する物語的研究を利用して、物語倫理家たちはさまざまな状況に対して競合する、あるいは矛盾する派生形によって何を為すべきなのか、そして、簡単なことではないが、与えられた話全体を通じて首尾一貫していること、でなければ少なくとも統一性があることをどのように探索し発見するのか、を理解する[49]。彼らはケア専門職を含む関係者に対して、各々がもう一つの別の話に耳を傾けるように促し、関係者全員による対話の中で何が集合的に示されてきたのかを判断する。

患者が新規に病院に入ることを許された部外者であろうとプライマリ・ケアの実践において何十年間も知られていた患者であろうと、彼または彼女の内面に由来する物語を正しく理解していくのは、簡単な行為でも無難な行為でもない。別の人間の未知の物語に入っていくには、自分自身の意味の根源そのものに関する前提を捨て、それによって自己という、パワーズのいう拘束衣を脱することが要求される。自分自身の価値観や優先権が最高のものではないと認めるには、勇気ある意志（willingness）が必要となる。複数の対立する価値観と視点は、人生の意味や人生に不可欠なものを明らかにしうるものとして、人ひとりのそれと同様に、一貫して尊重されなければならない。他者を全体的かつ誠実に見るということは、自身の信念に疑問を抱くことを強いられると同時に、彼らのすべての特異性と多義性、矛盾を彼らの中に見ることを意味する。それゆえに、聴くと決意すること、すなわち他者の物語に注意を向けるということは、すでに倫理的な立場を取っていることになる。物語に入り込むためには、聴き手がその多義性における道徳的な複雑性を体験し、自分自身の道徳的感覚を疑わねばならない。

物語倫理家は今現在、病院の中で倫理コンサルテーションを行なう際に、もしくは臨床家としての倫理的技能を携えて実践を行なう際に、何を**して**いるのだろうか？ [50] 物語倫理家は実践の中で、そうしなければ言葉になっていなかったかもしれない必要な声を探しながら、患者とその家族によって語られた物語をひじょうに念入りに聴いてきた。幾人かの物語倫理家は、それまで混沌として形のなかったものに形を与える執筆のような表現行為を通じて複合的な出来事に関する知識が高められることを知っていて、このような物語を書き留めている。物語倫理家は、表現することを通じて患者と家族の物語も目に見えるようになり、そしてそれが前途を想像する助けとなるようにと、彼らが物語を書くかあるいは口述することを提案するかもしれない。このような記述を一緒に読むことで、患者と倫理家、臨床家は、彼らが直面している状況の中の、中心的であるにもかかわらず隠れていることもある要素をともに発見することができる。物語倫理家はいつであっても、患者と家族の傾向や物事を理解するやり方、重要な問題に関する決定にいたる際の習慣になっている方法についてなんらかのことをうまく知るために、患者と家族とともに時間を過ごす。時には臨床家と患者の調停者となり、彼ら自身では伝えられないように思えることを相手に対してわかりやすく説明するのを助け、非難や不信に支配されない腹を割った会話のための道筋を整える。宗教学者で倫理学者のラリー・チャーチル（Larry Churchill）は、「物語は、それが問題を解決するからではなく、述べられていることの背後にある、私たち自身を含む人間の声に注意を向けさせるがゆえに、倫理コンサルテーションを理解するための重要な様式となっている」[51]と記している。チャーチルは謙譲を倫理家の最も重要な徳とみなし、より少ない解答と質問をすることの重要性を私たちに思い起こさせる。

文学研究に由来する物語倫理

私たちは今から、ここで考察されねばならない第二の「物語倫理」に向かう。物語倫理が生命倫理の中に姿を現わしたのと同じころ、1980年代の文学研究は物語倫理に関する独自の領域を創造していた。生物医学上の難題を解決する必要性よりもむしろ、この物語倫理が物語性と自己同一性という問題に関する基本的な探求法となった。文学の物語倫理を理解することは生命倫理学者たちにとって必須の――ヘルスケアにおける道徳的な問題を語る際の知的、関係的、そして構造的な側面にとって欠くことのできない――ものである。事実、文学の物語倫理はヘルスケアという環境における物語倫理の実践に知的な基盤を提供している。

文学研究および、**物語論**（narratology）と呼ばれるその一部門においては、物語と倫理の関係が特に注目される。この物語倫理には、読み手と彼らの読むテクストの間の倫理的関係にはっきりとした注意を払い始めた学者たちが集まっている[52]。彼らは、登場人物たちの陥る苦境と、彼らについて語る際の作者の行為の両方に倫理的に接し**なければ**、小説や詩やエッセイを読解することはできない、ということを理解するようになった。彼らがいたった理解によれば、読解とは、登場人物の行動を評価し、物語の語り手の信頼性あるいは非信頼性を判定し、物語――ある人物の人生に関して主張や異議を呈するような道徳的傾向を有する一つの世界――の中にある道徳的傾向や主張を評定する中で、読み手から倫理的認識を引き出すような活動的プロセスである。登場人物の意識と良心がテクストの中で暴露されるように、読み手の意識と良心もまた目覚めさせられるかもしれない。文学批評家や哲学者たちは次のように提案している。すなわち、物語的なテクストは真摯な読み手に個人の選択と現実性を新たに考究するための土台を与える。というのは、読み手とテクストの関係が倫理的行為のコンテクストを形づくっているからである、と[53]。それ自体がヘルスケアの問題に取り組んでいるわけではないが、文学の物語倫理は知識と展望に関して生命倫理の物語倫理に非常な貢献をしており、またその源泉となってきた。

精密かつ真摯に読むために、読み手はテクストとそれを読む体験の範囲内で意味の源泉を探る熱心な企てに乗り出す。文学研究者のアダム・ザカリー・ニュートン（Adam Zachary Newton）は『物語倫理（*Narrative Ethics*）』の中で、物語倫理は「ある種の倫理的状態を物語的言説に帰属させるものであり…（中略）…倫理的言説はしばしば物語的構造に依拠している」[54]と述べている。読み手は、作者と登場人物がその世界の道徳的感覚を造り上げていくありように心を開くという道徳的義務に応答する。危険を伴うことではあるが、このような文学的作業は、どのような物語的なテクストであっても、また、その延長としての、物語的なテクストが描写するどのような世界で提案された「基本原則」であっても受け入れるように読み手を促しつつ、人生のさまざまな出来事を意味づける他者のありように読み手を触れさせる。文学研究者J・ヒリス・ミラー（J. Hillis Miller）の言葉にあるように、「倫理と語りとの関係は釣り合いがとれたものでなくとも、相和したものでなくとも、切っても切れない関係にある」[55]。

歴史的な著作である『フィクションの修辞学（*The Rhetoric of Fiction*）』[b]の著者で文学研究者のウェイン・ブース

(Wayne Booth) は、『私たちが保つ絆 (*The Company We Keep*)』の中で彼の倫理的な立場を明確にしている。彼によれば、真摯に接するならば、本は読み手の人生の友の役割を果たす。そして、読み手の徐々に発達していく倫理的態度が彼または彼女が特定の本をどう理解するかに影響する一方で、同様にどの本もその倫理的態度のさらなる発達に貢献する[56]。友人と一緒に行く場合と同様に、時には嗜好の問題、また時には道徳的原則の問題として、人は一冊の本という同行者を受け入れることも拒絶することもできる、とブースは指摘している。メディアで広範に入手できる暴力的な文芸作品や偏狭な文芸作品の説得力を鑑みて、ブースの警告は、一生涯続く倫理基準を発達させることについて、まじめに読むことの力を評価したものだとみなされてきた。

文学の物語倫理は、文学的なテクストがそのプロットの中だけでなくその形式においても倫理的な力をはたらかせる、ということを私たちに気づかせる。物語論研究者のジェームズ・フェラン (James Phelan) は、読み手の倫理的作業は登場人物が道徳上の選択肢を秤にかける場合だけではなく、表現すること自体の倫理を検討する際にもなされている、と主張する。「私は、表現手法 (テクストが提供するシグナル) と読み手の認識上の理解や感情的な応答、そして倫理的な立場とのつながりに焦点を当てるのと同じように、倫理的な反応を物語そのものの表現手法と結びつける」[57]。このように形式と内容の二重のプロセスが読み手に影響を与え、読み手はその世界を知るにいたった個人的なプロセスを擬似的に経験しながら、生き生きと描写された世界について提案された現実性を点検させられる。実際、読むことは、その中で読み手が自分の深いところに根づいた判断様式——美、不快、心奪われるもの、そして道徳の——を知るようになる実験室なのである。

心理学と哲学の世界からは、読むことの倫理を意味づける補完的な手法がもたらされる。認知心理学という分野の提唱者であり、近年では文化心理学の提唱者でもあるジェローム・ブルーナー (Jerome Bruner) は、物語の文学的形態の意味生成に関する卓越性を主張している。「物語は、その有効性に関しては… (中略) …その『文学性』に依拠しているように見える… (中略) …物語は、『可能性の地平を拡大する』ために、比喩の力、すなわち、隠喩、換喩、提喩、含意などに依拠している」[58]。アリストテレス哲学の研究者マーサ・ヌスバウムは、自由と責任の問題に関する哲学的思考の資料として、文学作品、特にヘンリー・ジェイムズ（Henry James）の後期の小説を引用している。彼女の『愛の知（*Love's Knowledge*）』は、哲学的思考が哲学的言語の内部では完全なものにならず、それどころか、哲学的思考を表現するためには小説家特有の口語的表現が必要であって、ただ理解しようとするだけでも哲学的思考が言語に混乱を巻き起こす、ということを問題にしている。「『決断は認知に依拠している』というアリストテレス派の主張のもつ力とその真実性を示すために、私たちは…（中略）…道徳的選択の複雑性や不確定性、真の**難しさ**を私たちに示してくれるテクストを、そして、［ヘンリー・ジェイムズの『金色の盃（*The Golden Bowl*）』］〔c〕のような、子どもっぽさ、すなわち、なんらかの不可侵の法則の体系に従ってあらかじめすべてを定めておくような人生への拒絶を示してくれるテクストを必要とする」[59]。前述の二つの論評の中で、文学作品の形式と内容はいずれも、複数の道徳的な世界を正しく理解し、なんらかの区別をそれらの世界の中で行なうための、選択肢とまではいかなくとも準備がなされるという企てにとって重要なものであると理解されている。

このような物語倫理の文学研究の実践への取り組みは、ごく自然に私たちを生命倫理における物語倫理の実践に引き戻す。二種類の物語倫理は、日常生活における道徳の飽和状態を現実のものにすることに集約される。診療室の中で患者の物語を聴くのであろうと、ひじょうに手の込んだ小説の文章を読むのであろうと、私たちは、自分が経験していることを言葉で形式化する人間の能力を真剣に受け止める。私たちは、文学と臨床の両方の文脈の中で同一の物語的な技能を用いる。言葉という証拠を捕えるための訓練を受けていれば、語り手や書き手と彼らの世界で出会おうと試みるか、少なくとも、その世界で生きることがどのようなことなのかを思い描くことが可能になる。私たちの聴き手や読み手としての責務とは、他者の述べることの完全な意味を経験すること、他者の意味生成の努力に接することの重みを正しく認識すること、そして、このような記述が私たち自身の道徳的発達に与える影響を自覚することである。

コロンビア大学大学院ナラティブ・メディスン修士プログラムで物語倫理を教える際に、私たちはこのような実践の臨床的な面と同様に文学的な面も教えている。患者と患者の家族と臨床家がヘルスケアに関して適切な決定にいたることを援助するという臨床実践に加えて、物語倫理の教育には文学、法律、臨床のテクストの精密読解の訓練が必要とされる。物語倫理家は、学術的刊行物でも一般の社会的メディアでも、倫理的な問題についてのミクロレベルの議論だけでなくマクロレベルの議論にも影響を与えるような文章や口頭のコミュニケーションなら何であれ吟味するという義務を負っている。臨床倫理の事例や倫理的矛盾のノンフィクションの記述、そしてヘルスケアにおける道徳的問題の文学的描写などの精密読解は、物語倫理家の発達においてはすべからく重要である。あらゆる型の文章と図像の物語的構造を理解することと、物語的なものと倫理的なものの相互影響を追うことで、学習者はそこにはたらいている知性的、臨床的、イデオロギー的な力を特定し、それらの力に対して賢明に対応できるようになる。このような学習は、学習者をコミュニケーションの構造全体に関する生命倫理的言説の複雑さに触れさせ、他の人がヘルスケア倫理についてのあふれかえる情報を理解することを助けるための素養を身につけさせる。このような能力は、倫理家の知的な成長と、病いの内部にいる個々の患者やその家族への援助に関する潜在能力の両方に寄与する。

おそらく、二種類の物語倫理の最も重要な側面は、その世界への物語的な接触の倫理的本質を露わにすることである。特定のものが普遍的なものを明らかにするのと同様に、ある患者の個人的な倫理上のジレンマは、社会的かつ全世界的な不平等、および安全と平等に対する広範な脅威を指し示している。フェミニスト生命倫理学者のスーザン・シャーウィン（Susan Sherwin）は、気候の変化から増大する富/健康の不均衡にまで及ぶ喫緊の全世界的な脅威を取り扱う「公共倫理（public ethics）」を提唱している。シャーウィンは、生命倫理が個人的な道徳上のジレンマだけでなく集団的な道徳上の脅威に直面した際の応答責任を認識するように促しながら、フェミニスト的な関係性アプローチが生命倫理をこの段階にいたらしめうるという提案、後戻りできぬほど本質的に物語的な提案を詳しく述べている。

フェミニスト関係性理論（Feminist relational theory）は、個別の患者やケア提供者、管理者の行動だけでなく、社会にも目を向ける。そして、支配的価値観と制度上の選択肢が、これらの選択肢に付随する明白な諸問題にもかかわらず、どれほど特定の指示の中で個々の人間に指図しがちであるのかを問う。それは、公式非公式を問わず、さまざまな道徳的価値を追究する中で人間の組織のあらゆるレベルでの変化をわれわれが探し出すように促す。同様にそれは、人間を導いて潜在的な破滅から事前に逃《のが》れさせることを目的とする公共的な倫理を発展させる試みに取り組みたいと願う倫理学者たちに、一つの重要なモデルを提供するものでもある。[60]〔以後ページ数で引用を示す〕

このようなアプローチは、一個人または一組織の苦境だけでなく全世界的脅威の相互に連動した起源をも収めることができる広大な概念的領域のための容量を備えた、広範囲にわたる地平を必要とする。シャーウィンは続けて以下のように提案している。「われわれが必要とするのは、信頼できるガイドラインの探求という価値観を離れることなく自分自身の解釈を評価し、それらの議論と理解を推進したいと願う謙虚さを奨励するような倫理学へのアプローチである」(p.18)。

生命倫理家に要求される特質は――集団の倫理を扱うために彼らの視野を広げることを考慮すべきだとすれば――二種類の物語倫理によって与えられる能力に似ている。応答責任のネットワークに関する認識と、一部から全体に移動しその後に部分に帰ってゆく能力は、それらが発生して以来ずっと、基本的な物語の力の上に組み立てられた解釈的技能となっている。社会におけるこのような問題を話題にすることにさえ、会話を開かれたものにし、多様な視点を求め、意見の違う人を沈黙させることに頼らずに意見の相違を許容するための物語的技能が必要となる。物語能力(narrative competence)のさまざまな形態、これらは、私たちが特定のものに対する倫理的視点を多数の人々のための正義についての熟考へと高めることを可能にするような介入である。

哲学者のイェンス・ブロックマイヤー(Jens Brockmeier)とハンナ・メレトジャ(Hanna Meretoja)は次のように提案している。「私たちが物語の解釈学に必要不可欠だと考えるような点が一つあるとすれば、それは、言語的、推論的、芸術的文脈における物語の語りの諸問題への関与を、私たち（自身）の理解と世界内存在に対する物語的実践に関するより広範な存在の関連性と結びつけるようなやり方である」[61]。私たちは、二種類の物語倫理における発展について次のように考える。すなわち、それは、人の言葉を求め、多数の人々の視点を理解し、馴染みのない理解の仕方を受容する手段を発見して、私たちが生きるために与えられた人生をより完全に――私たちと同じ境遇に投げ込まれた人々とともに――生きるための関与や人間的接触、徹底した謙譲へと向かう成長に関する真摯な研究の証である、と。

ナラティブ・メディスンの倫理学の教育と実践

ナラティブ・メディスンは、文学の物語倫理と臨床の物語倫理両方の世界の住民であり、臨床倫理の考察が物語研究から現在得られる文学と修辞学の知見を考慮して行なわれうるようにこの二つの物語倫理を統合する用意ができている。

物語倫理は物語能力を通じて実践される倫理である。私たちは物語能力を、他者の物語を認識し、吸収し、解釈し、それに動かされて行動するという基本的な人間的技能と定義している[62]。このような倫理は、物語的な訓練を受けた倫理家／コンサルタントと、自分自身の実践の倫理的側面に深く注意を払えるようになるような物語的訓練を受けた臨床家の両方によって実践されうるものである。

物語倫理はいわば、生命倫理という舞台の中で実践されるナラティブ・メディスン**である**。アーサー・フランクは記している。

物語倫理は、好ましい一連の措置をめぐる対立に決着をつけることよりも、最初の時点で起こる相互理解の崩壊を防ぐことに関心をもっている。最も重要視されるのは、状況が事件に発展するのを防ぐことである。それゆえに物語倫理は、毎日の臨床実践の進行の仕方と、そのような実践が人々の病気の物語を尊重する仕方をその範囲に包含しながら、必然的にナラティブ・メディスンへと変容する…（中略）…倫理的矛盾——たとえば善行と対立する自律性——は、ナラティブ・メディスンを実践する医師ならば避けることができる……（後略）……[63]

物語倫理に必要とされる物語能力を発達させる方法の一つは、文学研究および精密読解の技能の発達によるものである。物語の語り手がどうして現在の状況にあるのかを理解することを目的として患者の物語に耳を傾けるには、文学的なテクストを読解する際に用いられるものと同一の物語能力が必要となる。偉大な文学の精密読解は、アリストテレスのいうところの実践知（*phronesis*）を通じて、道徳の複雑性と多義性の理解に必要となる物語能力を発達させる[64]。原則主義者たちは一つひとつの独特な事例の複雑性に配慮することの重要性に完全に気づいてはいるが、このような配慮をどのように促進するかについての手引きは提供してくれない[65]。決疑論者は、個々の事例の特定性に着目しているにもかかわらず、物語が形づくられる方法や、それらの物語がどのように機能し、何を意味し、結局のところ人がどのように事例に入っていくのか、といったことを説明しない。おおまかなやり方で、決疑論的推論の物語的性質に向かうふりをするのでは、私たちをその先へと進めることにはならない。

私たちはナラティブ・メディスン——精密読解、創造的執筆（creative writing）、他人の書いたものへの応答、共同で物語を構成すること——を教えることによって物語倫理を教える。テクストを読むことだけでなく、それについて語ることと、その影響下で執筆することが、学習の報酬を獲得するためには読み手に必要だと思われる。物語倫理家を作り上げる中で、前述のものと同様の観察力と意味づけの能力は、精密読解者と執筆者によって達成されるものであり、患者とその家族と臨床家、そして、より広い共同体についての意味生成を心に描き、それらを総合するための必須の装備である。一度でも精密読解者（close reader）となるために学習したことのある者は、精密傾聴者（close listener）となるだけの能力をもつ。執筆における表現の技能を一度でも高めたことのある者は、彼らがケアし、文章化された物語へと構成しようとしている語りの持ち主である患者に対して、この技能を貸し与えることができる。

これらの教育を通じて読み手は、彼または彼女の盲点や思い込み、偏見と同様に、自分が解釈する際の癖にも気づくことになる。敬意を払われている同僚の読み手たちの、さまざまな対照的反応は、勝者を宣言するための対立を前提とした議論にいたる必要がないどころか、どのような解釈についてであろうとその偶有的な基盤の相互的検討を始めることを可能にする。複数の読み手は可能性のある複数の解釈の範囲を共同で理解し、そのことは確実性という危険から各々の解釈を救い出す助けとなる。物語的な訓練は物語倫理における訓練の要《かなめ》であり、病いとケア、回復と死の中に折り重なる複数の物語への徹底的かつ決定的な注目と密接な関連をもっている。

このような教育は、物語倫理を実践するはずの人々にとって、もう一つの重要な機能を果たしている。すなわち、それは創造性を強化するのである。私たちは限りある生の中での想像力の営みの重要性――私たちは自分が想像できないものを生きることは選べない――を理解する。臨床家は、開示された採りうる選択肢の中から患者に選ぶ機会を与えたいならば、このように想像することに熟練していなければならない。この仕事に関わることは倫理的洞察と物語的認識――リクールが言及しているアリストテレスの**実践知**――の両方をはたらかせることにほかならない。物語的認識もしくは物語的論理は、物語の一貫性を主張するものではない。多くの場合、倫理上の衝突は、人が、すでに変化した自分の人生の状況にまったく合っていない物語を語るそのやり方のせいで起こる。このような場合、努力すべきことは次にやってくる物語を古い物語のパターンに適合させることではなくて、患者が自分の物語を語り、解釈するための新しいやり方、すなわち過去に生きるよりも前に向かって進む可能性を開くような道を想像する手助けをすることである。

私たちは、物語倫理は社会的正義に向かって動くという応答責任を有している、と教えている。自己という拘束衣を脱する技能を発達させる理由は、他者性を能動的に承認し、尊重するためである。文学研究者のドロシー・ヘイル(Dorothy Hale)は、小説を読むことは「異なるものであるという可能性を信じようとする意志」を可能にする、と提唱し、次のように結論づける。

小説の読み手の忌憚のない意見を聴くという経験、言い換えれば、小説によって行なわれる「歓迎」に対する読み手の応答は、社会的な多様性の獲得、すなわち、他者性の尊重を訓練するための必要条件であり、またそれはその小説の倫理的価値を明らかにするものである――さらにまた、そのような経験は文学研究、その中でも特に小説の読解が生み出すものであり、建設的な社会的変化に欠かせない前提条件でもある。[66]

ナラティブ・メディスンの実践から明らかになる物語倫理の理解は今や目前である。いくつかの性質は、それ自体がナラティブ・メディスンの一側面である、物語倫理の実践の一部として現われる。

物語倫理は再帰的な倫理である：物語を目指す倫理はヘルスケアにおける道徳的思考の遍在性に焦点を当てるのであって、倫理的な危機とはほど遠いところから適用される道徳的推論だけに焦点を当てるのではない[67]。再帰的実践としての物語倫理は、関係者たちが発生する問題を**倫理的なものだと**認識して彼らの共同作業全体を通じてそれらの問題に対応することを可能にしつつ、患者と患者をケアする人々が一緒に努力しているときにはいつでもリアルタイムに実行されている(再帰的な臨床実践についての議論は本書第12章を参照)。再帰性は、証人となる人々の共同体に、価値について考えること、そして道徳的な複数の選択肢を与えることを保証する。私たちはこの点に物語倫理とフェミニスト倫理およびケア倫理の一致を見る。ヒルデ・リンデマン・ネルソン(Hilde Lindemann Nelson)は書いている。

理論―法律モデルに関して言えば、道徳性とは、悪事かどうかを評価して合理的選択を行なうための規準としての、包括的な理論に由来する成文化された規則に適合するということである。物語的アプローチは…（中略）…そうではなく、道徳性を、相互に理解可能となり、そうであり続けるという継続的な個人間の課題であると理解する。それは私たちがそうなる、あるいはなりたいと望む人物像を示すものである。したがってそれは、孤独な判断ではなく、ともによく生きる方法の構築を必要としている探究者たちの共同体を前提とするという意味で協働的である。またそれは、ジェンダー、医療、民族性、あるいはたとえこの三つすべて同時に関してであっても、強力なイデオロギーに抵抗する手段を提供するのであるから、フェミニズム的である。[68]

物語倫理家が実際に倫理コンサルテーションに参加し、患者の人生における以前は知られていなかった深刻な困難の解決に寄与している一方で、自身も臨床家であるような物語倫理家もまた、臨床のケアそのものの組織の内部で患者を力づけるようなかたちで倫理を実践している。日常の倫理（everyday ethics）、緩やかな倫理（slow ethics）、ミクロ倫理（microethics）などと呼ばれるこの種の倫理的実践は、困難な状況の劇的な発生の代わりに、患者のケアのごく普通のさまざまな側面に注意を払う[69]。この場合、物語倫理家は臨床家であってコンサルタントではなく、その倫理的実践の文脈は患者に対する義務を負った専門的なケアとなる。この二者間の相互的かつ再帰的な知は、注意深い傾聴と認識という共通の実践の土台を築きながら、救急治療部にいた30時間、4日間の短期入院、あるいは診療所での数十年といった、さまざまなケアのエピソードで展開している。

情動と感情は物語倫理の中に存在し、そのために有益なものである：文学の物語倫理と臨床の物語倫理のいずれも、倫理的実践におけるさまざまな情動の重要性を認めている。物語論者たちは、神経科学と美学の専門用語に関する読解のプロセスを調査するのと同じように、共感、情緒、行為主体、想像力といった問題を取り上げる[70]。臨床判断における情動の位置づけや個々の患者と臨床家の関係という問題は、関係性倫理（relational ethics）やケア倫理を含んでおり、その他のヘルスケアの実践と同様に物語倫理の重要な一部分となっている[71]。共感もしくは同情という情動は、臨床判断に抵触するとみなされるよりはむしろ、ケアの源泉であると認められている。臨床家のセルフケアや臨床実践に関する道徳的苦悩、そして「倫理的な気構え（ethical mindedness）」と呼ばれてきたものの問題もまた、実践における情動への複合的かつ意識的な処理と解釈を必要としており、患者と同様に看護人をケアする（気遣う）ことを物語倫理家たちに思い起こさせてきた[72]。（ナラティブ・メディスンの教育と実践における情動の位置づけについては、本書第2章を参照）。

物語的実践は治療の手段というだけではなく、治療そのものでもある：自己に関する語りをもたらす物語的行為や、病いの物語を共同で創造することは、そのような語りを聴くことに熟練していれば、人をケアへと駆り立てるだけでなく、治癒を引き起こすこともある。それらの行為はケアの添え物ではない。なぜなら、それらはケアそのものなのだから。ナラティブ・メディスンと物語倫理は、ケアそのものの基本的な部分としてストーリーテリングを含む老年学や緩和ケアから生まれるさまざまな実践からも学んでいる。老い、死につつある人々は自分自身を認識するようになり、自分と他者を意味づけるようなやり方でその生活史を造り上げ、なんらかの美と非凡さを遺して亡くなる[73]。ナラティブ・メディスンと物語倫理は、自由な表現と注意深い傾聴という実践の治療上の効力を認める。文学研究者のデレック・アットリッジ（Derek Attridge）が「その仕事を公正に評価したいという衝動は、誰かがそれを読む際に新しく（そして常に違うように）それを生じさせる、という意味であり、倫理的な衝動、すなわちレヴィナス流の術語で言えば、相手を一般化可能な一組の特徴や統計値としてではなく非凡なものとして他者に応答することである」〔74〕と書いたとき、彼は文学作品を読むことではなく、一人の患者と対面することについて書いていたのかもしれない。配慮を成し遂げることと表現を実行することとは、ケアを行なうこと――患者とケアの提供者の両方に届くケア――の一部を成している。

ナラティブ・メディスンの実践とも一致する、物語倫理についてのこのようなさまざまな意見が、ナラティブ・メディスンと物語倫理の二つが深まっていく関係の端緒となることを私たちは願っている。私たちが本章の冒頭で述べた、物語性と自己同一性とのそれを彷彿とさせる相互作用の中で、ナラティブ・メディスンと物語倫理は臨床的ケアと倫理的ケアを一つにするための概念と方法を共同で創出することができる。いずれの実践も、ケアに関与する人々と話を聞かれることになる人々、そして傾聴という仕事をする人々の存在を受け入れる力を有しているのである。

付記

ほんとに見、ほんとに表現する努力は、「いつも」混乱を志向する勢いに直面しながら、そんなにたやすい仕事ではない。

――ヘンリー・ジェイムズ“*What Maisie Knew*（メイジーの知ったこと）”序文〔d〕

私たちは、患者との協力関係の中で控えめ、かつ入念に患者が言うことに耳を傾け、それを公正に扱っているとき、患者が**そのために**来院したものを送り届けている。**この**臨床家と**この**患者の存在を理解することは、期待されていた苦しみの軽減か、それが有用であったことを認めることのいずれかによって両者を成長させるようなケアのプロセスという、非凡な結果に帰着する。技巧的な介入は、この非凡な無私の傾聴の後に来る。その結果は、語り手と聴き手の間の癒しの関係の産物と根拠の両方、ということになるだろう。

トニ・モリスン（Toni Morrison）は、彼女自身の文学的影響をどのように理解しているかを述べたインタビューの中で、彼女の「本は、きわめて特殊な状況について書いたものです。そして、それらの状況の中で人々はきわめて特殊なことをします…（中略）…プロットや登場人物は、その中で私がさまざまな哲学的な問題を前提にできるような一つの言語を創造しようとする試みの一部なのです。私がそれらの問題をエッセイの中で表現するのではなくて、それらの問題は物語の一部になっているので、読者にこれらの問題をじっくりと考えてほしいと思います」〔75〕と語っている。モリソンの言葉を思い浮かべながら、哲学者のジョージ・ヤンシー（George Yancy）は次のように記している。

> モリソンは抽象的で普遍的な真実を描写しているわけではないが、自己であることが何を意味するのかを哲学的に解明するような「私的な歴史や公的な歴史の不幸な出来事」を描写している…（中略）…モリソンは想像力に満ちた**生きられた**宇宙、言い換えれば、生きられた存在の様式性をはっきりと述べることのできる力強い物語的宇宙の中に読者を放り込むことができる…（中略）…それゆえに、モリソンは物語と密接に関連した哲学的な問題を前提としている、と述べる者もいるかもしれない。結局のところ、私たちの人生とは生きられた物語であり、痛みや忍耐、矛盾、死、間主観性、苦しみ、人種的偏見、性差別、恐怖、トラウマ、喜び、そして超越の旅路なのである。モリソンは、抽象的で文脈に依存しない言説を避けながらも、それが世界内存在を意味することのもつ生身の現実性を具象化する文学の力を示している。〔76〕

ここで言う文学の力とは、ヘルスケアにおける物語的実践に力を与えるような世界内存在の現実性を具象化するということである。ナラティブ・メディスンにおける倫理の実践は、想像力が発揮されたならば、創造的革新となり、他に類を見ないものとなる。当事者の双方が接触したために自己をより明確に理解する場合、それは再帰的である。そして、それは互恵的であり、負債や先取特権や価値の減少をまったく残さず、その代わりに、人生の最後においてさえ相互成長をもたらす。神秘について熟考し、疑念と恐怖に耐え、援助を受け入れ、愛を認めることは、めぐり合うべき人間たち——二個の主体——にとって強力な尊重すべき方法である。始まりと同様に終わりにおいても、それは言葉である。

議論のしめくくりにリクールの言葉を添えよう。彼の革新的な哲学上の著作『時間と物語（*Time and Narrative*）』の中で、リクールは次のように述べている。「われわれが話を物語るのは、結局は、人生は物語られる必要があり、それに値するからである。この考察は、われわれが勝者と敗者の歴史を救いだす必要性を喚起する際に、十分な力を発揮する。苦難の歴史全体が…（中略）…物語を呼び求めている」〔e〕。

原註

［1］Brockmeier, *Beyond the Archive*, 181.

［2］Ricoeur, "Life in Quest of Narrative," 29.

［3］Ricoeur, "Life in Quest of Narrative," 32.

［4］Frank, *Wounded Storyteller*, 53.〔邦訳：アーサー・W・フランク（著）鈴木智之（訳）『傷ついた物語の語り手——身体・病い・倫理』ゆみる出版　2002年　83頁。ただし、原文はフランクの著書を忠実に引用していない（冒頭が how selves are…であるべきところ、[o]ur very selves となっている）ので、引用の前半部（「物語は……」より前）は邦訳を一部改変せざるをえなかった。該当部分の本来の訳は「シェイファーの仕事は、自己がいかに絶え間なく物語の中で再生産されていくのかを理解するための起点である」となる〕

［5］Herman, Jahn, and Ryan, *Routledge Encyclopedia of Narrative Theory*.

[6] Robinson, *Narrating the Past*.

[7] McAdams, "Role of Narrative" ; Bruner, *Act of Meaning*.〔邦訳：J・ブルーナー（著） 岡本夏木、中渡一美、吉村啓子（訳）（訳）『意味の復権——フォークサイコロジーに向けて』ミネルヴァ書房 1999年〕

[8] Czarniawska, *Narratives in Social Science*; Kreiswirth, "Merely Telling Stories?"; Riessman, *Narrative Methods*.〔邦訳：キャサリン・コーラー・リースマン（著） 大久保功子、宮坂道夫（監訳）『人間科学のためのナラティヴ研究法』クオリティケア 2014年〕

[9] Peters and Besley, "Narrative Turn."

[10] Reed et al., "Narrative Theology."

[11] Ricoeur, *Time and Narrative*.〔邦訳：ポール・リクール（著） 久米博（訳）『時間と物語』全三巻 新曜社 2004年〕

[12] Hamkins, *Art of Narrative Psychiatry*.

[13] Kreiswirth, "Merely Telling Stories?"

[14] Ricoeur, "Life in Quest of Narrative," 22–23.

[15] Gadamer, *Truth and Method*.〔邦訳：ハンス＝ゲオルク・ガダマー（著） 轡田収ほか（訳）『真理と方法——哲学的解釈学の要綱』全三巻 法政大学出版局 2012－2015年〕

[16] この章では文学的なテクスト以外の著作は取り扱わないが、その他の媒体における創作の倫理的側面についての議論に寄与している、美学理論や音楽理論に関する同様に重要な著作は複数存在する。その一例としては、Rabinowitz, "Rhetoric of Reference" を参照。

[17] Ricoeur, *Time and Narrative*, vol. 1.〔邦訳：前掲書［11］〕、特に第一章と第二章を参照。

[18] Dewey, *Art as Experience*.〔邦訳：ジョン・デューイ（著） 栗田修（訳）『経験としての芸術』晃洋書房 2010年〕

[19] Cleanth Brooks, *Well Wrought Urn*, 205–206.

[20] Gregory, *Shaped by Stories*, 37–38.

[21] Powers, "Richard Powers."

[22] Murdoch, *Black Prince*, 162.〔邦訳：アイリス・マードック（著） 鈴木寧（訳）『ブラック・プリンス』（上・下）講談社 1976年 上巻 191頁〕

[23] Nussbaum "Introduction," in Murdoch, *Black Prince*, xiii.〔未訳（邦訳にはない）〕

［24］Beauchamp and Childress, *Principles of Biomedical Ethics*.〔邦訳：トム・L・ビーチャム、ジェイムズ・F・チルドレス（著）　立木教夫、足立智孝（監訳）『生命医学倫理』麗澤大学出版会　2009年（原著第五版の訳）。本文で述べられているのは原著初版のことである〕

［25］National Commission for the Protection of Human Subjects of Biomedical and Behavioral Research, *Belmont Report*.

［26］Beauchamp, "Principlism and Its Alleged Competitors," 181.

［27］Beauchamp, "Principlism and Its Alleged Competitors," 182.

［28］Beauchamp, "Principlism and Its Alleged Competitors," 183.

［29］Beauchamp, "Principlism and Its Alleged Competitors," 184.〔引用内の〕傍点〔原著ではイタリック〕は原文のまま。

［30］原則主義の支配に挑戦しているさまざまな人文学や社会科学の分野の研究者たちによるエッセイ集としては、DuBose, Hamel, and O'Connell, *Matter of Principles?* を参照。また、Charon and Montello, *Stories Matter* および Hedgecoe, "Critical Bioethics"; Irvine, "Ethics of Self-Care"; Jones, "Literature and Medicine"; O'Toole, "Story of Ethics" なども参照。

［31］Bosk, *All God's Mistakes*, 171.〔未訳、ただし、この訳文はアーサー・W・フランク（著）　鈴木智之（訳）『傷ついた物語の語り手――身体・病い・倫理』ゆみる出版　2002年　204頁による〕

［32］Frank, *Wounded Storyteller*, 147.〔邦訳：前掲書［4］、203－204頁〕

［33］Cole, Goodrich, and Gritz, *Faculty Health in Academic Medicine*.

［34］Clouser, "Veatch, May, and Models"; Clouser and Gert, "A Critique of Principlism"; Clouser and Gert, "Morality vs. Principlism"; Gert, *Morality*.

［35］Clouser, "Common Morality," 223.

［36］Clouser, "Common Morality," 223.

［37］Jonsen, "Casuistry: An Alternative."

［38］Jonsen and Toulmin, *Abuse*.

［39］Jonsen, Siegler, and Winslade, *Clinical Ethics*.〔邦訳：アルバート・R・ジョンセン、マーク・シーグラーほか（著）赤林朗、蔵田伸雄、児玉聡（監訳）『臨床倫理学――臨床医学における倫理的決定のための実践的なアプローチ』新興医学出版社　2006年。本文で言及されているのは原著初版で、この訳書は原著第五版の訳〕

［40］Jonsen, "Casuistry: An Alternative," 243.

[41] Pellegrino, "Toward a Virtue-Based," 254.

[42] MacIntyre, *After Virtue*.〔邦訳：アラスデア・マッキンタイア（著） 篠崎榮（訳）『美徳なき時代』みすず書房　１９９３年〕

[43] Pellegrino, "Toward a Virtue-Based," 265.

[44] フェミニスト倫理と公共倫理に関する議論についてはSherwin, "Whither Bioethics?" を参照。フェミニスト生命倫理の展開に関する最新の展望については、Scully, Baldwin-Ragavan, and Fitzpatrick, *Feminist Bioetics* を参照。フェミニスト生命倫理の理論哲学への貢献に関する検討と批判については、Nelson, "Feminist Bioethics" およびRawlinson, "Concept of a Feminist Bioethics" を参照。

[45] 世紀の変わり目に出版された以下の二冊のエッセイ集は、臨床と理論の多様な視点から執筆を行なっている著者たちを集めて出版されたもので、物語倫理に関する事例とその〔＝物語倫理の〕限界について述べる助けとなる。Nelson, *Stories and their Limits* およびCharon and Montello, *Stories Matter* を参照。また、Brody, *Stories of Sickness* やHunter, *Doctor's Stories*〔邦訳：キャサリン・モンゴメリー（著） 斎藤清二・岸本寛史（監訳）『ドクターズ・ストーリーズ――医学の知の物語的構造』新曜社　２０１６年〕; Carson, "Interpretive Bioethics" も参照。

[46] 病いの倫理に関する現象学者の著作は、どのような患者の病いの経験も複雑なものであることと、患者と専門家の世界観と価値観がどれだけ懸絶しうるのかということの両方を患者と臨床家が認識する際の助けとなる。S・ケイ・トゥームズ、リチャード・ゼイナー、ドリュー・レダー、また最近ではハビ・カレルの独創的な著作は、患者の生きられた現実との接触を行なって、それらの現実を既成の選択肢として考慮に入れたいという臨床家たちに理論と方法の両方を与えている。Toombs, *Meaning of Illness*〔邦訳：S・カイ・トゥームズ（著） 永見勇（訳）『病いの意味――看護と患者理解のための現象学』日本看護協会出版会　２００１年〕; Zaner, *Conversation*; Leder, *Absent Body*; Carel, *Illness* を参照。

[47] 倫理上の事例史に関する文学ジャンルに影響を与えた研究書である、トッド・チャンバース（Tod Chambers）の *Fiction of Bioethics* を参照。また、文学研究者であり患者でもあるキャスリーン・コンウェイ（Kathlyn Conway）の徹底的な調査に基づく研究書 *Beyond Words* を参照。この研究書は、重篤な病いの中で患者が経験することを言語が表現しうること、あるいはできないことを詳しく検討している。

[48] Frank, "Why Study People's Stories ?", 111.

[49] 問いを立ててなんらかの結論にいたる研究法である質的研究法の背景については、ハーウィッツ（Hurwitz）、グリー

ンハル（Greenhalgh）、スカルタンス（Skultans）らの *Narrative Research*〔邦訳：ブライアン・ハーウィッツ、トリシャ・グリーンハル、ヴィーダ・スカルタンス（編）斎藤清二、岸本寛史、宮田靖志（監訳）『ナラティブ・ベイスト・メディスンの臨床研究』金剛出版　2009年〕を参照。キャスリーン・ウェルズ（Kathleen Wells）の *Narrative Inquiry* および（Eliot Mishler）の *Research Interviewing* は、記述に含まれた内在的な一貫性を探し出すための、物語に基礎を置いた方法に関する説得力のある記述となっている。

［50］マーサ・モンテロ（Martha Montello）が編集した、2014年発行の物語倫理についてのヘイスティングス・センター・レポート（*Hastings Center Reports*）特別号を参照。この号は、この領域が出現したころからこれらの実践を開発してきた多数の倫理学者と臨床家の展望を集めたものである（Montello, *Narrative Ethics*）。ドーソン・シュルツ（Dawson Schultz）とリディア・フラッシャー（Lydia Flasher）は、物語をそのまま受け取るという倫理家の責務は臨床的な実践知の行為である、ということを示唆している（Schultz and Flasher, "Charles Taylor"）。

［51］Churchill, "Narrative Awareness," S38.

［52］物語論の物語倫理への入門書としては、Newton, *Narrative Ethics* や Booth, *Company*; J. Hillis Miller, *Ethics of Reading*〔邦訳：J・ヒリス・ミラー（著）伊藤誓、大島由紀夫（訳）『読むことの倫理』法政大学出版局　2011年〕および *Literature as Conduct*; Phelan, *Living to Tell* および "Rhetoric, Ethics" を参照。

［53］Attridge, "Innovation"; Montgomery, "Literature, Literary Studies."

［54］Newton, *Narrative Ethics*, 8.

［55］J. Hillis Miller, *Ethics of Reading*, 2.〔邦訳：前掲書［52］、3頁〕

［56］Booth, *Company*, 38–39.

［57］Phelan, *Living to Tell*, 22.

［58］Bruner, *Acts of Meaning*, 59–60.〔邦訳：J・ブルーナー（著）岡本夏木、中渡一美、吉村啓子（訳）『意味の復権——フォークサイコロジーに向けて』ミネルヴァ書房　1999年　85頁。ただし、原著の引用は正確ではないので、本書では独自に訳した。正確な内容を知りたいという読者のために、以下、本書の引用部分に対応する箇所の岡本らの訳文を省略せずに引用させていただく。「というのは、物語は、その「仮定性」を論じた時にすでに指摘したように、それを有効に働かせるために、その『文学性』にたよっているように思われるからである。そのことは、日常的な話をくわしく話す時でさえあてはまる。物語はきわめて多くを比喩の力に、つまり、隠喩、換喩、提喩、含意などにたよっているのである。それらなしには、物語は『可能性の地平を広げる』力や、例外的なものと通常のものとのあら

ゆる多様な関係を探る力を失ってしまうだろう」〕
［59］ Nussbaum, *Love's Knowledge*, 142–143.
［60］ Sherwin, "Whither Bioethics?", 14.
［61］ Brockmeier and Meretoja, "Understanding Narrative," 2.
［62］ Charon, *Narrative Medicine*, 4.〔邦訳：リタ・シャロン（著）斎藤清二、岸本寛史、宮田靖志、山本和利（訳）『ナラティブ・メディスン――物語能力が医療を変える』医学書院　２０１１年　４頁〕
［63］ Frank, "Narrative Ethics as Dialogical," S16–S17.（この後の引用は見つからなかった）。
［64］ 文学的フィクションを読むことの影響に関する神経科学的研究は、文学を真剣に読むことが読者の他者の感情状態を認識する能力、あるいは他者の感情状態を想像する能力を強化する、という仮説を支持している。Kidd and Castano, "Reading Literary Fiction" および Djikic, Oatley, and Moldoveanu, "Reading Other Minds" を参照。
［65］ Beauchamp, "Principlism and Its Alleged Competitors" を参照。
［66］ Hale, "Fiction as Restriction," 189.
［67］ Geisler, "Value of Narrative Ethics."
［68］ Nelson, "Feminist Bioethics," 505.
［69］ Truog et al., "Microethics"；Gallagher, "Slow Ethics"；Carrese et al., "Everyday Ethics"；Branch, "Ethics of Patient Care."
［70］ Leys, "Turn to Affect"；Altieri, "Affect, Intentionality"；Keen, *Empathy*.
［71］ ケア倫理は、道徳的発達のフェミニスト理論に関するキャロル・ギリガン（Carol Gilligan）とネル・ノディングス（Nel Noddings）の著作が最初のきっかけとなって、ケアに携わる人々の個人的な応答責任という徹底的実践志向の概念のために理論的かつ実践的なガイドラインを発展させてきた。Tronto, *Moral Boundaries* および van Nistelrooij, Schaafsma, and Tronto, "Ricoeur and the Ethics of Care" を参照。
［72］ Guillemin and Gillam, "Emotions, Narratives"、Kearney et al., "Self-Care"、Pauly, Varcoe, and Storch, "Framing the Issue" を参照。
［73］ Kenyon, Bohlmeijer, and Randall, *Storying*; Baldwin, "Narrative Ethics"；Paulsen, "Narrative Ethics of Care."
［74］ Attridge, "Performing Metaphors," 28.
［75］ Dreifus, "Chloe Wofford Talks."

〔76〕 Yancy, *Black Bodies*, 217–218.

訳　註

〔a〕米国政府機関がアラバマ州タスキギーの黒人男性６００人を対象に行なった梅毒に関する集団研究。１９３２年から40年間続けられ、その間、対象となった梅毒患者は一切治療を施されなかった。

〔b〕邦訳：ウェイン・C・ブース（著）　米本弘一ほか（訳）『フィクションの修辞学（叢書 記号学的実践）』　書肆風の薔薇　１９９１年

〔c〕原著者による補い。

〔d〕訳文は、「『メイジーの知ったこと』への序文」　ヘンリー・ジェイムズ（著）　多田敏男（訳）『ヘンリー・ジェイムズ「ニューヨーク版」序文集』関西大学出版部　１９９０年に所収、１６１頁による。

〔e〕訳文は、ポール・リクール（著）　久米博（訳）『時間と物語１　新装版』新曜社　２００４年　１３４頁による。

第3部 教育における自己同一性

PART III

Identities in Pedagogy

CHAPTER 6

The Politics of the Pedagogy: Cripping, Queering and Un-homing Health Humanities

Sayantani DasGupta

第6章

教育の政治学——クリップ、クイア、アンホームの健康人文学

サヤンタニ・ダスグプタ

周縁にいるということは、全体の一部でありながら中心体の外側にいるということである。

——ベル・フックス *"Feminist Theory: From Margin to Center*（フェミニスト理論）" [1]

ここは誰の家？…（中略）…わたしの家ではない。わたしは別の、もっと明るく、やさしい家を夢見てきた。…（中略）…この家は異様だ。いつまでも影が霽《は》れないから。ねえ、教えて。どうしてわたしの鍵が錠前に合うの？

——トニ・モリスン "Home（ホーム）" [2]

序論

パウロ・フレイレ（Paulo Freire）からベル・フックス（bell hooks）、チャンドラー・タルパデー・モーハンティー（Chandra Talpade Mohanty）にいたるまでの教育理論家たちは、教育と学習は根本的に政治的行為である、と主張してきた［3］。ナラティブ・メディスンという新興の分野において、このことが真実であることは言うまでもない。そしてまた、ナラティブ・メディスンが聴き手と語り手の間のみならず大学教員と学生の間の間主観的な意味生成に基づいているがために、ナラティブ・メディスンの教室の中で起こることは、診察室の中で専門家と患者の間に生じうる種類の関係をモデルとするような相似的なプロセスになる。それにもかかわらず、単に医学生たちと一緒に物語を読む、あるいは看護師たちに物語を執筆させて共有させるというだけでは十分ではないということは認めねばならない。このような作業は、私たちが一緒に読み書きするテクストだけでなく、私たちの教室やワークショップ会場で経験し、生気を吹き込み、創造するような関連テクストにも注意を払い、権力と特権に対する慎重な配慮をもってなされなければならない。そうでなければ、ヘルスケアの内部における物語的作業は、その実践と教育の内部にその領域が扱うことになっている伝統的な医学のものとまったく同じ階級的・抑圧的な権力の力学を再現する可能性を持ち込む、という危険を冒すことになる。それゆえに、ナラティブ・メディスンは専門家の地位に内在する権力の利用に対して厳重に警戒するように主張しなければならない。モーハンティーは次のように書いている。

> 教育とは意味を探求する闘いであるとともに、権力関係をめぐる闘いである…（中略）…教育は、不均衡な社会的・政治的空間に置かれた個人や集団の生きた文化の外で、権力と政治が機能する中心領域なのだ…（中略）…学界で議論すべき大問題は…（中略）…周縁の人々の個人的・集団的な知、支配と抵抗の

対抗的な歴史の回復といった問題〔である〕。［4］

健康人文学（health humanity）の内部にこのような対抗的な知を探し求めることは可能だろうか？［5］ たとえば、前述の多数の分野を不具にし（crip）、逸脱させ（queer）、家なしにする（un-home）ということは何を意味するのだろうか？

クリッピング（cripping）とクィアリング（queering）という言葉はどちらも、周縁から中心にいたるまでのある種の知に関する運動を暗示するために用いられてきた。それらの言葉は、伝統的な理解の土台を掘り崩し、それに代わるべき視野を開くこと――障害者とクィアに関する政治活動への認識を改めるだけにとどまらず、知や行動の原理を再概念化すること――を暗に意味している。

私は、クリップ、クィア、もしくはトランス（trans*）［6］、にアイデンティティを置いていないが、ここでは、その闘争における同盟者として、また、クリップ、クィア、トランスに関する運動と理論に依拠する仕事を頻繁にする者として、これらの言葉を連帯者として使用する。有色人種の、そして学者で運動家である一女性として、私は「季刊　障害研究（*Disability Studies Quarterly*）」の中でサーミ・シャルク（Sami Schalk）が２０１３年に発した言葉を思い起こす。

私は障害をもつものではないが、それでも、「クリップ」という用語を、フェミニストやクィア・クリップ理論家／傷害者理論家が説明しているようにみなすようになってきた…（中略）…マイノリティ主義者の中での／を横断する／の間の、特定を行なわないプロセスは、結託理論（coalitional theory）と政治的連帯を考慮に入れることができる…（中略）…結託理論と言うことで、私は、多様にマイノリティー化された立場を占める人々だけに限られることのない、多様なマイノリティーの集団を含むような諸理論を意味している。［7］

私はまた、デイビッド・エング（David Eng）とジュディス・ハルバースタム（Judith Halberstam）、そしてホセ・エステバン・ムニョス（José Esteban Muñoz）から有名な質問を、すなわち、彼らが共同編集した『ソーシャル・テクスト（*Social Text*）』2005年号から「現在のクィア理論を取り巻くクィアとは何か」を借用することにする。このエッセイの中で、彼らは「その術語「クィアネス（queerness）」に関する政治的な取り決めは、性別に加えて人種やジェンダー、階級、国籍、宗教などが含まれるような多様な社会的対立への幅広い批判の中に、明確に存在する」と示唆している〔8〕。そしてまた、私がこのエッセイを概念化するということは、このようなクリッピングとクィアリングの両方に対する広範な理解を伴うものであり、ポストコロニアル時代における「ホーム（home）」への理解や文学理論家のホミ・バーバ（Homi Bhabha）〔a〕が「非ホーム性（unhomeliness）」と呼ぶものの影響を受けてもいる〔9〕。私の試みというのは、モーハンティーが示唆しているところと同じく、健康人文学に関するものを含むすべての教室が植民地化を進める教育空間となる危険を冒さないように「知そのものを同時に批判する」ような、根本的な教育実践を明らかにしてみせることである〔10〕。そしてまた、私はこのエッセイを書いている今このときでさえも、自分がまだ「順応し、同化し、非政治的なものとなる」〔11〕危険を冒しているのかもしれない、ということを認める。つまるところ、私はベル・フックスが「完全な開放性の空間としての周縁」と呼ぶものに基づいて書くことになる。彼女の言葉を借りれば、「周縁性は権利の剥奪の現場よりもっと大きなものである…（中略）…それは徹底的な可能性の場であり、抵抗の空間であり…（中略）…ヘゲモニーに対抗する言説を生産するための中心となる場所である」〔12〕。最終的に私は、自分自身が展開している教育的かつ政治的な実践について、「私」が位置している立場から控えめに書くことになるだろう。このことは、他の教師や学者が私の実践を共有しないということを意味するものではない。

クリップの政治学と健康人文学の医療化

私がこれまでに健康人文学の領域で教えた中で最初の科目は、初めは「病いの物語──病いの体験の理解」と呼ばれていたゼミだった。私はその科目をサラ・ローレンス大学（Sarah Lawrence College）のヘルス・アドボカシー（医療における患者の権利擁護）大学院プログラムにおける必修科目の一部としてデザインした[13]。そのプログラムでは、「病人の体験を理解する」[14]将来のアドボケート（権利擁護者）の助けとなるような患者心理学（patient psychology）の科目を以前から提供していたので、私は深く考えずにその言い回しを自分の科目の名前に取り入れたのだった。

そう、私はその最初期のシラバスさえ政治を念頭に置いてデザインしていた。２００１年度の私の科目は、「われわれ」による「彼ら」の還元主義的研究を通じてではなく、病人自身の声に耳を傾けることを通じて、ヘルス・アドボケートが病いの体験を理解する助けとなるように構想されていた。そのうえで私は、健康な専門家と病気の患者という不自然な二分法を取り除き、将来のアドボケートたちが彼ら自身の個人的な病いとケアの体験を探求することを可能にしたいと思っていた。この活動〔＝患者の話を聴くこと〕によって、私の学生たちは、専門的関係の両側に傷つきやすい肉体が存在しているのだ、ということに気づいただけでなく、彼ら自身の傾聴という枠組み、言い換えれば、彼らが自分が将来することになる診療につながる個人的かつ専門的な物語を発見し始めることになった。そこで、その初期の授業には多様な教育形式、つまり、私が今でも使っている課題が組み込まれることになった。その課題とは、病いの回想録の読解、学生の個人的な病いやケアの物語の執筆、慢性的な病いを抱えた個人への口頭での病歴聴取などだった[15]。

権力と特権は、そもそもの始まりから私の教育の中心だった。パウロ・フレイレとベル・フックスに影響されて、自分はご高説を垂れる教師よりはむしろ共同学習者、ファシリテーターだと私は考えていた。フレイレが銀行型教育法と名づけたもの、すなわち、純粋な知識は銀行の金庫室のように開かれた学生の精神の中に蓄えられるために専門家の唇から直接流れ出るものであるという考え方を、私は信用しなかった。その代わり、私の学生たちが彼ら自身とともに教室にもたらした専門知識を認めてやりたいという思いが私の教育上の選択——授業中の議論を促進する方法に始まり、その中で私が質問に上手に答えるだけでなく欲求不満や好奇心、緊張と興味を探りながら自分の教室の「熱気を受け取る」こともできる「営業時間」が存在するように授業を開始することにいたるまで——に深く影響を与えた。これらの実践は今日でも私とともにある。

それと同様に、私の学生たちが週一回書く個人的な病いとケアの物語、形式やジャンルや観点が毎週異なる課題は、学問的なものに影響を与える個人、言い換えれば具体的な仕方で専門家に情報を提供する一私人が存在する余地を作り出すものだった[16]。私はこの実践について他のところでも、医療の物語の主人公としての専門家を「中心から外す(decenter)」方法であり、ヘルスケア実践家と患者の双方に肉体的な脆弱性を受け入れさせる方法である、と書いている[17]。哲学者のジュディス・バトラー(Judith Butler)が主張するように、この種の主役的自己の非中心化(decentering)は、世界に対する自己中心的な二分的理解(「われわれ」対「彼ら」)を越えて導くような、重要な社会的正義の行為である[18]。バトラーは9・11以後実質的に崩壊した、米国の国家的安全と国際的支配力という幻想について熟考しているのだが、彼女の言葉は、医学文化においてひじょうに一般的な、専門家の完全性という幻想にも同様に当てはまりうるものである。「だが私たちは、この傷つきやすさを無視できないだろう。私たちはそれにつき合い、寄り添いさえして、こうした身体的な可傷性、すなわち、私たちが消滅させられたり、他者を喪失したりする状況を念頭に置き続けることで、どんな政治が可能になるかを考え始めるのだ」[19]。

しかし、私たちがその初期の科目で一緒に読んでいたテクストには、私が自分の学生たちに吹き込もうと努めていた、権力とヒエラルキーへの注目が不足していた。言語、執筆の時間、出版の機会を得る能力といったものへの接近手段は誰が手にしているか？　私たちが耳にすることのないさまざまな声は誰のものなのか？　私たちが読んでいた病いの体験記の作者たちにのしかかる階級や人種やその他の特権——有色人種や労働階級、クィアの作家たち、生まれつき英語を母語としていない人々のためのものは少ない――のために、私は自分の学生たちとともに絶えずこれらの疑問を問いかけざるをえなかった。結局私は、さまざまな文字になった物語ジャンルと文字になっていない物語ジャンル――脳性麻痺と鎌状《かまじょう》赤血球貧血症についての詩の朗読に始まり、障害とポリオ後症候群に関する映画、小児癌から高齢患者に対するケアにいたるまでのあらゆる物事についての写実的な体験記まで――を探し求めることになった。しかし最終的に私は、自分が医学の支配階級の声よりもむしろ「病人の声に耳を傾けること」に依拠しているとどれほど過激に考えているとしても、「病い」「疾患」「患者であること」といった術語の諸要素と限界そのものが自分をひじょうに狭い研究分野に閉じ込めている、という認識に直面しなければならなかった。

自分自身の指導を批判するための言葉を私に与えてくれたのは、障害者研究と障害者運動だった。伝統的医学の中で訓練を受けた者として、私は、病いや障害、健康といった医学化された観点に縛りつけられている、したがって私が割り当てたテクストはみな医学化されたレンズを通じて漏れ出たものだ、と感じた。私はここで「医学化」という言葉を、障害や疾患、もしくは身体に現われた相違（embodied difference）をもった個人が「病気」であると分類され、医学の支配階級と医学の専門家の支配権の下に置かれる、というあり方を暗示するために用いている。このモデルは損傷というレンズのみをとおして相違を眺めるものであり、社会学者のアーサー・フランク（Arthur Frank）が医学の回復の物語への傾倒として批判したものと関係があることは疑いない。回復の物語とは、あらゆる状況は医学的介入を通じて治療可能であり、そしてそれ［＝医学的介入］は「病人」を健康かつ「正常」な状態に復帰させるという信念である[20]。

私が自分たちの領域の医学化の危険性を理解する助けとなったのは障害者理論だった。現在主流となっている医学が、「患者」と呼ばれる何者かの医療提供者やヘルスケア産業との関係にその根拠を置いているのだとすれば、その患者の病いや障害、あるいはその他の身体に現われた相違は必然的に臨床家および診断カテゴリーという要因によって定義されることになる。定義の権力は自己の外側に存在し、したがってまた、医療提供者と医学の支配階級とともにあることになる。私たちはナラティブ・メディスンやその他の健康人文学の分野において、患者の声に耳を傾けて尊重することについて良く語るのだが、本当は「臨床家」と「患者」の二分法に対してなされた挑戦そのものが絶えず強調されねばならないのである。

健康人文学の教室の中で、学習者とファシリテーターはしばしば、口述歴史学者のアレッサンドロ・ポルテッリ(Alessandro Portelli)が以下の文章で示唆しているような医学の関係における多様性、またそれを臨床家が熟考することの必要性を話題にする。

インタビュー inter-view とは、二つの主体がやりとりすることであり、文字通り、お互いに見つめあうことだ。もう片方が相手を見返さない限り、一方が本当の意味で他方を見ることはできない。なんらかの相互性が確立されない限り、関係しあう二つの主体が一緒に活動することはできない。したがって、フィールド調査をする人は、対等であることで利益を得る。なぜならそれは、よりゆがみのないコミュニケーションとより偏りの少ないデータ収集のための条件だからだ。[21]

オーラルヒストリーに関するこのような定式化は、人文学とヘルスケアの交差する場で働いている臨床家や教師にも拡張されうる。治療と教育は原理的に間主観的なインター/ビュー(inter/view)であり、そのようなものとしては、平等な体験である。ここで言う平等には、医師や看護師や学者が彼らの知識と権威を放棄することは含意されていない。それどころかむしろ、私たちの学生やクライエントや患者のより良いケア、また私たち自身にとってより満足のいく専門的な関係を促進するために、私たち自身を多様性と情報公開の場に配置することを含意しているのである。

しかし、患者であることや診断カテゴリーにまったく根拠を置かない平等についてはどうなのか? あらゆる医学の専門家や医療組織との関係の外にいる病んだ個人や障害をもった個人の人生については? また、診断を受けられないか、あるいは受けるつもりのない人は? 障害者研究は健康人文学に、単なる「患者モデル」と対立するものとして、身体に現われた相違という「市民権モデル」を提供する[22]。G・トーマス・コーサー（G. Thomas Couser）などの障害者研究者たちは次のように指摘している。すなわち、社会的な障害モデルとは、あらゆる人間が異なる能力をもっており、したがって人を障害者にしているものは身体的、経済的、社会文化的な同等のアクセスの欠如である、ということを示唆するものである、と[23]。これは、医学の支配階級あるいは健康に関する規範的な束縛要素との関係の外で、身体に現われた相違と心理的な相違を理解するモデルである。同定と定義という権力が必ず臨床家や診断カテゴリーにあるのではなく、むしろ個々の人間そのものにあるようなモデルである。社会的障害モデルもまた、他の人々によって病いや障害と考えられていながら、問題となっている個人には必ずしもそう考えられていないようなもののための余地を潜在的に作り出している。その適切な例としては、聾（Deafness）という経験、言い換えれば、損傷あるいは傷害とみなされる難聴（deafness）とは一線を画する、（病気でも障害でもない）言語的相違という文化的カテゴリーがある[24]。聾者の共同体は、自分たちのことを言語的マイノリティーであり、民族や性的マイノリティーの集団と同じように、抑圧と迫り来る消去の歴史――聾者に手話を教えることに反対し、彼らが「人間という種族の耳が聞こえない変種」を創り出すことがないように個々の聾の人々の通婚にさえ反対したアレクサンダー・グラハム・ベル（Alexander Graham Bell）などの口話主義者から、手話をやめて読唇術に移行する動きはもちろん、現代の蝸牛インプラントの使用にいたるまで――をもつ一つの文化であるとみなしている[25]。病気あるいは障害とみなされることへの聾者の共同体の抵抗は、私たちの試みを強調するような政治的選択である。自分たちのことを決して「病気である（あるいは、障害者である）」とみなさない人々の体験を尊重する余地を、どのようにすれば私たちの領域の中に作り出せるのだろうか？

私のシラバスをクリップすることは、その授業の内容だけでなくタイトルも変えること（私はそれを「病いと障害の物語」と呼んで、「その経験に対する理解」という考え方を抜かしていた）を意味していた。私は、それぞれに異なる医学的診断をもつ多数の個人の手で書かれた一連の体験記よりはむしろ、自分のシラバスを常に拡大し続ける輪の連なり——中心に自己、それを囲む家族や共同体、文化、社会政治といった複数の輪——として概念化し始めた。その結果、その学期の科目が終わるまで疾患や個々の障害の派生形に費やされる週は存在せず、むしろ、多様なジャンルと形式の中で身体や声、自己、ケアの実践、身体化と文化的自己同一性といった問題を扱う作業に費やされることになった。

確固たる回答という確実性を探し求めるよりはむしろ、私は学生たちと一緒に自分自身の不安について率直になった——そして今もそうであり続けている。「病いと障害の物語」と名づけられた科目を教えるということは何を意味するのか？　このような定式化は、少なくとも障害者理論の側からはまったく正反対のものである二つの状態をやむをえず同等のものにしているのか？　聾のような、その共同体のメンバーが病気とも障害とも認めていない経験についてはどうなのか？　「ナラティブ・メディスン」という領域の中でこのような医学の権力と特権を批判する科目を教えることは何を意味しているのか？　私たちのクラスは、チャンドラー・タルパデー・モーハンティーが学界における有色人種の女性について書いたように、根本的に私たちがその内部で教えている枠組みに挑戦していない、多様性に対する薄っぺらな同意なのだろうか？[26]　そのことは今も、この領域とこの仕事における自分自身のポジショナリティに対して私を批判的なままにさせている懸念であり続けている。オードリー・ロード（Audre Lorde）の言葉に次のようなものがある。

なぜなら、主人の道具が主人の家を壊すことは決してないだろうから。彼らは私たちが一時的に彼自身のゲームの中で彼を打つことは許すかもしれないが、私たちが真の変化をもたらすことを可能にすることは決してない。人種差別と同性愛嫌悪は、この場、この時での私たち全員の人生の現実的な状況である。私は、この場にいる私たち一人ひとりが彼女自身の内側にある知の深い場所に到達し、この場で生きているあらゆる相違への恐怖と嫌悪に触れるように、強く勧める。誰の顔を身につけているのかを見ること。そうすれば、個人的なものは政治的である、ということが、私たちのすべての選択の権利を明らかにし始めることが可能になる。[27]

障害者研究の観点と医学的観点を真の意味で一体にすることは可能なのか？　これが、私がこの仕事の中で探求し続けている疑問である。

クィアの政治学と明瞭性の問題

２０１４年初頭、トランスジェンダーの女優ラバーン・コックス（Laverne Cox）が、「トランスジェンダーの転換点」という大見出しとともに「タイム」誌（*Time Magazine*）の表紙に登場した[28]。近年トランス・アクティビズム（trans* activism）が主要な定期刊行物の中で多くの注目を集めていくにつれて、私もまた、健康人文学に関する政治と学際的な領域の一人の教師としての私自身の責任を理解することに関する「転換点」に到達していた。

２０１３年、私は、コロンビア大学のナラティブ・メディスン修士プログラムですでに何度か講義していた「物語と健康と社会正義」〔という〕大学院のセミナーを受け持つことになり、コロンビア大学比較文学・社会センターの医学・文学・社会専攻コース（Medicine, Literature and Society Major track）〔b〕の学部のセミナーとしても提供することにした（ゆくゆくは、この科目を民族・人種研究センターの学部学生にも提供することになるだろう）。身体と身体化を論じたある授業の中で、私たちは「誰の身体が『数に入る』のか?」「誰の身体が『数に入れられない』のか?」というようなことを自問した。この授業のために、私はいつもしているようにケイト・デイビス（Kate Davis）の２００１

年のドキュメンタリー映画『ロバート・イーズ』（原題：*Southern Comfort*）を自分のクラスの学生に見せた。それは、ジョージア州の田舎で生まれ育ったロバート・イーズ（Robert Eads）の子宮癌による死――これは部分的には、診察室で（まだ損なわれていない「女性の」生殖器をもった）一人のトランスジェンダーの男性に会うことを拒否した医師たちに帰されるべきである――を記録したものである。その映画は力強いもので、デイビスの映画製作の倫理――イーズをのぞき見的で煽情的に仕立てるような観点を避け、イーズのガールフレンドのローラ（Lola；トランスジェンダーの女性）との関係や彼らのトランスジェンダーの友人たちとのつながり、すなわちイーズの「選ばれた家族」に焦点を当てる――のみならず、医療の怠慢やトランスジェンダーの共同体、医師の偏見といったことをそのクラスの学生たちに議論させることになった。

デイビスのドキュメンタリーと並行して、私は学生たちに――いつものように――「曖昧な生殖器」をもつ幼児らに対する医学的なジェンダー適合手術に関するジュディス・バトラーの作品と、「遂行的活動」としてのジェンダーに関する彼女の古典的な作品の両方を読ませた。バトラーの言葉を借りれば、「私たちは、男性であることや女性であることの印象を強化するように行動し、歩き、語り、会話しています…（中略）…私たちは、まるで男性というものや女性というものが実際に内的な実在か、あるいは私たちに関するまったくの真実、私たちに関する事実であるものであるように行動しますが、実際にはそれはどんなときにも生み出され、再生産されている現象なのです」[29]。

私は多くの場合、大学院のセミナーで『ロバート・イーズ』を観た週に、まったく違う映画の一カットを見せることによって私たちのクラスの議論を始める。その違う映画とは、ダンカン・タッカー監督（Duncan Tucker）の２００５年制作の『トランスアメリカ（*Transamerica*）』[30]で、ブリーという名のトランスジェンダーの女性（非トランスの女優フェリシティ・ハフマン（Felicity Huffman）が演じている）が、彼女が過去にもうけたのだが本人はそのことを知らないティィーンエイジャーの息子と一緒に米国横断の旅をする、という全米横断旅行の相棒もの映画である。問題のカットはハフマンが「女性の」声を出す練習をしているところから始まり、それから典型的なピンクのスカートスーツとストッキングを身に着け、爪にマニキュアを塗り、髪にブラシをかけ、典型的な「女性の」歩き方を練習する、といった場面が続く。その後でハフマンの演じる登場人物は最後に精神科医の診察室に行き、そこで、性転換手術を受けることを許可する書類に医師のサインをもらうために、GID（性同一性障害）を伴う診断の証明という試練を受けなければならなくなる。

私がこのカットを見せる目的はいつでも、学生たちにジェンダーの二分法を管理する際の医学の役割について考えさせるのと同様に、遂行的行為としてのジェンダーについても考えさせることである。そのカットには、以下のようなブリーと医師の間のやりとりが含まれている。

「アメリカ精神医学協会は性別違和（gender dysphoria）をひじょうに重い精神障害に分類しています」——医師

「手術が終われば、婦人科の医者だって私の身体には普通だってこと以外には何も見つけられないでしょう。私は女性になります。形成外科医が『精神障害』を治療できるのはおかしいってことがわからないんですか？」——ブリー

そのカットは（ジェンダー・）クィアの身体がどのように医療化されているか、そして還元主義的な診断カテゴリー化に従うことをトランスの人々がどのように強いられているのかを潜在的には批判的に描いているにもかかわらず、私の洗練された学部学生たちは『トランスアメリカ』に失望したどころではなかった。ある学生の言葉を私が忘れることは決してないだろう。その学生は、彼自身はトランスではなかったが、自分をその共同体の支持者であるとみなしていた。フェリシティ・ハフマンはトランスとみなされる女優以上の役割を与えられるべきなのか、という問題を無視して、この学生は、その映画が二分的なジェンダーの表示物（ピンクの服、爪など）に焦点を当てているのは、シスが支配する社会のトランスの身体——特にトランスの生殖器——に対する窃視的な憧れの典型だ、と強く主張した。「この映画

はただ単に、トランスの家族は他のどんな人のこともこういうふうに理解できるようになる義務がある、という考え方を強めているだけなんです」と私の学生は主張した。『ロバート・イーズ』とは違って『トランスアメリカ』のようなメインストリームの映画では、会話が身体上の性転換から逸れることはほとんどなく、実際にはジェンダーの二分法の硬直性を強化しただけである、と彼は示唆したのだ。トランスの個人は、この学生の主張するところでは、二分された二つのジェンダーのどちらかが一方からもう一方に向かう途上にしっかりと乗っている場合、メインストリームに理解できるというだけのものである。そのような物語にはジェンダーの二分法そのものへの挑戦が入る余地はないし、ジェンダーの流動性や、他者によるジェンダーと身体の「理解」をいかなる意味でも明らかにするよりもむしろ曖昧なものにしようとする人々の入る余地がない、と言うのだった。

理解可能性と認知の要求に関係のある私のクラスの学部学生のコメントに大いに心動かされて、私は、トランスジェンダーの女優であり運動家のラバーン・コックスがケイティ・クーリック（Katie Couric）にインタビューされている2014年の記事を通じて、『ロバート・イーズ』およびトランスの健康問題にそのクラスの議論を導き始めた。彼女の性転換や生殖器、外科手術の有無についてのクーリックのかなり鋭い質問に対して、コックスは回答を拒否し、その代わりに次のように述べている。

> 性転換や手術にばかり関心をもつのは、トランスの人たちを単なる物とみなすことです。そうした場合、私たちは現実の生きた経験を本当に論じていないということになります——トランスの人々の人生の現実は、ひじょうにしばしば私たちが暴力の標的になる、ということです。私たちは共同体の他の人たちと比べて不釣り合いなほど差別を経験します。私たちの失業率は国内の平均値の2倍です。有色人種のトランスなら、国内平均の4倍です。ＬＧＢＴの共同体の中での殺人の割合は、トランスの女性の間で一番高くなっています。それなのに、もし私たちがここで性転換に焦点を当てれば、それらの事柄について話せな

いことになります。[31]

他人の「真の自己／真の身体」を「知る」ための要求が監視下の状態に特有のものであることは言うまでもない。フーコー（Michel Foucault）の生権力（biopower）の規律統制とは反対に、現代の監視は、他者についての知識を得ることが最高の重要性をもつような監視人集団に根拠を置いている[32]。ここでもまた有益なのは、ジュディス・バトラーの権力としての承認（recognition-as-power）に関する論評である。

> 私たちが利用可能な承認のスキーマが承認を与えることによってその人物を「なかったことにする」か、あるいは承認を保留することでその人物を「なかったものにする」ようなものである場合、承認はその人間を違ったかたちで生み出す権力の場となる…（中略）…誰が、そして何が現実であり真実であると考えられるのか、という問題は、一見すると知識の問題のようである。しかしそれはまた、ミシェル・フーコーが明らかにするように、権力の問題なのである。[33]

バトラーの承認に関する論評は、トランスジェンダーの身体について知りたいというケイティ・クーリックの願望と、その質問を曖昧なままにしてその代わりにトランスジェンダーの人生に注目するというラバーン・コックスの要求の間の緊張関係に関する私たちの理解を深めてくれる。

アンホームのナラティブ・メディスン――複数の教育的枠組み

ポストコロニアル的関係に向けてクーリックとコックスの対話を書いたことで、私は人種的関係と帝国主義的関係と同様にジェンダーと性的自己同一性の両方を検討するようなテクストを議論する機会を得た。「身体化された境界――ディアスポラ文学とナラティブ・メディスン」という科目で私がナラティブ・メディスンの大学院生たちと一緒に読んだ、デイヴィッド・ヘンリー・ウォン（David Henry Hwang）による1998年の戯曲『M・バタフライ（*M. Butterfly*）』のことを考えてみよう。その戯曲に関して言えば、植民者によって植民地化された人々を認識するということは、オリエンタリズムと人種の二分法という地図を用いる帝国主義的な「自己（Self）」によって「他者（Other）」が概念化される、という想像的な冒険である[34]。ウォンの戯曲は、長年にわたって政府の機密を中国人の恋人に渡していたことが明らかになり反逆罪で投獄されたフランスの外交官、ルネ・ガリマール（Rene Gallimard）の現実に起こった話を利用したものである[c]。ウォンの戯曲の中核をなすガリマールの実際の試練とは、彼の恋人のソン・リリン（Song Lilling）が女性を装っていた男性だったことに、20年以上の関係していた期間を通じてまったく気がつかなかった、というそのフランス人の主張だった。ウォンの劇の中では、ほとんどの部分でガリマールは現実の男性や女性に恋しているのではなく、完璧な「東洋風の」女性という彼が想像した観念、すなわち自己犠牲的でエキゾチックで高貴な蝶々夫人（Madame Butterfly）に恋していることになっている。劇の終わりにソンが自分の一糸まとわぬ（男性の）身体を見るようにガリマールに要求するときに、次のようなやりとりが行なわれる。

ガリマール　じゃなんなんだ？

……(中略)……

ソン　私はあんたのバタフライ。着物の下、中の中にいたのは、いつも私。さあ、目をあけて、認めるんだ――私を愛していると。

……(中略)……

ガリマール　真実の自分を見せたことだよ。私が愛していたのは嘘のほうだったのに。完璧な嘘、それを床に投げすててしまった――もう古びて汚れているよ。

ソン　じゃ――本当に私を愛したんじゃないのか？　芝居をしていた時だけ？

ガリマール　私は、男が作り出した女を愛した男なんだ。それ以外は――どれも不足だね。…(中略)…私は想像力そのものだって。そして私は想像の世界にとどまるんだ。さあ、出て行け！[35]

ここではさらに、サバルタン[d]の肉体を知ることを植民者が要求するという複雑な要素がある。ガリマールの場合、彼が求めるものは彼の幻想の「東洋の女性」であり、ソンにとってはそのキャンバス、言い換えれば、この想像上の姿を映し出す鏡になることとである。ソンが恋人に自分の「真実の」肉体を見せたいと思ったとき、ガリマールは嫌悪感を抱く。おそらくはクーリックのように、ガリマールは他者(Other)を知りたいと思ってはいるのだが、それは彼自身の言葉に基づいて、そして彼自身の枠組みを通じてのみ知りたいのだ。その幅の狭い一連のパラメーターを越えたものは、どんなものであれ認識されなくなる(「出て行け！」)。

「他者」の身体に関する理解可能性への要求はもちろん、ジェンダーの二分性についてのこれらの理解の暗示するもの、そして、ナラティブ・メディスンと健康人文学の仕事とは何だろうか？　間主観性という主題に関して、コロンビア大学のナラティブ・メディスンは哲学者のエマニュエル・レヴィナス(Emmanuel Levinas)の業績に深く影響を受けている。他の人々とともに、レヴィナスは、他者（Other）を総括するのではなく「われわれが知らないもの——他者（Other）の顔——に対する謙譲というあの感覚」をもって近づくということを健康人文学の実践家たちに思い起こさせる。「その顔はわれわれの知ることができないものではあるが、それに対して責任を負うべきものである」[36]。レヴィナスの警告に留意することで、私たちは、社会的に構築された二分法のどちらの側にも固定された空間を占めていないようなその他の人間、まさに次のようなカテゴリーを曖昧にするような自己同一性をもつ人々——ジェンダークィアの個人、文化的に聾の家族、病気の臨床医、自分も話さなければならない聴き手、同時に自己（Self）でもある他者（Other）——を、どのように理解できるだろうか？　私たちの目標はそのような相違の二分法に挑戦することでなければならない。

実際、私がクリップとクィアの理解というレンズをとおして健康人文学教育に取り組む中で発見してきたように、これらの一見不変なように思えるカテゴリーに私たち自身を慣れさせることには潜在的な暴力が存在している。考えてみてほしい。この国〔＝米国〕のいたるところの健康人文学の教室やワークショップで、学生／参加者たちは共同で読解し、執筆し、作品を共有するようにしばしば求められる。しかし、教育の権力への注意を欠いたまま実施された場合、そのようなワークショップは監視下の環境となる恐れがある。患者であると理解されている他者（Other）に対する謙譲と神秘の感覚を認めているにもかかわらず、健康人文学のワークショップは、トランスの肉体に関して造り出された理解可能性への要求と同種のものである感情的な脆さと誠実さを、臨床実習前の医学生と臨床実習中の医学生に要求する恐れがある。ワークショップ／教室の規則が明確に述べられていなければ——教室内の誰かの作品を音読して共有するという義務を逃れる可能性を含めて——ファシリテーターは安全ではない環境を創造し、啓示と自己発見というナラティブ・メディスンの可能性の息の根を止める危険を冒すことになる。

小説家のアイリス・マードック（Iris Murdoch）はかつて、「小説は自由な登場人物たちが住むのに適した家でなければならない」と記した[37]。作家のアリス・マンロー（Alice Munro）は、「物語はそれに沿って歩いて行くための道には似ていない…（中略）…それよりも家に似ている。あなたは、外側の世界がこれらの窓から眺められることでどのように変化するのかを…（中略）…発見する…（中略）…間、その中に入って滞在するのだ」と述べた［38］。一つの物語に入り込んで、誰か別の人の異なる世界の眺望を得ることは、ナラティブ・メディスンの本質である。しかし、すべての家がまったく同じように喜んで迎えてくれるものだろうか？　そのような物語に入り込むプロセスの中で、相違――自己同一性、権力、身体、歴史に関しての――は、ナラティブ・メディスンの実践家や学生の**間では**どのように理解されるのか？　教育の権力に対する注意が欠ければ、健康人文学の中での物語に基づく指導は、自分たちが社会政治上の周縁部に置かれるような世界における自己同一性や身体や存在様態をもつ臨床家や学生、学者にとっては特に、「ホーム的（homely）」とは正反対のものになる恐れがある。

フィクションの「ホーム性（homeliness）」についてのマードックの主張に対して、文学理論家のホミ・バーバは「どのような種類の物語なら自由でない人々に家を与えられるというのか？　その小説もまた安心して住めない（unhomely）家ではないのか？」［39］と問うている。ポストコロニアル的体験における「非ホーム的（unhomely）」というバーバの概念は拡張されうるものであり、私たちは次のように自らに問いかけることができる。「どのような種類の物語なら周縁化された人々に家を与えられるのか？　ナラティブ・メディスンは安心して住めない家ではないのか？」と。

患者について臨床家が執筆する作品の生命倫理的な言外の意味は、健康人文学の領域において、とりわけソーシャルメディアの時代においては、多数の議論の主題となっている［40］。しかし、それと同じくらい急を要するものに、私たちの健康人文学の学生たちに教室内で執筆してもらい、彼ら自身について話し合うように要求するということの生命倫理的な言外の意味がある。このエッセイ［＝本章］の中で私に特に関係してくるのは、それが相違に対する注意を欠いて実施された場合、そのような自己啓示的な実践や構造的権力、学生たちのプライバシーといったものが、潜在的にどのように暴力と監視の行為となるのか、ということなのである。

それでは、社会人文学の仕事という倫理的実践をよりよく可能にするような、教師やファシリテーターを補助するための教育的な枠組みとはどのようなものだろうか？　思い切って言うと、物語的実践を社会的にサポートする三本の教育的支柱は、物語的謙譲（narrative humility）、構造的能力（structural competency）、関心喚起的教育法（engaged pedagogy）となる。

■物語的謙譲――ファシリテーターの役割

私は２００８年に初めて**物語的謙譲**という術語について書いたが、これは、メラニー・ターヴァロン（Melanie Tervalon）とジャン・マレー＝ガルシア（Jann Murray-Garcia）が医学における文化的能力への伝統的アプローチの一つの選択肢として示唆した、**文化的謙譲**（cultural humility）という術語からアイディアを得たものだった［41］。ターヴァロンとマレー＝ガルシアは、医学には文化を確定した事実として扱う傾向があり、そのことが医療の実践者たちを彼らが完璧に理解できるものとしての文化的背景に接近するように仕向けている、と主張した。その代わりに彼らは、他者の観点や価値を解釈する仕方に自分自身の背景がいかに影響しているかを実践者が認識するように提案した。医学における物語的謙譲はこのような考え方を、文化的な「他者」とみなされる人々の物語だけではなく、一人の臨床家が遭遇するすべての物語にまで広げる。実際に、臨床家の社会的な立場と自己同一性を一見共有しているように見えるそれらの患者たちでさえ、謙譲の心――驚きの感覚、そして、彼らの物語のある側面はどうしても未知の理解できないものになる、という理解――をもって接されねばならない。医学における物語的謙譲は、臨床家が人種的に周縁化されている共同体やその他の共同体について知るべきことをすべて捜し出して学ぶことよりも、むしろ内省的観察や、私たち自身の先入観や期待、傾聴の枠組みなどに気づくことから出発するように提案するものである。

健康人文学の実践における物語的謙譲は、私たち教師とファシリテーターが自分の学生を指導して物語を引き出す際に私たち自身の権力について熟考することを必要とするものである。仮に、私しだいで進級が決まる学生たちを指導している場合、私はどのようにすれば確実に、彼らに安心して自分たちの自省的な作品を共有させ、それと同時に、作品を共有し**ない**ことを快く選ばせることができるのか？　私は自分自身をご高説を垂れる講師だと考えるのか、それとも、教育学者パウロ・フレイレが提案するように、共同学習者だと考えるのか？　私たち自身の先入観と期待するものを、すべての参加者の声が確実に聞かれるようにしながら、どのように理解するのか？　私の計画を混乱させ、私の指導に不満を抱くような学生たちに対して、自己防衛しながら接するのか、それとも開放的に接するのか？　教員でもあるファシリテーターたちは、あらゆる小さな決定を通じて、どのようにその授業を始めるか、どれほど多く語るか、授業中にどの学生を当てるか、ということを含めた、教室のさまざまな要因を判断し、定義する。教室の安全を確立すること、秘密厳守と共同体の責任を尊重するような教室内のルールを言葉で示すこと、社会的権力がそのグループの中でどのように生じるかに注意を払うことは、ナラティブ・メディスンのファシリテーターが果たすべき重大な役割である。そして、謙譲の姿勢は、教師や臨床家がこれらの個人的かつ社会文化的な権力の問題に注目するための一つの方法なのである。

■構造的能力——物語のコンテクスト

構造的能力とは、構造的な強制力（たとえば貧困、食料の入手可能性、ジェンダーが原因となる暴力）は医師が考える際に疾患の生理学的決定要素とまったく同様に重要である、という考え方である[42]。健康人文学の仕事においては、構造的能力は、社会政治的権力と文化的権力という比較的広汎な物語に対抗する患者個人の物語を理解するだけでなく、学生個人の物語を理解することをも含んでいる。病院や医学部でよく語られ聞かれているのはどの物語なのか？　どの物語が沈黙させられている、あるいは周縁に追いやられているのか？　たとえば、トランスの学生の物語は、シス型ジェンダーの同じ学部の学生たちによってどのように聞かれているのか？　学部の教員が学生の選択を問わないまま二種類だけの性的呼称（彼／彼女）を使用すると決定した場合、そのような学生は教室内で脆弱になり安全でなくなると感じるのではないか？　ワークショップという環境の中で腹蔵なく話すための個人の能力に影響を与えるかもしれない、より広範な構造的強制力とはどのようなものなのか——それらの強制力は、その病院または教育組織の中でハラスメント、あるいは差別的な扱いの原因になりはしないだろうか？

■関心喚起的教育法——健康人文学の構造

関心喚起的教育法とは、ベル・フックスによって広汎に述べられた教育哲学である。彼女の言葉を借りれば、「深い内奥の欲求に導かれた学びが起動するための条件をととのえることが、わたしたち、教える者のなすべきことであるとするならば、まずは学生たちの魂を重んじ、それをケアするかたちで教えが行なわれるということが、何にもまして大切なのだ」[43]。私たちの学生の魂をケアするというのは法外な注文に思えるが、実際には実用的な方策を示すものである。私たちは教師やファシリテーターとして、どのようなやり方で協働学習の企ての中に学生たちとその役割を迎え入れるのか？　短いワークショップという環境においてさえ、自分が話している相手が誰なのかを理解するための、また、学生／参加者の教育企画の共同創造者としての役割を認識する最初の段階としての、なんらかの種類の導入を行なわないということは不可能である、と私は思っている。長期間の教室での授業という環境では、対人関係のダイナミクスと、その教室に共同体を構築するような諸側面を与えるために、しばしば私は最初の数週間を費やしている。

関心喚起的教育法はまた、教室内の安全性が再び手元に戻って来るように要求するものでもある。協働して決定された教室のルール、集団のダイナミクスへの配慮、学生たちの出席確認という何度も繰り返されるプロセスなどが、関心喚起的教育法には決定的に重要となる。そしてまた、私たち教師が自分の学生たちに何を問うのか、ということへの配慮でもある。実例をあげれば、学生に個人的な病気に関する出来事を書くように求めるような執筆の実習は、一学期の間続く授業の終わりにならい適切に感じられるかもしれないが、最終的な心の整理やそのグループのメンバーたちによって確立された共有される「安全な空間」を伴わない一時間の単発セッションのワークショップでは、参加者を圧倒してしまうかもしれない。より配慮のある、関心を呼び起こすような協働的臨床実践のために訓練しているというのであれば、私たちは自分たちの教室やワークショップにおいてこのような間主観性の手本とならねばならない［44］。

しかし私は、健康人文学の教室での教育を、並行的なプロセスすなわち診察室におけるダイナミクスの青写真（それによって、非階層的でエンパワーするやり方での指導が、臨床実習中の学生たちのために将来彼らが診る患者との関係の手本になるようなもの）として引き合いに出しているのではあるが、関心喚起的教育法とはおそらく、ナラティブ（・メディスン）の「ホーム」という堅固な城壁から完全に離れることと、私たち――患者、臨床家、ファシリテーター、教師、参加者、学生――の一人ひとりがナラティブ・メディスンという仕事を微妙に異なったかたちで理解していると悟ることとを意味している、ということも示唆しておきたい。また、そのように境界が存在しないことが、実際のところ、ナラティブ・メディスンの強みなのである。私がニューヨークで自分独自の自己同一性と視野をもってナラティブ・メディスンを教えているやり方は、私の同僚たちが私のいる組織で教えるであろうやり方とは必然的に異なっているし、誰か他の人がたとえばムンバイやシドニー、あるいはロンドンで教えるであろうやり方とは確実に異なっている。そしてアンホームの（安住することのない）ナラティブ・メディスン（Un-homing narrative medicine）もまた、その柔軟性と融通性、そして、この仕事［＝ナラティブ・メディスン］が、具体化され固定化されたどのような枠組みよりも、プロセスに、すなわちともに努力するという集合的な経験に深く依拠しているという事実を認めているのである。

結語

クリップ、クィア、アンホームのナラティブ・メディスンとは、健康人文学の諸領域の真の可能性は自己批判的な分析を通じて発展するそれらの領域の能力の中にある、ということを私たちに想起させるような活動である。ナラティブ・メディスンの活動は、おそらく「ホーム」を発見することではまったくなく、境界において、そしてまた最終的には境界を越えて、「ホームの無い（unhomed）」状態を甘受することに関するものである。したがって、ナラティブ・メディスンの教育という仕事は、複数の存在様態――癒し人と病人、市民と患者、教師と学生――の間隙に位置する空間の中にあるものであり、一方で還元主義的二分法から離れた空間を発見することである。共同作成された物語的作業の空間は、もはやいかなる種類の単一の「ホーム」とみなされることもありえない。むしろ、幾重にも重なり合った空間と時間――相違を肯定するだけでなく、フーコーが示唆するように、権威主義者の権力と抑圧に対する選択肢を提供するヘテロトピア〔e〕――とみなされる〔45〕。すなわち、ナラティブ・メディスンの教室はおそらく、ポストモダン思想家のエドワード・ソジャ（Edward Soja）が「第三空間」と呼ぶ、次のような空間と理論的に同種のものである。

すべてが《第三空間》に集まる。すなわち、主観性と客観性、抽象と具体、現実と想像、知り得るものと想像できないもの、反復と差異、構造と主体的行為、精神と身体、意識と無意識、専門分科と学際、日常生活と終わりなき歴史。〔46〕

私にとって、このナラティブ・メディスンという仕事は、ひどく個人的であると同時に、大いに政治的でもある。それは、権力や意味づけ、証言、集産化、成長についての真実を学生に教え、自分も学び続ける道である。再びフックスの言葉を借りれば、「私たちは病気や痛み、闘争を通じてこの空間にやってくる。喜ばせ、楽しませ、願望を満たすものになるために闘うことを私たちは知っている。私たちは、自分の主体性を肯定し維持するような完全な創造的空間を作り出すとき、個人的に、集団的に、変化する。そして、そのような主体性は、私たちの世界の意味をはっきりと説明するための新しいロケーションを私たちに与えるのである」[47]。

謝辞

ナラティブ・メディスンの私の同僚と学生全員に感謝とお礼の言葉を述べたい。特に、私の以前の生徒で現在は大切な同僚であるRebecca K. Tsevat、Anoushka A. Sinha、Kevin J. Gutierrezは、私のナラティブ・メディスンの教育に関する政治学の理解を促すうえで助けになってくれた。これらの思索のうちのいくつかの以前のバージョンは、*Academic Medicine* 誌（２０１５年）にこの三人の素晴らしい研究者と共著で発表されたものである。

Tsevat, R. K., Sinha, A. A., Gutierrez, K. J., & DasGupta, S. "Bringing Home the Health Humanities: Narrative Humility, Structural Competency, and Engaged Pedagogy." *Academic Medicine* 90(11)(2015): 1462-1465. このエッセイの本章への一部転載の許可はWalters Kluwer Health社、*Academic Medicine* 誌については Lippincott Williams & Wilkins 社から得ている。

原　註

[1] hooks, *Feminist Theory*, preface to the first edition, xvi.〔邦訳：ベル・フックス（著）　清水久美（訳）『ブラック・フェミニストの主張——周辺から中心へ』勁草書房　１９９７年　ｖ頁〕

[2] Morrison, *Home*, 1.〔邦訳：トニ・モリスン（著）　大社淑子（訳）『ホーム』早川書房　２０１４年　４頁〕

[3] Freire, *Pedagogy of the Oppressed*〔邦訳：パウロ・フレイレ（著）　三砂ちづる（訳）『新訳　被抑圧者の教育学』亜紀書房　２０１１年〕および hooks, *Teaching to Transgress*〔邦訳：ベル・フックス（著）　里見実（監訳）『とびこえよ、その囲いを——自由の実践としてのフェミニズム教育』新水社　２００６年〕; Mohanty, *Feminism without Borders*〔邦訳：C・T・モーハンティー（著）　堀田碧（監訳）『境界なきフェミニズム』法政大学出版局　２０１２年〕を参照。

[4] Mohanty, *Feminism*, 194–195.〔邦訳：前掲書［3］、２８６頁〕

[5] 私は、ナラティブ・メディスンや医療人文学（medical humanities）、医学と文学（literature and medicine）、その他の似た分野を包括するために、健康人文学（*health humanities*）というより包括的な術語を使用している。もっと知りたければ、Jones, Wear, and Friedman, *The Health Humanities Reader* を参照。

[6] アスタリスク付きのトランス（trans*）はここでは、非シス型の性別を反映した幅広い範囲の自己同一性を示唆するために使用されている。その中にはトランスジェンダー、性転換、ジェンダークィア、アジェンダー、第三の性、ジェンダーフリュイド、ツースピリットなどが含まれるが、それだけに限られるものではない。それとは異なる軽蔑的な用語を政治的な自己同一化の空間として再利用してきたさまざまな共同体と連帯するかたちで、ここでは私もクリップとクィアという用語を使用する。

[7] Schalk, "Coming to Claim Crip."

[8] Eng, Halberstam, and Muñoz, "What' s Queer," 1.

[9] Bhabha〔原文の Bhaba は誤り〕, "World and the Home."

[10] Mohanty, 195.〔邦訳：前掲書［3］、２８７頁。ただし、著者は原著を引用する際に少し改変しているため、本訳書では独自に訳した〕

[11] Mohanty, 195.〔邦訳：前掲書［3］、２８６頁。引用の訳は前掲訳書による〕

［12］hooks, *Yearning*, 206.

［13］この類の大学院プログラムとしては米国で初めてのものである。www.slc.edu.

［14］私はこのエッセイの中で、アーサー・クラインマン（Arthur Kleinman）に従い、病い（illness）を疾患（disease）と対立するものとして使用する。彼は、疾患は生理学的な損傷だが、病いはさらに多くのもの――個人の人生のコンテクスト全体――を包含している、と主張している。

［15］DasGupta, "Teaching Medical Listening" を参照。

［16］DasGupta and Charon, "Personal Illness Narratives" を参照。

［17］DasGupta, "Decentering" を参照。

［18］Butler, *Precarious Life* を参照。〔邦訳：ジュディス・バトラー（著）本橋哲也（訳）『生のあやうさ――哀悼と暴力の政治学』以文社　２００７年〕

［19］Butler, *Precarious Life*, 29.〔邦訳：前掲書［18］、63頁〕

［20］Frank, *Wounded Storyteller*〔邦訳：アーサー・W・フランク（著）鈴木智之（訳）『傷ついた物語の語り手――身体・病い・倫理』ゆみる出版　２００２年〕を参照。また、DasGupta, "Medicalization" も参照。

［21］Portelli, "Research as an Experiment," 31.〔邦訳：アレッサンドロ・ポルテッリ（著）朴沙羅（訳）『オーラルヒストリーとは何か』水声社　２０１６年　70頁〕

［22］障害のさまざまなモデル――道徳的あるいは霊的モデル（障害は道徳的な落ち度によって起こる）、医学的モデル（医学的介入を必要とする損傷としての障害）、社会的モデル（私たちはみな異なる能力をもっている。そして人を障害者にしているものは差別、あるいはアクセスの欠如である）――に関する議論については、G・トーマス・カウサー（G. Thomas Couser）やその他の人々の著作を参照。

［23］Couser, *Recovering Bodies* を参照。

［24］Lane, "Constructions of Deafness" を参照。

［25］聾者の共同体の蝸牛インプラントに反対する姿勢は当初はひじょうに強硬だったが、蝸牛インプラントを受容する向きも増えつつある。

［26］Mohanty, *Feminism without Borders*〔邦訳：前掲書［3］〕を参照。

［27］Lorde, "The Master's Tools," 112.

［28］Steinmetz, "Transgender" を参照。

［29］Butler, "Your Behavior Creates."
［30］*Transamerica* 2006
［31］Couric, "*Orange is the New Black*' s Laverne Cox."
［32］Haggerty and Ericson, "Surveillant."
［33］Butler, *Undoing Gender*, 2, 27.
［34］Said, *Orientalism* を参照〔邦訳：エドワード・W・サイード（著） 今沢紀子（訳）『オリエンタリズム』（上・下） 平凡社ライブラリー １９９３年〕。また、フランツ・ファノン（Frantz Fanon）の *Black Skin, White Masks*〔邦訳：フランツ・ファノン（著） 海老坂武、加藤晴久（訳）『黒い皮膚・白い仮面』みすず書房 １９９８年〕も参照。彼はその中で、隠喩的な人種理解（黒＝悪、白＝善）がどのようにフランスの植民地事業の正当化を助けたかを議論している。
［35］Hwang, *M. Butterfly* .89–91.〔邦訳：デイヴィッド・ヘンリー・ウォン（著） 吉田美枝（訳）『M. バタフライ』劇書房 １９８９年 １２７－１２９頁〕
［36］Irvine, "The Other Side," 10.
［37］Murdoch, "Sublime and Beautiful," 271.
［38］Munro, *Selected Stories*, 8.
［39］Bhabha〔原文の Bhaba は誤り〕, "World and the Home," 142.
［40］Ofri, "Passion and the Peril" を参照。
［41］DasGupta, "Narrative Humility" および Tervalom and Murray-Garcia, "Cultural Humility" を参照。
［42］Metzl, "Structural Competency" を参照。
［43］hooks, *Teaching to Transgress*, 13.〔邦訳：前掲書［3］、19頁〕
［44］Charon, *Narrative Medicine*〔邦訳：リタ・シャロン（著） 斎藤清二、岸本寛史、宮田靖志、山本和利（訳）『ナラティブ・メディスン——物語能力が医療を変える』医学書院 ２０１１年〕を参照。
［45］Foucault, "Of Other Spaces"〔邦訳：「他者の場所——混在郷について」 ミシェル・フーコー（著） 小林康夫、松浦寿輝、石田英敬（編）『ミシェル・フーコー思考集成』第X巻 筑摩書房 ２００２年に所収〕を参照。
［46］Soja, *ThirdSpace*, 56–57.〔原著は引用箇所を「5.」としているが、誤り。また、引用文の冒頭部分は引用元と異なる。〕〔邦訳：エドワード・W・ソジャ（著） 加藤政洋（訳）『第三空間——ポストモダンの空間論的転回』青土社

2005年　76頁〕

[47] hooks, *Yearning*, 209.

訳註

〔a〕原文の Bhaba は誤記。

〔b〕原文には Major が無い。

〔c〕ダスグプタのこの説明は事実とは多少異なるようである。ウォンはベルナール・ブリスコーという実在のフランスの外交官の事件の概略を知って『M・バタフライ』の着想を得たが、執筆に当たってはあえて詳しく調べず想像で書いた、と「作者あとがき」で述べている。ガリマールにせよソン・リリンにせよ、こういった意味でモデルとなった人物はいるが、実在の人物ではない。

〔d〕主にポストコロニアル理論で用いられる術語。権力構造から疎外されている人々。

〔e〕ヘテロトピアという概念については、ミシェル・フーコー（著）佐藤嘉幸（訳）『ユートピア的身体／ヘテロトピア』水声社　2013年が参考になる。

第4部

精密読解

PART IV

Close Reading

CHAPTER 7

Close Reading:
The Signature Method of Narrative Medicine

Rita Charon

第7章 精密読解——ナラティブ・メディスンの代表的方法論

リタ・シャロン

　ナラティブ・メディスンは、ヘルスケアの文脈において語られ聞かれる自己記述への深く的確な注目／配慮（attention）を発展させることに力を注ぐ。個々の臨床的ケア、健康増進、国際的な健康運動などのいずれの背景においてであれ、私たちの最も深遠な使命は、自分の健康に関する助けを求める個人という存在を承認することによってヘルスケアを改善することにある。承認が的確であれば、当人のための有効な結果——目下の問題に関する忌憚のない自由な声が聴かれ、得られる、という——が生じてくる。

　ナラティブ・メディスンは、文学批評や文化人類学、オーラルヒストリー（口述歴史学）、現象学、意識研究（consciousness studies）、美学理論といったヘルスケアの外部の種々多様な学問分野に基づいて、患者が伝えてくるものへの綿密な配慮を通じてその患者を承認するという臨床家の能力を強化するさまざまな方法論を発達させてきた。注意深い聴き手は、語り手が述べること——言葉、沈黙、身振り、姿勢、雰囲気、先行発言の中で——のあらゆる側面が詰まっているような、完全で偏りのない生産的な受容を目標としながら、語りによって何が与えられているのか、そしてその後で語り手に聴き取ったことをどのように再提示（representation）できるのかを理解する。「あなたが話してくれたのはこういうことだと思いますが……」と言うように、聴き手は、対話の出発点として、語られていたかもしれないことに関する一つの視点を語り手に与えながら、自分が証人となった会話の派生形を証言に反映する。

臨床実践における注意深く的確な傾聴によるさまざまな成果には、語り手と聴き手の間の親密なつき合いや相互的な投資、相補的な明快さ、連携／参入（affiliation）——理想を言えば、ヘルスケア自体の品質証明——などが含まれる。このような傾聴がおそらくは現代の実践においてよりもヒポクラテスやガレノス、チェーホフの時代においてより達成されていたということは、普遍による特殊への、団体による個人への、機械化されたものによる親密さへの疑義を呈するような、現代の生物科学的な精神の内部に深く根づいている緊張状態に対して私たちの注意を喚起する［1］。過去数十年を通じて、多数の医療専門職の研修生たちに傾聴の技能と心理／感情的な洞察力を伝えようと、医療教育者たちによる熱心な取り組みがなされてきた［2］。また、多数の学問分野と実践によって、臨床家たちの傾聴遂行能力を強化する手助けがなされてきた。コミュニケーション研究、文学と医学、即興演劇、健康心理学、談話分析、言語学などがそれである。広範囲の資源と技能が臨床的傾聴の強化のための試みに向けられたにもかかわらず、患者たちは医師がそれでも自分の言うことに耳を傾けていないと相変わらず不平を述べて、その結果、代替療法の専門家のところにたどり着く。**なぜなら**、たとえそのサービスに対して直接料金を支払わなければならないとしても、これらの代替医療者は患者の言うことにもっとよく注意を払うことができるからである。ナラティブ・メディスンは、的確で臨床的に有益な傾聴を強化するためのこれらの多数の教育プロジェクトから発展し、また学んできたものであり、読解という行為や執筆の発見可能性、さまざまな物語によって可能となる間主観的な交流などに特に熱心に取り組んでいる。

精密読解の起源とその運命

そりゃあ難かしいよ
詩から新しい知らせを得るってことは、
でも　人びとが毎日みじめに死んでるんだ
そこで見つかるものを
欠いているためにさ。

——ウィリアム・カーロス・ウィリアムズ "Asphodel, that Greeny Flower（アスフォデル、あのうすみどりの花）"[a]

ナラティブ・メディスンが、注目／配慮をある個人への他者による共感的で効果的なケア——これがヘルスケアの状況で生じるかどうかにかかわらず——において必須であると認識しているということは、私たちが読解という行為に対する考察を深めていく理由の説明となる。注目／配慮のモデルとそのための手段のどちらでもある精密読解（close reading）は、ナラティブ・メディスンの実験室であり訓練場となってきた主観的な次元を、注目／配慮を通じて確固たるものにする。

文学研究者のリタ・フェルスキ（Rita Felski）は、『文学の使用法（*Uses of Literature*）』の中で「精密読解という実践は、多くの文学研究者から暗黙の裡に彼らの集団の特徴——最終的に、考え方を同じくする社会学や歴史学の同僚から彼らを区別するものとしての——であるとみなされている…（中略）…言語と形式のニュアンスに対する鋭く磨き上げられた注意深さは…（中略）…リチャード・ローティ（Richard Rorty）の言い回しを借りれば、単純にわれわれがこのあたりでいつもしていることである」と述べている［3］。論争の歴史をもつ術語である精密読解は、1920年代に生まれた文学批評の内部における運動や1940年代および1950年代の新批評理論の中で花開いた運動のためのブランドとしての術語であると同時に、注意深く批判的で慎重な読解を表わす一般的な術語でもある。以下の節において、私はその術語〔＝精密読解〕の出現の歴史を簡潔に振り返るとともに、今もそれを取り巻いているさまざまな論争のいくつかを要約し、そのうえで、ナラティブ・メディスンが精密読解を丁寧で効果的なヘルスケアのための刺激物であり方法論であるとする理由を詳細に述べることになるだろう。

変化する力のある他の諸概念と同様、精密読解は多くの起源を有している［4］。両世界大戦間の時代、文学研究者たちが文学的活動のプロセスに関する斬新な考察を探し求めていたときに、この新しい批評の形態は生まれた。精密読解についての最初期の著作、またその語句の最初の使用は、文学研究者I・A・リチャーズ（I. A. Richards）が英国で公表したもので、『実践批評（*Practical Criticism*）』〔b〕および『文芸批評の原理（*Principles of Literary Criticism*）』〔c〕の出版によって1920年代に始まったものである。

リチャーズは、読み手によって経験される思考や体験の本質を考察しようと努めた。彼の仕事はチャールズ・パース（Charles Sanders Peirce）の記号論や解釈心理学、修辞学の哲学、美的体験の個人的な結果の研究など、多岐にわたっている［5］。自身も一人の詩人であるリチャーズは、詩の言葉の意味だけでなく、言語が象徴やシンボリズム、知覚、感覚的な美を通じて思考と感覚を生み出すその方法を徹底的に調査した。彼は文学批評の機能上の革新的な視点を提案し、テクストそのものへの注目に加えて個々の読み手の解釈のプロセスへの注目を強調し、矛盾対立する複数の認知を美的全体性に統合するような読み手に対しては治療的な副産物があると主張した。リチャーズは、美的世界は通常の生活と離れて存在する、というカントの説に異議を唱えることを概念的な出発点とした。「『美についての最初の合理的な言葉』がカントによって語られて以来、「審美的判断」というものは、ある非個人的で、普遍的で、非理知的な喜びにかんするものだと定義されてきた。それは五感の喜びやふつうの情緒の喜びと混同されてはならない、とされている。要するに、それを独自なものとしてまつり上げようとする試みがつづけられてきたのである」[6]。その代わりにリチャーズは、1923年にC・K・オグデン（C. K. Ogden）と共同執筆した『意味の意味（*The Meaning of Meanings*）』とその後の『文芸批評の原理』の中で、美の感覚は全人類が得ることのできるものであり、人々は自らの変哲のない日々を生きるために美の感覚を頼りにしているのであって、「専門的な」予言者に限定された見る力は存在しない、と情熱的に提唱し始めた。リチャーズは美の経験を、以下のように通常の生活に回帰させようとした。

> 絵を眺めたり、詩を読んだり、音楽をきいたりするとき、われわれは美術館への途中とか、朝、服を着るときにしていることとまったく別のことをしているのではない。われわれの内部で起る経験の、その起り方がちがうだけである。つまり、一般的には前者の経験のほうが複雑であり、その経験がうまく行なわれている場合には、よりよく統合されたものである。また、われわれの外的活動も、根本的にはこれと同じものである。[7]

リチャーズは、形式的な訓練や芸術の天分がなくとも人間の意識は美的行為の能力をもっており、人は日常的な体験を芸術作品として利用するものだと見ていた。それゆえに、文学批評における彼の関心、すなわち彼の言う「実践批評」は、真正に経験された美的体験の副産物を読み手のもとに帰したいという願望を基盤としていた。彼は、一週間に四篇の詩を教材として割り当てることによって、ハーバード大学での詩学の講義を教えていた。「わたしの仕事は、極端によい詩と極端にわるい詩を、多くの教養ある読者の前に無署名のままならべてみることであった」[8]。その科目の内容は、これらの詩に対して学部学生たちが書いて匿名で提出する応答によって供給された。テクスト――彼らが精神や雰囲気や形式の感覚を叩き込まれたところ――に対する彼ら自身の美的な応答は、その作品や芸術家に関する専門家によって書かれたどのようなものよりも権威のあるものとして扱われた。「芸術は何の**ために**あるのか？」というのが精密読解の根本となる永遠の勇気ある問いであるとすれば、その答えは読み手自身の内的体験に焦点を当てるものとなった。

精密読解の発展の中で、リチャーズの生徒の一人で後に同僚となったウィリアム・エンプソン（William Empson）は、文学的テクストを文学たらしめている要素を詳述した。1930年に初版が出た彼の『曖昧の七つの型（*Seven Types of Ambiguity*）』は詩の中に逆説や調子、皮肉、矛盾を捜し出そうとする実践の先陣を切ったものであり、文学批評の流れを、当時の伝統的な文献学的アプローチと古文書学的アプローチからテクスト自体の複合性に対する鮮やかで意欲的な考察へと転換させた[9]。

そもそもの初めから、ヨーロッパ大陸はこの新しい形態の文学的活動の本質にそぐわなかった。アメリカ合衆国では、精密読解は1940年代に特に南部で始められ、ジョン・クロウ・ランサム（John Crowe Ransom）、クリアンス・ブルックス（Cleanth Brooks）、T・S・エリオット（T. S. Eliot）、ロバート・ペン・ウォーレン（Robert Penn Warren）らとその仲間たちに支持された——ある取り組みは、彼らのうちの幾人かにとって、それ以前に過ぎ去った南部の農地改革運動へのノスタルジーが入り混じったものだった[10]。1950年代初期のこの文学運動は、詩の文脈や詩人の人生経験における客観的な相関物には注意を払わず、極度の集中読解、ほとんどは詩のそれ、に高い評価を与えた。詩の読解を科学的分析に向けて体系化しようとする取り組みの中で、新批評理論家たちは、テクストに対して書かれたものや読み手の情動的な反応の中に作者の意図を捜し求めること——彼らが**意図誤謬**（intentional fallacy）および**感情的誤謬**（affective fallacy）と呼んだもの——が批評家の詩を理解しようとする努力を誤った方向に導きうる、と提案した[11]。

ブルックスの『水瓶の名作（*The Well Wrought Urn*）』は、17世紀から1940年代までのすべて英語の十篇の詩に広範な文学的註釈を提供した著作である。その十の作品には、ダン、シェイクスピア、ミルトン、ヘリック、ポープ、グレイ、ワーズワース、キーツ、テニソン、イェーツの作品が入っている。リチャーズやエンプソンとは異なり、アメリカの新批評理論家は読み手の状態には興味を惹かれなかった。彼らは意味の発展に関して詩人と読み手のいずれの影響力も最小限に抑え、詩に対する象牙のように冷静な知的アプローチの原型を作り出した。たとえば、ロバート・ヘリック（Robert Herrick）の詩「Corrina's going a-Maying」を論じる中で、ブルックスは次のように述べている。

へリックが読み手になんらかの事柄を「伝えている」と述べるのは、現実の状況を偽ることになりがちである。詩人自身の昔の記述は大体において危険である。詩人は作成者であって、伝達者ではない。彼は探索し、統合し、詩となるような総合的な体験を「形にする」。［12］

時が過ぎ、米国の精密読解者と英国の精密読解者の姿勢は互いに影響し合い、対立姿勢を和らげただけでなく、彼ら自身の視野を拡大し、複雑にした。ブルックスとウォーレンの『詩を理解する（*Understanding Poetry*）』が、最初に出版されたのは1938年だが、1960年版の序文では次のようにはっきりと述べている。「詩はわれわれに知を与えてくれる。それは、経験の世界そして、統計的にではなく人間的な目標と価値の観点から考慮されるあの世界との関係の中にあるわれわれ自身についての知である…（中略）…詩がもたらす知は、われわれが堂々としたものや玄妙なもの、すなわち詩全体の衝撃に屈する場合にのみ、得られるものである」［13］。この版では、詩の創作やその歴史的瞬間、その形式が含意するものを認識する際の個々の読み手の行動などのコンテクストの考察に光が当てられている。それゆえに精密読解の歴史は、詩を読むことが何を意味するのかについての全面的な不一致だけではなく、文学上の相互関係と影響のプロセスをも描いているのである。

1970年代および1980年代の文学研究における大変化である理論的革命——クロード・レヴィ＝ストロース（Claude Levi-Strauss）の文化人類学とローマン・ヤーコブソン（Roman Jakobson）の言語学の影響［14］、ロラン・バルト（Roland Barthes）とジョナサン・カラー（Jonathan Culler）の構造主義［15］、ジャック・デリダ（Jacques Derrida）、ジャン＝フランソワ・リオタール（Jean-François Lyotard）、ジュリア・クリステヴァ（Julia Kristeva）らに唱導された脱構築的転回［16］、フレドリック・ジェイムソン（Fredric Jameson）のマルクス主義的歴史論の影響［17］、ジャック・ラカン（Jacques Lacan）のポスト・フロイト派の精神分析の衝撃[18]、ミシェル・フーコー（Michel Foucault）の権力と組織に関するマクロ分析の視座[19]――は、自分が読む際に何をしているのか、ということについての読み手の理解を変容させた。新批評理論の教育を受けた人々の反応は、当初は興奮よりも抵抗が目立っていた。というのは、アンドリュー・デュボア（Andrew DuBois）が要約しているように、

本来の意味でのその理論への移行は、言語学への移行と美学からの離脱に特徴づけられている。このことが、ひじょうに多くの批評家がこの理論を文学の読解に有害だと考えた理由なのだろう。なぜなら、「読解」と「文学」は美学によってだけでなく、美的な**正しい評価**によっても密接に関係しているからである。基礎となっている批評的思考としてのこれを取り除くのは、ある人々に言わせれば、これまで私たちが知っていた読解の完全否定に等しい。[20]

このような留保にもかかわらず、同時代の理論の恩恵を受け、当時の文学研究者たちは、今や作品の背後にある意味や歴史・政治・心理的な影響に隠されているであろうあらゆるものを考慮して、ページ上の単語を精密に検討するための新しい方法を見いだした。ポストモダン時代に最高潮に達した大規模かつ生産的な転回は、社会権力や個人のアイデンティティ、政治的支配と政治的無力を考慮した多数の徹底的な読解アプローチを可能とした。新批評理論やフェミニスト批評、クィア研究、マルクス主義批評、自伝理論、読者の反応と受容の研究、精神分析的な文学批評のさまざまな方法論というような理論に関する諸学派は、書き手と読み手が立脚していると想定される基盤を拡張し、一つのテクストとその複数の活動について問いうるような疑問の範囲を広げたのである。

精密読解は、それが生まれた１９５０年代とそれよりも最近のどの時期においても、カルチュラル・スタディーズの研究者や自伝理論の研究者、世界文学の支持者による絶え間ない批判を受けてきた。新批評理論は、テクストの小規

模な選集に注意を向け、主に英語の白人男性作家の作品に限られた狭隘で排他的な文学作品だけを研究にふさわしいものとして支持している、と非難されることもあった。もしも、他の人々が断言するようにページ上の言葉だけが問題なのであれば、読み手は時間や空間や人物に応じてその作品の文脈を理解する必要はなくなる。人種や言語、階級、性別のような諸事項は、それらが読者に要求する配慮に役立つために利用できるとは思われない。

これらの批判にもかかわらず、精密読解は決して教室や高等教育機関において中断されたことはなく、それどころかさまざまな知性的かつ創造的な文化的運動によって次々と周知され、増進され、挑戦され、鋭利さを増してきた[21]。言語の不確定性や、意味および指示対象の偶有性に対するポストモダン的目覚めによって成熟させられたことで、精密読解者たちは、自分たちが読む際に何をしているのかを考察し続けている。2003年の『精密読解（Close Reading）』と題された彼らの研究書への序文の中で、フランク・レントリッキア（Frank Lentricchia）とアンドリュー・デュボアは、彼らの目指したところを次のように述べている。

> われわれが過去百年間の文学批評の実践における重大な対立だとしていること、すなわち、いわゆる形式主義者と非形式主義者との間の（特に「政治的」な）複数の読解の様式を提示し、無効にすること…（中略）…そして、その共通基盤は文学テクストとそこに具象化されたものへの綿密な注目への専念である。われわれは継続性を強調するのであり、複数の文学批評の学派の対立を強調するのではない…（中略）…われわれは、両方の読解のスタイルを意のままに操って継ぎ目なく統合するような者として一つの理想的な文学批評を思い描くのを好んでいるのである。[22]

教室での精密読解の教育が現在においても存続しているだけでなく、それについての批判的な発言もまた同様に数を増している。最新の精密読解研究では形式主義的な関心と方法論を文化的／政治的なそれと結びつけているので、レントリッキアとデュボアの望みは、ある程度は実現されているのかもしれない。スティーブン・ベスト（Stephen Best）とシャロン・マルクス（Sharon Marcus）は「今、私たちが読む方法（The Way We Read Now）」と題された『表現（*Representations*）』の２００９年特別号の巻頭を、理論の発展期の間、テクストの意味のあるあらゆる様相が抑圧されてきたはずだという、パラノイアじみた慢性的状態においてテクストの外観の下を掘り返すように指示していた、ポール・リクール（Paul Ricoeur）のいう懐疑の解釈学を逆転させる議論で飾った[23]。このような症状に基づく読解――テクストの中に疾患の徴候や悪意を探し求めること――は、彼らの提案するところでは、「表面的読解（surface reading）」というかたちに置き換えられつつあり、それはテクストとそのすべての秘密に精通する必要、いやそれどころか、その明白な複雑性と多能性――実際には、ページ上の言葉への注目に向かう次の螺旋状の回転――に気づく必要を否認するかもしれないものである。D・A・ミラー（D. A. Miller）は、テクストの中のものを何一つ無視できず、しかし、一つの文芸作品を知悉していることで、多くの場合は友人の間で絶賛される状態になっている、いわばその文芸作品が彼を知っているような読み手に関する強迫的な狂気としての「精密すぎる読解（too-close reading）」に注目している[24]。このような現代的読解の定式化、すなわち「精密（close）」と「読解（reading）」の双方の本質に関する新しい概念をはっきりと述べることは、懐疑としての読解から、読解を補償と認知と愉悦であるとする認識へと移りつつある研究の系譜に形式を結びつけるものである[25]。

文学批評内部のこれらの運動に加わるということは、読解における情動と共感の役割という、精密読解の最初の創発における二つの中心的かつ議論の対象となる側面に対して、議論を呼びかねないかたちで注目するということである[26]。意識研究（consciousness studies）や精神理論研究（theory of mind investigations）、脳の活動に関する神経科学研究、文学的活動に対する心理学的探査などは、読解と執筆の生物学的な影響を解明することに対する関心と資金を引き寄せている[27]。大見出しに、ノンフィクションではなくフィクションを読むことが読み手の脳内の感情移入の活動を引き起こす、ということを証明したと書かれている研究もある[28]。神経科学者たちはこれらの発見の原因となった脳の部位の正確な位置を示そうとしてはいるが、現在、利用可能なイメージング法はまだまだ原始的なものである。「文学実証研究国際協会（The International Society for Empirical Research in Literature）」のような団体や「科学的文学研究（Scientific Study of Literature）」のような分野の存在は、まるでその能力が実際には脳の中にしか宿っていないかのように読解の仕組みを服従させようという新しい取り組みをしている文学研究者と神経学者たち（彼らの中には困った人もいれば見込みのある人もいるのだが）に注意を喚起するものである。

人間の深い体験を脳イメージングテストによって調査しようという度を過ぎた還元主義的傾向にもかかわらず、読解の情動的な結果と道徳的な結果への関心のこの急激な高まりは有望な兆しがあると謳っている[29]。私にはそれは、1970年代に始まり1980年代後半にピークを迎えて、今世紀になってからは議論されることも稀になった、読者反応研究（reader-response studies）、すなわち批判的関心派の現代における復活であるように思える[30]。読者反応研究は、その短い活動期の間に、読み手の内的活動を理解しようと努めた。美的かつ道徳的なものとしての読者とテクストの相互交流(ルイーズ・ローゼンブラット Louise Rosenblatt)、本に所有されるというトランスのような体験のプルースト流の記述（ジョルジュ・プーレ Georges Poulet）、読者によってなされる性格学的移行の心理学的研究（ノーマン・ホーランド Norman Holland）、読者の解釈的共同体の作業に対する関心（スタンリー・フィッシュ Stanley Fish）、読者の体験の現象学的考究（ヴォルフガング・イーザー Wolfgang Iser）、読解のジェンダー的研究（エリザベス・フリン Elizabeth Flynn とパトリシオ・シュヴァイカルト Patricio Schweickart）、読解という主観的体験の調査（デイビッド・ブライヒ David Bleich）、修辞のプロセス内の読者の個人的反応の特定（ウェイン・ブース Wayne Booth）などは、生命力にあふれた創造的な文学批評の領域を造り上げていた。読者反応理論は、新批評理論がもつ客観的で分析的な目標から離脱し、読解の主観性への関心とそれを探求し理解することへの傾倒へと向かうものであった[31]。

ナラティブ・メディスンの訓練と実践の中心的方法論として精密読解を採用するにあたり、前述のような読む方法に関する研究の数十年間分の多数の潮流が混ぜ合わせられた。韻文や散文の形式的な特性に関する入念で統制のとれた考察は、テクストのいかなる真剣な読解や傾聴においても見逃されることはありえない。さらにつけ加えれば、過去に読者反応研究において生じ、今なお文学的行為の主観的で哲学的な研究のいくつかにおいては継続している情動への注目は、**この**〔＝特定の〕テクストと**この**〔＝特定の〕読み手の相互交流に関するかけがえのない理解の軸となるものである。解釈共同体の構成員間の間主観的なふれあいは、大学院課程や病院の病棟、臨床ケアの二者関係のいずれにおいてであっても、読み手自身への配慮によって強化されるものである精密読解のこの現在のバージョンを通じて可能となる。読者の読み方における情動と間主観性の役割への配慮に精密読解という不朽の実践を結びつける、という批評的な立場を取り入れることによって、私たちは、臨床の仕事について書かれたものに対する複合的な視点と口頭のテクスト性の考察に貢献しながらも、遠く離れた文学批評の主だった諸運動や読解理論にさかのぼる学問上のルーツを保持することができるように望んでいる。私たちは、リチャーズのいう普通の読者の体験への専念や、ブルックスのいうテクストの形式的特徴への極度の集中、読者／テクスト間の相互交流の複雑性に対する読者反応の認識、そして、政治的・文化的な文学批評の諸学派の間のポストモダン的な流動性によって、私たちがどのようにテクストを体験するのか、読むことによって私たちに何が生じるのか、読むという行為がどのように世界を変えるのか、といったことを学習させるようにしながら、レントリッキアとデュボアの「両方の読解のスタイルを意のままに操って継ぎ目なく統合する」という主張に向かって進んでいきたいと願っている。

ナラティブ・メディスンはなぜ精密読解に専念するのか

２００７年の米国現代語学文学協会（Modern Language Association）〔d〕の紀要（*Profession*）に掲載されたエッセイ

の中で、フェミニスト学者のジェーン・ギャロップ（Jane Gallop）は「文学的テクストによる実践を通じて文学の教室の中で学ばれてきた精密読解は広汎に適用可能な技能であり、他の分野の研究者たちだけでなく、多数の異なる未来をもつ幅広い範囲の学生たちにも価値がある。精密読解の訓練を受けた学生たちはいろいろな種類のテクスト――新聞記事、他の分野の教科書、政治演説――に精密読解を応用し、その結果、精密読解がなければ気がつかなかったかもしれない事柄を発見することが知られている」[32]と述べている。

もし精密読解が人の「精密読解がなければ気がつかなかったかもしれない事柄を発見すること」の助けになるというのなら、おそらくは、臨床家が患者の伝えようとしていることに気づく助けにもなることだろう。ジェーン・トンプキンス（Jane Tompkins）の示唆するところによれば、精密読解者はしだいに文学の教室の外でもさまざまなテクストを適切に理解することを受け入れるようになっていく。彼女は続けて次のように言っている。「このような高められて強化された読解は、彼らの人生の中だけでなく多くの種類の職業にとっても計り知れないほど貴重であることを示すことができる」。精密読解の伝統的な境界を超越し、ナラティブ・メディスンの読解実践は文学的テクストを越えて映像芸術や音楽芸術、個人的な会話、部屋の中の雰囲気、身振り手振りという沈黙のコミュニケーションを検討し、理解しようと試みるにいたった[33]。精密読解におけるナラティブ・メディスンのための利点は、略式の読解や技術的な読解、あるいは情報を探すための読解と精密読解を区別するようなさまざまな特性の中に見いだされる。精密読解者は一つのテクストを吸収して、何一つのがすことはない。小説を読むのであろうと、抒情詩、あるいはＪＡＭＡ[e]の論文を読むのであろうと、精密読解者はそのジャンルや言葉遣い、時間構造、描写された空間、言葉によってなされた象徴的な成果や音楽的な成果に注目する。精密読解者はそのテクストの物語を語っているのは誰なのか――語り手は一人称なのか三人称なのか、この語り手はそのプロットの行為の中に含まれるのか否か、無関心なのかよく知っているのか、信頼できるのか、魅惑的か、論争好きなのか――を心に留める。精密読解者はテクストの韻律とリズムを正しく理解する。その結果、彼または彼女はそのテクストがそれ自体以外に何か他のテクストのことをほのめかしている場合を正しく認識する。あたかも著者と会話しているかのように、読み手はそのテクストの中の自分自身の場所に気がついており、テクストから現われ出る著者との契約についての質問を投げかける。読み手は物語倫理調に問う、私はこの本を読むことでどのような義務を負うのだろうか、と[34]。

精密読解はページ上の言葉の影響を厚く複雑なものにする。テクストは美しいものや無上の喜びの機会、めったに見られない繊細さと生《なま》の力の両方によって創造されたものとして扱われる。あるいはまた、テクストは、読み手によって精密に考えられた価値の退廃や反抗、否定として経験されるかもしれない。また、読み手が鈍感であれば、努力の甲斐もなく、テクストの諸力に対して無関心なままに受け取られるかもしれない。時には、読み手が住みたいと思わ**ない**ような本に出合うこともある。倫理文学批評という学問分野を代表する文学評論家であるウェイン・ブースは、特定の本によって要求されるような種類の読み手になることを拒絶するあらゆる読み手の権利を断固として留保している。あなたは、単にその本を閉じるだけでよい[35]。前述のようなテクストのあらゆる側面がその究極の意味――この一人の読み手のための――に寄与し、この読み手がそれを読むことの美点によって経験するものを露わにすることを助ける。

私たちは、厳密な精密読解は臨床的状況の中で教えられうるものであり、その状況ではその利益は患者のケアを強化することに見いだされる、ということをコロンビア大学において示してきた[36]。しかし、いかにして精密読解者になるかという方法をヘルスケアの専門職の人々に教育するということは、彼らのインタビュー（面接）技能を向上させるというどころの話ではない。これこそが、私たちがナラティブ・メディスンの実践が変化をもたらす可能性を見いだしているところである。精密読解者はしだいにテクスト――小説や新聞記事、誰かの日記、あるいは救急処置室で患者によってもたらされた病いの話のいずれであっても――の中の世界が真（real）であることを発見していく。表現という創造的行為――執筆や語り、描画、創作の中の――は単に何か現実的（real）なものを反映するだけではなく、何か真なるものを創り出す。創作物に結実する芸術の仕事は単なる複製ではない。還元主義的客観性への徹底的で心騒がせるような挑戦、言い換えれば、言語による言語の中での真なるものの被創造性の顕現は、読解という行為への準備ができていない新参者にショックを与える。精密読解の厳しい訓練——少なくともナラティブ・メディスンの精密読解では——読み手たちの注意力を強化するだけでなく、読み手の人生における立場に、過去の出来事の記録を調べる傍観者であることから現実性の創発の勇気ある関係者になることへと、大変革を引き起こす。精密読解の訓練を受けている者は、語られるか書かれるか、なんらかの方法で表現されるまでは出来事は聞いてもらえず、構成されもせず、したがって気づかれもしないままになる、ということをよく理解するようになる。このような形式の定まっていない混沌とした体験は、それ自体が知られることを許さないだろう。しかしひとたび言語やイメージや楽曲によって構成され、形の無いものに形式が与えられたならば、その混沌はそれを目撃する者とその話を聴く人々の双方が認識できるものとなる。一度表現されれば、混沌は少なくとも潜在的には理解可能なものとなる。その次には認識されうるものとなるだろう。

精密読解は、読み手の技能のあらゆるさまざまな種類の使用に役立つという理由で、ナラティブ・メディスンの教育と実践のための基本的な方法論の一つとなっている。精密読解は間違いなく、学生が複雑な文学的テクストを注意して技能を用いながら読むように訓練し、ニュアンスや洗練された理解を通じて病いの記述を見聴きする準備をさせる。同時に、それははるかに重い一つの義務を果たしている。それは、病人をケアする個人としてのある人の行為がマーク・ロスコ（Mark Rothko）の絵やバッハ（Bach）の組曲、ヴァージニア・ウルフ（Virginia Woolf）の小説、アリソン・ベクダル（Alison Bechdel）の長編コミックなどに夢中になる個人としての同一の「自己」から生じる、ということを、示唆するだけでなく説明する。最終的に精密読解者は、気づきと気づきの外側にあるもの、意識と意識の外側にあるもの、身体と精神の中にあるであろうあらゆるもの、そして、それら二つのものの存在が確認されるときに残されるものを何であれ、より深く、より力強く知るようになる。そして、他者の声と存在に関しても。精密読解は十分に生きられる人生への出発点となるだろう。

精密読解とその弟子、注意深い傾聴

精密読解は注意深い傾聴（attentive listening）の能力を発達させる。ヘンリー・ジェイムズ（Henry James）の「何事も印象を無駄にしない人間になろうと努力しなさい」という小説家たちへの助言は、読み手に対しても言うことができるし、そしてまた聴き手にも言うことができる[37]。私は、診察室の中で新しい患者を知ることになるたびに、そこで今述べられていること――たいていは、ある形式の病いの報告なのだが――が私の心をよぎって流れ込んでくるという、注目に値する独特の「入って来る（turning in）」経験をしてきた。私はそれに従い、姿を現わしつつあるすべてを単純に吸収するだけと考える。そして私は、私の臨床的義務に関する監視を和らげる。その臨床的義務とは新しい病気の徴候が語られるたびに私を苛立たせるものであり、たとえば特定の疾患を見つけるための事項を大慌てで心の中で探し、患者が名前をあげた薬剤を知らないことを恥じ、厄介な症状について聞くことで不安に思うなどといったことである。「医師のように聴く」ことから「読み手のように聴く」ことへの変化が起こるにつれて、私の自我は私の身体と意識の内部へと移っていった。自分の椅子をコンピューターの画面から離れるように回転させた。両手を自分の膝の上に置くようにした。無知と疑念の縁に立つ代わりに、私はその患者――彼女の語り？　彼女の言葉？　彼女の存在？　おそらくは何か良いことが起きると考えたので私のところにやって来たということに関する、彼女の行動？――によって異なるもう一人の自分、すなわち、読み手としての自分と感じられるものへと呼び出されたと感じる。私が考えるに、それは、ある問題について何をするべきかを知るための試験を受けさせられている、判断を下す第三者であるか、その疑問すべての中に喜んで座り込みながら、その謎を喜んで受け取る者であるかの違いである。

診察室におけるこのような一連の出来事は、精密読解の一連の出来事と似ていないわけではない。同じような注意を怠らない、創造的な態度が、読み手や聴き手には必要とされる。語りのあらゆる特性への同様の配慮が喚起される。物語の創造者と受容者の間に同様の親密さが得られる。しかし、精密傾聴（close listening）に比べれば、精密読解について語ることははるかに容易であり、おそらくはこのことが、私たちがそこから始める理由なのだろう。言葉がページ上にあるとき、セミナーに参加しているすべての頭がそれらの言葉をのぞき込んで同時に読むことができるときには、それぞれの読み手が同様の体験をしているか、少なくとも、同様の開始点から始まり点検されうるような個人的体験をしている。ある人物がもう一人別の人物と会話していて、他の人々がその会話を耳にしているか、あるいは詳しく聴いているとき、受動的な聴き手たちがその話題に精通している人と同じ経験をもつことは決してない。あるいはこのことが、最終目標が傾聴であっても私たちが読解を出発点とする理由なのかもしれない。

読解は教えることができる。読解とは、人が何回も何回も繰り返し動詞の時制に注目し、特定の言葉や言い回しを四角で囲み、同時に伝わる複数のイメージを結びつけるために線を引き、語呂合わせや中間韻[f]を見つけて大喜びし、文章を口の中で呟き、大声で口にした文章を聴き、韻律に耐え、リズムを味わいながら、わずかな分量のテクストを苦労して読み進めるときに観察されうるものである。学生や同僚がいくつかのグループになってこれをするときには、各参加者は、自分の仲間たちの心がどのようにはたらくのかを目撃するという価値のある副産物を収穫すると同時に、自分の読者反応について何事かを知ることになる。相互のこれらの認識は、個人の明晰さと間主観的な透明性を導く。

人は物語を読むとき――あるいは映画を観るとき、演劇やダンスの公演を観に行くとき――知識や知覚、感情の無数の相を見て取る。その観察者は見ているものの創造者に自己を開放し、提供されたものに対する受信器と解読器としての自己が備えているものを余すことなく利用させる。読み手や観客たちはその空間ではレーダースクリーンや巨大なパラボラアンテナではなく、むしろ、提供された語りや演技から入手可能な事実の中には無駄なものは何もないのである。

精密読解の習慣は、ある個人ともう一人の個人の間の未知という溝を渡る手段を供給する。文学研究者であり創作文の教師であるピーター・パリシ（Peter Parisi）[g]は、「文学研究の真の目的は読み手にメッセージを伝えることではなく、彼らを注目／配慮のモードに入らせることにある」と指摘している[38]。作家が書き、その後で読み手が、常にその作家の思考と視点、感覚、印象が読み手の中に不思議に同居する状態で、読む。換言すれば、作家の思考と視点、感覚、印象が、内部から経験されるために奇妙な仕方で読み手によって吸収される。それはあたかも、熱心に繰り返し読むことが、その文章から何か得るものがあった――それを残さずたいらげ、アメーバのような触腕で飲み込み、自分の一部にした――と読み手に感じさせることができるかのようである。ヴァージニア・ウルフはそのエッセイの大半で、読解という場は個人的時間と歴史的時間の力強い同時発生であり、それは道徳性の境界を越えた旅を可能にする、と述べて、ほとんど神秘主義的といっていいほどにこのプロセスについて記述している[39]。ロラン・バルトは、これらの文学的行為の身体的構成要素を主張しつつも、この吸収のプロセスを解明する道程における「テクストの快楽」や、読解という無上の幸福について述べている[40]。

これらの間主観的なプロセスは、精密読解に慣れていない学生たちがヘンリー・ジェイムズに初めて出会ったときに、ふと気がつくと、丸括弧や全角ダッシュを使用して繰り返される切れ目のない文章を自分が書いていることに気がつくという、常に驚かされる発見を説明するものである。あるいは、『灯台へ（*To the Lighthouse*）』[h]を扱った学期の期末レポートの中に自分が意図せずに紡ぎ出した、絶え間なく続く理解しにくい自然主義的な比喩的表現に驚くことになる。このようなことは一般に思われているほど不思議なことではない。時間構造や言葉遣い、比喩的表現、語りの場面、プロット、人称といった言語の構成要素は、書き手から読み手へと行きつ戻りつしながらさまざまなメッセージを伝える。かなりの解釈的作業がなされなければならないが、私たちは教育の中で、精密読解に不慣れな読み手が比較的短期間の訓練で注意深いゆっくりとした読解にすっかり熟達することができる、ということを目にしてきた。もし、読み手という要素が探索のためのそれらのテクストの諸要素の中に入れられるとすれば、彼または彼女は、テクストやイメージ、スペクタクルなどの時間的、写象的、一般的、空間的、視点的な諸様相にかなり速やかに精通するようになる。

これらの注意深い読み手の技能はさらにまた、注意深い聴き手の技能にも転用可能である。私はこのことを、高血圧症と背部痛を抱え、乳癌の病歴があった、10年間私のケアを受け続けた一人の女性から学んだ[41]。彼女は自分の乳癌に正面から、ほぼ感情を見せることなく向き合い、左の乳房の乳腺摘出術に耐え、一連のホルモン療法を完遂した。私たちは彼女が5年間の癌の無い時期を達成したことを祝った。数年が過ぎ、彼女の左乳房に二回目の癌が発生した。彼女は乳房切除術とその後の化学療法を通じて兵士のように勇敢にふるまい、その手術から肉体的には回復したけれども、癌がまた再発するのではないかという恐怖に苦しめられるようになった。彼女はほとんど毎週のように自分の乳腺外科医か私のどちらかを訪れ、彼女の乳房の組織に起こる小さな変化を気に病み、三度目の癌が進行中なのだと確信していた。

私はとてもはっきりと覚えている。何かが今まさに襲いかかってこようとしているかのように出番を待っている、という感覚を彼女が力を込めて口にした日のことを。自分が検査室の中の洗面台にもたれかかっていたこと、彼女の言葉に耳を傾け、この目に見えない追跡者に対する彼女の恐慌状態に気がついたことを思い出す。その時までに彼女をとてもよく理解していたので、私はあえて、彼女が恐れているのは死ぬことなのか、と尋ねた。私たちは死について、またその確実性について、それを取り巻く恐怖について話した。死という主題に関する、このような率直で恐怖心のない打ち解けた話し合いから私自身がどれほど多くのものを得たかを理解したことを覚えている。彼女のそれがその瞬間に私が感じていたものよりもはるかに切羽詰まって感じられていたとしても、私たちはともに死を予測することの中に活路を見いだした。彼女は、自分の乳癌の再発が、自分はある時点で死ぬのだという、語られることのなかった――今このときまでは――確実性によって自分を苦しめている、ということをはっきりと理解していた。奇妙なことに、この会話は彼女に心の平安をもたらした。というのも、彼女は自分にこのような苦痛をもたらしていたものが何だったのかをより明確に理解したと感じたからだった。このときの状況を私自身がよりよく理解しようとして、私はその状況の描写を書き上げた。書いたものを彼女に見せたとき、彼女がその物語を読んだとき、そして彼女の助けを借りてそれをより正確にしたときに、彼女は自分が経験してきたことについて彼女自身もより多くのことを学んだ。元気づけてもらいに彼女が主治医たちのもとを繰り返し訪れることはもはや必要なくなり、私がこのことを書いている今日まで彼女は健康で、心の平安を保っている。

振り返ってみると、あの日の彼女に対する傾聴には、隠喩と比喩的言語や調子、雰囲気に対する精密読解者の注目／配慮が含まれていたことがわかる。私は、自分が「でも見て、あなたの腫瘍マーカーは増加していないわ。あなたのマンモグラム（乳房X線写真）の再検査は正常よ」と元気づけるという、機械を用いた保証手段の誘惑に屈さなかったことを嬉しく思う。その代わりに、彼女の言葉と雰囲気と行為は、もう一つの真実、その時までに気づかれているべきだった隠れ潜む恐怖の存在を私に示してくれた。質的研究プロジェクトにおける物語的調査インタビューで自分がするはずの種類の傾聴と同じように、私は、逆説という破裂状態にあるにもかかわらず、そこに内在する統一性を通じて、彼女の発する言葉を一つの統一体とみなそうと試みていた。その日の私たちの会話は、その時までに互いに相手にしていた善きことにつけ加えられた。それは、それよりも伝統的な医学的アプローチでは得られなかったであろう、私たちの間の関係の基盤を強固にしたからである。

精密読解の内的プロセス

もしも精密読解が二人の人間の間の無知という狭間を渡るものならば、それはまた、ある者が自覚的に知っているものと「暗黙知（unthought known）」、言い換えれば、自覚の外側で知られているものとの狭間を渡る手段でもある［42］。ある人の意識外に知られているものを知る方法は多数存在する——夢の分析、精神分析、美的創造がおそらく最も有効な方法である。精密読解もまた、違った意味で意識の外にある知と自己のさまざまな様相を明らかにするものである。それがどこにいたるのかを知らないまま創造のプロセスを開始する作家や芸術家のように、精密かつ創造的な読み手はあらゆる本を通じて、発見へと続く地図のない未知のプロセスへと乗り出すのである。

精密読解がもたらすさまざまな機会によって、読み手は自分自身の意味理解のやり方を注意深く見るようになる。私の心はどのようにはたらいているのか？　経験によって得られた動き、あるいは選択された動きや運命づけられた動きとは何か？　読み手は、**自分自身が読んでいるところを観察する**と、自分自身の認識や感情や性格に関係するさまざまな方法が意味を創造するためにどのように集まっているかを知るようになる。読む、聴く、行動する、のいずれをしているにせよ、その人間は、さまざまな刺激を認知し、経験し、それらをなんらかの特徴的なやり方で整理し、おそらくこの現象に関係のあるものだと自分なりに考えるようになるということを感じ取るために、自分独自の方法を用いている。被分析者が話をしているとき、精神分析家は傾聴して静かに関与しながら、二人称の精神の枠組みを頼りにしている。読み手が読んでいるときには、すでにそのテクストを読んだ他の読み手たちやその著者が書いた別のテクスト、読み手自身がそのテクストを別のときに読んだことを頼りにしている。そして、精密読解者もまた、必ずしも実際に物事を言い直す別の人間ではなく、同じように注意深い存在――徐々に知られていく自己――を伴って読み手としての旅に出るのである。

多数の謎に包まれたプロセスが精密読解を通じて生じてくる。読み手が外国語で何世紀も前に記された小説や詩を読んでいるときに、このフィクションの登場人物や状況の中に自分自身の存在を認められるというのは、いったいどのように起こることなのか？[43]　読み手がはるか昔に亡くなっている著者への親しみという強力な絆を感じる場合があるのはどうしてなのか？　他者――ことによると何百年も前に亡くなり、読み手の知らない言語で著述し、誰かのまさにその時その場所に生きている――の文章を学ぶことで、読み手は自分についての、あるいは自分自身に向かうなんらかの力強いものを自覚することができる、と提唱することは奇妙に思えるかもしれない。私がヘンリー・ジェイムズを読むとき、私自身の危険という、他の方法では得られないような鮮明な情景を伴って理解する、ということが、どのようにして可能になっているのか？　それは正確に言えば認知ではない。この19世紀から20世紀にかけてのアメリカ小説の巨匠と私との間に似ているところはほとんどない。にもかかわらず、彼の文章は私自身のなんらかの見方を私に開いてくれる。それらの文章のリズム、果てしのなさ、常にぼかされる結論、いつも適切な第二、第三、第四の思考の中に、信念や生き方にではなく考え方において、私はなんらかの親近感や帰属感、類似を見いだす。私のジェイムズに対する精密読解は、いくつかの私自身の心のはたらき方を正しく認識する権利を私に与える。ロラン・バルトはこの現象について『テクストの快楽（*The Pleasure of the Text*）』の中で述べているが、私は自分の著者のおかげで経験したことについて、この文章によって自信を取り戻したものだった。「テクストは、語彙、参照物、読みやすさ、等々、見えないフィルターや選別板を配置して、私を選ぶ。そして、テクストの中に紛れて（機械仕掛の神のように、うしろにいるのではない）、いつも他者が、作者がいる」[44]。

私は今、心の中で、自分のナラティブ・メディスン修士課程の生徒の一人の訪問を受けるところを思い描いている。彼は成功した大企業に勤める世慣れた人間で、とある有名なヘルスケア関係の会社の公共関連部門の大きな部署の管理者である。彼はギュスターヴ・フローベール（Gustave Flaubert）の短編小説「まごころ（A Simple Heart）」[i]に出てくるフェリシテ（Felicité）に心奪われている。このビジネスマンは、小説の終わりでオウムの剥製を愛した、我慢強く自制心があるにもかかわらず年老いて弱った女性にひじょうに惹きつけられていた。読み手と登場人物の間の謎いた共鳴は、注意深い読み手にとって深い意味と自己認知の源泉となりうるものである。もう一人のある学生は、理学療法や鍼療法、マッサージ、その他のケアの物理療法を提供する統合的ヘルスケアの実践を創り出して指導している理学療法士である。彼はそれまで一度も現代イギリス小説を読んだことがなく、ナラティブ・メディスンの訓練を始めたころは、ヴァージニア・ウルフをどのように読めばよいのかわからず、本当に読み方を学習することができないと感じていた。しかし、彼は自分の予測とはまったく反対に、自分が『灯台へ』に夢中になっていることに気がついた。彼はその小説やウルフの他の作品を十分に理解できておらず、私に提出するレポートの中で彼女の作品について書いたときには、ウルフの小説の登場人物と形式の中に彼自身の決定的な諸要素を発見していた。

ウルフは、その小説の重点を登場人物の内面的生活に置いている。そこは聞かれることも語られることもない場所だ。彼女は私たちが心と魂の内側、さまざまな不安と情動の内側、その世界では目立たない私たち一人ひとりの中の場所、他者と分かたれた個人の中の場所にいるままにさせておく。これはこの小説が存在しうる唯一の空間だ。「この用語のうちに、空間と時間とは切り離しえないということが示されている（つまり、時間が空間の第四次元として示されている）」〔j〕とバフチン（Bakhtin）が *The Dialogic Imagination*（p.84）〔k〕の中で述べているように、時間と空間は、一つのもの、時空間（chronotope）としてつながっている。『灯台へ』において、空間と時間は登場人物たちの内面的生活の中に存在している。

このような自己に対する観測は、読み手自身が意識的行為としてではなく美に対する没入としてテクストの中に取り込まれるままになったときに生ずるものである。努力や技能なしということでなければ、必ずこのひたむきで精密な読解が、読み手をしだいに自己表現と自己吟味へと開かせてゆく。ウェイン・ブースの言い回しを借りれば、私たちは自分自身を「われわれが保つ絆（the company we keep）」を通じて知るのである。

精密読解はナラティブ・メディスンの原則を実演する

ナラティブ・メディスン全体を支配するいくつかの最も重要な原則は、その分野の特徴的な方法論である精密読解への参加という私たちの展開の軸となってきた。それらの原則とは、（1）社会的正義に向かう行動（action toward social justice)、(2)訓練の厳格性(disciplinary rigor)、(3)包括性(inclusivity)、(4)曖昧さの許容(tolerance of ambiguity)、(5)参加型の非階層的方法(participatory and nonhierarchical methods)、(6)関係的で間主観的なプロセス(relational and intersubjective processes)の六つである。これらの原則は、再帰的な弧を描きながら、私たちの一つの実践としての精密読解へのこだわりを正当化するが、一方で私たちの精密読解が原則への参与を深めている側面もある。これらの原則に対する私たちの忠実さは、私たちの大学院の教育プログラムの計画と実行や、コロンビア大学医学部におけるカリキュラムの計画と実行、外部のスポンサーつきの研究計画の遂行、国内および国外のさまざまなパートナーとの多くのコラボレーションなどに表われている。これらの支配的原則の一つひとつが私たちの精密読解に関する仕事になしている貢献によって、精密読解がその学問分野全体に対してなす貢献の良き実例になることを私は期待している。

社会的正義に向かう行動:まずは私たちの最も重要な目標から始める。ナラティブ・メディスンはまず第一に、公正で効果的なヘルスケアにかかわるものである。病んだ健康状態が不平等、人種差別、性差別やその他の不公平と結びついているという証拠(エビデンス)をここで繰り返し述べる必要はない。さまざまなかたちのトラウマや個人に対する暴力、国家的暴力、企業や個人の貪欲、世界の苦しみと病気の大半の根本原因である権利の剥奪を詳しく述べる必要もない。私たちのナラティブ・メディスンの創造は、その始まりからヘルスケアの平等性——階級、性別、民族、性的嗜好、健康状態の境界線を越えて——をもたらそうとする取り組みであった。私たちは、ヘルスケアの正義を探求することに関して、精密読解を決定的な一つの手段とみなしている。他の人々の境遇を想像する能力は、彼らの味方として行動し、礼儀正しく謙虚な目撃者という受容的な立場になるための前奏曲なのである。

訓練の厳格性:ナラティブ・メディスンが精密読解に専念することを概念化する際に、マウラ・スピーゲル(Maura

Spiegel）と私は、読解という行為を吟味し、分析し、理論化する基礎的な批判的アプローチのいくつかをあてにしていた。私たちの仕事が文学批評と物語論という学問分野の中に――そして、関係性精神分析や認知神経科学のように、それらの常に拡張し続ける隣接分野の中に――より厳密に位置づけられるほど、そして、私たちと私たちの学生たちが現代の批評的言説とそれらの言説が生まれるさまざまな思考の連なりの中にすんなりと入り込めば入り込むほど、私たちの仕事は今この時代に関係したものとなり、ナラティブ・メディスンに関する私たち自身の取り組みは繊細かつ責任を負った、傾聴されるべき重要なものとなるだろう。それゆえに、ナラティブ・メディスンにおいて精密読解を指導し実践することの一つの目標は、学生や同僚たちをテクスト性と物語的行為に関する批評的な思考と議論と会話の共同体に迎え入れ、そのような思考がヘルスケアの世界にどのように影響するのかを学ぶことにある。私たちは、自分を一つの狭い学派や文学批評へのアプローチ、あるいは物語理論に限定することなく、読み手がテクストを読み、聴き手が物語を聴くときに起きていることの複合的な記述への扉を開くのである。

理論とその表現法における厳密な基盤は、「あらすじだけを読もうとする」傾向や、権力の問題を見落とす傾向、あるいは、頑健な概念モデルの欠如した生彩のないまたはつまらない読解を発展させるような傾向を取り除く。私たちの実践は、理論のための理論のためにではなく、私たちもその一部となっている解釈的共同体に十分な利益をもたらすために、私たちが研究するテクストや文学的行為のさまざまな側面に対する信用のできる視点と新しく生まれる視点を求めるものである。

包括性：私たちの諸原則には、理論的アプローチやジャンル、芸術家、視点に対する包括性が含まれており、学生や同僚たちを批評的アプローチとテクスト、テクストに関する実践の見取り図と実際に触れさせる。個々の研究者たちや教職員の一人ひとりが忠誠心と好み――たとえば、私の場合は、ヘンリー・ジェイムズ流の物語論や精神分析的に特徴づけられた読解実践に対するそれ――を深めてきたように、私たちの教育は個々の教職員の個別に選択された特殊性を越えて広がっていくであろう包括性を実現しようとするものである。私たちとその学生たちは、知的かつ個人的で、限定的でも独善的でもない柔軟性を獲得しようとしている。包括性は、美的な判断力と関心の領域、知的かつ創造的な活動性の諸形態、そして要求される明確な目標を包含するために、知的な枠組みを越えて広がっていくのである。

曖昧さの許容：曖昧さは私たちの仕事の中に常に存在するものであり、私たちの教育や精密読解の実践に必要とされる一側面でもある。要約されることのない根本的偶有性という位置取りは、私たちの文学テクストに対する読解や、誰か他の人の創造的執筆への応答、ヘルスケアにおけるさまざまな出来事への立ち会いを補強する。私の同僚のサヤンタニ・ダスグプタ（Sayantani DasGupta）は物語的謙譲（narrative humility）、すなわち、他者の記述を取り巻くものを正確に知ることの不可能性に気づくことについて幅広く述べてきた。「私たちは決して他者の物語の全体を理解したと断言することはできない。それはいつまでも他者の自己全体に対する接近にすぎない…（中略）…物語的謙譲は、患者の物語が私たちの理解、あるいは支配することのできる対象物ではなく、むしろ、私たちが接近し接触することのできる動的な実在である、ということを認めるものであり、そのうえで、その曖昧さと矛盾に対して開かれた態度を維持しつつ、不断の自己評価と自己批判に携わるものである」[45]。ある物語が診察室で聞かれたものであろうとジェイムズの小説であろうと、その他者の話の受け取り手は、物語の語り手が考えたはずのものにただ接近し、ほとんど接触せんばかりにし、推測し、驚嘆することができるのである。その受け取り手はその物語が自分自身に与える衝撃をよく知っている——それは信念を疑わせ、想定を支持し、自己に関する不安を覚えさせ、記憶を呼び起こし、歓びを与え、苦痛を与えるのである。『両義性のモラル（*The Ethics of Ambiguity*）』の中で、シモーヌ・ド・ボーヴォワール（Simone de Beauvoir）は次のように述べている。「自己の真理に到達するためには、人間は自分の存在にそなわっている両義性をぬぐい去ろうと試みるべきではない。むしろ反対に、両義性を身をもって体現することをうけいれるべきである…（中略）…実存が両義的であると言うことは、意味はけっして実存によって固定されない、意味は絶えず自己を獲得しなければならない、と主張することである…（中略）…人間が挫折とつまづきを通じて、自己の実存を救おうと求めるのは、人間の条件が両義的であるからである」[46]。それゆえに、曖昧さに精通することは、ナラティブ・メディスンがそのすべての面において援助しようとしている人間そのものの成長の中で起こる動きなのである。

批評に関する企てだけでなく臨床に関する企ての中心となるものとして、曖昧さの許容は、対立する複数の読解や解釈が同時に存在しうる、そして、大学院の授業であろうと通院患者を対象とした診療所のスタッフたちであろうと、実践の共同体に包含されうるような不一致に対する寛容さを促進する。このような集団的「包含」は、集団そのものに対して、相違を許容する力や、目の前の物事のさまざまな側面を曖昧にすることに個々人の目を開かせる力、また、ある人物の立場をより明瞭に見る力を与える。次に述べる二つの原則――参加の方法と関係のプロセス――はこの事業の本質において、曖昧さと疑義を認識することの結果として生じるものである。

参加型の非階層的方法：ナラティブ・メディスンという事業は、参加型平等主義を採用するために全力を尽くす。精密読解の教育と学習においては、いついかなるときにも、複数の独自の解釈や対立する読み、テクストの拡張に対する理解の生き生きとした変化といったものに扉が開かれていなければならない。精密読解は**特に**、全員が参加し、どのような声も聞き捨てにされず、集団の全員が同じ時間をもつという絶対的な必要条件を引き出しているように、私には思える。関係を決裂させずにもちこたえることのできる、かなり白熱した会合をこれらの基準が導き出すのは、その集団が相違を許容するための共通の手段を創造してきたという理由によるのである。

私たちが精密読解を教える場合に――大学院の必要科目「ナラティブ・メディスンの方法論」であれ、コロンビア大学内外の医療施設でのセミナーやワークショップであれ――重要視するのは、それぞれの参加者がそこで経験し記録する本人の読書体験である。私は気がつくとよく、参加者に対して「このテクストを読んだことで何を経験しましたか？」と尋ねていることがある。私たちはたいていの場合、それが何であれ物語的特徴が鍵になっていると思われるものを求めて繊細な細かい記述の中の言葉を検討しながら、声を出して多量のテクストを読む。その後で、そのテクストとの綿密な接触を通じて学び感じていることを発見するための強力な手段として、自分たちが読んでいるテクストの影響下で感想を書く。ある人間が声を出して自分の書いたものを読み上げると、その集団内の他の人々は、個人的な反応を共有してその作品の過程において書き手が学んだであろうことをつけ加える機会を得ながら、その文章に対して応答する。これらの方法によって、私たちの教育の中心となっている精密読解は、私たち全員のさまざまな傾向を包含するという指針を発展させつつ、参加可能な状態を維持している。

参加と非階層の原則の最終的な目標は権力の対称性である。その対称性には限界がある――教員は学生の答案を採点し、指導医は医学の訓練を受けている者を評価するのだから。しかしそれにもかかわらず、それらの事実を認めたとしても、そのような二者関係における伝統的な権力的地位は、平等主義へと向かう日常的な手順に改められるようになりうる。臨床の、あるいは大学の日常的な仕事が非対称的な伝統的権力に有利にはたらいている以上、それが絶対的とは限らないとしても、非階層的な参加を求める人々はあえて歩調を合わせず、伝統に立ち向かわねばならない。私たちのさまざまな実践や同じ考え方を抱いている仲間たちの実践が、高等教育機関やヘルスケアシステムの内部に作り上げられた階層的なシステムに対して有効に異を唱えることができるか、あるいは少なくとも、分断に架橋することができずに、地下室の中にばらばらになった複数の集団がいる状況が高くつくことに気づいていくように仕向けることを、私たちは期待している。

関係的で間主観的なプロセス：学習者たちは共同で学ぶ。自己は他者と関わる中で自己となる。独立し、他と隔絶した、自己充足的な個人というものは、人間的な接触を恐れる人々がでっち上げた幻想である。語りや傾聴、執筆、読解といった物語的行為は、観客のいない芸術作品は決して存在しないということを確実に示している。ジェイムズがジョージ・エリオット（George Eliot）の小説に関するエッセイの中で述べているように、「読者は、きっかり半分労働をしている」

のである[47]。私たちは、専門的、教育的、個人的、社会的交流の中に物語的共同構成が存在していること、言い換えれば、聴き手や読み手や観客が語られたことや書かれたものの能動的な形成者である、ということを、さらに大胆に主張するものである。

精密読解は、関係性と間主観性の特殊な実例である。これまでに述べたような精密読解の不可思議なプロセスは、読み手がどのようにして著者に選び出されるか、あるいはどのようにして読み手が著者の思考と感覚を吸収して自己の一部とするか、どのように読み手が見知らぬ人間によって想像された架空の登場人物の中に自分自身を見いだすのか、といったことが精密読解によって生じた不可避かつ不可逆な人間的接触の実例となることを描写している。コロンビア大学の医学生たちは、医学を勉強し始める時点では、たいていの場合ナラティブ・メディスンの方法論に慣れ親しんでいない。ナラティブ・メディスンにおける必須のカリキュラムに参加し、小規模で正確性を重んじる学生参加型の文芸や視覚芸術、哲学的なテーマの授業に加わると、彼らは自分のクラスメートとの間に育まれる親しい関係とオープンさに驚かされる。医学生のナラティブ・メディスンの授業に対する反応の質的研究は、これらの授業の中で起きる間主観的なプロセスの重要性を証明している。

> 最も重要なのは、どのように私たちのクラスメートとともに作業し、会話し、普通の教室のメンタリティーの外側で作業をしているのか、そして、私たちが死や死にゆくこととの闘いを行なう際に頼って行くことのできるこのような人々がいて、私たちが一人でそれをしなくてもよい、ということを、自分たちに理解させることである、というように私には思える。[48]

実践されると同時に教えられるものとしてのナラティブ・メディスンの臨床上の日常的業務は、ナラティブ・セラピーと関係性心理療法の実践の影響を受けている。ヴァージニア・ウルフの『灯台へ』の複雑さに立ち向かう際、私たちの大学院の精密読解の授業はマイケル・ホワイト（Michael White）やスティーブン・A・ミッチェル（Stephen A. Mitchell）などの物語心理学者と関係性分析家のさまざまな概念と実践に頼っている［49］。その境界線は、精密読解に対する物語的アプローチと医療を背景とする精密傾聴に対する物語的アプローチの間で浸透しうるものである。このことは、読み手が自分の読んだ作品の登場人物や著者、あるいはテクストを診断することを示唆するものではない。むしろ、読み手と書き手の間で得られるプロセスは一人の人物とその治療者の間のそれと同様に唯一のものであり、言語によって形成するものであり、変化させるものなのである。精密読解における訓練は、実際に患者や学生、心理療法のクライエントを知り、ケアし、関係を進展させるという臨床的な仕事の導入、あるいは準備となる。

以上の六つの支配的原則は、私たちの領域への反省とその発展の両方のプロセスを明らかにしている。ナラティブ・メディスンは発展するにつれて、トラウマや国家的暴力、世界的な健康の不公正、健康の不均衡といった問題をますます明らかなかたちで包含するようになっている。私たちはコロンビア大学オーラルヒストリー研究所およびストーリーテリング・プロジェクトの**ナラティブ**（*Narratio*）と協力して、沈黙させられた声を聴き今この世界に必要なエビデンスを拡張するための国際的な事業に参加してきた。実例の一つは、周縁的な住民たちのためのヘルスケアを扱っている教育およびアドボカシーのプロジェクトであり、これにはヨーロッパのロマ（ジプシー）の人々も含まれている。私たちは現在、米国退役軍人局（Veteran's Administration in the United States）への関与を進めているところだが、これはトラウマ、特にアメリカ人として私たちの名のもとに受けるトラウマへの熱心な対応から出てきたものである。間主観性に焦点を当てることと自分の内に他者の苦しみに対する証人をもつことは、判断を伴わない配慮という資源を聴き手に身につけさせて、トラウマと不正に関する報告に上手に対応するようにナラティブ・メディスンを保つのである。

世界の分極化があらゆる種類の基本的な人類の統一性を政治、文化、経済、宗教、ナショナリズムの面からますます解体するということ――スンニ派対シーア派、ウクライナ対ロシア、99％の人間対1％の人間――を私たちは知っている（オックスファム Oxfam は、最新報告書178号（178 Oxfam Briefing Paper）の中で「世界中の最も裕福な85人が1兆ポンドを所有しており、これは世界人口のうち最も貧しい35億人の資産に等しい」と報告している）［50］。私たちは、人間の身体を**もつということ**――私たちは同じような肉体を共通してもち、同一の臓器を有し、同じ疾患に苦しめられ、いずれはみな死んでしまう――が貴重な統合の土台を私たちに与えてくれている、と徐々に理解するようになってきた。外交の基盤が消え去ってしまっているように思える世界において、身体と精神の健康に関する諸問題は今や、さまざまな価値や意味や目標の共通性を発展させるうえで最も見込みのあるポートフォリオ（投資先）かもしれない。私たちの身体は私たちが真の意味で世界全体と共有している残された唯一のものであるかもしれない。今日機能しているグローバルな正義の多くが、それが国家と自然災害のどちらによって与えられたものにせよ、身体的な苦しみや精神的な苦しみと関連しているのは決して偶然ではない。私たちの身体はケアの実例とケアの手段の両方になっている。そしておそらくいつかは、平等主義的ヘルスケアが健康な身体と精神にではなく健全な世界へと向かう道であると理解されることになる。

ある人物が別の人間の言うことや言おうとすることを理解できるという考え方は科学の最も深遠な部分であり、芸術の最も深遠な部分でもある。この考え方は言葉と美、知識、政治、文化、愛の根源である。人間の経験に対するメタ視点に影響されて、私たちはナラティブ・メディスンに関する自分たちの仕事を一連の境界線上に置いている。そして、その努力が常に分断されたものの橋渡しをし、透明性を探し求め、分断された両方の側に予期されていなかった利益を提供するかもしれない経路を解放するためのものであることをはっきりと理解している。分断されたものの両面が精神薬理学と精神分析、あるいは医師と患者、在郷軍人と看護師、一篇の詩を読んでいる二人の読み手のいずれであろうと、そのような努力は、議論や契約においてではなく逆説において相手と接触することに関して、特定の主義主張に偏ったものや過剰に防衛的なものを超越すること、すなわち、答えを決めつけるのではなく思考のための器を作り出すことになるような接触である。そのような手仕事のプロセスの中で関係が生じてくるのである。

私たちが看護師や理学療法士や医師として臨床の仕事をするときに行なうことには、私たちが読書をするときに行なうことが含まれている。フェルスキのいう「言語と形式のニュアンスに対する鋭く磨き上げられた注意深さ」、斬新な創作を注視する美的感覚、そして、主体と客体、見る者と見られるもの、ケアを求める人とそれを提供する人の間に少なくとも細い道を開くことのできる感情と情動のプロセスが、歩行訓練や糖尿病管理と密接な関係をもつようになるのである。

終わりに

フィクション作家のアレクサンダル・ヘモン（Aleksander Hemon）が私たちのナラティブ・メディスンの会（Narrative Medicine Rounds）に出席するためにコロンビア大学を訪れたのは、２０１４年の春のことだった。彼は、自分の幼い娘のイザベル（Isabel）が脳腫瘍を患い亡くなったことを詳細に記述した個人的なエッセイ、「水槽（The Aquarium）」のほぼ全文を読み上げた［51］。題名の水槽とは、彼とその妻と娘が落ち込んだように感じた青色ガラスの水槽のことである。

ある日の朝早く、病院に向かって車を走らせながら、たくさんの健常で生命力に満ちたランナーたちがフラートン通りを太陽の照らす湖畔に向かって進んで行くのを私は見た。そして、水槽の内側にいるという激しく身体的な感覚をもった。私は外側を見ることができ、その人々は（どういうわけか注意を払うことにしたなら）内側の私を見ることができるのに、私たちはまったく異なる環境の中に生き、呼吸していた。イザベルの病気と私たちが経験することは外側の世界とはほとんど関係がなく、ましてや影響を与えることなどないのだった。（pp.201-202）

彼が読み上げた後の議論の中で、ある小説家が彼にひじょうに厳しい質問をした。「何の**ために**書くのですか？」。ヘモンは答えた。「触れ合うため、関わりをもたらすためです」。私は助け舟を出せなかったが、いくつか質問が出た後で尋ねた。「ヘルスケアは何の**ために**あるのでしょう？」。間髪入れずヘモンは返答した。「触れ合うため、関わりをもたらすためです」。

精密読解は私たちを崖っぷち――アイデンティティ、自己に関する知、他者に関する知についての――へと連れて行く。それは私たちを移動させ、呼び寄せ、狭い場所から解放する。うまくやるために必要となる空虚ではない技能をいったん身につけると、精密読解は他の人々や他の時代、他の視点、他者自身との染み込むようなふれあいの機会を与えてくれる。精密読解が病人のケアや、もっと広く考えれば、ふれあい、関わりをもたらす取り組みの中で私たちが成し遂げられるようになりたいと思う仕事のための代表的な方法論であることは、私たちが考えるになんら不思議なことではないのである。

原註

［1］さまざまな時代を通じての事例史のジャンルの要約としては、Hurwitz, "Form and Representation" を参照。これは、現在までの診療にとって決定的と考えられるさまざまな傾聴のスタイルを考察したものである。また、Starr, *Social*

Transformation of Medicine や Relman, *When More Is Less*; Gawande, *Being Mortal*〔邦訳：アトゥール・ガワンデ（著）原井宏明（訳）『死すべき定め——死にゆく人に何ができるか』みすず書房　２０１６年〕なども参照。

［２］Newell, *Interviewing Skills for Nurses*; Lipkin, Putnam, and Lazare, *The Medical Interview*; Cassell, *Taking with Patient*; Fortin et al., *Smith's Patient-Centered Interviewing*; Coulehan and Block, *The Medical Interview* などの教科書は、臨床病歴を聞き出し、患者を理解するのに必要とされる対人関係を作り上げるためのこの種の多数の手引書の中の一部である。

［３］Felski, *Uses of Literature*, 52.

［４］North, "What's New?"

［５］Ogden and Richards, *Meaning of Meaning*〔邦訳：C・オグデン、I・リチャーズ（著）石橋幸太郎（訳）『意味の意味』新泉社　１９８２年〕; Richards, *Richards on Rhetoric*.

［６］Richards, *Principles of Literary Criticism*, 11.〔邦訳：I・A・リチャーズ（著）岩崎宗治（訳）『文芸批評の原理』八潮出版社　１９７０年　18－19頁〕このリチャーズからの引用文の内部の引用句はヘーゲルの『哲学史講義』からの引用である。

［７］Richards, *Principles*, 16–17.〔邦訳：前掲書［６］、24頁〕

［８］Richards, *Principles*, 4.〔邦訳：前掲書［６］、５頁〕

［９］Empson, *Seven Types of Ambiguity*.〔邦訳：ウィリアム・エンプソン（著）岩崎宗治（訳）『曖昧の七つの型』（上・下）岩波文庫　２００６年〕

［10］Ransom, *New Criticism*; Eliot, "Tradition and the Individual Talent"; Cleanth Brooks, *Well Wrought Urn*; Cleanth Brooks and Warren, *Understanding Poetry*.

［11］ウィムサット（Wimsatt）とビアズリー（Beardsley）による広く影響を与えた二篇のエッセイ "The Affective Fallacy" と "The Intentional Fallacy" が、*The Verbal Icon* に収録されている。

［12］Cleanth Brooks, *Well Wrought Urn*, 74–75.

［13］Cleanth Brooks and Warren, *Understanding Poetry*, xiii.

［14］Jakobson and Halle, *Fundamentals*; Levi-Strauss, *Structural Anthropology, Vol. 2*.〔邦訳：クロード・レヴィ＝ストロース（著）荒川幾男ほか（訳）『構造人類学』みすず書房　１９７２年〕

［15］Barthes, *S/Z*〔邦訳：ロラン・バルト（著）沢崎浩平（訳）『S／Z——バルザック『サラジーヌ』の構造分析』み

すず書房　１９７３年〕; Cullar, *Structuralist Poetics*.

［16］Derrida, *Of Grammatology*〔邦訳：ジャック・デリダ（著）　足立和浩（訳）『根源の彼方に――グラマトロジーについて』（全二冊）現代思潮社　１９７２年〕; Lyotard, *Postmodern Condition*〔邦訳：ジャン＝フランソワ・リオタール（著）　小林康夫（訳）『ポスト・モダンの条件――知・社会・言語ゲーム』水声社　１９９４年〕; Kristeva, *Desire in Language*

［17］Jameson, *Political Unconscious*.〔邦訳：フレドリック・ジェイムソン（著）　大橋洋一、木村茂雄、太田耕人（訳）『政治的無意識――社会的象徴行為としての物語』平凡社　２０１０年〕

［18］Lacan, *Écrits*.〔ジャック・ラカン（著）　宮本忠雄ほか（訳）『エクリ』（全三冊）弘文堂　１９７２－１９８１年〕

［19］Foucault, *Order of Things*.〔邦訳：ミシェル・フーコー（著）　渡辺一民、佐々木明（訳）『言葉と物――人文科学の考古学』新潮社　１９７４年〕

［20］Lentricchia and DuBois, *Close Reading*, 34.

［21］Parisi, "Close Reading, Creative Writing" および Bialostoksy, "Should College English" を参照。

［22］Lentricchia and DuBois, *Close Reading*, ix.

［23］Ricoeur, "Freud and Philosophy"〔邦訳：ポール・リクール（著）　久米博（訳）『フロイトを読む――解釈学試論』新曜社　１９８２年〕; Best and Marcus, "Surface Reading."

［24］D. A. Miller, "Hitchcock' s Understyle." 見せかけの友人関係の中で一つの作品によって称賛を博する手段としての精密すぎる読解の研究に関しては Ferguson, "Now It' s Personal" を参照。

［25］Sedgwick, *Touching, Feeling*; Jurecic, *Illness as Narrative*; Philip Davis, *Reading and the Reader*.

［26］情動の歴史については Reddy, *Navigation of Feeling*、情動を特徴づける、あるいは情動の発生場所を特定する神経科学的な方法については Leys, "Turn to Affect" を参照。Keen, *Empathy and the Novel* と、Zunshine, *Why We Read Fiction* の中の、心の理論についての一連の知見も参照。

［27］Kandel, *Age of Anxiety*〔邦訳：エリック・R・カンデル（著）　須田年生、須田ゆり（訳）『芸術・無意識・脳――精神の深淵へ　世紀末ウィーンから現代まで』九夏社　２０１７年〕; Chalmers, *Conscious Mind*〔邦訳：ディヴィッド・J・チャーマーズ（著）　林一（訳）『意識する心――脳と精神の根本理論を求めて』白揚社　２００１年〕; Dehaene, *Reading in the Brain*; Oatley, *Such Stuff as Dreams* を参照。

［28］Kidd and Castano, "Reading Literary Fiction."

［29］Felski, *Uses of Literature*; Rudnytsky and Charon, *Psychoanalysis and Narrative Medicine*; Brockmeier and Carbaugh, *Narrative and Identity*; J, Hillis Miller, *Reading for Our Time*; Royle, *Veering*.

［30］Harkin, "Reception of Reader-Response."

［31］この複合的な分野の各段階の重要な著作としては、Rosenblatt, *Literature as Exploration*; Poulet, "Criticism and Experience"；Holland, *5 Readers Reading* と *Dynamic of Literary Response*; Fish, *Is There a Text?*〔邦訳：スタンリー・フィッシュ（著）小林昌夫（訳）『このクラスにテクストはありますか――解釈共同体の権威』みすず書房　１９９２年〕; Iser, *Act of Reading*〔邦訳：ヴォルフガング・イーザー（著）轡田收（訳）『行為としての読書――美的作用の理論』岩波モダンクラシックス　２００５年〕; Flynn and Schweickart, *Gender and Reading*; Bleich, *Subjective Criticism*、Booth, *The Retoric of fiction*〔邦訳：ウェイン・C・ブース（著）米本弘一ほか（訳）『フィクションの修辞学』書肆風の薔薇、１９９１年〕を参照。トンプキンス（Tompkins）の *Reader Response Criticism* は信頼性の高いアンソロジーであり、この分野の入門書にもなっている。

［32］Gallop, "Historicization of Literary Studies," 183.

［33］Tompkins, *Reader-Response Criticism*.

［34］J. Hillis Miller, *Ethics of Reading*〔邦訳：J・ヒリス・ミラー（著）伊藤誓、大島由紀夫（訳）『読むことの倫理』法政大学出版局　２０００年〕；Booth, *Company We keep*.

［35］Booth, *The Retoric of fiction*, 138.〔邦訳：前掲書［31］、１７９－１８０頁〕

［36］Charon, Hermann, and Devlin, "Close Reading and Creative Writing"；Devlin et al. "Where Dose the Circle End?"；Sarah Chambers et al., "Making a Case" を参照。

［37］James, "Art of Fiction," 390.〔邦訳：ヘンリー・ジェイムズ（著）高村勝治（訳注）『小説の技法』研究社　１９７０年　27頁〕

［38］Parisi, "Close Reading, Creative Writing," 65.

［39］ウルフ（Woolf）の "Reading"，"How Should One Read a Book?"〔邦訳：「いかに読書すべきか?」川本静子（編訳）『病むことについて』みすず書房　２００２年に所収〕; "On Re-Reading Novels" を参照。

［40］彼の *Pleasures of the Text*〔邦訳：ロラン・バルト（著）沢崎浩平（訳）『テクストの快楽』みすず書房　１９７７年〕および、*The Rustle of Language*〔邦訳：ロラン・バルト（著）花輪光（訳）『言語のざわめき』みすず書房　１９８７年〕の中のエッセイ "Reading"〔原著での題名は On Reading となっている。邦訳題「読書について」〕を参照。

[41] 私は彼女と私が共同で何を学んだのかについて、患者本人の監修と発表の許可を得たうえで、別の場所で書いたことがある。彼女は他の患者たちの利益となるようにと、彼女自身の物語が広く共有されることを許可してくれた。Charon, "Membranes of Care" を参照。

[42] Bollas, *Shadows of the Object.*〔原文では *Shadows of the Subject* となっているが誤り。邦訳：クリストファー・ボラス（著）舘直彦（監訳）『対象の影――対象関係論の最前線』岩崎学術出版社　2009年〕

[43] Felski, *Uses of Literature.* また、Bennett, *Enchantment of Modern Life* に収録されている、文学における魅惑的なものと幻滅させるものに関する学識も参照。

[44] Barthes, *Pleasure of the Text*, 27.〔邦訳：ロラン・バルト（著）沢崎浩平（訳）『テクストの快楽』みすず書房　1977年　51頁〕

[45] DasGupta, "Narrative Humility," *Lancet*, 980, 981.

[46] de Beauvoir, *Ethics of Ambiguity*, 13, 129.〔邦訳：松波信三郎、富永厚（訳）「両義性のモラル」ボーヴォワール（著）青柳瑞穂ほか（訳）『ボーヴォワール著作集　第二巻　人生について』人文書院　1968年に所収、102頁および196頁〕

[47] Stein, *Appreciation*; James, "Novels of George Eliot," 485.

[48] Eliza Miller et al., "Sounding Narrative Medicine," 339.

[49] Michael White and Epston, *Narrative Means*〔邦訳：マイケル・ホワイト、デイヴィッド・エプストン（著）小森康永（訳）『物語としての家族』金剛出版　2017年〕; Mitchell, *Relationality*.

[50] Wearden, "178 Oxfam Briefing Paper."

[51] Hemon, "Aquarium."

訳註

〔a〕訳文は、アスフォデルの会（編訳）『ブリューゲルの絵その他の詩――W・C・ウィリアムズ詩集』国文社　1982

年による。

〔b〕邦訳：I・A・リチャーズ（著）坂本公延（編訳）『実践批評――英語教育と文学的判断力の研究』みすず書房 2008年

〔c〕邦訳：I・A・リチャーズ（著）岩崎宗治（訳）『文芸批評の原理』八潮出版社 1970年

〔d〕原文のLanguagesは誤り。

〔e〕米国医学会雑誌。

〔f〕同じ行の中に同じ韻を踏む言葉を用いること。

〔g〕原文ではParsisiとなっているが誤り。

〔h〕邦訳：ヴァージニア・ウルフ（著）御輿哲也（訳）『灯台へ』岩波文庫 2004年

〔i〕邦訳：フローベール（著）山田九朗（訳）『三つの物語』岩波文庫 1940年に所収。

〔j〕訳文は、「小説における時間と時空間の諸形式」北岡誠司（訳）『ミハイル・バフチン全著作 第五巻』水声社 2001年 144頁による。

〔k〕英語圏独自編集のエッセイ集。

CHAPTER 8

A Framework for Teaching Close Reading

Rita Charon

第8章 精密読解教育の枠組み

リタ・シャロン

デヴィッド・フォスター・ウォレス（David Foster Wallace）の長編小説『無限の冗談（*Infinite Jest*）』を医学部の一年生のグループと一緒に読む機会があった。遺体を切り刻む解剖実習と命を奪う残酷な疾患の学習の合間に、日常生活を余すところなく描き出す鋭いＰＥＴ画像[a]のようなウォレスの小説を読むのである。その日常生活は、超現実的で、狂気に満ち、多面体のように顕現するものであり、冷笑的で、空想的で、常習的なものの真っただ中に、時につかの間の姿を露わす[1]。第3回目のセッションのとき、一人の学生が小さな声でこう言った。「これを読むことで、私は毎日起こっているより多くのことが見えるようになりました。しかし私は未だに、それがどのような負担を私に強いることになるのかがわかりません」。私たちはみな彼の戸惑いを受け止めて、新しいものが見えるようになることの価値と負担について彼が感じている不確実さを共有した。

彼の疑問は、私たちが読むテクストとその読み方の双方によって変わるだろう——たとえば1079頁の小説を一度に、精密に、すべての言葉を考慮に入れ、時間的、空間的、隠喩的、引喩的、感情的、そして構造的側面のすべてをたどるようにといったことで。私たちはこの文学的なテクストを、学生たちが、彼らに委ねられた死せる人体に対して行なってきたのとさほど異ならない方法で扱う。すなわちそれは、部分に分けるとともにその構造に敬意を払い、その部分部分には見ることのできない統一体としての生命が存在することを理解し、しかしそれでもなお、全体を見るためには部分を見なければならないということである。解釈学的に、この新しいものに対する彼らの努力は、動的で創造的な**思考**の形式のモデルとなる。そのモデルは、パターンを構築するための詳細を記録し、混沌に耐え、比率と調和と対比によって心動かされ、物事を記憶することに導かれ、それ自身を情動によって彩り、そして思考の中で思考する者の存在を理解するのである。

毎日進行していくより多くのものごとを見ることは、そうでなくともあなたを訪れ、傷つけ、覚醒させ、常に生成される自己へと導き、日数ではなくそれぞれの瞬間が生きられる深みによってあなたの生命を延長する、あなたの将来の人生を拡張し、より多くの真実と美に触れることをもたらす、とその学生に告げるためのエビデンスを私がもっていたらよかったのにと思う。私は彼に、精密読解から得られるものの見方は、私たちの能力に、人生をそれが起こるままに見ることをつけ加えること、そしてそれを見ることはそれを生きることの前奏曲にすぎないということについてのいくつかのエビデンスがあると告げた〔2〕。

精密読解を教育する一つの方法

おそらく、精密読解を教育する方法は、人体解剖学を教えるのと同じくらい多くある。私は本章で、複数の方法の概観を提案するのではなく、この技法を伝えるために必要な主たる内容のうちのいくつかを提案してみたい。精密読解者であるためには、抽象的思考、テクスト的な判断、心理学的な洞察、そして本の世界へと連れ去られることに身を任せる覚悟が必要である。精密読解を行なうことは、初期においてはエビデンスに乏しいが、ある特定の本を読むことに専心することへの時間と努力が、歓びと、智慧と、探求することと、発見することによって報われる、と信ずることへの傾倒を必要とする。それはある特定の種類の自由を必要とする――すなわち、未だ知られていないことに自分自身を明けわたすこと、そして交流においてまだ現われてさえいない主体と手を携えることへの自由である。それは、人は作業を意味づけるために必要とされる知識の幅広さと深さの力を呼び起こすことができる、ということへの信頼を必要とする。精密読解者は、文章と発話の双方における言語的、構造的、隠喩的、引喩的、詩的、あるいは修辞的な側面のいずれからのエビデンスをも、決して無駄にすることはない。文学研究者であるエドワード・サイード（Edward Said）は、バッハの音楽においては「無駄な音符は一つもない仕方で書かれているのだ…（中略）…形式についての構想は、大枠の骨格から微細な装飾に至るまで自覚と確信をもって彫琢されている」と書いている［3］。

これは作曲された音楽作品において真実であるだけではなく、話されたあるいは実演された言語においてもほぼ間違いなく真実である。

読み始める一人の読者として、彼／彼女は、ほとんどすべてのテクストにおいて出会う一揃いの特徴に関心づけられる。それらは、時間、空間、ジャンル、隠喩、声、雰囲気、そしてテクストそれ自体との関係性である。これらの特徴は、その一つひとつを明瞭に見るために、人工的にそれぞれから分離される。ピアニストが曲の練習をするときに右手と左手を別々に練習するのに似て、精密読解者はテクストの一節をこれらの重要な特徴の一つずつに臨んで読むことができ、その結果そのテクストが行なっていることがなんであるかを詳細なレベルで知覚することになる。その人は、一つのテクストを一時的な足場として、次にその知覚的詳細、次にその言葉遣い、隠喩、物語戦略、声、あるいは雰囲気を精査することができる。読者はこれらのテクストの特徴の精査を、文学批評、物語論、哲学の主要な要素についての知識によって強化することができる。テクストにおけるこれらすべての観点が次に結び合わされると、読者はこのテクストにおいて何がなされているかの、深く、忘れることのできない理解を達成することになる。テクストのいくつかの物語的特徴のそれぞれに詳細で訓練された注目を払うことによって、読者はそれらのテクスト――読まれたもの、聴かれたもの、あるいは自分によって書かれたもの——への入り口を発見する。

ナラティブ・メディスンを実践するためには、精密読解の技能を必要とする。進行中の研究が、精密読解が精密な傾聴を導く機序と媒介物を明らかにし、精密な傾聴が日常のヘルスケアの効果を改善することを私たちが学ぶにつれて、ついにはヘルスケアに対する読む技能の特徴についての頑健なエビデンスを私たちは手に入れることになるだろう。コロンビア大学における研究プログラムを通じて、教育法の成果についてますます多くのことを私たちは学んでいる。学生たちは、ナラティブ・メディスンの訓練を通じて、同僚や患者とのより良好な連携、彼ら自身の個人的な状況や選好へのより大きな気づき、彼らが目撃しているものへのより深い好奇心、彼ら自身が経験していることについてのより勇気ある好奇心、そして彼らが行なっている仕事の中で体験される美への素晴らしい感受性を発見する［4］。

以降の節では、テクストの特定の物語的特徴の教育について専ら述べるが、それは詳細に読まれる価値があり、その価値はいくつかの文学理論と物語理論についての綿密な訓練と学習によって増強される。学習のコース——半年間の学部セミナー、毎週行なわれる教育改善（ＦＤ）プロジェクト、あるいは医学または看護学生への個人指導——を通じて、学習者は、時間的構造、空間的要素、修辞法、あるいは物語的戦略についての羅針盤の方位のいくつかに慣れることができる。これらの特徴のリストは固定されたものではなく、個別の教育目標、状況、テクストに応じて変更されるが、意味へと向かうこれらの複数の道における厳密な訓練の実践は、ナラティブ・メディスン教育に役立ち続け、教員と学生の得る成果を深め続ける。

この後に論ずる実例において、私は重要な物語的特徴のいくつか——時間、空間、隠喩、そして声——を検討するための一連の教育の流れを描写する。短い要約において、私はこれらの特徴のそれぞれについての喫緊の問題のいくつかを示唆するが、それは今後の研究のために、文学的、物語的理論の伝統的な知識の枠組みの中で、その基盤を同定するためである。各々の特徴のために、私は特定のテクストを選択し、学習者——学部生、ソーシャルワーカー、医師などのグループに対する実際の教育の状況を描写する。言うまでもなく、教育の状況設定は、どの物語的特徴が選ばれるか、理論的背景をどのくらいの深さまで考慮するか、そしてこれらの特徴のそれぞれにどのくらいの時間をかけるのかを左右する。以下の実際の教育の描写が、ナラティブ・メディスンの概念的基盤が教育実践においてどのように生み出されるのかを読者が理解するために役立つことを願う。

テクストの選定と執筆課題（プロンプト）

私たちはしばしば、ナラティブ・メディスンを教えるために、テクストを選ぶ基準は何かについて質問される。第一に、病気や医療や健康のことを扱ったテクストを用いた教育に限定する必要はまったくない。非医療的に変化させたテクストは、おそらくは教育に用いることが容易である。なぜならば、テクストの臨床的あるいは病いに関連した次元は、時に形式について熟考することから注意をそらしてしまうからである。病気と無関係なテクストを選ぶことで、私たちはセミナーにおいて内容やプロットに焦点を当てているのではないということが強調される。むしろ、私たちは言葉がどのように使われているのか、言葉は何をしているのかを検討しているのであり、また詩や物語や会話における発語が含んでいるすべてに気づく習慣をどのようにして育むかを検討しているということが強調されることになる。

テクストを扱う重要な作業に学習者のグループを効果的に従事させるためには、そのテクストは注目し甲斐のあるものでなければならない。それは「偉大なテクスト」でなければならないが、一方でそれを適切に定義できるものでなければならない。その小説、詩、劇、視覚映像、あるいは音楽作品は、何度も触れたくなるものでなければならないし、以前読んだときには隠されていた側面によってだけではなく、読み終わった後に彼／彼女がどれほど変化したかを露わにすることによって読者を驚かせるものでなければならない。私たちが教える作品は、深さ、多数の次元、内的な共鳴、そして曖昧さをもっているだろう。修辞的な言語は、作品の全体を通じて生き生きとしており、刺激的で、とらえがたい。そこには時間的な複雑さがあり、過去の回想と未来への想像が交錯し、時間旅行すなわち複数の時空が重層する。その作品の意味と効果を徹底的に明らかにする中で、動詞の時制と雰囲気を生産的に精査することができる。

私たちは意図的に、文化的に語ることを抑圧されている典型的な声を詳細に取り上げることにしている。これは、作家、言語、階級、時代についての文化的／民族的に広範囲のものを含む。ポスト植民地主義の理論家であるガヤトリ・C・スピヴァク（Gayatri C. Spivak）のサバルタンは、ナラティブ・メディスンの教育において語るのである[5]。土地を奪われた、あるいは公民権を奪われた人たちの声を学習の場へと運ぶことは、伝統的なヘルスケアにおける権力の非対称への挑戦である。不正義の問題に立ち向かう作品、暴力を白日のもとに晒す作品、偏見の状況に注意を向ける作品は、実践を私たちの教育の原理に融合させる。文学的な技能と臨床的な技能を伝達する一方で、ナラティブ・メディスンは同時に権力に対する疑問を提示する。誰がこのテクストあるいはこの教室においてくつろいでいるのか？　誰の声が認識されているのか？　誰がそこにいないと推定されるのか？　テクストの選択は、教育学的な必要性によって、教室において進行する社会的、文化的な精査によって、そして学習状況の、究極的には臨床状況の設定における公正な権力関係を養うための努力によって情報を与えられる[6]。

もしテクストが映像的、あるいは聴覚的なものであれば、並行した考察が生ずる。シューマンのバイオリン協奏曲二短調の第二楽章は、短調の内と外で波打つ旋律で始まる。まるでなんの努力も必要ないかのように、音楽は太陽の光から暗闇へと、時に一つの小節の中で、何の衝撃もなく、長調と短調のあいだを移動する。注意深い聴き手にとっての効果は、これらの複数のムードを同時に把握することであり、しばしば対立するムードとして知覚されるものを排他的になることなく受け入れることである。私は時々マーク・ロスコ（Mark Rothko）の「色彩の帯」の絵画シリーズを教材に用いる。これらの絵画の抽象表現主義は、内容についての疑問を完全に除外し、鑑賞者のグループが、深く充満した絵具の上昇する力と均衡と生き生きとした状態へと召喚されることを可能にする。それは瞑想を超える。それは運ばれることである。

確かに、教師は教育の到達目標にふさわしいテクストを選ぶ——関係性についてのセミナーでは一人称記述を、あるいは、物語倫理のコースでは読者／著者の契約を白日のもとにさらすテクストを、というように。教員と学習者の双方のクラスによる好みも、もちろん作用する。自分が大好きなテクストであればうまく教えることができる。また、学習者によって提案されたテクストを採用するという教育習慣は常に、クラスの中での協働と平等性が深まることで報われる。

私たちのナラティブ・メディスンの実践は、ほとんどの教育において創造的執筆（creative writing）を組み込むように展開してきた［7］。以下に提供する実例において描写するように、精密にテクストを読んだすぐ後に——あるいはそれを考慮して——学生に自然発生的な創造的執筆に取り組むように勧めることは、テクストの影響力の次元を拡張することになる。テクストについてのクラスでの討論に続いて、ファシリテーターは執筆課題を提供し、学生全員に4、5分で自発的に、あれこれと、課題について書くように勧める。作文教室や専門的な作家のためのセミナーで提供されるかもしれない課題とは異なって、これらの課題は、心を開くための短く開放的な招待状のようなものである。課題は喚起的で曖昧なものであればあるほどよい。なぜならば学生は何について書くのか、それについてどのように書けばよいのか、どのような論点を記述に含めればよいのかを告げられないほうがよいからである。その代わりに、テクストのもつ読者を運び去る力に好きなように従えるのである［8］。これらの課題について書くことによって、学生達は読むことが彼らに為していることの真価を認め始める——どんな解釈が喚起されるか、どんなムードが呼び起こされるか、どんな引喩が聞かれるか、どんな記憶が解放されるか、どんな美が発見されるか、どんな考えがかき混ぜられるか。今書いたばかりのものを、声を出して読み上げるのを聴き、互いに応答する中から、学生たちは彼ら自身が内容を表現するためにどのように形式を用いているのかに気づく。ある者はリストを書き、他の者は祈祷文を書く。ある者は終わりから初めてさかのぼり、他の者は完全な仮定法で書く。ある者は主人公の意識に親密な接触を保ちながら書き、他の者は超然とした非個人的な物語的視点から書く。彼らはそれによって、彼ら自身の創造する過程はすべてが意図的になされるのではなく、むしろ書くということそれ自身の混沌のプロセスの中から、形式も内容も、浮上してくるものであることに気づくようになる［9］。私たちは、この読むことと書くことの結合が、精密読解の技能を発展させ、副産物として、言葉を通じて彼ら自身が行なっていることを総合的に把握できるようになるための、学生にとっての最も直接的な方法であることを見いだしてきた。書き手としての彼らは、自分がしたことを示すためには、熱心な読者を必要とすることに気づく。そして彼らは、書くことと読むことを通じての創造的なプロセスの相互性を経験するのである。

時間

物語はどのようにはたらいているのかについての好奇心が始まったときから、物語研究は時間に強い関心を抱いてきた。西暦398年に書かれた聖アウグスティヌス（Augustine）の『告白（*Confessions*）』（11巻）から、私たちは記憶と予測の間にある現在が、きわめて薄いナイフの刃先のようなものであることを学んできた。「三つの時がある。過去についての現在、現在についての現在、未来についての現在……過去についての現在とは記憶であり、現在についての現在とは直観であり、未来についての現在とは期待です……しかしながら現在の時は、もし、ひろがりをもっていないならば、どうして測ることができましょう。ですからそれは過ぎ去ってゆくとき測られるのであって、過ぎ去ってしまうと、もう測られないのです。そのときにもう、測られるべきものは何もないのですから。それにしても現在の時は、測られるとき、どこから来たり、どこをとおって、どこに過ぎ去ってゆくのでしょうか。どこから――もちろん未来から」[10]。

時間の生きられた経験に直面したときのこのようなおそろしい不確実性が、おそらく人間の状態についての実存的あるいは現象学的な熟考の引き金をひいたのだろう。何世紀にもわたって、アウグスティヌスの疑問は神学と哲学のその時代の最高の精神を魅惑してきた。ジャンバッティスタ・ヴィーコ（Giambattista Vico）の1744年の著作である『新しい学（*The New Science*）』は、時間、歴史を創造的なプロセスとして再概念化している。1889年のアンリ・ベルクソン（Henri Bergson）の『時間と自由（*Time and Free Will*）』では、存続期間と継続を、意識的な生きた目撃者に依存する人間の意識の複数の要素であると考えている。バートランド・ラッセル（Bertrand Russell）は、20世紀初頭の物理学と心理学から概念を探索し、「私たちの時間についての知識が依拠するところの、これらの即時の経験」[11]を概念化した。時間の本質に関する哲学的な思索と手を携えることによって、それを表現する人間の能力についての疑問が生じてきた。私たちは、文学研究者のジェルジュ・ルカーチ（Georg Lukács）から、小説が時間の問題を解くために考案されたものであることを学んだ。「小説において意味は生から区別されるが、それによって本質的なるものが時間的なものから区別される。小説の内的な行為とはことごとく、時間の力との闘争にほかならぬとまで、言いきれるのである」[12]。

これらの、宗教学研究、哲学、文学研究から浮かび上がってきた複数の研究は、自然世界の現象の研究、重力や速度や存続における時間と空間との相互関係についての研究とも織りあわされてきた。1915年のアインシュタイン（Albert Einstein）の相対性理論の研究は、引き続いて起こるすべての経験についての私たちの「時間の流れ」という理解を変え、時間と空間の中で生きるということについての私たちの物語的で経験的な概念に徹底的で非可逆的な影響を与えた。さらに近年、哲学者であるポール・リクール（Paul Ricoeur）によって明確に述べられたように、「時間は、過去り流れるものであると同時に、一方で持続し残存するものでもある」[13]。

アウグスティヌス、ヴィーコ、ベルクソン、そしてラッセルに続く、時間性についての物語的論的な精査は、物語理論を支える大黒柱となっている。それらは、ミハイル・バフチン（Mikhail Bakhtin）の『対話的想像（*Dialogic Imagination*）』、ジェラール・ジュネット（Gérard Genette）の『物語のディスクール（*Narrative Discourse*）』、フランク・カーモード（Frank Kermode）の『終りの意識（*The Sense of an Ending*）』、パーシー・ルボック（Percy Lubbock）の『小説の技術（*The Craft of Fiction*）』、そしてポール・リクールの『時間と物語（*Time and Narrative*）』[14]などである。リクールの「時間は物語の様式で分節されるのに応じて人間的時間になるということ、そして物語は時間的存在の条件となるときに、その完全な意味に到達するということである」という提唱は、物語性の使命は取り返しがつかないかたちで時間と結ばれているという宣言として、鳴り響いている[15]。おそらく時間が為していることを探求することにおいて、理論家よりも影響力があるのは文学的な芸術家たち自身であった。ヴァージニア・ウルフ（Virginia Woolf）とジェイムズ・ジョイス（James Joyce）の近代主義的な作品、プルースト（Marcel Proust）の記憶の英雄的な偉業、ベケット（Samuel Beckett）とボルヘス（Jorge Luis Borges）の超現実主義、シェイクスピア（William Shakespeare）、ジョン・ダン（John Donne）、そしてT・S・エリオット（T. S. Eliot）の詩の数々は、時間のパラドックスの文学的描写の実験室であり続けてきた[16]。コロンビア大学のナラティブ・メディスン・プログラムの修士課程において、私たちは通常、ウルフの『灯台へ（*To the Lighthouse*）』を、ゆっくりと、――一セメスター以上の時間をかけて――読むことにしている。なぜならば精査における着地点は、時間だけではなく、空間、声、隠喩、ムード、そして相互関係性にも同じように焦点を当てるからである。

　最終的には、ナラティブ・メディスンの発展の中で、私たちはテクスト的なものを超えて、時間の物語的性質の精査を視覚映像と音楽の中に求めるようになってきた。ナラティブ・メディスンを学ぶ学生と学者たちは、ほぼ同じ時間に生じた『灯台へ』とピカソ（Pablo Picasso）とブラック（Georges Braque）のキュービズムの間の並行関係について記述していた。私たちはバロックの対位法とジャズの即興演奏を通じて得られる時間的拡張の手段に波長を合わせた。現代的なグラフィック小説の媒体は、時間と空間の双方の水路の口を開く明白でない交流を許容することによって、時間と空間を変化させる。そして、人間の身体に戻れば、私たちは科学技術による介入を通じて人生を長引かせる努力をしており、自分自身の不死の移植臓器を作り出すために幹細胞の不死性を探し求めており、中年女性が妊娠可能になったり、青年期を無限に延長するために生命時計を変化させたりするための努力をしている。このような科学の偉業は、結局のところ、生きられた時間の経験への文化的貢献となる。そしてその生きられた時間は、実際に、人が自分の現在の中で生き続けるべきであるならば、存在という概念の中へと統合されなければならない。

私は最近行なわれたナラティブ・メディスンの教育セッションの一つを描写したいと思う。このセッションはテクストの中の時間の探求についてのこれらの考察のうちのいくつかを劇として表現したものである。このセミナーはニューヨークプレスビテリアン病院のソーシャルワーク部門において行なわれたものである。大きな病院のさまざまな診療科からの約12人から15人のソーシャルワーカーが、一か月に一度精密読解と創造的執筆のセッションに参加した。この日、私たちのテクストはルシール・クリフトン（Lucille Clifton）による「フレッド・クリフトンの死（the death of fred clifton）」であった。

フレッド・クリフトンの死
1984年10月11日
49歳
私は溺れたらしい
私自身の中心へと
私の辺縁を離れて

妻の手の中で
そして、私は見た。これほど素晴らしいものがあろうか。
透明さ
ということは、私は目をもたず
視覚だけがある
そして、上昇し、回転し、
私の皮膚をとおして
まわりのすべてをみまわしても
そこにはものの影もない
しかし、ああ、ついに、ものごと
それ自体が。〔17〕

私たち読者はこの詩を読んで、何を経験するだろうか？　言葉の簡潔さ、一行一行の長さ、行数でさえも描写されている出来事との釣り合いがとれていない。この詩の「私」は、それが誰であったとしても、まさに死にゆく詩の時間の中にある、ということを読者たちは見いだすのではないかと思われる。おそらく私たちがヘルスケアの専門家であるということが、この詩を身体的な観点から解釈することに導く。しかしその日そこにいた私たちの大部分は、集中治療室のベッドを、あるいはおそらくホスピスを、そこで一人の男が死にかかっており、彼の妻が彼の現世での存在をかき抱いている姿を心に描いた。「上昇し、回転し、私の皮膚をとおして」は、神話的には、一種の、死の瞬間に魂が上昇をすることを連想させる。私はかって集中治療室の医師たちのグループにこの詩を教えたときのことを思い出す。ある人はひじょうに素早く、「上昇し、回転し、私の皮膚をとおして」を看護師が褥瘡の予防のためにベッドの上で患者の体位を変えることと結びつけた。この医師は、その後のセッションにおいて、深い隠喩に満ちた実存的に力強く鳴り響く、生命の意味に対する信条表明を書いた。それは臨床業務には避けえない字義的な心性と、同時に個人的で文脈的な意味をその真っただ中において作り出すこととの結合を明白に示すものであった。

私たちはこの詩がどのような声をもっているのについて色々と考えた。この詩人――死んだ男と名字を共有している人――は彼女の死にゆく夫の声を腹話術的に語っているのだろうか？　彼女は彼がその中に入っていこうとしている何かを想像しようとしているのだろうか？　もし、そうだとしたら、私たちは、死という出来事を一種の世俗的な意味での復活のように描くことによって、過度に健全に見せかけ、聖化しすぎてはいないだろうかといぶかった。それは単なる願望の表現だったのか？　私たちは「私の辺縁を離れて」とは何だろうと不思議に思った。それは物質的な所有物だろうか、あるいは子孫のことだろうか、あるいはたぶん支払いの終わっていない住宅ローン、あるいはもしかすると肉体そのもの？　それは未来のことではないのか？　深刻な設定であるにもかかわらず、読者のほとんどはこの詩を読むときに、親密さと平穏な気分を経験した。「私は愛を感じました」と、あるソーシャルワーカーは言った。

私たちの議論は「今」についての疑問の周辺を回りながら続けられた。語り手は自己の中心へと溺れていく「ように思えた」。そして明晰さをもって「見た」そして目ではなく視覚を「もっていた」。これらの過去時制の動詞は、この記述が回想としてなされたことを証言している。しかし、最後の行の「ああ、ついに、ものごと　それ自体が」は、それらが、まさに目撃の行為の中で、言葉にされたかのように感じさせる。ある読者が言ったように、それはまるで、現在が過去によって追いつかれたかのようだ。もしこの詩がルシール・クリフトンによって１９８７年に出版され、フレッド・クリフトンが１９８４年に死んだのであれば、これは死せる人を死から生へと呼び戻す挽歌の効果をもっているのだろうかと私たちは考えた。この詩の転回は、奇妙なことに、最後から2番目の行における、喚起的な「ああ、ついに」において生じたように見える。

私たちは続いて、参加者が書いたものを声を出して読み上げるということを理解したうえで、４分間の記述の時間を設ける。私が与えた執筆課題は「ああ、ついに」である。一人のソーシャルワーカーが次のように書いた。

私の人生の終わりに
私はもう何も怖くないことを知る
私は一度も想像しなかっただろうか
ずっと長年の間これを
私はそうできるということを
開放された
最後に
準備はできている
不安も悲しみもない
あなたと別れることに耐えることさえできれば
ああ、恐れるな
それを知ってさえいたら

クリフトンの詩の筋書と形式の両方がこの書き手に霊感を吹き込んでいる。簡潔な言葉、行、行の長さ、一つの単語だけの二つの行を含むこと、といったことが採用されている。しかし、詩の語り手の位置は逆転している。書き手だと思われる「私」が愛する「あなた」に呼びかけている。平穏のムードは緊張と嘆きに置き換えられている。クリフトンとは違って、この書き手は、詩のほとんどを現在形で書いている。たとえば「私はもう何も怖くないことを知る」というように。私は「ああ（Alas）」という用語に衝撃を受けた。それは逆説的な後悔のようにみえる。少し奇妙な方法で書き手が恐れを必要としていたことを発信しているように見える。それは「ついに」ということか、と私は尋ねた。セッションのあとで、書き手と私はメールで会話を続けた。

はい。「ああ（alas）」は後悔をほのめかしています。私はそれ――死を恐れること――についてとてもたくさん考えてきました。なぜならば私は何年も何年もの間毎日、若くして死んでいく人に取り囲まれているからです。私が齢をとるにつれて、私は私の息子の、獰猛《どうもう》な孤立した保護者ではなくなりました。彼のためにいつも戦っています。実際、彼は男であり、自信に満ち自立しています。おそらく私はこれほど必要とされることは二度とないだろうと言っています……この段階の私の人生は終わるでしょう、そして「ああ」人生の終わりに失うものはずっと小さいものになるでしょう。〔18〕

私たちはこのワークを、これまでにないほど、より深くクリフトンの詩の謎の中に包んだままにすることができた。それは今、私たちのメンバーの一人の、死にゆくときの恐怖の存在と非存在をこれほどまでに複雑にしてくれた創造性に助けられてのことである。詩と、それに引き続いての記述は、少なくともこの書き手が、アウグスティヌスの三つ組〔過去・現在・未来〕における彼女自身の立ち位置を、強く、経験することを可能にし、このような勇気をもって、喪失と必要性と恐怖の多義性をあらかじめ予測することを可能にした。

別の書き手は以下のように書いている。

ああついに――彼は平和を見いだした。ああついに――私たちは平和を見いだした。

このような日々を過ごすことは拷問だ。見るための、聞くための拷問。彼は、自分の身体の中で、しわくちゃの皮膚の中で　不快だったのだろう。立ち上がり、横たわり、ものをひっつかみ、人々に呼びかける。彼は逝く準備ができたように見える。しかし、さらにもう一つのことが必要のようだ。最後のときに彼は彼女の声を聞いただろうか？　彼女はためらった……そしてそれから……ついに――彼女は彼のベッドの傍に近寄り、彼が聞くことを待ち焦がれていた言葉をささやく……そして彼女が去るとともに……彼も立ち去ったのだ。

この場合もやはり、書き手は、彼女自身の暗いバージョンを構成するために、クリフトンの死の床の詩から、その構想といくつかの言葉とディテールを借りてきている。その段落の感覚的なディテール――「立ち上がり、横たわり、ものをひっつかみ、人々に呼びかける」――読者を瞬時に拷問の情景へと運び込む。これらの病院ソーシャルワーカーにとって、実際に慣れ親しんだ光景である。私たちの書き手はその出所――業務なのか生活なのか――を明かすことになく、死の床の情景を描写できるということが、この作品のすべてを、告白でも事例報告でもない、より明瞭な創造的な行為にしている。

これがなぜこのことが重要なのかの理由である。ヘルスケアの状況では通常、記述することは一つの事例の臨床的事実を同僚に伝えるための道具として用いられている。患者について書くことや語ることは本質的に、チームメイトに患者の臨床的な状況を伝えるためか、あるいは臨床家が燃えつきの問題や医療過誤の問題を扱う支援グループに参加しているときには個人的な苦痛の徴候を伝えるための、専門職としての義務であるように見える。ナラティブ・メディスンのセッションでは、それとは対照的に、焦点は創造的なプロセスに当てられる。参加者は必ずしも自分自身の荷を下ろすために何かを書く必要はないし、あるいは知ってしまったことを他者と共有するために書く必要もない。むしろ、書くという行為は自己探求であると同時に相互的な再認識の形式をとるのである。クリフトンの詩へのこの応答の中で、書き手と読み手の両者はこの最終的行為に専心する解釈の自由をもっている。すなわち、それは赦しだったのか？　それは敵意の最終的な手放しだったのか？　それは長い間待ち望まれてきた陳謝だったのか？　聴き手である私たちを含む傍観者が、存在の謎を通じて彼ら自身を謎のままにおいておくチャンスを与えられるときには、隠されたものは隠されたままとなり、囁かれたものは書き起こされることはないだろう。

空間

時間から空間へ移動することは重力の支配力、質量への気づき、次元に対しての敬意を導く。時間が身体によって実際に体験され、そしておそらく死すべき状態によって創造されるとはいえ、（天使あるいは幽霊は時間を体験するだろうか？　アインシュタインが相対性を心に描くことができたとき、彼は死すべき存在ではなかったのか？）それは触れることも感じ取られることも位置づけることもできない。空間は、それとは異なり、物質的なものであることは反論できない。ロシアの文学理論家ミハイル・バフチンは1937-1938年の「小説における時間と時空間の諸形式」においいて、空間が時間につけ加えるものをいつまでも記憶に残るかたちで表現した。目もくらまんばかりの表現の中で、バフチンは時と空間をクロノトポス（*chronotope*；時空間）という概念に結びつけた。「文学における時空間の場合、空間的特徴と時間的特徴とは、意味を付与された具体的な全体のなかで融合する」〔19〕〔以後ページ数で引用を示す〕。このようなクロノトポスの実例としての道路、境界、城、集会室、出会いなどを示して、バフチンは彼の読者が特別な空間の中で過ぎていく時間を経験するように励ます。「時間は、凝縮されて密になり、芸術化され可視的になる。空間も、集約されて、時間・話の筋・歴史の展開のなかに引き込まれる」（[19] p.84〔邦訳144頁〕）。1889年のベルクソンの示唆「時間は、無限定で等質的な環境の形で考えられたとき、いかにして、反省的意識につきまとう空間の亡霊にすぎなくなるか」にしたがって、バフチンは読者と著者を、現実と呼ばれるものすべての知覚と表現の双方の中で意識を拡張するための媒介に変えてしまう[20]。ナラティブ・メディスンの中では、時空間という概念はとても役に立つ。それは抽象的な範疇である時間と空間を蝕知可能なものへと凝固させる。時空間は、あらゆる種類の出来事あるいは状況を知覚可能にし、表現可能するために時間と空間を結びつけることが必要とされるときに、意味を発見する手段を提供する。「その種の出来事を具象的に描き出すため、本質的な基盤を提供するのは、時空間である。これは、時空間が時間の——それも人間生活の時間、歴史的時間の——諸々の特徴を、空間の一定の区域において凝縮し具象化する働きによる」（[19] p.250〔邦訳198頁〕）。

時には、時間を打ちまかしてでも、小説において場所と空間は読者をその物語世界へと引き込み、テクストの「現実」を経験するための感覚を覚醒させる。フォスター（E. M. Foster）は『小説の諸相（*Aspects of the Novel*）』のいくつかの文章において、意味を読者にもたらす空間の力をとらえている。彼は、『戦争と平和（*War and Peace*）』には「時間だけでなく、空間もしっかりあるからです。空間の感覚は、びっくりするくらい私たちを元気にしてくれます。その意味では、音楽のような効果をもたらすと言ってもいいでしょう。『戦争と平和』を読みはじめると、すぐにすばらしい響きが聞こえてきます…（中略）…それは…（中略）…広大なロシアの大地から聞こえてくるのです」[21]〔以後ページ数で引用を示す〕。

人間は、肉体をもった存在として、彼ら自身が空間を占拠しており、それゆえに同じように空間を占有している他者を偏愛する。フォスターは、トルストイの「私たちが通ったあとに雄大な響きを積み重ねてゆく橋や、凍った川や、森や、道路や、庭園や、畑など」に言及している（[21] p.39〔邦訳56頁〕）。

文学的テクストに表現されたり映像芸術で描写されたりする空間を丁寧に見ることは、その中に隠されている意味をひらく鍵を提供しうる。ヴァージニア・ウルフの小節である『波（*The wave*）』はその性質が、時間に「ついて」のものである——プロットは時間であり、ドライブは時間であり、まさに小説の構造が、主人公の人生の10年ごとの時間——子ども時代から死まで——の中での一日の時間——夜明けから夜まで——の描写を交互に記述している。しかしそれでも、ウルフによって念入りに仕上げられた空間の親密さと驚きは、想像が生み出す積み荷——アカスグリの茂みの中に隠れた子ども、大聖堂のような殻の中の蝸牛、塀に囲まれた樹のような家庭生活に閉じ込められた孤独な母親——は小説を次々と読み進むたびにそこに存在している生き生きとした描写である[22]。フランスの現象学者であるガストン・バシュラール（Gaston Bachelard）は文学研究者たちを、彼の著書の名のとおり空間の詩学へと覚醒させた。小屋、巣、そして殻といった空間への精密で愛情を込めた研究は、バシュラールが、空間の中にいること、自分自身の居場所を創造すること、防御されることと他者が入ってくることを歓迎することの両方についての、人間の最も深い欲求を深く考えることを可能にした。「想像力によって把握された空間は、いつまでも幾何学者の測定や考察にゆだねられる無関心な空間でありえない。それはいきられる。そしてこの空間は、現実にではなく、想像力の特別の偏愛をうけながらいきられるのだ」[23]。

私たちの空間は、バシュラールの提案するところによれば、それがなければ語ることのできない、私たちの形式、私たちの重力、私たちの脆弱性、そして私たちの展開についての何かを明言する。

人間が空間をどのように用いているかについての研究は、私たちがどのようにして自分の範囲を占めているのか、私たちはどのようにそれを描写しているのか、私たちはどのようにそれを経験しているのか、そして極端に言えば私たちはどのようにそれを耐え忍んでいるのかについての深いところにある意味を明らかにする。ナラティブ・メディスンそれ自体が身体の空間的本質を正当に評価する二項対立的ではない努力である。それは、個人の生物学的な枠組みと、社会的・政治的・専門職的な枠組みの双方の中にある。ヘルスケアは、私たちが知っているように、個人であるところの身体／身体であることころの個人にむかうべきものである。それ以外の道はない。非物語的な還元主義的な医療が生物学的な障害を理論化したり、臓器や組織や細胞レベルでそれらの障害への治療を提案したりするとき、身体の空間性は見落とされてしまう危険がある（重篤な病いの患者をケアする臓器専門医は自分の領域の臨床の価値が下がることへの罪悪感から、彼らの臓器を免責することを常としている。――循環器科医は「心臓ではないですね」と言い、腎臓医は「腎臓ではないですね」と言う）。個々の身体に特有の食欲や情動や障害や老化をもった、ごたごたした身体は、清潔で論理的な還元に向かう欲求によって損なわれてしまう。ここでは、社会学者ミシェル・ド・セルトー（Michel de Certeau）が提案した、場所（place）と空間（space）の区別が役立つ。場所（*lieu*）は座標によって幾何学的に定義される。二つのものが同時に一つの場所にあることはできない。空間（*espace*）は、「人が方向性、速度そして時間の変数を考察のベクトルに入れた時に存在する。このように、空間は動的な複数の要素の交差点である。それはある意味、その中に展開している運動のアンサンブルによって駆り立てられている……場所との関係でいえば、空間は話されている時の言葉のようなものである……手短に言えば、空間とは実践される場所である」〔24〕。還元主義的な医学は人体を場所のように扱う。ナラティブ・メディスンは人体を空間として扱う。

文学研究者、現代主義者、現象学者、そして社会学者の考え方を借用しつつ、私たちはナラティブ・メディスンの教室に入り、空間がどのように私たちの教育に入ってくるかを見てみよう。この教育はナラティブ・メディスンの教育プログラムの修士課程において行なわれた「ナラティブ・メディスンの方法」と呼ばれる精密読解の必修中核コースである。これは空間の物語的特徴についての何回かのセミナーセッションの中の一つであり、そのためにクラスでは、色々なものの中で、本章で引用したバシュラール、バフチン、ド・セルトー、リクール、そしてウルフを読む。

私たちのテクストは、ヘンリー・ジェイムズ（Henry James）の『ある婦人の肖像（*Portrait of a Lady*）』からの抜粋である。イザベルは、ニューヨークのアルバニー出身の、貧しい女性で、お金持ちの伯母に英国人の親戚に会うために連れて来られる。彼女が、テムズにある彼女の祖先の邸宅、ガーデンコートに到着した夕方、イザベルのいとこのラルフが、彼女を陳列室の絵画を見せるために連れていく。

邸には絵画がたくさんあり、その大部分はラルフの選んだものであったが、イザベルはそれを見せて欲しいと頼んだ。最上の作品は、両端に控えの間のついた、ほどよい広さの樫材の陳列室に展示してあり、この部屋には夜には照明がついていた。しかし光が不十分であるため絵が引き立ってみえず、絵を鑑賞するのは翌日にしたほうがよかった。ラルフがそう言ってみたのだが、イザベルは微笑は絶やさなかったが、いかにも残念そうな顔をし、「お願いですから、今夜少しだけ見せていただけません？」と言った。彼女はぜひ見たいと思い、その気持ちが強く表面に出ているのは分かったが、自分でもどうしようもなかった。「人の言うことを聞かぬ人だな」とラルフは思ったが、別に怒ったわけではなく、彼女の執拗さは面白く、楽しくさえあった。陳列室の照明は灯火が腕木の先についた形式のもので、間隔を置いてあちこちにあった。光量は不十分であったけれど、やわらかく快い光だった。豊かな色彩の絵をぼんやり照らし、重厚な額縁の色あせた金箔にあたり、磨き上げた床をにぶく光らせていた。ラルフは燭台を持って動き回り、自分の好きな作品を指し示した。イザベルは一枚一枚ていねいに見ては小声で感嘆のつぶやきをもらした。彼女はすぐれた鑑識眼を具え、生まれつき良い趣味の持ち主のようであったので、ラルフは感心した。彼女は自分でも燭台を手にしてあちこちでじっと絵を照らした。彼女が燭台を高く掲げた時、ラルフは自分が陳列室の真ん中に立ち止まって、絵よりもイザベルに視線を向けているのに気づいた。たいていの絵よりも彼女のほうが眺める価値があったのだから。[25]

なんと豊かなパラグラフだろうか、この空間へと読者を誘い、適切に座標上に描写された場所でもあるが、ラルフとイザベルの出会いによって「駆り立てられ」てもいる。精密な読者は肉体をもたない語り手が、それ自身の判断と評価のひとそろいとともにそこに存在していることに気づいている。その語り手は主人公の近くにいて、彼らが話す言葉と考えの両方を立ち聞きしたり書き起こしたりしている。さらに特殊なこととして、読者はイザベルが「知った」ことから、ラルフが「自分自身に語る」ことへと移動する意識への通路に気づいている。同時に、読者は状況が提供する社会経済的な詳細にも注目し、ラルフが富裕階級の人生を生きていることを知るのである。この短い抜粋は読者にこの出会いの性愛的な可能性を垣間見せる。ラルフは彼の従妹の身体的な存在感とともに、彼女の美的な魅力に心を惹きつけられる。そしてイザベルは自身が意思をもった女性であることを宣言する。彼女はしたいと思うことを簡単には延期しない。

しかし、これらの性格的な、物語的な、そして性愛的な特徴は、抜粋における際立った要素の前には、後部座席へと押しやられてしまう。すなわち、灯りである。読者はこの場面を、絵画——とても印象的な「豊かな色彩のぼんやりとした矩形」[b]として——の上に、それらの重厚な額縁の上に、磨きあげられた陳列室の床の上に、そしてイザベルその人の上に、蝋燭の灯りとランプの灯りが演じる劇として見ることができる。この場面の空間の一つの側面の詳細な描写は、読者の心に情景を刻み込み、その領域への入り口を授ける。この照明の演出家は、ここでこの抜粋の影響力の証明書を手に入れる。

ジェイムズによるこのいかにも作家らしい決定の成果をさらに学生たちに経験させるための努力として、私は引き続いて、以下の課題について私と一緒に書くように学生たちに3分間を与える。

「単に灯りに関係した出来事か状況について書いてください」

自分たちが3分間で書いたものを次に声を出して読み上げることになるのを知ったうえで、学生と私は作業に取りかかる。一人の学生は雨の夜のハイウェイでの自動車事故について書いた。また別の学生は、新しい手術室の照明灯がどのようにして外科医が腹腔の中を見ることを可能にしたか、そして、振り返ってみると、古い手術室がいかに危険なほど暗かったかについて書いた。ある学生は、雲の中から、一瞬姿を現わすことですべてを劇的に変えたニューヨーク市の夕陽について書いた。看護師の仕事をしているある学生は以下のように書いた。

私は突然目覚め、部屋の中の見慣れぬ光に驚いた。それはそうでなければ灰色であるはずの部屋の空気を貫いていた。その灰色は窓のブラインドの鎧板をとおして少しだけ入ってくる街灯の光のせいなのだが。それは惑星のような光だった。私が廊下とその彼方へと向かい、彼女の部屋にやってくるまでの間、闇が私を包んでいた。その空間は黒かった。コールタールのような漆黒の闇だった。小さな霜に覆われた白い球体が、私にとっての十分な光を投げかけていた。部屋の向こう側の隅に掛布団が柔らかく上下しているのが見えた。すべて問題なし。[26]

この書き手がこの文章を読み上げるのを聞いているとき、私たちは彼女とともにこの状況の中で三角測量をする。それぞれの読者は、この見慣れない惑星のような光に引き込まれ、もう一つの球体の照明が健康な眠りへの引き潮を照らし出すところへと移動する人物の動きにつき従う。私たちは互いに情景の中で出会い、共通の読者として私たちのテクストの書き手と合流する。書き手は作文がもたらした結果に驚かされた。この記憶にある情景のもつ照明的な側面に課題がそうさせるまで「気づいて」いなかったのだ。私たちはこの作品に、長く、常に適切な文章と、心象の濃さと延長――聖骸布（shrouds）、宝珠（orbs）、月の裏側（far side of the moon）――といったジェームズ流の痕跡を見て取ることができる。このテクストが声を出して読まれた後で、私たち読者は感謝の意に満たされて座っていた。私が覚えているところでは、セミナーにおけるコメントは眠っている赤ちゃんや両親の寝ずの晩については何も触れられなかった。コメントは作品そのものについてだった――そのディテールの重層性、静けさを増強する力、そして単純にその美。

空間についての偉大なテクストの影の下で、それについて書くことによって、学生たちと私はムード、意味、文脈、そして筋書さえをも創り出す空間の喚起する力を経験することができた。私たちはみな、文学テクストにおいて印象や意味をもたらす空間的な詳細に、もっと波長を合わせることができるようになるだろう。もし私たちが『ある婦人の肖像』を一緒に読むことを続けるならば、これらの二人がどのようにして互いのために「豊かなの色彩のぼんやりとした絵画」になっていくのか、そして登場人物がどのようにして互いに理解し合うことを続けていくかに立ち会うことへの備えを得ることになるだろう。それはまさに、イザベルが絵画に向けて示し、ラルフがイザベルに向かって示した神秘と不可知性なのである。

声

誰が物語を語っているのか？　物語は誰に向かって語られているのか？　物語において声に注意を払うことは同時にたくさんの複雑な質問を問うことになる。それらは、その物語の創り手（作者、語り手、実演者）について、創造者によってその物語を提示するために選ばれた語り手について、語りの行為の中での受け取り手（読者、聴き手、観察者）と創り手との関係について、そして創造者と受け取り手の間に形成される接触についての質問などである。声という概念は、物語が一方から他方へ与えられるものであること、物語の贈り物は、それが言葉そのものであってもそのムードやトーンや音楽であってもなんらかの種類の言語を通じて吸収されるものであることを強調する。声は、もともとは身体的な範疇のものである。それは文学的作業の中で概念的作業のために流用されたものであるが、今もなお声帯と口腔の特定の一そろいを通じて流れ出る空気によって作り出される音に帰属するものである。声は、それ自体、思考する脳によってだけではなく聴取し洞察する美的な耳によって心に刻みつけられる。声は必ずしも一人の個人から届けられるものである必要はなく、ギリシアのコーラス、集合的な社会的な心、複数の心、あるいは人間ではない動物や機械や話をすると想像される他の存在からも放たれるものである[27]。

声は社会文化的で倫理的な関心事であると同時に文学的な関心事でもある。心理学者であるキャロル・ギリガン(Carol Gilligan)は女性の道徳的決断の仕方についての研究を行ない、それらが、男性がこれらの問題について語るやり方とは異なっていることを見いだし、自身の先駆的な研究を『もうひとつの声(*In a Different Voice*)』と名づけた[28]。「言語ジャンルの後に」という副題をもつ、クラウディア・ランキン(Claudia Rankine)の『市民:アメリカの詩(*Citizen: An American Lyric*)』は正義と特権の間の隔絶においてというだけではなく、不平等な「到達可能性」における差別主義を白日のもとに晒している。そして社会的な暴力が不可視性と沈黙を通じて苦痛を与えていることを明らかにしている。

見知らぬ人が「なぜ君は世話をやくの?」と尋ねるとき、君は彼を凝視しながら、ただそこに立っている。彼はスターバックスの中の騒がしい十代の黒人の若者たちをただ指さす。やあ、僕はまさにここに立っている、君は答えてくれた、必ずしも君が彼のほうに体を向けることを期待していたわけではない。彼は蓋のある紙コップを片手に持って、もう一方の手で小さな紙袋を抱えている。彼らはほんの子どもだ。おいで、KKKのやつらに彼らを好きにさせる必要はない、と君は言う。そのとおりだよと、彼は答える。[29]

イェンス・ブロックマイヤー(Jens Brockmeier)とロム(ホラティウス・ロマノ)・ハレ(Rom Harré)は、彼らの先駆的な書籍『物語的自己同一性(*Narrative Identity*)』において、道徳的、社会的な文脈と共同体の見地から、著者の声を描写している。

物語は「立場（positions）」から語られる。すなわち、それは一定の場所の道徳的な秩序において「生じる」。その中では、語り手としての人々の権利と義務が、最高位の著者の声の位置に影響を与える。それらは、特定の視点から特定の声によって語られた特定の明瞭に発せられた物語として聴き取られなければならない。この観点主義の重要性は未だ十分には認識されていない。[30]

ギリガン、ランキンそしてブロックマイヤーはそれぞれ、物語的な生活における声の威力を認識している。ギリガンに話した女性たちの複数の声は、彼女らが話した単なる言葉ではなく、もっとはるかに包括的な価値や地位や態度の資産を運んできた。ランキンは、それ自身が暴力を与えるような言葉の中の差別主義の生のデータを提供した。彼女はラルフ・エリソン（Ralph Ellison）を引用して、「おそらく、最も狡猾で理解されていない分断の形式は言葉による分断である」と言っている[31]。

ブロックマイヤーとハレの、どの立場から声が発せられているのかに注意し、発話者の権利と義務について熟考せよとの主張は、特にヘルスケアの状況において聴き取られ、引き出され、しばしば沈黙させられている声に対して、特に顕著である。階級、人種、性自認、選好された言語、そして健康状態などにおける権力の不均衡が、これらのどの基盤をもつ周辺においやられた人々においても、聴き取ることを困難にさせる。そのうちのどの一つでも人を沈黙させるのに十分である。ヘルスケア専門職は、まったく聞き取られることのない患者に直面するという挑戦を見逃してしまいがちである。それらはたとえば主要な言語以外の言葉を話す人たち、お役所仕事の言い回しを使いこなせない人たち、健康や生活習慣についての伝統的でない信念をもっている人たちなどである。もし、患者や家族メンバーが、あまりにも多くの質問を問われたり、多すぎるエビデンスを求められたり、医学的な意見を求められたりすれば、彼らはあまりにも簡単に沈黙させられてしまう。ヘルスケアにおける急峻な権力勾配は、医師と、最近ではますます、経済的利益によって支配されており、それは特権と影響力の深刻な不公平の原因となっている。それらの不均衡は患者とヘルスケア専門職の双方が聴き取られることへの妨害をもたらす医療帝国主義を許してしまう。

アリストテレスが『詩学(*Poetics*)』においてミメーシスとカタルシスの概念を考察して以来、声に関する文学的研究と、それを産み出したより大きな概念である**視点あるいは観点**は、基本的な質問として、物語論や、その拡張として、ナラティブ・メディスンによって投げかけられてきた[32]。現代の声についての研究の最近の歴史は、ウラジミール・プロップ(Vladimir Propp)を含むロシアの形式主義者(フォルマリスト)たちがロシア民話の物語的構造を1920年代に研究したときに始まる。彼らはファーブラ(*fabula*)、すなわち記述中の出来事と、シュジェート(*syuzhet*)、すなわちそれらの出来事を証言するために作り出されたテクスト、とを区別した。よく似た区別は後にフランスの構造主義者達によってイストワール(*histoire*)とレスィ(*récit*)という言葉を用いて作り出された。これらの文学的な区別は日常のヘルスケアの仕事を照らし出す。キャサリン・モンゴメリー(Kathryn Montgomery Hunter)が、医学における事例提示の描写において示唆するように、『現実(reality)』の透明性のある記述というよりもむしろ、その高度に組織化された慣習的な構造が、整然と並べられた複数の出来事に意味を押し付ける」のである[33]。

ジェラール・ジュネットは1972年の『物語のディスクール(*Narrative Discourse: An Essay in Method*)』において、物語を考察するための三つの要素を提唱した。すなわち、ストーリー(story)、ナラティブ(narrative)、ナレーティング(narrating)である[34]。彼のストーリーの概念は、ファーブラとイストワールに相当し、出来事そのものを描写するためのものである。一方で彼のナラティブの概念は、シュジェートとレスィに相当しており、これらの出来事のテクスト的な表現のことである。しかし、三番目の言葉、ナレーティングは、ファーブラにおける「事実」とシュジェートにおける表現の間の二分法を混ぜ合わせたものである。物語的叙述の発話と聴取という人間の行為に注意を払うことは、予知できない、何にでもなりうる、曖昧な、観点依存的な、人間の知覚と表象のみならず人間関係のもつ本質を露わにする。

読者―反応批評は、ジュネットのナレーティングにおける、概念的に複雑な出来事の記述を提供するために起こってきたものであり、「話している」著者と「聴いている」読者への、文学的な注目と精神分析的、美的な注目とを結びつけた[35]。ロラン・バルト（Roland Barthes）からワルター・ベンヤミン（Walter Benjamin）にまでいたる多様な批評の業績が、読者が作家の言葉とともに何をしているのかについての私たちの理解につけ加えられた[36]。私たちは今、ポスト構造主義と脱構築の結果として、出来事は記録されるためにじっと立ち止まってはいないこと、「現実」とは知覚され表現されることによって創造されること、知覚するものの観点は知覚されたものを変えること、そして**出来事を表現する物語的行為において出来事それ自体が起こる**ということに気づいている[37]。小説家で批評家でもあるジョン・バーガー（John Berger）は、市営プールで水に浮かびながら青空を見上げていたときに、巻雲が移動していくことに気づいた。「巻雲の動きは明らかにそれぞれの雲の中から起こっていた。それは与えられた圧力によるものではなかった。あなたは眠っている身体の動きに気づく」[38]。これらの考えは、泳ぎ手が雲を見つめているときに思いついていたのかもしれないしそうでなかったのかもしれない。しかしおそらくたぶん彼が見ているものを表現したときに初めてそれはやってきたのだろう。彼は続ける「私が巻雲を眺めていればいるほど、巻雲は私に言葉にならない物語を考えつかせる。指が告げてくれる物語のような言葉にならない物語。しかし、実際に、青色の沈黙の中のとるに足らない氷の結晶によって語られた物語がここにある」。ここにあるファーブラは気象学的なあるいは大気に関する科学的な出来事である。シュジェートは、巻雲に関するだけではなく主観性と物語性の本質それ自体に関する注目すべき瞑想である。私は、これらの文章を読んでいるときに、私自身が何かを体験していたことを覚えている。私は私の内部に動きを感じた。それは沈殿し、じっと動かないでいた私の中の何ものかが渦を巻き、平和であると同時に活性化されている、そんなものであった。読者としての私の行為がこのナラティブの意味に貢献しており、私がバーガーから受信したことは他の読者の読む行為によって再現されることはないだろう。

ジュネットのstory/narrative/narratingの類型は、観点、焦点化、立場、偏向、その他の語りの行為側面を描写し理論化するためのより頑健な概念的枠組みによって置き換えられてきた[39]。それにもかかわらず、語りの行為がストーリーの理解において最上の位置を占めるというジュネットの認識は、物語をとおして生きる人間（そうでない者など存在しないのであるが）が、物語を告げることと聞き取ることに疑問を投げかけ、批判し、そして理解することを可能にする。私たちは、そうすることによって、ブロックマイヤーの命令を実現する位置に立つことになる。すなわち、社会的状況、権力関係、歴史的時間、政治的現実、情動的負荷、そして間主観的な空間において、どのナラティブが生起するのかを精査することができるようになるのである。

私は、物語の語り手と受け取り手の声を精査しないナラティブ・メディスンの教育セッションなどないと思っている。私は、ある病院の、医学、ソーシャルワークと健康教育を代表するヘルスケア専門職による多職種連携グループのために行なわれたセッションを紹介しようと思う。私が選んだテクストは米国の詩人であるゴールウェイ・キネル（Galway Kinnel）による「待ちなさい（Wait）」である。

待ちなさい
ゴールウェイ・キネル

待ちなさい、今はまだ、
すべてを疑いなさい　必要ならば。
でも時間は信用しなさい。時間は
あなたをこれまで、どこへも連れさりはしなかったでしょう？
個人的なできごとが
また面白くなる。

髪型が面白くなる。
痛みが面白くなる。
季節外れのつぼみが開くのがまた
可愛く思える。
中古の手袋が可愛く思える
また
その記憶は人の手が必要なことを思い出させる。そして
恋人たちの寂しさも同じ。それはとてつもない
空虚さ
こんなにもちっぽけな存在を彫り出す
私たちが満たされたいと問いかけるときに。それは
新しい恋が必要なのは古い恋への誠実さだから。

待ちなさい。
いかないで、早すぎる。
疲れてるのでしょう。でもそれはみんなも同じ。
疲れることにはきりがない。
ちょっとだけ待ちなさい、そして聴きなさい。
髪の音楽を、
痛みの音楽を、

私たちの愛のすべてを再び紡ぎ出す機織り機の音楽を。
そこにいてそれを聞きなさい、それは二つとない
時間になる、
そのすべてが聞かれるべき、
あなたの全存在としてのフルート、
悲しみによって練習され、それ自身が演じる
完全な消耗の中へと。[40]

「待ちなさい、今はまだ」この詩の最初の行は、急を要する雰囲気で、読者に命令する。この詩の全体を通じて語り手は、二人称で呼びかけられる聴き手に命令を発する。私たちがこの詩をセミナーで読んだとき、私たちはこの聴き手について不思議に思った。この「あなた」とは誰か？　それはこの詩を読んだり聞いたりしている彼あるいは彼女自身なのかだろうか？　語り手は**私たちに**待つように、信じないように、信じるように、あまり早く去らないように、待つように、聴くように、そこにいるようにと、命令するほど図々しいのだろうか？　この詩の中には、姿は見えないが、この命令を聞いている他の登場人物がいるのだろうか？　複数の命令の間に挿入されているのは、予測である。それはほとんど——上品に告げられる幸運の予言と言ってよい——個人的な出来事は再び興味深いものになるだろう。髪型は面白くなる。これらの行は聴き手に「あなた」について不思議な思いを抱かせる——なぜ個人的な出来事はこれまで興味深いものではなかったのか？　あるいは、この詩は語り手自身に向けられた内面的な独白なのだろうか？

私たち読者は、命令の間にある空白に注目する。そこでは語り手の情動的な生活を聴き取ることができる。中古の手袋は可愛い。なぜならそれは彼らが抱いていた他者の手を思い出させるからである。このことは、なんらかの愛か友情かつながりの価値ある経験を示唆するからである。失われた恋人以外の誰が、とてつもない空虚を、この寂しさを知っ

ているだろうか？　語り手の名詞が、命令者である暗黙の「私」から、満たされたいと願うちっぽけな「私たち」に変化したとき、この詩の物語空間の中の「あなた」とそれを外から読んでいたあるいは聴いていた聴き手との双方にとって、語り手と聴き手の間にあった裂け目が交差する。この複数化された「私たち」がこれらの二人の聴き手をつなぎ合わせる。そしてそれは彼らと語り手をつなぎ合わせる。

第二節は、二人称の聴き手に語りかけ続ける。しかし、「私たちの愛のすべてを再び紡ぎ出す機織り機の音楽を」の中で複数の宛先は、これらが二つの異なる存在なのかあるいは自己語りの独白のどちらであっても、この詩の語り手とこの詩の中の「あなた」の間の親密性を示している。

この病院の参加者のグループは、管楽器について長時間語り合った。フルートは、吹き口を通じて楽器の中の空気の柱に生命を与えることによって演奏される。それはむしろ瓶の口から息を吹き込むことによって音を作り出すことに似ている。演奏者の息が楽器の中に吹き込まれる、リコーダーやクラリネットとは異なり、フルートの音響はすでに楽器の「中に」あり、演奏者はその音を耳に聞こえる生命へと変換するのである。これは私たちに、これが「あなたの全存在としてのフルート」というあの最高のイメージと重大な関係があると感じさせた。悲しみがその楽器を拾い上げる――あなたを――そしてあなたすなわち悲しみが尽きるまであなたを練習させる。私たちはこのイメージを精密に調べるにつれ強い畏敬の念を覚えた。そして悲しみの力についての、個人の主体性についての、いかにして人は自分の人生を知るのか、あるいは「聞く」ようになるのかについての、そして私たち一人ひとりの中で予行演習させられなければならない「あなた」についての含意に気づかされた。

私のグループの参加者のすべてが病院で働いており、その大部分は腫瘍医学に属している。髪や痛みへの言及は彼らにとってはまさに具体的な癌の治療の副作用である。彼らが読むことのすべてを病いの文脈に限定する必要はないとはいえ、「待ちなさい」をみんなで読むことは、このグループに、彼らの患者たちがいつもしている、一種の「待つこと」を正面から見るという副産物をもたらした。この詩の中に病いの外にある人生の引喩――可愛い手袋、季節外れのつぼみのほころび、愛を失うことの空虚——を見ることは、重篤な病いにもかかわらず、いやむしろそうであるからこそ、常に進行する人生の重要さを彼らに思い出させてくれるのである。

私たちの議論は、ここまで続けてきたように、声についての問題を中心に置いてきた——それらは、語り手の位置、この詩の中での「あなた」の自己同一性、命令的な雰囲気、そして読者反応であった。それゆえに、私の執筆課題は、「この詩がその人に向けて書かれたところの人について書きなさい」であった。

4分間のあいだに書き上げたものを、私たちは互いに読み合った。グループは片寄りのある二つに分かれた。一方は死に瀕している特定の患者であり、待っているものはおそらくその最後の瞬間だろうというものであった。他の一方は病院とは関係がなく、まったく異なった種類の待つことを想像したものであった。一人の医師は、スイスアルプスで、乗客を満載した飛行機を墜落させた、若い航空パイロットの自殺について書いた。ほとんどの参加者は、自身のことであっても他の人のことであっても、自分の個人的生活でもあるいは病院での生活であっても、実在の人物について書いていた。

ここに示す文章は、私たちの修士課程プログラムの学生である、一人の教育専門家によって書かれたものである。

彼女はそこに、薄いマットレスと、ザラザラしたシーツを感じながら、白い病院のベッドに座っていた——臭いのする、騒々しい病院。一年前のこのころ、彼女は学校を卒業し、未来への期待に胸を膨らませていた。昨年の夏、彼女は友人たちと森でキャンプし、星空の下で笑いながら飲んだ。昨年の夏、彼女は、大学にいて、読書し文章を書き、彼女の脳が強烈さと消耗の間で競走している感覚に熱中していた。先月、彼女は自分の現実を書き変えつつあった——誰かが彼女の人生の手帳を盗んだ。それで彼女は最初からやり直さなければならなくなった。先週、彼女は自分の頭皮を感じていた。輝く、無菌の、病院の病室のような。昨晩、彼女は手帳をシュレッダーにかけるために引き裂いた——一ページ、また一ページと。一時ここで達成されたことは、4分間で、一つの世界を創造することであった。書き手は謎めいた「あなた」――すなわち彼女が想像した彼女のヴェールを取る助けとなるだろうことを正確になしとげた。この短い創作は他の参加者に、声についての不確実さがいかに創造性を刺激するかを明確に示した。詩からいくつかの言葉を借りて、たとえば著しい消耗、書き手は見事な感覚的なディテールを、主人公の物語のすべての文節において提供している。私たちは病院の臭いをかぐ、私たちは笑い声を聞く、私たちは星を見る、私たちは思考することのわくわくさせる感じを認識する。犯罪が起こると、それは病いという重罪人、手帳は消え失せ、髪が消えうせ、そして読者である私たちは、この人の死すべき運命の断崖の前に置き去りにされる。私たちがかつて見た星を見上げて笑う彼女は地上での最後の時間へと入っていく。

参加者たちはこの90分から何を学んだのだろうか？　私たちはテクストへと深く入ることを学ぶと同時に語りの行為そのものをどのように見いだすかを学んだ。私たちは私たちのそれぞれが、この詩の中の声についての私たちの印象に基づいて、この詩のもつさまざまな異なる意味を経験した。私たちは、語り手がそれ自身について語りかけている可能性、あるいは「あなた」が読者である私たちを意味する可能性について議論した。テーブルを囲んで表現された複数の観点を通じて、私たちはみな私たちの解釈の領域についてのたくさんの気づきを得た。特に、この詩はセッションへの参加者が「誰が話しているのか？」そして「誰が聴いているのか」についての疑問と考えを定式化することを助けた――おそらく、クラスの終了時には、物語を聞くあるいは読むことに、語り手について考えることに、この語り手がこの聴き手に出会ったことによって起こった成果について考えることに、そしておそらくは聴き手についてもまた考えることに、より良い備えができている状態で去っていくことができるだろう。

隠喩

「隠喩（metaphor；メタファー）とは想像力によって相似を創造することである……隠喩における相似は想像することの活動である。そして隠喩において想像は生命である」と、詩人であるウォーレス・スティーブンス（Wallace Stevens）は、彼の芸術的な宣言書である、「必須の天使（*The Necessary Angel*）」〔42〕において述べている。知性を創造力と神秘的に結びつけて、隠喩は考案者による現実の新しい目撃を要請する。そして隠喩は解釈者の中の現実を刺激し、その意味への可能性をあらゆる方向へ解き放つ。スティーブンスは続ける。「（相似）は、現実の感覚に触れる。それは現実の感覚を増幅し、高め、増強する……この曖昧さの中で、相似による現実感の増強は実現を増加させ、この増加した実現は快感をもたらす」（〔42〕p.77, 79）。

事物の間に相似を見いだすことは修辞的言語の源泉である。メタファー（隠喩）、メトニミー（metonymy；換喩）、トゥロープス（trope；修辞）、修辞的装置、そしてアナロジー（analogy；類似）などは、たくさんある修辞的な技法のいくつかの例である。これらの修辞的技法によって言語は、思考や知覚を創り手から受け取り手へ伝達するその内容を超えて伝達するのである。聖ヨハネの福音書の冒頭「はじめに言葉ありき」を理解するために、読者は「言葉」という言葉が通常の意味を超えて何を示しているのかということへの探求を要求される。

文学と芸術は、洞窟の居住者たちの壁画に始まってずっと続いているのであるが、それらがもつ、ほのめかし、直接言及、比較する能力に依存している。その能力は、他のものには見えていないであろうところにおいて類似性を見いだし、それゆえに以前には知られていなかったものを露わにするのである。

小説家であるウォーカー・パーシー（Walker Percy）は、私たち人間は「一つのものごとを他のものの鏡を通じて知らなければならない」〔43〕と書いている。隠喩は、横並びには見えないものを横並びに置くことによって現実のものを鏡に変え、現実を見慣れないものに変える。文学研究者であるデレック・アットリッジ（Derek Attridge）は、隠喩を読むことを「例外的なもののリストを作ること、文学的な文脈に適合するであろう感覚を探求すること、産生される奇妙なことを経験すること、その隠喩のもつ不確定性によって可能にされる意味の豊饒性」として描写している［44］。読者が普通ではないあるいは予想していなかったあるものごとと、それとは似ていない何かとの比較に出会うとき、彼らは出来事を経験する。すなわち彼らは自分自身の創造的行為を実演するのである。

不確定性は隠喩の根源に位置しているがゆえに――それはそれ自体ではない何かとして描き出されたものであり、あるいはそれはそれ自体でもそれ自体ではない何かでもありうるのだろうか？――隠喩の理解は多義性に満ちている。おそらく源泉となる衝動は、類似性を探すことではなく、スティーブンスが求めてやまなかった現実を表象するかもしれない解消不能の緊張を探索する中で、対立物を追求することなのだろう［45］。もし隠喩が単なる修辞的言語の一つの形式であると考えられているならばそれは誤解である。つまり、おそらく、初期の新批評家であるウィリアム・エンプソン（William Empson）が主張しているように、「比喩とは、ある程度こじつけであり、ある程度複雑で、ある程度当然のことと認められたものである（こうして無意識のものになる）。つまり、比喩とは、言語の自然な発達様式なのである」［46］。隠喩についての現代の批評的会話がこれだけ活気づいているということは、隠喩自身の不確定性のみならず、分析的にそれを手なづけるための努力を取り巻く緊張の証拠でもある。メタファーは操作や支配に逆らい、還元主義に抵抗し、捕獲されることを許さない［47］。

しかし、隠喩とは本当のところなんの**ため**にあるのだろうか？　スティーブンスならば、隠喩とは同時に思考と感情のためにあるというだろう。エンプソンは、詩人で、無政府主義者で、芸術批評家であるハーバート・リード（Herbert Read）を引用して、比喩は「分析や直接的陳述によるのではなく、ある客観的な関係を突如として認知することによる複合観念の表現である」［46］と述べている。私の疑問への驚くべき答えが、小説家で、随筆家で、ジェイムズの研究家であるシンシア・オジック（Cynthia Ozick）によってもたらされた。彼女は以下のように主張している。「隠喩は直観よりはむしろ記憶と哀しみに多く属している。私は、隠喩は私たちの道徳的な本性の主要な仲介物の一つであり、私たちが人生において真剣であればあるほど私たちがそれなしに何かを行なうことはできなくなる、と主張する」[48]。これらの視点はこの形式の表現がカバーする範囲を拡張する。それは、私たちが書いたり読んだりする詩の中でだけではなく、世界の中で知覚したり、解釈したり、語ったり、認識したり、存在したりする行為の中で、複数のものの統一を達成することの私たちのやり方であるのだろう。

20世紀の革命的な知性の地殻変動がもたらした多くの成果——批判理論の勃興、脱構築主義的展開、言語論的展開、物語論的展開、現在の認知主義的展開など——の一つが、隠喩における広範に拡張された学者と実践家の共同体への関心が開かれたということであった。最近、認知主義的展開が、隠喩研究における「基本概念的隠喩」の言語的あるいは心理学的な分析の研究への道を開いた。これはどのような文化における口述あるいは記述においても見いだされる伝統的な隠喩（たとえば「人生は旅である」）である[49]。一般的な文学研究は、特にナラティブ・メディスンはそうなのであるが、人間は言葉によって何をしているのかについての研究のこれらの新しい手段についてもっと多くを学ぶべきである。なぜならば、私たちの臨床の仕事は純文学や書かれた業績の領域のみにおいて展開するわけではなく、むしろ時間に余裕がないとはいえ重要なヘルスケアの状況において生じる会話の中で展開するからである。

隠喩とその他の形式の修辞言語はナラティブ・メディスンの目標を達成するための必須の天使（necessary angels）である。患者を傾聴する場合も、重要な報告を読む場合も、病いの語りを学ぶ場合も、『鳩の翼（*Wings of the Dove*）』〔c〕を読む場合も、隠喩を楽しみ、記憶と感覚、分析的思考と自由連想の結合を手に入れる受け取り手はテクストに対する正義を行なうことになる。未だ隠喩の輝きを聴き取ることに適合していない読者あるいは聴き手は、そこで産み出されていることの半分しか聴きとることはできないだろう。

コロンビア大学の修士プログラムの「ナラティブ・メディスンの方法」セミナーの教育セッションに戻ろうと思う。このセッションでは精密読解の勉強と、どのようにナラティブ・メディスンを教えるかの実践的訓練を組み合わせたものである。11人の学生と私はゆっくりと時間をかけ、時には一週間に30ページのペースで、春期セメスターを通じて二つの小説を読んだ。ヴァージニア・ウルフの『灯台へ』と一緒に、セミナーではマヌエル・プイグ（Manuel Puig）の『蜘蛛女のキス（*Kiss of the Spider Woman*）』を読んだ。マウラ・スピーゲル（Maura Spiegel）と私はこれらの二つの小説を、学生たちが対照的なジャンル、物語的状況、時代、関心事、社会的な文脈、そして言葉でどのようなことをするかの方法についての組み合わせを体験できるように、時間をかけて読むために選定した。

このセッションは『蜘蛛女のキス』についての討論の一部である。プイグは彼の演劇形式の小説の舞台をアルゼンチンの監獄に設定した。ほとんどすべてを対話形式として、プイグは、未成年者への性的行為によって投獄されたトランスジェンダーの囚人であるモリーナと、革命的マルクス主義の運動家であり、今は政治犯として投獄されているバランティンの二人に、慣れ親しんだ同室の囚人として声を与えている。プイグは、彼自身が抑圧政権の時代に性犯罪でアルゼンチンで投獄された経験をもっており、左翼思想の立場から執筆している。

小説の最初の数ページで、単に映画について語っていたように見えた二人の登場人物はなんらかの監禁状態にいるということに読者は気づく。

――失礼、水差しの水は？

――あるわよ、トイレに行くんで出してもらったときに、いっぱいにしてきたわ。

――それならいい。

――ちょっと飲む？　きれいで新鮮よ。

――いらない。でもそれで明日のマテ茶は問題なしだ。話の続きを。

――でもそれは悲観的すぎるわ。あたしたちの一日分はあるわよ。

――だが、おれに悪い癖をつけさせないでくれ。シャワーを浴びに行くんで出されたとき、おれは汲んでくるのを忘れちまった。あんたが覚えててくれなけりゃ、おれたちは水無しになるところだった[50]。

読者は、ある種の独房の中での情景の断片を継ぎ合わせる。なぜならば、ここには説明的な語りがまったくなく、二つの声からなる出来事を理解することは読者しだいだからである。しだいに、彼らがなぜ投獄されているのかの理由がわかってくる。ホモフォビア（同性愛嫌悪）と抑圧的政府について脚注が対話に加えられていることが、この作品のプロットに複雑さと矛盾をつけ加えている。小説はしだいにそれ自体、革命的な言明であることを露わに示し始める。この対話の展開は第二章に始まる。


――料理の腕、なかなかじゃないか。

――ありがとう、バレンティン。

――だが、おかげで悪い癖がつきそうだ。堕落の始まりかもしれない。

――どうかしてるんじゃない。刹那を生きるのよ！　楽しみなさいよ！　明日何が起きるかを考えて、食事をまずくするつもり？

――その刹那を生きるってことだけど、おれには信じられないよ！　モリーナ、誰も刹那なんて生きられやしない。そんなことはエデンの園での話さ。

――天国と地獄、信じてる？

＊＊＊

――おれには刹那を生きることはできない、なぜなら政治闘争、ええと、つまり政治活動のことだけど、分かるかい？　それを職務として生きてるからだ。おれはこでどんなことにも耐えられる、そりゃあいろんなことがある…だが拷問のことを思ってみろ、こんなことはなんでもないんだ、…あんたはそれがどんなものか知らないのさ。

――でも想像はつくわよ。〔[50] p.27〔邦訳29頁〕〕

国家による暴力というテーマ、エリートの特権、公務員の腐敗と強欲、そして孤独と内面性がこの小説には満ちあふれている。周辺化された人々は文化的な習慣とライフスタイルによって処罰され、そして社会的な偏見によって投獄される。支配的な政治的権力構造に対して表立って反抗する人々は沈黙させられる。基本的には、この小説の舞台となっている監獄はそれ自体が、すべての人々の生活を統制する、腐敗した社会的、政治的、そして経済的な権力の隠喩となっている。

毎週私は、ウェブサイト上の電子教室に、その週の読書についての執筆課題を投稿する。学生たちは課題への応答の投稿をするだけではなく、セミナーで会うまでに互いの投稿を読んでおくことが求められる。この小説の中ほどでの私の執筆課題は「モリーナとバレンティンの部屋を描写しなさい」であった。

この課題への投稿の一例を示す。

この小説は、バレンティンとモリーナの独房の直接の描写がほとんどないまま、展開する。しかしそれでも、二人の登場人物の間と周囲の距離、つまり物語的空間において、場所の感覚が創造される。独房への第一のほのめかしは「黒ヒョウ……檻の中でいっぱいに手足を伸ばしている」（3）これはモリーナがバレンティンに話している映画のイメージである。プイグは二人の男が同じような独房に入れられていると明白には述べていない。しかし、彼はベースコートを塗り、あるいはベースラインを引いて、彼が今―ここの詳細を埋めていくたびに、ここやあそこのメロディの切れ端を加えていき、小説の物理的状況にしだいにより明確に焦点が当てられていく。

少しずつ、少しずつ、バランティンとモリーナたち自身が檻、すなわち監獄の独房にいるという――豹のような――手がかりが与えられていく。プイグはこれらの登場人物がどこにいてなぜこのアルゼンチンの監獄の中で時間を過ごしているのかについて、徐々に、まばらにしか詳細を明かしていないにもかかわらず、彼は即時に、そして強烈な衝撃を伴ってこの世界の情動的かつ想像的な現実を創り出している。テクスト（3）の1ページ目において、プイグは読者の心の中に、私たちは「どこか少しおかしい」神秘的な空間、「豹が……前後に行ったり来たりして……彼女をバラバラに引き裂くのを監視している」危険な空間、「スケッチの中の陰影を伴った困りごとのある」いらいらした空間、「何かほかの、いまだに、下品な本能によって駆り立てられた」あさましい空間の中にいることを生き生きと描き出す。私たちが49頁に行きつくまでに、1969年の政治的に危険な「ブエノスアイレスの権利」に安全に着地しつつ、私たちは、神秘的で、危険で、問題の多い、下品な精神的ブエノスアイレスに覆われることになる。[51]

この学生はプイグの文体形式を投稿に取り入れている――個々のアイテムを区分する伝統的な句読点を用いずに、しつこく繰り返される神秘的で危険で苛立つような、小説の一部分の形式的側面を真似ている。内容と形式の双方において、学生はたくさんの曖昧な相似――複数の檻と独房の間の、映画と現実の間の、都市としてのブエノスアイレスと精神の中のブエノスアイレスの間の相似を受け入れることを表現している。

またある学生は、独房それ自体を細やかな感覚的なディテール——簡易ベッドの位置、電灯の品質、蠟燭の嫌な臭い——をもって描き出した。学生のグループは協力して、具体的な意味と比喩的な意味の双方から、独房の力強い表象をまとめあげた。それは、互いに、小説の豊かな隠喩的な内容を爆発させるエビデンスと解釈をもたらすものであった。彼らは相似に対して敏感であったので、複数のテクスト自体の矛盾したメッセージを受け取り、そしてそれゆえに、この作業によって、曖昧さの中に置き去りにされることに対しての準備ができていた。その曖昧さは想像力をとおしてでなければ解くことのできないものである。永遠に驚き続け、二者択一の結末から選択し、まさに疑い続ける状況を受け入れることは、疑いもなく、働き続ける創造者の望まれるべき目的地なのである。

結論とさらに考えるための余地

ここまで、精密読解を提示することによって、ナラティブ・メディスンの教育実践を紹介してきた。私たちは、私たちが教えている学部生たちの能力と、臨床の同僚たちが、ひとたび自分自身のなんらかの教育の機会を獲得したときに、自分たちの学生に文学的あるいは映像的なテクストを提示する能力に勇気づけられてきた[52]。高校のクラス、家族支援グループ、臨床研修生やヘルスケア専門職の教養教育などの状況において、彼らは学習者のグループを結成し、テクストを選択し、課題を作成し、そしてその過程において書かれた作品に応答する。

私たちの到達目標は、学習者たちが、物事に気づくための、言葉に好奇心を抱くための、恐れや無関心をもたずに異質な物語の世界に入るための、物語の解釈において彼ら自身の人格学的な動きへの洞察を得るための、そして彼らが受け取るものの美に対して開かれるための能力を増すことである。私たちは、私たちのクラスにおいて、未来の小説家や詩人を育てようとしているわけではない。私たちは、課題に出される概念的な小文や書籍を、学生のすべてが大喜びで読んでいるわけではないということを知っている。それでも、精密読解を教育する努力はますます、患者に与えられる注目/配慮、ヘルスケアチームの同僚へ提供される尊敬、グループメンバーの間で形成される深い関係性によって獲得される自己知識、そして自分たちは孤独ではない――仕事においても、学びにおいても、人生においても――という感覚などによって報われるのである。

医学部の学生たちと私は、ちょうど学年歴の最後に『無限の冗談（*Infinite Jest*）』の終わりの章まで読み進んだ。1079頁を一緒に読むことによって、私たちが得たものは、この輝かしい、そして苦しんでいる著者への、どんなにそれが気が滅入るようなあるいは醜いものになろうと、一つの物語的世界にとどまり続けようとする粘り強さへの畏敬の念であり、私たちが、この上もなく美しい試練を通じて、ともに手を携えてきたことへの言葉にできない感謝であった。このようなことがナラティブ・メディスン教育の副産物である。唯一、学生と私にとっての、まだ答えられていない質問は、この次はどんな素晴らしい小説を一緒に読もうか、ということである。

原註

［1］Wallace, *Infinite Jest.*
［2］Keen, *Empathy and the Novel*; Kandel, *Age of Insight*; Kidd and Castano, "Reading Literary Fiction."
［3］Said, "The Music Itself," 7.（邦訳：「音楽そのもの――グレン・グールドの対位法的な洞察力」エドワード・W・サイー

ド（著）二木麻里（訳）『サイード音楽評論１』みすず書房　２０１２年に所収、10頁〕

［４］コロンビア大学でのナラティブ・メディスンの効果研究については、以下を参照のこと。Arntfield et al., "Narrative Medicine as a Means"; Eliza Miller et al., "Sounding Narrative Medicine"; Devlin et al., "Where Does the Circle End?"; Charon et al., "Close Reading and Creative Writing."

［５］Spivak, "Can the Subaltern Speak?"〔邦訳：Ｇ・Ｃ・スピヴァク（著）上村忠男（訳）『サバルタンは語ることができるか』みすず書房　１９９８年〕

［６］Tsevat et al., "Bringing Home."を参照。

［７］Charon et al., "Close Reading and Creative Writing."

［８］Gerrig, *Experiencing Narrative Worlds.*

［９］Berthoff, "Learning the Uses."

［10］Augustine, *Confessions*, 258–259.〔邦訳：アウグスティヌス（著）山田晶（訳）『告白Ⅲ』中公文庫　２０１４年　52－54頁〕

［11］Vico, *The New Science*; Bergson, *Time and Free Will*; Russell, "On the Experience of Time," 212.〔邦訳：ジャンバッティスタ・ヴィーコ（著）上村忠男（訳）『新しい学』（上・下）中公文庫　２０１８年〕

［12］Lukács, *Theory of the Novel*, 122.〔邦訳：ジェルジュ・ルカーチ（著）大久保健治（訳）『小説の理論　ルカーチ著作集２』白水社　１９８６年。訳文は邦訳を一部改変〕

［13］Ricoeur, "Life in Quest," 22.

［14］Bakhtin, *Dialogic Imagination*; Genette, *Narrative Discourse*〔邦訳：ジェラール・ジュネット（著）花輪光、和泉涼一（訳）『物語のディスクール——方法論の試み　叢書記号学的実践（２）』水声社　１９９７年〕; Kermode, *Sense of an Ending*〔邦訳：フランク・カーモード（著）岡本靖正（訳）『終りの意識——虚構理論の研究』国文社　１９９１年〕; Lubbock, *Craft of Fiction*〔邦訳：Ｐ・ラボック（著）佐伯彰一（訳）『小説の技術』ダヴィッド社　１９５７年〕; Ricoeur, *Time and Narrative*〔邦訳：ポール・リクール（著）久米博（訳）『時間と物語Ⅰ　物語と時間の循環性／歴史と物語（新装版）』新曜社　２００４年〕

［15］Ricoeur, *Time and Narrative*, vol.1, 52.〔邦訳：前掲書［14］、99頁〕

［16］『灯台へ（*To the Lighthouse*）』における時間については、現代フィクションにおける時間についての数えきれないほどの研究が、哲学と美学の広範な領域をカバーしている。以下を参照のこと。Banfield, "Time Passes." Woolf,

"Reading." Borges, "A New Refutation of Time."

［17］Clifton, "the death of fred clifton," from *Collected Poems of Lucille Clifton*. Copyright © 1987 by Lucille Clifton. Reprinted with the permission of The Permission Company, Inc, on behalf of BOA Editions, Ltd., www.boaeditions.org.

［18］著者はこの項を読み、詩と電子メールの内容を本章に掲載することを承諾してくれた。

［19］Bakhtin, "Forms of Time," 84.〔邦訳：「小説における時間と時空間の諸形式」 北岡誠司（訳）『ミハイル・バフチン全著作』第五巻　水声社　２００１年に所収、１４４頁〕

［20］Bergson, *Time and Free Will*, 99.〔邦訳：ベルクソン（著） 平井啓之（訳）『時間と自由』白水社　１９９０年　95頁〕

［21］Forster, *Aspects*, 39.〔邦訳：E・M・フォースター（著） 中野康司（訳）『小説の諸相』みすず書房　１９９４年　55－56頁〕

［22］Goyal and Charon, "In Waves of Time."

［23］Bachelard, *Poetics of Space*, xxxvi.〔邦訳：ガストン・バシュラール（著） 岩村行雄（訳）『空間の詩学』思潮社　１９６９年　32頁〕

［24］Certeau, *Practice of Everyday Life*, 117.〔邦訳：ミシェル・ド・セルトー（著） 山田登世子（訳）『日常的実践のポイエティーク』国文社　１９８７年。本書では独自に訳した〕

［25］James, *Portrait of a Lady*, 60–61.〔邦訳：ヘンリー・ジェイムズ（著） 行方昭夫（訳）『ある婦人の肖像』（上） 岩波文庫　１９９６年　82－83頁〕

［26］この学生／著者はこのテクストを掲載する許可を私に喜んで与えてくれた。

［27］以下を参照のこと。Palmer, *Social Minds in the Novel*; Richardson, *Unnatural Voices*; Ryan, *Possible Worlds*.

［28］Gilligan, *In a Different Voice*.〔邦訳：キャロル・ギリガン（著） 生田久美子・並木美智子共（訳）『もうひとつの声――男女の道徳観のちがいと女性のアイデンティティ』川島書店　１９８６年〕

［29］Rankine, *Citizen*, 16.

［30］Brockmeier and Harré, "Narrative: Problems and Promises," 46.

［31］Rankine, *Citizen*, 122.

［32］声の概念とその関連する概念である観点についての詳細な外観は以下を参照のこと。David Herman, *Story Logic*; and Chapter 7, "Point of View in Narrative," in Scholes, Phelan, and Kellogg, *The Nature of Narrative*. Wallace Martin's elegant, *Recent Theories of Narrative reviews* the developments of the rise of narrative theory, including point of view.

［33］Kathryn Montgomery Hunter, *Doctors' Stories*, 63.〔邦訳：キャサリン・モンゴメリー（著） 斎藤清二、岸本寛史（監訳）『ドクターズ・ストーリーズ──医学の知の物語的構造』新曜社 2016年 114頁〕

［34］Genette, *Narrative Discourse*.〔邦訳：前掲書［14］〕

［35］Tompkins, *Reader-Response Criticism*.

［36］Barthes, *The Rustle of Language*; Benjamin, "The Storyteller."

［37］Hayden White, Metahistory; Barthes, *Rustle of Language*; Lyotard, *Postmodern Condition*; Derrida, *Of Grammatology*; Cixous, "Laugh of the Medusa."

［38］Berger, "One or Two Pages," 127.

［39］焦点調整についての現代の理論の外観については Phelan, "Dual Focalization," を参照のこと。

［40］Kinnell, "Wait," from *Mortal Acts, Mortal Words*, by Galway Kinnell. Copyright © 1980, renewed 2008 by Galway Kinnell. Reprinted by permission of Houghton Mifflin Harcourt Publishing Company. All rights reserved.

［41］このテクストの著者はこの巻における作品を掲載する許可を私に与えてくれた。

［42］Stevens, *The Necessary Angel*, 72.

［43］Percy, "Metaphor as Mistake," 99.

［44］Attridge, "Performing Metaphors," 25–26.

［45］誌的隠喩の創造における「衝突対連携」への議論については以下を参照のこと。Harries, "Metaphor and Transcendence,".

［46］Empson, *Seven Types of Ambiguity*, 2.〔邦訳：ウィリアム・エンプソン（著） 岩崎宗治（訳）『曖昧の七つの型』（上）岩波文庫 2006年 31－32頁〕

［47］*Metaphor and Symbol* and *Metaphor and the Social World*. を含むメタファー研究に関連の深いいくつかの学術誌を参照のこと。また以下も参照のこと。Special Issues on metaphor in *Critical Inquiry* (Autumn 1978) and *Poetics Today* (Fall 1999).

［48］Ozick, "Moral Necessity of Metaphor," 63.

［49］ジョージ・レイコフ（George Lakoff）とマーク・ジョンソン（Mark Johnson）の先駆的業績である *Metaphors We Live By*.〔邦訳：ジョージ・レイコフ、マーク・ジョンソン（著） 渡部昇一ほか（訳）『レトリックと人生』大修館書店 1986年〕はほぼ間違いなく、隠喩への社会科学的関心の出発点である。フルーデルニック（Fludernik）

の *Metaphor and Beyond* も参照のこと、レイモンド・ギブス（Raymonde Gibbs）、マーク・ターナー（Mark Turner）、ジル・フォコニエ（Gilles Faconnier）などこの領域のリーダーたちのエッセイを含む *Poetics Today* の特集号への彼女の序文を参照のこと。ここでは進化しつつある心理学者と認知科学者の日常生活における隠喩研究が描写されている。この領域はすでに、『概念融合』とか『認知的詩学』などと呼ばれる、文学的アプローチと認知的アプローチを架橋する努力へと到達している。以下を参照のこと。Stockwell, *Cognitive Poetics*; Turner, "The Cognitive Study of Art"; Jackson, "Issues and Problems."

［50］Puig, *Kiss of the Spider Woman*, 8.〔邦訳：プイグ（著）野村文昭（訳）『蜘蛛女のキス』集英社 1983年 11－12頁〕

［51］学生／この項の著者は、私に、本書への掲載を許可してくれた。

［52］Moran, "Families, Law, and Literature"; Spencer, "All Creatures"; Hellerstein, "'The City of the Hospital'."

訳註

〔a〕陽電子放射断層撮影（positron emission tomography）＝悪性腫瘍の発見のための全身検査などに用いられる画像診断法の一種。

〔b〕原文では vague squares of rich color。

〔c〕邦訳：ヘンリー・ジェイムズ（著）大原千代子、青木次生（訳）『鳩の翼』（上・下）講談社文芸文庫 1997年

第5部 創造性

PART V

Creativity

CHAPTER 9

Creativity:
What, Why, and Where?

Nellie Hermann

第9章 創造性——何が、なぜ、どこで？

ネリー・ハーマン

私たちの日常生活の中での創造性

「あなたが今日までにした中で最も創造的なことは何ですか？」

ナラティブ・メディスン大学院コースの学生の一団や、ニューヨーク市で行なわれる集中的な週末のワークショップに参加しているヘルスケアの専門家たちの一団に向かって、このように私は問いかける。彼らは三分間かけて回答を書き、その後で、自分たちの書き上げたものをその少人数のグループで共有する。それらの回答は、どのネクタイをするべきかということから、どんな化粧をするべきかということまでの判断に関する記述、あるいは、地下鉄内で知らない人と共有した瞬間のこと、ニューヨーク市の橋からの眺めを楽しむための最良の選択、オレンジジュースを買うために咄嗟にワインショップに立ち寄ったこと、というように、とても幅広いものとなる。私を含めた全員が書かれたものの朗読を聴いた後で、私は彼らに対して、これらの回答を、私たちは何を創造性**である**と考えるのか——それを聞いたときには私たちの誰もが知っていると思う単語だが、本当は何を意味しているのか？——をブレーンストーミングにかける際の出発点として用いるように求める。今度も回答の幅は広い。たとえば、型にはまらない考え方、融通が利くようになること、開かれること、境界を取り除くこと、新しいアイディアを思いつくこと、などなど。ある参加者は、創造性とは「生きることの本質」だと言う。いいでしょう、それでは、と私は彼らに尋ねる。もし創造性がこれらのものすべてだとしたら、また私たちが自分の人生の中で前述のすべてのやり方でそれを理解できるとしたら、なぜ人間はひじょうにしばしば、とりわけヘルスケアの世界では、自分は創造的ではない、と言うのか？　なぜ創造性はほとんどの場合、異質な、他の、自分のものでない、「これではない」ものなのか？　なぜ**創造性**という言葉は、大多数の人々にとってひじょうに恐ろしいものとなっているのか？

その問題は、ひじょうに根が深く、多人数での短い探究では答えが出ず、もっとはっきり言えば本章においても答えの出ない、複雑な問題である。それゆえに、ここでの私たちの目的には、ヘルスケアは特に創造性という概念との間に大いに議論の余地のある関係をもつ、と簡潔に述べるだけで事足りる。この議論の余地があるということは多くの理由によるのだが、その理由の大多数は妥当なものであり、健康と病いに関する仕事の深刻な性質と、その仕事に最大限の自制心が必要であると認識されていることと関連している。ヘルスケアの世界の人々は、たとえば、この二つのカテゴリーが密接な関係にあるとしても（これに関してはもう少し後で触れる）、それらが「創造的執筆（creative writing）」であるよりは、「反省的（省察的）執筆（reflective writing）」[a]という言い回しを採用するほうをはるかに好んでいる。創造的な医師という概念に関して神経質になる人は多い——まるで創造的に思考する能力があなたの職業において非倫理的に行動することを意味するかのように。訓練を受けている専門家や非専門家が、「何かをでっちあげるような医師は誰も求めていない」、あるいは「私のケアに関しては、医者が創造的になってほしくはない」ということを言うのを、私は耳にしてきた。この種の考え方は、創造性とは何か、またそれがどのように私たち全員にはたらくのかということに関する誤解を示すものである。

さまざまな人々にとってひじょうに多くの物事を意味している以上、創造性という言葉がそれ自体まったく不完全なものであることは認められるべきである。創造性は、ひじょうに大きく幅広いように見えて、実際にはおそらく多数の異なる言葉に分解されねばならないような言葉の一つである。あらゆる著作、図書館のあらゆる区画がこの言葉が意味するものに捧げられている。芸術作品の制作に携わる多くの芸術家は、「創造的行為」という言葉が以前は存在しなかった何かが作られる瞬間を明確に表わしていると信じている――このように信じている人々は、もしかすると、急に欲しくなったオレンジジュースをワインショップで購入することが創造性の一部を成すのかどうかを議論するのにふさわしいのかもしれない。しかし、これらの詳しく物語られる瞬間は、関係者たちの心がいつもと違うように考えるという行為、言い換えれば、魂を燃え立たせる行為に従事している瞬間である――そして、創造性という言葉を使用するときに私が本章で意味しているのは、まさにこのことなのである。心理学者であり、『創造への勇気（*The Courage to Create*）』[b]の著者であるロロ・メイ（Rollo May）は、次のように書いている。「絵画に取り組むとき、…（中略）…われわれは、何か新しい感受性の瞬間を体験しているのである。つまり、その絵画との接触によって、われわれのなかに何か新しい見方が起こるのである。つまり、何かユニークなものがわれわれのなかに生まれるのである。これが、音楽や絵画、あるいは創造的人間のその他の作品も、また、われわれの側では創造的な行為となる理由なのである」[1]。私はここでは創造性という言葉を似たようなやり方で用いている。したがって、感性とビジョンの新たな瞬間は異なった多種多様の方法で私たちの内に生まれうるものである。創造性という言葉が不完全だと認めるのであれば、私たちのここでの目的は、この言葉を一般に広まっているのと同じように理解し、より多くの人々が自分たちの生活の中ですでに使っているようなやり方で理解することができ、また理解しようとするように調べることである。

平均的な患者／医師の出会いについて考えてみよう。患者は医師に（あるいは他のヘルスケアの提供者に）自分の人生に起きたこと、すなわちさまざまな症状と苦悩のために医師の援助を求めに来たという物語を伝える。ケア提供者は話を聴き、それから患者を診察して、その後に続くはずの診断と治療を提供するためにより多くのエビデンスを集める。このプロセスを実行する中で、どうしても医師は、何が語られていないのかということを考え抜き、その欠落を充たすために続けて質問をしながら、その他のものよりも多くの意味をもつ特定の詳細な事柄に耳を傾けねばならない。この作業――手元にあるエビデンスに基づいて鑑別診断を行ない、それ以上のエビデンスが必要とされるかどうかを判断し、知りえない事柄をよくよく考え、特定の事柄が誤っているか、あるいは誤解を招く可能性を理解すること――は、**そのこと自体が創造的**である。そのような仕事には、複雑でありかつ、本書のいたるところで探求されているように、本質的に物語的であるような思考形態が必要となる。キャサリン・モンゴメリー（Kathryn Montgomery Hunter）は、その著書『ドクターズ・ストーリーズ（*Doctors' Stories*）』の中で、「医学は根本的に物語的である」と述べている。

医師はそのような患者の物語を聞いて、質問を行い、それを膨らませ、その都度医学的な情報に変えてしまう。そして、遅かれ早かれ、それを患者に診断として返す。そのような解釈を患者に語り返すことで、物語は幕を閉じる方向に向かう。このように、患者をケアするという中核的な仕事の主要な部分は、物語という手段を用いて行われる。〔2〕

これにつけ加えるとすれば、物語の創造と解釈において、中核となる作業は創造性によって行なわれる。それは推理小説を読むことに似ていて（モンゴメリー・ハンター自身は、彼女の著書の中で同時進行する例としてシャーロック・ホームズを用いている）、どのようにプロットが進行するかを言い当てるための手がかりを収集し、現実と合う、あるいは合わないかもしれない仮説を造り上げる。この種の情報収集と総合、そして仮説生成は、創造的作業である。

スチュアート・ファイアスタイン博士（Dr. Stuart Firestein）はコロンビア大学の神経科学の教授であり、『イグノランス――無知こそ科学の原動力（*Ignorance: How it Drive Science*）』〔c〕と題した書籍を執筆している。その中で彼は、科学者たちは実際には事実よりもむしろ無知に衝き動かされてきた――ここでの無知は「ある特定の知識の状態、すなわち、何かに関する事実や理解、洞察力、明晰さの欠如」［3］を意味している――と主張する。彼は、科学を行なうことは実際には真っ暗な部屋の中で黒猫を探す――ひじょうに難しい、猫が多くの場合はそこにもいないと判明する場合には特に――ようなものだ、と述べ、また、「不確実性に耐えること、科学的な謎の楽しさ、そして疑問を深めること」［4］はより多くの人に受け入れられるべきであり、あらゆる科学的なプロジェクトの一部であると理解されるべきである、と論じている。ファイアスタインが公表している不確実性と無知に関する議論は、一方では多くのより大きな議論、すなわち、ますます「エビデンスに基づく」ものになり、数字に影響されるようになりつつある、米国におけるヘルスケアの訓練と同様に、必然的により高い頻度と緊急性を伴って生じてくる議論への第一歩である。ファイアスタインの論じるところによれば、多義性、疑い、不確実性、無知といったこれらのものは、好むと好まざるとにかかわらず、ヘルスケアの世界の現実であり、その世界の隅々まで徘徊し、どんな決断にもついて回る。部分的には、私たちがさまざまなパズルのピースを合わせるための人間の精神を必要とするとき、ここが創造性の入ってくるところになるということである。

当然のことながら、私たちはみな、自分自身の健康に何かが起こる場合には、絶対確実に対処できることを望む。しかしこのようなことが実際にはないと理解するとき、私たちはただ、深い理解力と曖昧さに対する忍耐力、そして患者の来院時に複数の可能性を見いだす能力をもったケアの提供者を選ぶしかない、というのが私の考えである。不確実性は存在しないと言い張るよりも、それらを認めるほうがよいのではないだろうか？　もちろん、私は医師がありとあらゆる不確実性を患者のいる部屋に持ち込むべきだとか、医師自身の不確実性のすべてをいついかなるときにも認めるべきだとも言うつもりはない――そうではなくて、私が主張するつもりなのは、その仕事の中で優勢を占める疑いをある程度ではあっても受け入れるためには疑問と直面する強さが必要とされる、ということである。

ナラティブ・メディスンに関わってきた数年間にわたって、私たちは、自分たちの仕事が私たち全員の中に住み着いている創造性を再び目覚めさせることと関連していることをいやが上にも知ることになった。教室に入って他の人々を読解と執筆の実践にいざなうとき、私たちはその部屋の中の全員が創造的になるように仕向けている。それはつまり、彼らが頑強に保持している信念をいったん下に置いて、「正しい」答えの存在しない実践に従事させ、違ったもの、すなわち彼らが最終的な結果を知ってはならないものの中に彼ら自身が押し流されるのにまかせる、ということである。最終的に私たちが望むのは、このようにして彼らがしたことを吟味する中で、そのような実習の参加者が、自分たちが毎日のように仕事や生きる中で使用し表現している創造性を形にして再びつながりをもち、そのことによってこのような創造性を他の事業や出合いに持ち込むことである。

結局のところ、この創造性というものは目覚めさせられ、広げられるようなものなのか、とあなたがたは問うことだろう。このことはまさに、私が本章全体を通じて探求しようとしていることである。私は、私たちが臨床の文脈の中で物事を行なうときに私たちが執筆するその理由に最も優先的に焦点を当てることになるが、私たちが行なう執筆の背後にある基礎構造は他の種類の適切な創造的作業にも同じように適用されうる（し、適用されるべきである）。

『創造への勇気』の中でロロ・メイは次のように書いている。「道徳的勇気が悪を正すことであるのとは対照的に、創造的勇気はそこに新しい社会が建設できるような新しい形態や新しいパターンを発見することである。どんな職業にしろ、何らかの創造的勇気を要求できるし、かつまた現に行っている。…（中略）…創造的勇気の必要は、その職業の経験している変化の度合いに直接釣り合っているのである」[5]。この引用部分は、ヘルスケアという、きわめて大きな変化を経験しつつある多数の専門家によって構成された領域における創造的作業の利用について私が述べなければならなかったその他のあらゆることを要約しているように思える。

創造的執筆は何のためにあるのか——特に臨床の文脈において

ナラティブ・メディスンの学習のために利用可能な多数の方式の中で最も一般的なものは、グループで短い一つの文章——詩、ひじょうに短い物語、散文の引用など——を一緒に読み、それからその文章を一緒に綿密に検討した後で、今まさに検討されているその短文に由来する執筆課題（プロンプト）を数分で書くことである。書き終わった後で、参加者たちは彼らが書き上げたものを互いに共有し、互いの作品に関して聴いたことに応答するように促される。

もちろん、この方式に基づいた多数の派生形が存在する——その学習は視覚芸術や映画の一カット、音楽、現実にあるどのような表現形式を用いても行なわれうる——のだが、一つだけ変わらないことは、文章を書くことが必要となるということである。そして多くの場合、人々が最も困惑するのは執筆である——他人と一緒に読むこと、一つの芸術作品について話し合うことは比較的容易に理解できるが、執筆の部分になると、すぐに理解を得られることはほとんどない。そうしてこのことは、私がほとんどいつも気がつくと答えようとしている、次のような質問になって現われる。なぜ執筆なのですか？　どうして医者や医学生、ヘルスケアの共同体内のみんなが執筆の仕方について知らなければならないのですか？

執筆とは、根本的に、何かを外在化する行為である。私たちは書くとき、内側にあるものを外側に持って行く。私たちは自分たちの内側にあるもの、すなわち以前には明確になっていなかった感情や経験に、間接的、比喩的、あるいは不完全にであっても、言葉を当てはめる。言語とは思考の現実化である——それは思考が世界内に存在するようになるための方法であり、人がそれを認識する方法である（この考え方は第4章でより詳しく取り上げられている）。ミゲール・デ・セルバンテス（Miguel de Cervantes）がかつて言ったように、「ペンは心の舌である」[6]。執筆という行為の副産物は多種にわたる。第一に、内面的なものを外面的なものへと移すことによって、特に私たちを悩ませて私たちの内部の空間を狭めるような経験に関して、私たちは新しい経験が存在しうる余地を創り出す。第二に、私たちは自分たちのさまざまな経験を外在化することで、レントゲン写真が光に翳《かざ》されうるように異なる複数の観点で吟味されうるような文字による対象物、ページ上のテクストを創造する。ここで言う複数の観点とは、これは私の経験や言いたいことを正確に表現しているか、私が期待したもののように見えるか、自分が見て驚いた物事が今ここで見られているか、というようなことである。第三に、外在化することで私たちは自分たちの経験を、ただ出来事の中でそれらの経験が起こったようにだけではなく、自分たちの個々の特殊なレンズを通じて個別の人間である私たちにそれらの経験が**感じられ**たようにも、私たちの経験を他の人々に共有させる。そしてまた私たちは、自分たちのまだ知らなかった私たち自身についての物事を自分自身に示すために、自分たち以外の人々が彼らのレンズを私たちの経験に持ち込むことを勧める。私がまだ見ていないこの対象物に、自分以外の人々は何を見いだすだろうか？

私の同僚のクレッグ・アーバイン（Craig Irvine）は、ここでの模範的な例となるような体験について書いていた。彼はアシュリーという医学部の四年生の学生と後期の実習を行なったのだが、彼女は自分がある患者の苦しみによって心を動かされたときの物語を彼のために書き上げた。クレッグは以下のように記している。

> アシュリーの物語は、おおよそ二年前、彼女が医学部三年生のときにした、彼女が入院患者病棟のローテーションに入った初めての朝の体験に関するものだった。その朝早く、メアリーという名の患者がアシュリーのいる病棟に入院してきた。メアリーはアシュリーよりそれほど年上というわけでもなく、化学療法からくる免疫抑制によって引き起こされた敗血症で入院した。その病棟に到着してすぐに、メアリーは急性呼吸促迫症候群（ＡＲＤＳ）に陥った。医療チームの全員が彼女の病室に駆けつけ、主席研修医はアシュリーに向かって、ベッドのそばに座ってメアリーがリラックスするように励ませ、と言った。五時間以上もの間、研修医たちと医療スタッフたちがメアリーの呼吸減弱をくい止めるために全力であらゆることを

しながら慌ただしく病室を出入りしているというのに、アシュリーはメアリーの手を握りながら、「ただ呼吸して。気を楽にして。大丈夫です。呼吸して。気を楽にしてください。みんなあなたのためにここにいますよ。ただ呼吸をして」と何度も何度も繰り返すことしかできなかった。メアリーが呼吸を停止すると、チーフレジデントはアシュリーをベッドから遠ざけ、彼とその他のチームの人々は死亡宣告の儀式を開始した。メアリーの死亡は数分後に宣告された。アシュリーをメアリーの酷使された肉体と一緒に一人残したまま、チームの全員が唐突にその病室から立ち去った。メアリーの死について彼女に話した者は誰もいなかった。

アシュリーはこの物語を私に向かって読み終えると顔を上げ、皮肉ではなく、悲哀を滲ませて次のように言った。「他の人たちのようにメアリーのために何かしてあげられていたら、と今も思っています。私はひじょうに無力だと感じました。ただ何もできず、邪魔になっている、と」。[7]

アシュリーは自分の物語を書いてそれを他の人々と共有するまで、自分がその死を看取った患者に自分が果たした役割の重要性を理解していなかった。この物語を外在化し、他者がそれを注視して彼らが理解したことを彼女に伝えさせることによってのみ、彼女は自分が纏っていたものとは違う光のもとでこの困難な体験を理解することができた。他の人々にとってはひじょうに明白に思えたことがアシュリーにとっては明白にはほど遠く、その理由の大部分は、物語がまだ外在化されていなかったことにあった。また、それがアシュリーの内側にあっただけのときには、適切に理解されることはなかった。その物語は彼女を離れ、吟味され詳しく調べられうる対象となることを必要としていた。したがって、彼女、アシュリーは、彼女が他者として外側から理解できる物語をもつ何者か、つまり、彼女自身が描写する一人の登場人物になる必要があったのである。

執筆して共有することのもう一つの利点は、ほぼすべての場合において、自分が書いた何かしらのものを共有することが、それとまったく同じ物語を口頭かつ略式で伝えるときよりも無防備な感じを私たちに与えるということである。私たちが書いて共有しているものが特に個人的なものではないか、あるいはまったく事実でなかったとしても、このことは真実であることが多い。自分たちが書くものを共有するということが私たちにとても無防備な感じを与えるのは、どうしてなのだろうか？　あえて言うとすれば、それは、ある程度は私たちがなんらかのもの、すなわち、以前のやり方の一つの派生形、つまり、あるものを伝えるためのある方法に関与することを強制されるからである。書き留められた後では、簡単に「無かったことにする」ことはできない。なぜなら、あなたはそれをある特定の方法と形式で提示しなければならず、そのうえで他の人々にもこの形式を示さねばならないからである。こう言ったからといって、唯一の物語、あるいは一つの物語に対する唯一の形だけが存在する、というのではまったくない――人は何度でも過去にさかのぼり、同じ物語を際限なく繰り返し語り、しかも毎回それを違ったやり方で語ることができる。しかし、私たちが何かを書き留めるとき、それはある程度柔軟性を失うことになる。このために、私たちがナラティブ・メディスンのワークショップを行なうときに最も一般的に使用している速やかに生成された文章形式において、私たちが他の人々に理解するように促すということは、より生《なま》のものに近い、より間接的でなく、より快適でないプレゼンテーションになる。

そのうえで、私たちが前述のような自分自身の小さな断片である共有されるために執筆された物語を提供するときに全力を尽くすのは、管理しないこと（loss of control）である。すなわち、私たちの経験についての物語を他の人々に伝えるだけではなく、それに対して反応することを彼らに対して率直に求めること――その物語の空間に彼らを招き入れること――である。これは、それが困難なことである理由であり、またそれに価値があることの理由でもある。というのは、私たちはしばしば自分が書き上げたものやその後のそれに対する反応に驚かされるからである。自ら進んで執筆する人々の集団においては、交流の作業は通常よりもはるかに素早く行なわれる。それはなぜかと言えば、作品を共有するときに私たちが感じる無防備さは私たちを他のそれぞれの人の慈悲――開放的で、傾聴され、誤解され、判断されるために役立つ――に委ね、またその後で私たちが受け取る反応はしばしば洞察力に富んだ驚くべきものであり、私たちの信頼を築き上げるからである。ほとんどの場合、このような集団の中には権力や特権、人種、性別の不均衡が存在し、それゆえにこの共有された無防備さはひじょうに繊細で不安を引き起こすようなものとなりうる——けれども、このことの副産物として、いったん交流関係が築かれた際には、その集団の中での実践とコミュニケーションを強化するうえでより影響力が強い、重要なものとなる、ということがある。

ここで再び、本章の始めに話題にした不確実性——ヘルスケア提供者の中に受け入れることが困難な者もいる、未知に対するあの感覚——に話を戻そう。医学部に入ってくる学生たちはほとんどの場合、自分たちは確かなものになるまでただ学習することができる——言い換えれば、曖昧さと疑いを消し去り、それによって仕事に関する情動に動かされにくくなることが、どれだけ自分の仕事を理解して熱心に働いているかということになる——と信じている。外科医のポーリーン・チェン（Pauline Chen）は、彼女の著書『人はいつか死ぬものだから——これからの終末期ケアを考える（*Final Exam: A Surgeon's Reflections on Mortality*）』の中で、解剖学研究室での医学生の体験という観点からこのプロセスを説明している。

向上心に溢れる医学生たちが、遺体という形をとった死と直面し、それをばらばらにする。遺体の細部——あらゆる骨、神経、血管、筋肉——が、知られざる世界から日常的現実の領域にやってくる…（中略）…そのような細部に至るまで遺体を精査しながら、医学生たちは、いま自分は死に打ち勝つための知識を取りこんでいるのだと信じている。〔8〕

これまでに論じられたようなナラティブ・メディスンの実践は、その中で学生たちが規定された方法で自分自身を示すように要求され、彼らの仲間の視線と反応に曝されるものであり、常に私たちを取り巻いている多数の有利な点と可能性を受け入れ、手近な仕事という現実を乗り越える途上において有益な手段となりうるものである。

しかしまた、忌憚なく言って、この無防備さは、自分の最も繊細な自己を見知らぬ人々の手に委ねるように要求される患者の無防備さを小規模かつ規定された方法で再現するものである。ケアを行なう人々のチームの内部以上に本質的で信頼できる場所がどこにあるだろうか？　このことは、実践に精通するようになるうえで、これらの実践が訓練中の若い臨床家にとって重要である、と私が信じる理由の一端である。言い換えれば、互いに信用し信頼することを学ぶことは、自分自身に開かれることを学ぶことと同様に、彼らが学ぶべき最も重要な技能の一部なのである。

小説家のリチャード・パワーズ（Richard Powers）は、「*The Believer*」誌とのインタビューで次のように述べている。「物語というのは、割り当てられたモジュールとしての頭脳の混乱から、一見全体のように見えるものを精神が作り出すやり方です。それと同時に、共有された物語は、誰もが自己という拘束衣を逃れるためにもっている方法にすぎません。良い医療はいつだって来歴を聴くことによるものです。だから、傷ついた心を理解しようとするどんな試みも、自然と古典的なストーリーテリングのあらゆる工夫に向かうのです…（中略）…自分が他者の物語に存在するということだけが、私たちを確実性から自由にしてくれます」[9]。内在する他者の物語の中で私たちが確実性から解放される、というこの考え方はきわめて重要なものであり、私たちがナラティブ・メディスンで行なっていることすべての根底にあるものである。それはまた、当然ながら、私が先に触れた懸念とも関連している。その懸念というのは次のようなものである。もし私たちがもう一人の他者の物語に没入しすぎたり、入れ込みすぎたり、関わりすぎたとしたら、何が起こるのか？　私たちが不確実性に慣れ親しんで、その結果自分たちの判断が常に不完全であることを理解した場合には何が起こるのか？

私はその問いに答えようと思う。それで、それから何が起こるのか？　この懸念を論理的に突き詰めた場合、私たちが最終的に恐れるものは何なのか？　私たちが心配しすぎて心臓が張り裂けそうになること？　自分の限界や道徳性、私たちが愛する人々の道徳性に直面しなければならなくなること？　感情面での犠牲が大きくなりすぎるせいで、これ以上仕事ができなくなること？　もう一度言うが、これはより長大な会話の幕開けである——しかし、私の直観によれば、優れたヘルスケア提供者は自分の仕事の中でこのすべての事柄を経験するし、これらの事柄はその仕事の本質的な一部となっている。これらの事柄を避けることでケアの提供者は何を犠牲にしているのか？　これらの質問のすべてに正しい答えがあるのかどうか、それらの質問がひじょうに個人的なレベルに設定されているので私には定かではないが、会話をしてみる価値はある、と私は考えている。

創造的執筆の形態とその報酬

当然のことながら、多数の異なる執筆の仕方が存在し、その行為に対する多数の報酬はその形態や趣旨、読者などに応じて変化する。一人のフィクション作家として、私はものを作り上げるという行為に特別な慰めと自由を見いだしてきた――そのような行為は私自身の経験を変化させるため、その経験が私にとっては異なるように見え、また経験されるだけでなく、それが違うものでありえたかもしれないというように私が見ることを可能にするのである。私はまた、何が「真実」で何が真実でないか、すなわち、フィクションという作品の進展に従って容易に明らかになっていくような曖昧性をもった区分、を曖昧にすることを楽しんできた。小説を書くことが私の人生を変え、自分の文学的な技術を用いることが私の健康の中心にある、と言うことは、決して誇張ではない。これが私のナラティブ・メディスンの特殊な派生形であり、まったく執筆する気のない人々にさえも起こりうることだと私は強く信じている。

若かったころ、私は家族に降りかかった一連の悲劇に苦しみながらも、起きたことと自分が感じたことを整理するために執筆を利用した。なぜなら、その当時、私にとっては話すよりは書くほうがはるかに気楽な行為だったからである。

私が五年生のとき、私の三人の兄弟の長兄がひどい精神病になった。その五年後、高校二年生のとき、私は半年の間に父と末弟を脳腫瘍で喪った。私はいつでも書き手だったのだが、これらの悲劇の後には新しいやり方で書くことに依存するようになった。何年もの間、私は自分が書き表わしたあらゆる言葉が不十分に思えたせいで、その時に起こったことについて口にすることができなかった。書くことは長い間、私がその経験のすべてを整理する唯一の方法だった。最終的にその経験はそれから十年後に私が処女作『悲嘆のための癒し（*The Cure for Grief*）』となって結実し、私が囚われていたその物語への束縛から真に私を解き放ってくれた。私は、それが自分の健康の中心となるような仕方で文学的技巧を用いたのである。

「本当の」形式ばったやり方で自分自身の経験について執筆しようと試みている間、私は常に、自分が何を書こうと自分の経験そのもの、すなわち総体的な「真実」を十分にわかりやすく言い換えることはできないだろう、という事実に苛立ちを感じていた。言葉では不十分だと私は考えて、その認識を乗り越えられなかった。私はその後、小説を書いて誰か他の人に起きたことのように自分の経験を書くことで自分の「真実」を客観視できるようになり、自分の経験を自在に三角測量するようになったのだが、〔当時は〕その経験の現実性をそれほどしっかりととらえていなかった（ここでは「真実（true）」という言葉を「　」の中に入れているが、それはこの言葉が扱いにくく理解しにくいからである——私たちは、さまざまな出来事に関する正しい直線的な説明があるという期待をほぼいつでも抱いているが、実際にはすべての物語はどうしても多数の異なるレンズを通じて濾過され、物語風に表現され、屈折させられる。フィクションは「虚偽（untrue）」でありノンフィクションは「真実（true）」であるという考え方は、問題のある考え方である。このことについては次に述べる）。

このことを説明するために、偉大な作家であるマーク・スロウカ（Mark Slouka）によって創作講座で行なわれ、私が大学院で行なった実習の一部を公開したいと思う。私自身の経験についてどのように書くべきかということに取り組んだ数年間の後で、私に勇気とそれ——私の処女作『悲嘆のための癒し』となった企て——を為せというお告げを与えてくれたのがこの実習だった。その課題は、まず記憶をノンフィクションとして書き、その後でそれをフィクション（小説）として書くことだった――これは私が今でもしばしば自分の担当するライティング科目の初日に行なう実習である。というのは、それが生徒たちをできうるかぎり最上のやり方でたちまちのうちに揺さぶり、彼らの抱く執筆という観念と自分たちの記憶を直視することから、まったく異なるやり方で彼らを自由にすることがわかっているからである。

次に掲げるのは、私が書いたノンフィクションの一部である。

一番上の兄が正気を失って大学から家に帰ってきたその日、自分が何をしていたのか、私は思い出せない。しかし、その日以来、自分の全人生が違うものになったことはわかっている。学校に行くために乗ったバスや、上り坂の街路を昇ってくる四人乗り自転車が特にうるさかったかどうか、私たちがホームルームを時間通りにしていたか、といったことを、私は思い出せない。自分たちがその日学校で何を学んでいたのか、それは古代エジプト史の年表を学んでいたときのことだったのか、性教育の授業があった日だったのか、その日に綴り字競技会があったのか、といったことも。私がマイケル・サフラン（Michael Safran）と話したいと思っていたのはかなり確かに思えるのに、彼がその日私に話しかけてきたかどうかは思い出せない。私たちがどんな昼食をとったのかは、多分長方形のピザとミルクココアだったとは思うが、はっきりとは覚えていない。

私が学校を終えてバスを待っているところへ父が近づいてきた瞬間まで、その日はそれ以前のどの他の日々とほぼ同じようなもの――ごく普通の幸福な、五年生の一日――であり、またそのせいでどこかぼんやりしたものだった。それだけに、父がその日、仕事場からスーツを着たままで、少し髪を乱しながら私がバスを待っていた行列のところまでやって来たことを私が鮮明に思い出せるのは興味深いことだ。彼が私に手を差し出したときに何を言ったのか、私が今想像しているように、彼の顔が本当に死人のようだったのか、父が抱いていたに違いない悲しみと恐怖を抑えようと実際に努力していたのか、私は思い出せない。しかし私は、父がほとんどまったく出入りしたことのない空間である私の学校に突然現われたことで、自分が感じた困惑を覚えている。父は本当に私に会いたかったのだろうか？　その日の仕事から早めに帰宅しただけだったのか？　父の手を取ってその行列を離れたことは思い出せる。

私の人生が変わった瞬間を正確に記述しなければならないとしたら、父の手を取ってその子どもたちの列から歩き去った瞬間、ということになるだろう。その瞬間以降、私は他の多くの子どもたちと同じではなかった。突如として、私は秘密を抱えた子ども、悲劇を耐え忍ぶ家族の子ども、正気を失った兄をもつ子どもになった。

そして次にこれがフィクション版である。ほとんど逐語的に小説になっている。

兄が正気を失って大学から家に帰ってきた日、ルビー（Ruby）は綴り字競技会で優勝した。五年生全員がその朝講堂に集まり、クラスメートたちが一人また一人と綴りを間違い、彼らが競技から敗退したという合図を送るために学校秘書のヘンダーソン夫人（Mrs. Henderson）が小さな手乗りのベルを鳴らす中で、ルビーはその間ずっとステージの上にとどまっていた。ルビーの答えた最後の単語は profligate（放蕩者）で、それがその日、彼女の父が長い車道を彼女に向かって歩いてくる直前、停車中のスクールバスに向かって学校のドアを苦労して出ようとしていたときに彼女が手にしていた巨大なトロフィーを勝ち取らせたのだった。彼女はその単語を一度も聞いたことはなかったが、何とか Prof-li-gate と綴ってみせたのだった。その単語はうまく音節ごとにバラバラになる、ルビーの大好きな種類の単語だった。それは彼女の前で分解したので、彼女はそれらの文字を自分で一字一字書いたかのように見ることができた。その日の朝、ルビーは絶好調で、単語が自分の目の前に浮かび上がって協力しながら、彼女が簡単に読み取れるように適切な小部分に分かれていったのだった。彼女の先生のバターワース夫人（Mrs. Butterworth）は正面の机のヘンダーソン夫人の隣に座っていて、ルビーがマイクの前に立ったびに笑みを浮かべていた。ヘンダーソン夫人が単語を読み上げるとルビーがそれを復唱し、バターワース夫人のほうを見る。バターワース夫人が微笑み、頷く。そうするとその単語がルビーの前に浮かび上がり、音節に分かれていく。ほとんど苦労することはなかった。

綴り字競技会の後、その日は霧が出ていたが、トロフィーはルビーのリュックサックの横の床を焼き焦がすほどに光り輝いていた。彼女はそれを見せて両親を驚かせるのが待ちきれず、トロフィーを見たときの彼らの顔を想像し続けた。彼らは口をOの字に開けて驚き、父さんは「ボタンが弾けて飛び出しそうだ」と言い、母さんはご褒美に夕食でスウェーデン風の肉団子を作ってくれるだろう。綴り字競技会のことを考えると夢のように思え、まるで馬上にある騎士が長剣で空中から打ち据えたかのように自分がその場で多くの単語を征服し、昇り詰めたことがなかなか信じられなかった。

けれども、その日の学校が終わり、ルビーが子どもたちの列の中で学校の外の歩道を歩いて、以前バザーで手に入れた彼女の大好きな熊のぬいぐるみにするようにトロフィーを腕の中で揺すりながらスクールバスの方へ向かっていたとき、彼女の父が彼女に向かって歩道をやってきた。彼の顔に浮かんだ表情は好奇心でも自慢でもなく厳粛さであり、娘の手を取って離れた場所に歩いていったときも、トロフィーにはわずかに目をやったきりだった。彼女の友人たちが声をかけてきた――さよなら、ルビー！――彼女はスーツを着た父と一緒に彼らから離れて歩き出していたが、これは彼女が思い描いていたようなものではまったくなかったし、彼女は父親がこの前自分を学校に迎えに来たときのことを思い出せなかった。父はいつでもそうだっただろうか？　いや、決してそうではなかった、と彼女はほぼ確信していた。

ノンフィクション版を執筆したとき，見ておわかりのように，私は自分が起こったとおりに正確に思い出せないという考えに憑りつかれていた。ひじょうに多くの部分が「私は思い出せない」という言い回しになっている。このことが私を悩ませ，自分はとてもその経験を公平に評価することはできないと感じさせ，**執筆の要点は何か**という問題を，ひじょうに不快ながらもほとんど理解するところにまでいたらしめた。ノンフィクション版の執筆は私の経験を解放したり変容させたりするものではなく，自分がそれを**正しく**行なえないということで私を失望させただけだった。しかしフィクション版は私にその記憶を外在化させ，さらにまた，それがどのようなもの**だったのか**を想像させ，十分に受け入れさせた。登場人物であるルビーにその瞬間を与えたとき，私はある意味で神の役割を果たすことができた。私はこれは**どうしてこうなったのか**，ということを説明でき，それはその後でその通りになるはずだった。興味深いことに，その時の記憶を振り返りつつ，ルビーにとってそれがどのようなものだったか――私がどのようにそれを創り出したか――については考えない，ということは，今の私には困難なのである。当然ながら，これは支配という行為，つまり私の身に起きて影響を与えた不快な瞬間を把捉する行為であり，それどころか，私が創造したその瞬間はそれを私の支配下に置くものなのである。

もちろん，自分のさまざまな経験からフィクションを創作するということは，実際に起こったことを何一つ変えるわけではないし，実際に起きたことは，私が何者なのかということの中核となっており，創作されたフィクションはそれとは違っている。フィクションであれノンフィクションであれ，自分の経験についての物語を創作することによって，私はほんのわずかだがこれらの事実と私の**関係**を変化させ，その結果それらの事実の中に異なる種類の「真実」――単なる事実の真実ではなく，経験の真実――を見いだすことができる。

チャールズ・アンダーソン（Charles Anderson）とマリアン・マカーディ（Marian MacCurdy）は，彼らが共同編集した本『執筆と治療――情報に基づく実践を目指して（*Writing and Healing: Toward an Informed Practice*）』の序文の中で，次のように述べている。

トラウマになるような経験について書くことによって、われわれはそれらの経験を発見し、そして再発見し、つかの間の時間の流れや空間をページの永続する表面に移し替える。そこではそれらの経験が熟考され、再考され、保存され、取り上げられる。永続と改訂という二重の可能性を通じて、執筆の最も重要な治療効果とは、われわれが決して支配できないもの――過去――を支配する一つの基準をそのように奪回し、はたらかせることである。

われわれはページ上で言葉を駆使するとき、そしてわれわれ自身の過去に関する感情的な真実を自分自身や他者と関連づけるときに、自分自身の癒しのための行為主体となる。そして、もしわれわれの執筆の想定される読み手がわれわれの言うべきことを受け取ってわれわれが執筆し改稿するたびに反応を返してくれるならば、受容し、吟味し、註釈をつけ、情報を提供し、創出し、経験してきたトラウマの結果としてそうなった人物をわれわれが発見して掘り下げ、変えていく手助けができるような共同体をわれわれは創り出すことになる…（中略）…癒しとは、以前の完全な状態への回帰でも、神話的な自律性の発見でもない。われわれがそれを理解するところでは、癒しは正確にその対極にあるものである。それは、言い表わせない経験の瞬間によって時間の中に凍結された単独の自己から、より柔軟でより物語的能力のある、より社会的に統合された自己へと変化することである。[10]

同書に収録されたエッセイの中で、ニューオリンズ大学のT・R・ジョンソン博士（T. R. Johnson）は、この種の執筆がどのように創造的なものとして考えられうるか、あるいは考えられるべきかについて明確に述べているが、一方で、**創造的**（creative）という語の言外の意味のせいで、このようなトラウマを記述するためにその語を使用することは、その作業が生成しようとするひじょうに深刻でひじょうに「現実的な世界」の真実を傷つける危険を冒すことである、ということも認めている。「もしわれわれが癒しという概念を真剣に受け入れるつもりならば」と彼は書く。「『創造的』

執筆と、『事実に基づく』と称する執筆の間の安易な境界線を問題にしなければならない。そして、その両方をより複合的に理解しなければならない……」。もしも自分自身を動き回り変化する存在として見ることを学べるならば、われわれは今度こそ希望をもつ理由を創り出して、トラウマとその結果から自分自身を解放することができる、と彼は述べている。「それゆえに、われわれは癒しをもたらす執筆を、われわれが絶え間ない変化、すなわち世界の多様性に目を開く力強さを取り戻すことを助けるような執筆だとみなすことになるだろう」〔11〕。私の経験から言えば、この説明はまったく正しい。私自身のトラウマはひっそりと語られることなく長年の間私の中で生きていて、多大な危害を加えた。それを自分の外側に出して自分と別のものに変えたときに初めて、私はそれを受け入れることができ、それなしでいられるかもしれない自分を受け入れることができた。

ところでこれと同じ作業は、私たちのあらゆる日常的な混乱、つまり私たちの生活の流れを中断させるほど大きくはないあらゆるトラウマに関しても、私たち全員にとって有益である。あらゆるケア提供者が一人で訓練していたとしても多くのトラウマを経験する、と言うことは誇張とは思われない。また、執筆する試みに反応してひじょうに素早く表面に現われてくるということは、トラウマとなるような出来事に関して言えば珍しいことではない——医療専門職の人々とのワークショップで、彼らが執筆せねばならない三分間という機会の中でページ上に少なくとも一つの鮮明なトラウマとなる出来事がぶちまけられなかった、というワークショップを私はしたことがない。私はいつでも、執筆する試みに反応して呼び覚まされるさまざまな記憶、一分にも満たない時間のうちに心とページに浮かぶ何十年も前の記憶に驚嘆させられる。

ニューヨークプレスビテリアン病院の小児科医たちとのワークショップで私たちが参加者に与えた執筆課題（プロンプト）は、フリオ・コルタサル（Julio Cortázar）の短編「山椒魚（Axolotl）」に触発されたものだった。その短編の中では、一人の男がこの小さな生き物たちを動物園で観察することに熱中するあまり、その物語が終わるまでに山椒魚の一匹になってしまう。私たちは「もう一つの見方」に影響されたときの経験について書くように参加者に求めた。次に掲げるのはある女性の回答である。

私は検査室の中にいて、この子どもが気管切開を通じて呼吸し点滴を受け、無意識に体を動かしながら、しゃべることも見ることもできないのを見ていました。

彼女の隣には、この子どもの世話ともう一人の子どもの出産のことで悩まされ、疲れ切った母親がいました。

私は、自分が彼女の足元にひざまずきかねないほどの、満腔の悲しみと共感、恐れを感じました。

私はレスパイト短期入院プログラムを勧めました。彼女が二三日の間この子どもを置いていけるはずの場所を（子どもはその間生き延びられない可能性もありましたが）。

彼女はぞっとするような驚きを見せ、大きな目で私を見て、言いました。「この子は目の中に入れても痛くない私の宝物、私のお姫様ですよ。絶対に離れません……この子は神様が私に授けてくれたんです」と。[12]

彼女はこの文章を読み終えると、これが十年以上前の出来事であること、またこれが彼女を変容させた瞬間だったということを今理解したことを明かした。「その時以来」と彼女は言った。「私は母親たちとはずっと違うものでした」。

詩人のグレゴリー・オーア（Gregory Orr）は、『生存のための詩（*Poetry as Survival*）』と題された本の著者であり、執筆が私たちに対して創造的にもたらしうるような秩序感覚について次のように述べている。「私たちは多くの場合に混乱し混沌としたものとして世界を経験し、とりわけ危機的状況にある間はそうである」と彼は書く。「私たちの日常的な意識は、私たちの人生における無秩序の影響力と存在感に対しての際限なく変化しながら行き来するような認識と、私たちが秩序感覚に対して抱く願望や必要性であるとみなされうる。私たちの大多数は、この二種類の認識の毎日の相互作用を伴いながら程度の差はあれ気楽に自分たちの人生の大半を生きているが、特定の実存的な危機に際しては無秩序が私たちを完全に呑み込んでしまう恐れがある」[13]。オーアによれば、生存は私たちがこの苦しみを言語に「翻訳する」ときに始まる――彼は以下のように述べている。「詩を作るという行為の中では、少なくとも二つの不可欠な物事が通常の生活とは異なるところで起こってきた。一つ目は、私たちがその危機を自分たちから耐え凌げる距離にまで動かした、すなわち、象徴的ではあるが鮮明な言語の世界にまで遠ざけた、ということ。二つ目は、私たちが消極的に自分たちの置かれた状況を一つの人生経験として耐えるよりはむしろ、私たちの状況に関するこのようなモデルを積極的に形成してきた、ということである」。

＊＊＊

「私にとって執筆、特に文学作品の執筆は、自分の身を守りたい、そして、私自身と他者との間、究極的には私と私自身の間に、好意的で礼儀正しいがひじょうに効果的な、ほとんど感知できないほどの障壁を準備したい、という誘惑に対する反抗であり、挑戦であり、反乱なのである」

――デイヴィッド・グロスマン[d] "*Desire to be Gisella*"（ジセラになりたい）"[14]

トロント大学の認知心理学の教授キース・オートレイ（Keith Oatley）は、フィクション（小説）を読むことが成人の社会的認知と感情的知覚に与える影響を観察する多数の実験を行なってきた。２００６年に出版された研究書の中で、彼とその共同研究者は次のように述べている。「人間はフィクションを多く読めば読むほど、より上手に目の中に感情を感じ取り、それほどではないにせよ、社会的てがかりを適切に解釈するようになる」[15]。その一年後、彼の共同研究者レイモンド・マー（Raymond Mar）は、ノンフィクションの随筆を割り当てられた集団と対照するように、フィクションの一部を読むように割り当てられた成人集団が社会的推論テスト（social reasoning test）でより優れた平均値を出したことを示したエビデンスを公表し、その中で「短時間でもフィクションを読むことは、人間の社会的スキルを一時的に強化しうる」と示唆した〔16〕。オートレイは「われわれが蓄積しつつある発見は、フィクションを読むことが他の人々について考える経験を提供するがゆえに社会的スキルの発達を促進する、という仮説を証明する証拠を続々と提供しつつある。実際、フィクションの定義となるような特性は、それが作り上げられたということではなく、人間あるいは人間に類した存在とその意図や相互交流に関係しているということである、とわれわれは考える。フィクションを読むことは、遺伝学や歴史に関する、その対象領域における専門性を形成するようなノンフィクションの本を読むのとまったく同じように、この領域の人々を鍛え上げる」〔17〕。

オートレイとその同僚たちの業績に関して私が特に評価しているのは、必ずしもフィクションの価値を「作り上げられた」という側面、言い換えればファンタジーにではなく、常に人間的であることを意図されているものにそれが結びついているという点に価値を置く、という論証である。私は、初めて小説を書こうとしている人で、小説を書くには何か荒々しく風変わりなもの――人間的状況について何事かを表現することに目を向けながら自分の小説を探し求めているときにやって来る突破口――を書かねばならないとひじょうに真剣に考えている人にしばしば出会う。しかし、オートレイとその同僚がすでに証明し、これからも証明し続けようとすることすべてが、小説を読むこととまったく同じ程度に書くことにも適合する、と私は信じている。その〔＝オートレイらと小説を書こうとしている人たちの〕違いは、人が小説を執筆するときにはそれを読むのとは反対に、他者との関係の中で自分自身の人間性についてより多くを学習する、というしばしば見られる真実の中にのみある。

数年前に修了した私たちの修士課程の学生の一人は、この線に沿って意欲を掻き立てるような突破口を得た。彼女はその人生においてそれ以前に小説を書いたことは一度もない、カナダ出身の医師である。私のクラスのノンフィクション／フィクション実習に鼓舞され、彼女は二人称のフィクションとして、自分の両親の離婚を中心とした子ども時代の記憶に関する執筆を試みた。彼女は私とクラスメートから受けた自分の作品への反応にびっくりした――二人称は彼女が思ったよりも高いレベルで機能していたのである。というのは、彼女が自分自身に向けて語る形式をとり、また彼女自身が若いころの自分に言いたいと思ったことを数多くもっていることが、彼女の作品の読者たちにはっきりわかったからである。一人称では近すぎるし、三人称では情が無さすぎると思ったのでその作品を二人称にしただけ、と彼女は言った。自分がしたことの予期せぬ報酬を目にしたとき、彼女はびっくりしたのである。

ここでの理解の鍵は、実際には技巧に関するものである――それはその物語の正確な内容と同じくらい、物語が**どのように**構築されているかということに関係している。そして、自分たちが書いた物語の中に技巧の要素を認識し始めることで、私たちは口頭での物語にも同じくらい上手に技巧を認識し始められるようになる。ここで言う技巧(craft)は、これもまた、扱いの難しい言葉である――ほとんどの芸術家はこのような場合、技巧とは常に意図的なもの、使用されるものであり、それゆえに、書き上げられた(crafted)ものなのである、と主張するだろう。私はこの主張を認めないわけではないが、私たちの物語、すなわち、私たちが作り上げる無意識的かつ生来のものであり、必ずしも目的と方向性をもってはいないものの形式と形態に言及するのに他にどのような言葉が用いられるべきか、ということにはあまり自信がない。私が今話題にした大学院生は意図的に彼女の作品を二人称の形式にしたわけではなく、その理由は、それが一番うまく「はたらく」だろう、と彼女が考えたからだった――彼女はその他のやり方は難しすぎると思ったために それを無意識に為し、そこでの彼女の選択は驚くべき結果に終わった。私たちが執筆するものはすべて書き上げられたものである――私たちが書きつけるやいなや、それは伝達されるものの形態を取る。このことは私たちが口にする物語にとっても同様に真実である。先に引用した、身体障害のある子どもをもった母親について小児科医が執筆した作品を見直してみよう。そこになんらかの「技巧」が見られるだろうか? 私にとって、その数行の文章に関して興味深いことは、作者がなんとか自分の作品中の子どもを、応答を書こうとしている物語中の山椒魚――別世界の、必ずしも人間とは限らないもの――にひじょうによく似た生き物にしようとするそのやり方である。そのやり方は、母親が彼女の感傷に前述のような恐怖で反応する作品の結末において大きな山場を作ることに成功している。五分以内に急いで書かれたわずか数行のうちに、素晴らしく、意図せざる技巧が存している。このような技巧や形式、言葉の選択に対する認知は——それが最もよく当てはまるのであるが——物語をどのように語るかという選択がそれによってその物語の意味について何かを明らかにするというものであり，特に臨床家のために役立ちうるような種類の営みである。そして，臨床家は日がな一日物語を聴くことを義務づけられているのである。

医学部四年生のための一か月にわたる選択科目の一要素として私は創作のワークショップを教え，その月の終わりにはいつも学生たちに，一か月にわたって勉強してきた小説技法を用いて本当の医学部での経験について書くことを求める。私が初めて学生たちにこの実践を行なうように求めたとき，学生の一人が彼女を長い間悩ませてきた一人の患者に関する経験について書いたことがあった。この患者は彼の家族の前で彼女に恥をかかせて泣かせることさえあり，病院にいた間，彼女に対して恐ろしく意地悪だった。彼女はその作品の中で，患者の視点からの筋書きと，その他の家族の成員からの筋書きを生き生きと描写した。クラスに向かってそれが読み上げられた後，彼女は信じられないといったようすで，その患者がとても不作法だった理由がわかったとやっと思える，と叫んだ。彼女が書いたものが作り話だったとしても，本人の言うところでは，その男性の内面を知ろうとする行為は彼女のために何かを解放し，最終的にその経験から自由になることができたと感じた，ということだった。

次にあげるのは，同種の経験に対する，より最近の私の学生の一人からの応答である。

彼は漁師のボートに引き上げられた一匹のチョウザメ。多数の漁師や水夫，一等航海士に取り囲まれながらも，生にしがみつくためにもがき，激しく揺れ動いて，全力を尽くす。彼はここでは呼吸ができず，その肺はゆっくりと血に満たされ，喘ぎ，咳き込み，何かブツブツと言っている。バイパップ補助呼吸器[e]は彼の気道を広げることができず，役に立っていない。留め金のついた棒が彼の頬を貫いており，それは彼をデッキに引っ張り上げるための道具だ。彼は陸の上にいるはずのないもの。ここでは息ができない。彼のＩＣＵ（集中治療室）のベッドの傍を通りすぎたとき，私には彼が釣り糸の罠にかかって，それらが別の薬物につながっている水面に浮かんでいるように見えた。

それらはこの場で彼の生命を維持し、彼が消え去ることを妨げるためにちょうど十分なものを与えていた。私は、彼の背骨や薄板に沿って続く骨ばった鎧のようなプレートを見、また彼の歯の抜けた笑いの上に、彼がここにいないときに川の濁った深みに引きずられた薄いコイのような口髭を見た。私が彼の病室に入ると、彼の尻尾はときたま病院用シーツと毛布の下でパタパタと揺れた。そのようなときには彼がゼイゼイと喘ぎ、これは彼の本来の生息地ではないのだと私に再び思い起こさせるのだった。彼は自分を行かせてくれ、水に投げ入れてくれ、自分は釣っても戻さなくてもよい魚ではなくて、水が彼に与える冷たい独立した生活に戻りたいと思い焦がれているのだ、と懇願した。私は可能なときにはキャッチ・アンド・リリース方式を好むが、今の場合には船長ではない。私は要望を出して、そうすることで、高容量のステロイドを数日以上投与するというチームの決断を支持した。彼の肺をここ以外の生活に適合するものに変化させるための最後の試み。それから、スピーカーをとおして「心停止状態、CCU（冠疾患集中治療室）。心停止、CCU」と不吉にも大声で言われるのを私は聞いた。それが彼のことで、私たちの自然に反した処置に再び抵抗しているのだと知りながら、私は二階分の階段を駆け下りた。[18]

書き記した患者のための一つのイメージを創出することで、この学生は患者の死について自分がどのように感じたのかをより明瞭にはっきり述べることができた。言い換えれば、彼を一つの創造性に富んだ想像上のコンテクストの中に置くことで、彼女は彼のことを想像するのと同様に、自分自身が本当に感じたことをより明瞭に描き出すことができたのである。

執筆とは、私たちがリアルタイムに自分たちの思考を観察し体験する特殊なやり方を探し求める方法である。そして、私が以前に論じたように、それは私たちが以前には接近する方法をもたなかった自分たちの精神と経験の諸相に接近する方法なのである。小説家のウィリアム・ギャス（William Gass）は次のように述べている。

言語は、その他のどんな媒介物とも違って、心の機関であり器官にほかならない。プラトンが信じていたように、それは思考の表現、したがって思考の不十分な複製にすぎないものではない。そうではなくて、それは思考そのものである。言語構造が現実の構造を忠実に反映していると推測するとき、合理主義的な哲学者たちは間違っている(言語と現実はほとんど似ていないし、出所を異にしている)。しかしそれでも、言語を思考そのものと同一視するときの彼らは正しい…（中略）…小説の登場人物が見ているものを読んでいるときには、読者もまたそれを見る。しかし、読者の見るものは、当然ながら事物ではなく構築されたものである。自分が知覚を目撃していることを私たちが知っている以上、私たちは実際にはさまざまな仕方で見られるはずの見るという行為を見ているのであって、ただ対象だけを見ているのではない。なぜなら、そのテクストにおいては書かれる以外のあり方は存在しないからである。[19]

ここからは私が以前に述べていたこと――あらゆる種類の執筆、そして創作の部類に入る特殊な種類の執筆に固有の支配という行為――を再び述べる。ものを書くときに、私たちは自分の見方を提示する。そしてフィクションを執筆するときには、私たちはその目に入るものを劇的に表現し、それを表現するような世界全体を創造する。それは、ノーマン・メイラー（Norman Mailer）が「私のペン先で（At the Point of My Pen)」と題したエッセイの中で書いたように、「私が真実を知る唯一の瞬間は、私のペン先においてである」[20]。

たとえフィクションを書くのではなくても、臨床のコンテクストの中で執筆するもう一つの理由は、執筆によって私たちの経験が普遍的なもの、単純に**人間的**なものとなり、そしてそのことが今度は、それらの経験が自分のもの、自分だけのものであるという感覚の支配力を緩めることになる、ということである。私たちはさまざまなやり方で書くことによって自分たちの経験を、それが自分たちの創り出す何者か、あるいは共通性のあるイメージや異なる視点から見た自分自身を伴うものであろうと、共有することができる。時にはこのことが、私たちは独りでさまざまな経験に耐える必要はないのだ、と認識するために貢献することもある。そして、臨床の世界では、このことは書き手にとってだけでなく、彼または彼女の同僚たちにとっても同じく大いに重要になりうる。執筆された物語は、看護師や医師、ソーシャルワーカーに、彼らの生活という日常的なコンテクストの中では率直にやりにくいであろうやり方で、特定の患者を通じて共有された彼らの経験を認めさせることができる。さらに言えば、もしこの相互的な認知が生じ、共有された経験が「理解される（seen）」ならば、そのチームはうまくいけば、特定の瞬間や理解に対する彼らの「所有権」への個人的な支配力を緩めることができる。彼／彼女〔＝患者〕は専門家の目のくらむような関心事が相争う場では決してないのだから、このことはただ患者へのより良いケアに帰結することしかありえない。

執筆はまた、もう一つの報酬として、臨床家たちが教えられたやり方と医療システムが実践するように促しているやり方に疑問を呈するための安全な場を提供する。その一例として、ナラティブ・メディスンの選択科目を修了したばかりの医学部二年生の最近の文章をあなたがたに紹介したいと思う。コロンビア大学のすべての医学生は、彼らの「臨床医学の基礎」課程の一部として六週間のナラティブ・メディスンの選択科目を修了する必要がある——彼らはノンフィクションおよびフィクションの執筆、瞑想、三つの異なる博物館講習、映画講習、写生画、哲学、グラフィックアートを含む、十余りのひじょうに異なったゼミの中から選択する。数年前にそれらの科目では、学生たちが勉強している特定の学科に合わせた最終課題を追加した。それは、ナラティブ・メディスン・コースで学んできた技能を特定の臨床上の出会いに応用することを学生たちに求めるものだった。これらの課題の結果は、それが彼らのまったく初めての反復適用だったことから考えれば驚くべきものだった——彼らは、私たちが現実に影響力をもつ何事かをしているという証拠を与えてくれた。次にあげるのは、ノンフィクションの執筆のゼミを履修したある学生の作品からの抜粋である。

私が書いたことは、「その患者には、通りを渡ろうとするときに転んだ既往歴がある」。

私が書きたかったことは、「Wさんは90歳で、酒屋から彼女のアパートの部屋に戻る間ニューヨーク内を散策していた。彼女がつまずいて通りに倒れ込み、買ったばかりのシャルドネ〔白ワインの一種〕の瓶が手元から転がり出したとき、彼女は『道路のくぼみを見ていなかったに違いない』。皮肉なことに、彼女は顔と両腕のいたるところの硬結と擦り傷に耐えなければならなかったが、ワインの瓶は奇跡的に無傷で変色もせず、すぐに飲める状態だった。Wさんは、その物語を語るときにはその状況の皮肉さに笑い、アパートに戻る前に彼女がその瓶を回収したことをつけ加えた」。

私が書いたことは、患者のMSE（Mental State Examination；認知症テストの一種）は、三つの対象のうち三分後に思い出せたものは0で、有意であった。

実際に起こったことは、彼女がここ一年間、言葉を探し出すことが難しくなっていることに気づいていたと知ったので、私はWさんに彼女の記憶力をテストしてもよいかと尋ねた。「そうね、その言葉のうちの一つは『兵隊』なんでしょう？　そうよね？」と彼女は答えた。「もちろん、それでもいいですよ」。私は彼女の調子につられて、笑いながら答えた。「『兵隊』『リンゴ』『ペン』にしましょう」。彼女はその三つの単語を繰り返した。彼女はそれらの単語について熱心に考えた。しかし、思い出さなければならないときがくると、できなかった。「あなたはその言葉の一つを私に提案してくれましたよね、覚えていませんか？」と訊いて、彼女を応援した。「『兵隊』よ！」彼女は高らかに言った。

「私が書いたこと」はプロブレムリストであり、所見であり、私がもった内容豊かな診療の短縮された不純で形式的なバージョンだった。私はこの痩せて滑稽な、可愛らしい気難しさをもつ女性によって多くの機会に「教育」されたが、ここでは何マイルも離れた高遠な場所から彼女をゆっくりと指、腕、目、頭といった部分に分解していった。その個性を消し去りながら、不満も置き去りにしていった。私はこの患者を知っている。しかし、他に誰かそうする者がいるだろうか？［21］

＊＊＊

創造的執筆と反省的執筆

書くことは、人生と同じく、発見への航海である。この冒険は形而上的なものだ。それは遠まわりに生へと接近し、部分ではなく全体としての宇宙観を獲得する方法である。…（中略）…それは内側を曝け出すことであり、X次元をめぐる航海であり、その結果、道中のどこかで人は発見する――人が語らなければならないことは、語ること自体に比べれば、ほとんど重要ではない、ということを。すべての芸術について言えるこの特質が、芸術に形而上的色合いを与え、芸術を時間と空間から解き放ち、宇宙全体のプロセスへと集中統合させる。芸術におけるこの点――意義深く、無目的で無限であること――こそ、まさに「治癒的」というべきものである。

――ヘンリー・ミラー "*Reflections on Writing*（書くことをめぐる省察）"[22]

「反省的（省察的）執筆」と「創造的執筆」という言葉、またそれらがヘルスケアの世界でどのように用いられるのかについて、しばし考えてみたい。本章の冒頭で述べたように、「創造的（creative）」よりも「反省的（reflective）」という言葉を使用する理由は単なる用語の定義よりも複雑なものであり、創造性という議論のある概念に伴うなんらかの烙印と不快感を反映しているかもしれない。それが何と呼ばれているかはともかく、学生たちに医師になるための複合的な旅路を切り開かせるための道具として、ますます多くの医学部がカリキュラムの中で執筆を使用している（その他の多くのヘルスケア専門職も執筆を使用しているが、単純にするためにここでは医学部に絞る）[23]。しかし、「創造」よりも「反省」に焦点を合わせる場合、執筆という贈り物の、単純ではあるが重要ないくつかの側面がしばしば歪められることがある。ヘルスケア専門職のための学校の生徒たちは一般的に厳密かつ統制されたカリキュラムの中にあり、あらゆる機会に成績評価を受けている――彼らがするように要求される執筆も同じやり方で評価されるのだろうと予測するのは、彼らにとって自然なことである。学生の執筆に関わる教員の仕事の一部は、これはそのようなものではない、と学生に示してみせることである。理想を言えば、彼らが行なう執筆（出願の書類や文書などのような正規のカリキュラムの外での）は、彼らが手足を広げて息をつくことのできる場、言い換えれば、彼らが経験していることを自由に探究でき、彼らが考えたり感じたりすることを打ち明けられるような場として提供されるべきである。「反省的」な執筆、あるいは創造的な執筆の作品を評価するか成績をつけるということは、多くの場合に行なわれるように、これらのコンテクストにおける執筆が最終的に何のためのものなのか――それは発見のためなのだが――という考えそのものを捻じ曲げてしまう[24]。多かれ少なかれ反省的であるようなものをどうすれば評価できるのだろうか？　学生の一人が患者との出会いに関する描写に彼の祖父の思い出を持ち込み、もう一人の学生はそうしなかったとしたら、そのことは彼がそのような思い出を入れなかった学生よりもよく、あるいは深く省察していたことを証明するのだろうか？　そうだとすれば、それはなぜなのか？　この種のさまざまな疑問は私には危険なほどに主観的なものに思える――満足すべき省察というある人間の判断は、他の人の判断とは違うかもしれない――そして、助けにならないうえに、それらの疑問は潜在的に一貫性を欠いている。ルーブリック[f]の段階を評価することがこの領域において進められているという事実は、創造的な仕事をますます急を要するもののように思わせる。

ここでの問題の複雑さの一つは、これらの学生たちが、私たちが明らかにしてきたように、学ばれるべきことがあるということをよりよく理解できるように、彼らの作品が見られ、聴かれ、認められ、応答が返されるための読み手を必要とする、ということにある。読み手／受け取り手は欠かすことができない。しかし、読み手が学生に対して権威者の地位にある人物である場合、またその学生があらゆる機会に評価され位置づけられることに慣らされている環境にある場合は特に、このことは厄介なものになりうる。なぜならば、その場合には学生たちが、実際にはそのようなものがないときにも「正答」を得ようとして、読み手が聴きたいと思っていると彼らが考えているものを目指して書くという危険があるからである。執筆の読み手／指導員は、このような舞台でのあらゆる評価基準を是認することで、「正答」に対して報酬を与えたり、フィードバックしたりしないということが重要である。学生たちに正答を求める作業をやめさせる唯一の方法は、教師である私たちにとっては、何か一つの結論に向かって書くのではなく彼ら自身も知らないことを探求するように彼らを勇気づけることであり、また彼らが、ありのままでしばしば結論がないものを学ぶことに取り組むのを許すことである。

多くの面でこのような激励——事実を物語る単なる決まりきった手順よりも学生の中の創造的かつ発展性のある反省を後押しすること——はヘルスケアの環境における急進的な行為であって、容易に行なわれるものではない。読み手は読解の技術と生徒の作品に応答する技術に熟練している必要があるし、このことは人文学や執筆に関する背景をもっていない人々にとってかなり脅威になりうる（これについては次章でより詳しく説明する）。しかしそれは実行可能であり、それだけの価値はある。たとえこの作品は採点や評価がされないとしても、適切な導入を経て適切な支援と指導があれば、学生たちはほどなく知識を広げる機会を大切にし、安全で認可された方法で自分たちの地平線を探求するようになるだろう。

実際、創造すること以外に、反省は何のためにあるのか？　もし私たちが真に反省、すなわち、学生たちに反省的に執筆するように求める人々がみな期待していることは疑いないような、深い省察をしているとすれば、私たちは発見を目指す光のもとで自分の経験を吟味していることになる。創造的な作業はまったく同一のものである——事実、あなたはもしかすると同様に、創造的な作業は反省的な作業であると主張するかもしれない。作家のパット・シュナイダー（Pat Schneider）が述べるように、「私たちが深く執筆するとき——すなわち、**私たちが自分の知っていることを書き、また知っていることを知らないとき**——私たちは神秘に遭遇する」[25]。ここで言う神秘の意味は、「反省的」という言葉がもっておらず、「創造的」という言葉がつけ加えるもののことである。少なくともこれは、医学部で最もよく行なわれている反省的執筆の文脈におけるものではない。「神秘」というのは、「創造的」という言葉にその傾向があるように、医学の世界にいる人々にとってはぞっとさせられる言葉だろうが、この二つの言葉は必要不可欠なものである。

シュナイダーが続けて述べているように、

私たちはみな私的な内的生活をもっており、その生活の中には私たちを私たちであるように駆り立てるさまざまな秘密が存在する。執筆は巡礼者にとって、彼または彼女の魂の暗夜を通る道を特定し、命名し、見いだすための唯一の方法ではない。しかし執筆は私たち人間が自分自身の精神を自分たちと他者に対して最もよく見えるようにする場である、と私は言う。そこでは私たちのページの罫線の上で、自分の仮面を外すことができる。皮肉なことに、私たちが自分は仮面を形成している、つまり完全に虚構の人物を創造していると考えているときでも、私たちの仮面形成そのものが私たちを顕わにするのである。私たちは執筆に際して、時に恐怖と戦慄を感じながら、自分がかつて何物だったのか、実際には何者なのかを理解する。そして時々、自分が何者でありえたのかを垣間見る。〔26〕

さまざまな点で、執筆という「発見という航海」を描写するために私たちが用いるさまざまな用語はまったく不適切であると言わざるをえない——それは、私たちが最も重要な道具を用いるための精髄であり、私たちがそれを受け取るやり方である。ちょうど形式が紙面に言葉を置いていくことの自動的な副産物であるように、創造性も、以前にはそこになかった何かが生まれるという意味では同じである。創造性はかなり魔術的なもので、実際、プロセスと結果に関して言えばそのようにみなされねばならない。そしてそれは、たとえその主題が詳しく調べられているとしても、多くの場合に思いがけない刺激的で謎めいたものになりうる。このプロセスを尊重することは、発見と探求を促す適切な道具だけを意味するのではなくて、それを受け取る人々のための適切な訓練を意味している。その結果、その恵みはプロセス全体を通じて維持されうる。

イスラエルの作家デイヴィッド・グロスマン（David Grossman）は、第二次レバノン＝イスラエル戦争〔g〕で息子を失った直後に講演を行なっている。彼の言葉は私が本章で述べようとしたことの多くを語るものであり、臨床的文脈において執筆する理由の多くに直接的に触れている。彼の言葉をもって本章の終わりとする。

私たちは書くとき、絶え間ない変化、融通性のある、可能性に満ちた――凍りついていないものの中に世界を感じる。どこであれ人間的要素が存在するところには、凍結も麻痺も決して存在しないし、現状(status quo)というものも存在しない(私たちが時に誤って存在すると考え、また、存在すると考える点で私たちにひじょうによく似た人々がいるとしても)。

私は書く。そうすると、世界は私に対して閉ざされない。より小さなものにはならない。開かれた、未来の、ありうべき方向へと動いていく。

私は想像する。そうすると、想像という行為が私を蘇生させる。略奪者に面と向かっても、私は時代遅れになったり麻痺したりせずにすむ。私は登場人物たちを創出する。時々私は、その中で現実が人々を包み込んできた氷の中から自分が彼らを掘り出しているような気がする。しかしおそらく、何にもまして、私がその瞬間に掘り出している人間とは私自身なのだ。

私は書く。あらゆる人間的な状況に存在する数多くの可能性を感じ、それらの中から選び出す自分の能力を感じる。自分が失ってしまったと考えていた自由の甘美さを感じる…(中略)…

私は書く。そして、言葉を正確かつ精密に用いることは医学のようなはたらきをしている、と感じるのだ。[27]

原註

[1] May, *Courage to Create*, 22.〔訳註：原著では「11.」と誤っていたので訂正した。邦訳：ロロ・メイ（著） 小野泰博（訳）『創造への勇気 ロロ・メイ著作集4』誠信書房 1981年 18頁〕

[2] Montgomery Hunter, *Doctors' Stories*, 5.〔邦訳：キャサリン・モンゴメリー（著） 斎藤清二、岸本寛史（監訳）『ドクターズ・ストーリーズ —— 医学の知の物語的構造』新曜社 2016年 16－17頁〕

[3] Blakeslee, "To Advance."

[4] Blakeslee, "To Advance."

[5] May, *Courage to Create*, 21–22.〔邦訳：前掲書［1］、17－18頁〕

[6] Cervantes, *Don Quixote*, 568.〔邦訳：セルバンテス（作） 永田寛定（訳）『ドン・キホーテ 続編一』岩波文庫 1978年 231頁。厳密に言えば、セルバンテス（作者）その人ではなく、主人公ドン・キホーテの言葉。原文との兼ね合いのため、本書では独自に訳した〕

[7] Irvine, "Ethics of Self Care," 129.〔この論文を収録している本はBibliographyでは*Academic Medicine*となっているが、*Faculty Health in Academic Medicine* の誤り〕

[8] Chen, *Final Exam*, 8.〔邦訳：ポーリーン・W・チェン（著） 那波かおり（訳） 西村知樹（監修）『人はいつか死ぬものだから —— これからの終末期ケアを考える』河出書房新社 2009年 20－21頁〕

[9] Powers, "Richard Powers."

[10] Anderson and MacCurdy, "Introduction," 7.

[11] Johnson, "Writing as Healing," 86.

[12] この文章の収録については執筆者の了承を得ている。

[13] Orr, *Poetry as Survival*, 3–4.

[14] Grossman, "Desire to be Gisella," 36.

[15] Oatley, "In the Minds," 2.

[16] Oatley, "In the Minds," 2.

[17] Oatley, "In the Minds," 3.

[18] この文章の収録については執筆者の了承を得ている。
[19] Gass, *Finding a Form*, 36.
[20] Mailer, "At the Point," 4.
[21] この文章の収録については当該の学生の了承を得ている。
[22] Henry Miller, "Reflections on Writing," 180-181.〔邦訳：「書くことをめぐる省察」 ヘンリー・ミラー（著） 金澤智ほか（訳）『ヘンリー・ミラー・コレクション 10』水声社 ２００８年に所収、83－84頁〕
[23] Shapiro, Kasman, and Shafer, "Words and Wards"；Wald et al., "Reflecting on Reflections,"〔訳註：原文では Reflections on Reflections と誤記している〕；Wear et al., "Reflection in/and Writing?"；Boudreau, Liben, and Fuks, "A Faculty Development Workshop"；Mann, Gordon, and MacLeod, "Reflection and Reflective Practice" を参照。
[24] Aronson et al., "A Comparison of Two Methods" および Wald et al., "Fostering and Evaluating" を参照。
[25] Schneider, *How the Light*, 10.
[26] Schneider, *How the Light*, 99.
[27] Grossman, "Individual Language," 65.

訳註

〔a〕reflective という言葉は「省察的」「反省的」の日本語訳が流布しており、微妙なニュアンスの違いがある。本章では医療や教育の文脈において、この用語の微妙なニュアンスが論じられているので、できるだけ本論の文脈を損なわないように「省察」「反省」の言葉を使い分けた。
〔b〕邦訳：小野泰博（訳）『創造への勇気』誠信書房 １９８１年。以下引用文の訳はこの本による。
〔c〕邦訳：S・ファイアスタイン（著） 佐倉統、小田文子（訳） 東京化学同人 ２０１４年。原題：*Ignorance: How it Drives Science* (Oxford: 2012)
〔d〕イスラエルの作家。パレスチナ問題などに関する多数の著作がある。

〔e〕呼気時と吸気時に二種類の気道圧をかけるための補助呼吸機器。
〔f〕ルーブリック（Rubric）とは、学習到達度を示す評価基準を観点と尺度からなる表として示したもの。主に、実践を伴う課題を評価するために使われる。
〔g〕2006年、レバノン国内に拠点をもつ過激派組織ヒズボラが国境を越えてイスラエルの都市を攻撃し、イスラエル軍がヒズボラ攻撃のためにレバノンに侵入したことを指す。

CHAPTER 10

Can Creativity Be Taught?

Nellie Hermann

第10章 創造性は教えられるか？

ネリー・ハーマン

ヘルスケア専門職における執筆のための戦略

創造性に関する実践は、前章で見てきたように、私たち全員に関わるものである。ナラティブ・メディスンというコンテクストにおける学習者グループのファシリテーターや指導者としての私たちの主要な仕事は、学生たちに彼らが利用しうる創造性とすでに利用している創造性を示すことである。それはまた想像力の使用を援助することであり、常にもっと探究すべきものがあることやこの探求の中に新たな発見が見いだされる場があることを他の人々に示すことである。執筆、創造性、想像力、探求——これらは自分自身を「作家」だと考える人々、すなわちプロとして執筆するか出版を目指している人々に限定されるものではない。そして、私たちがこれらのツール（道具）を教えるやり方の一部は、彼らに私たち自身を示してみせること——私たちが探求するときにもさまざまな探究を促進しながら、私たち自身の仕事に関して柔軟であること——である。

コロンビア大学医学部では毎年、一年生たちは人文科学の領域をはるかに超えて広がる複数の科目から選択して、必修のナラティブ・メディスンの選択科目に六週間を費やす。これらの科目には、瞑想、マンガ、フィクションおよびノンフィクションの執筆、哲学、映画研究、視覚芸術の制作や地域の美術館での鑑賞を含む少数の科目が含まれる。これらの科目は1989年から継続して実施されており（2000年までは「人文科学と医学の講座」と呼ばれていた）、2010年ごろまでそれらの科目は通常の方法で評価されていた――学生たちは彼らの科目の終わりに、その科目での体験や学習したことについて何が楽しく、何が楽しくなかったかを尋ねる質問票に必要事項を書き入れるように求められた。しかし、時が経つと、これらの評価法はそれ自身の本質からして、学生たちが実際にこれらの科目で何かを学んでいるのか、また、創造性に触れるという行為が医学的訓練の中で彼らのために何かよいことをしているのかを事実上示せない、ということが明らかになった。そのうえ、学生たちはしばしば、自分たちが制限される必要はない――彼らの言うところでは、自分たちは創造的行為と医学部での経験とのつながりを理解しているので、それらの点を直接結びつけるように要求される必要はない――と不満を訴えていた。

私たちは、それらの科目が評価され、各科目の終わりには学生たちに合わせた課題を行なうように要求することを始めるよう、やり方を改良することに決めた。これらの課題はナラティブ・メディスンの指導教員によって創出され、その指導教員たちは学生たちに六週間の科目を通じて取り組んできたさまざまな技能を使用し、それを現実の医学部での経験、できることなら一人の患者の診療に適用するように求めた。課題はそれ自体が創造的なものである。たとえば、写真科目では、学生たちは二枚の自画像――一枚は患者に自分をそう見てもらいたいと思う自分、もう一枚は患者にそう見られているだろうと考えている自分――を撮ることを求められる。博物館科目の一つでは、学生たちは特定の一枚の絵画との出会いについて書くことを求められる。また、フィクション科目では、現実の患者の診療（出会い）についての小説的な文章を書くことを求められるのである。

ほどなくして、これらの創造的な課題の結果が驚くべきものであることが明らかになった――ある学生は病院における一人の患者との交流の記録を執筆し、その中で、彼女〔＝学生〕が昔から知っていた人々、すなわち記憶と残響というかたちで彼女とともにその部屋にいた人々と、患者が自分とともにいると想像した人々を思い起こしながら、その部屋における死という亡霊を考察していた。別の学生は、スペイン語を話せなかったので交流が不完全なものになった、ある地方の理髪店を訪れたことについてのノンフィクション作品を執筆した。そこの理髪師と意思疎通ができなかったことから、彼は自分が最近経験した、立場が逆転して彼には理解できなくなったある患者の診療を思い出していた。最初から形式と内容の幅は広くとられていて、学生たちが、多数の予想もしなかった興味深いやり方で自分の作品に関わり、創造してもよいと言われなければはっきり述べられなかったかもしれない結論にいたることを示して見せた。

これらの作品のうちの一篇を省略せずに紹介し、作成された力強い作品の一例を最も明瞭に示してみたいと思う。次の作品は、２０１４年に映画科目を履修した学生によるものである。

室内・病院内の一室――昼

［九十代半ばの年老いた一人の患者が病室のベッドに背をもたせかけて座っている。彼にはかろうじて頭部を覆うだけの薄い白髪があるだけだが、その他の点では元気で健康に見える……これがエディー（EDDIE）である。多種多様な血液や塩水用の管や血圧モニターにつながれているにもかかわらず、彼は快適そうにして両手を頭の後ろにやっている。ベッドの足元にある椅子に収まっているのがジェームズ（JAMES）である。医学生で、ちょっと居心地が悪く少し神経質になっている。白衣はだぶだぶでネクタイは長すぎ、ほとんど医者を演じるために本当の大人からそれらを取ってきたように見える……彼はリストに目を通している。］

ジェームズ　あなたのお薬は全部出したと思います。ですから今は、その……すみません、次に訊こうとしていたことをちょっと忘れてしまいました。

［彼は視線を患者から逸らし、思い出そうと努力しているように見える。それは難しいことではないのだが、彼は物忘れしたことに神経質になりすぎている。エディーはそのことに気づき、元気づけようとする。］

エディー　大丈夫、ゆっくり思い出して。あんたはよくやっているよ。

ジェームズ　ええと、何か薬物に対するアレルギーはありますか？

エディー　ペニシリンだけだ。

ジェームズ　わかりました。本当にすぐ、ちょっとメモを取りますので。

［ジェームズ、ペンを手に取って何かを書きつける。彼はペンを戻そうとして、誤って床に落とす。そのようすはひじょうにぎこちない。何もかもがうまくいっていない。彼がペンを拾い上げるために急いでかがみこむ際に、私たちは彼の頭を目で追う。彼はペンをつかむが、目を閉じて自分にため息をつきながら、一瞬動きを止める。それは彼がいつもしているような会話にほかならない。どうしてその患者に関しては違うと感じるのか？　彼はいつでも次のミスをする覚悟をして座り直す。］

ジェームズ（続けて）　すみません、今日は本当にとちってしまって。これでお薬についての質問は全部です。よろしければ、あなたのご家族について教えていただけませんか？

エディー　いいとも！　何が知りたいのかね？

ジェームズ　では、ご兄弟がおられるかどうかからお願いします。

エディー　わかった。妹が三人いるよ。（叩く）待った。そうじゃない。

［エディーは両手を頭の後ろから前に出し、彼の横に置く。頭を枕にもたせかけ、目を閉じ、明らかに感情

を抑えている。ジェームズは心配しているように見える。何かまずいことだったのか？　どのように対応したらよいか、彼には確信がもてない。十秒ほどが経った後、エディーは涙に濡れた目を見開く。彼が再び語り出したとき、その声はわずかに弱々しく響く。]

エディー（続けて）　今は二人だけだ。妹はつい数か月前に亡くなった。82歳だったよ。一番下の、末の妹だ。

[画面分割・二人の顔にクローズアップ――続き]

[エディーの目は末妹を思い出して、まだ潤んでいる。今ではジェームズの目にも感動し、心を奪われたような何かがある。ゆっくりと二人の目の中にズームしていく。ズームするにつれて、エディーの画面が白黒になっていく。そこで、]

[画面分割・二人の人生のモンタージュ]

――12歳のころのジェームズが、彼の二人の弟と一緒に病院で新しく生まれた妹のベッドを囲んでいる。／エディーが彼の二人の妹と一緒に亡くなったばかりの妹の葬列の後に続いて立っている。

ジェームズ（興奮気味の囁き声で）　僕の一番下の妹だ。

エディー（厳粛な囁き声で）　私の末の妹だ。

――ジェームズは彼の妹が飛び跳ねながら成長していくのを観察している。彼女は一連の軽快な後ろ宙返りをして、一回ごとに一年ずつ年を取っていく。／エディーは彼の年老いた一番下の妹と一緒に公園の中を歩いている。彼女は歩行器を使っている。それを持ち上げては置くたびに彼女は若返っていく。少しずつまっすぐに立てるようになり、歩行器がまったく必要なくなるほどにしっかりとした歩き方になっていく。

——ジェームズはダンサーの妹を介助している。彼の妹は今では16歳で、膝の手術から回復したところである。／エディーは彼の妹を介助している。彼女は60代前半で、股関節置換手術から回復したところである。

——場面の展開が加速し始める。ジェームズの妹は年を取り続けている。卒業、ダンスの経歴、結婚、子ども、孫。ゆっくりと衰弱し虚弱になっていく。／エディーの妹はまったく同じ人生の物語を、しかし逆向きに経験する。逆向きに経験したそれぞれの出来事とともに、もっと若く、もっと強く、もっと健康になっていく。

——ジェームズは老人になり、80歳になってひじょうに重い病いで家で臥せっている彼の妹のベッドの傍らにいる。彼女の目が眠たげに伏せられるとき、彼らは彼女の大好きなダンスを一緒に観ている。／エディーは今や小さな少年になり、ベッドに入っているよちよち歩きの妹の隣にいる。彼女の目が眠たげに伏せられるとき、彼は彼女に寝る前のお話を読んでやっている。

——最終的にジェームズは、みなひじょうに年を取っている彼の弟たちと一緒に、妹の後に続いて立っている。／エディーは生まれたばかりの妹の１９３０年代風ベビーベッドの傍らに妹たちと一緒に立っている。

ジェームズ（厳粛な囁き声で）　私の末の妹だ。
エディー（興奮気味の囁き声で）　僕の一番下の妹だ。

［モンタージュ終了

室内・病院内の一室――続き］

［ジェームズの目がズームアウトして現在に戻る。エディーの目はまだ濡れたままで、ジェームズは泣いてはいないが、同じくらい感動しているように見える。奇妙なことに彼もより落ち着いたように見える。］

ジェームズ　辛いことをお聞きしてすみませんでした。

エディー　彼女は素晴らしかった。いつも私の可愛い妹だったよ。

ジェームズ　彼女たちはいつも可愛い赤ちゃんだった、そうですよね？

エディー　そうだ。私は彼女をとても可愛がっていた。

ジェームズ　あなたが言われたことは私もわかります。私も妹が一人いるので、想像できるだけですが。お悔やみ申し上げます。

エディー　大丈夫だ。私たちはお互いによい人生を送っているようだ。

［エディーが気を落ち着かせる間、短いビート。彼は片手を頭の後ろにやってくつろぐ。ジェームズは前よりも居心地がよくなったように見える。まっすぐな姿勢で座り、前よりも自信に満ちている。これ以降は、彼とよく似た他人との会話というだけである。］

エディー（微笑みながら）　ようし。次は何かな？

ジェームズ　あなたの生活支援システムについて少し教えてもらえますか？　誰が一緒に住んでいますか？

［彼らは話し続けるが聞こえなくなる。］

［ゆっくりと暗転］［1］

この作品に関して私が一番気に入っているのは、ひじょうに特殊な様式で私たちの前に最後まで繰り広げられる技巧を凝らした一場面の中で、私たちに患者と医学生との関係を文字通り**芝居として見せて**（show）、このつながりが医学生に明確に変化をもたらすありようを明示する、そのやり方である。モンタージュには、医学生と同様にエディーの人生からの複数の場面が含まれるという事実にもかかわらず、作品全体は医学生の視点からのものになっている。二人の男性に共通の体験を経ることを通じて、この場で最も変化したのは医学生である。このようにして作品の書き手は彼の体験を私たちに示し、まるで私たちもその体験を生きてきたかのようにそれを私たちと共有する。

この作品は、これらのような作品の為すところがいかに多いかということの一例である。それらの作品は、単なるチェックボックス式の評価では決してできないようなやり方で私たちのために**実際に役割を演じ**（enact）、創作活動が学生たちに影響を与える仕方を明らかにする。創造の過程は開かれたものであると同時に利用されているものであって、それは学生たちを（ことによると、彼らが暇なときの芸術の授業がするように）医学から遠ざけるためにではなく、彼らが実際に自分の日常生活や自分が何を学習しているのかを吟味し熟考するためにある。また、これらの創作活動は学生たちが複数の方向に携わり、彼らが実践を開始している仕事について考えるように促す。その結果、彼らは自分の武器庫の中にこれまで保持したことのないようなさまざまな疑問の形態を自らの内に招き入れる。ここには本来的に備わっている自由が存在する。すなわち、禁止されるものは何もなく、学生が自分の翼をめいっぱい広げること以外に期待されることは何もない。あるいはこれが、その成果がひじょうに驚くべきものである理由であるかもしれない。

私たちはしばしば、ナラティブ・メディスンの中で為された仕事をどのように評価するか、またそれが重要であるかどうか、ということについて尋ねられる。時には、このような仕事を評価するために創造的な手段を用いることが驚くべき成功をもたらすこともある。もし映画科目を履修した学生による作業に関する前述のような作品が与えられたとしたら、あなたは何を考えるだろうか？　彼が一つの困難な出会いを表現するのを創造的な手段が手助けしていた、と判断するだろうか？　学生が自分の経験を十分に反映していると認めるだろうか？　彼が学んできたことを総合して表現したと判断するだろうか？　私にとっては、彼が表現していることを私たちが理解するためにその学生が書いた文章以外は必要ないし、このことが彼の成し遂げたことの真の証である。

創造的評価法のもう一つの実例は、私がニューヨークプレスビテリアン病院で産婦人科の研修医たちと二年間にわたって指導したワークショップから生まれている。私は当時産婦人科の研修医だったアビー・ウィンケル（Abby Winkel）と共同でこのワークショップを指導した。私たちはアビーの研修医期間の研究プロジェクトとしてそのワークショップを開始したが、それは、最初のうちはワークショップの時間を研修医たちのスケジュール表に載せないことで学部の許可を得るためだった［2］。このワークショップの二年目に、私たちが行なっている研究をよりよくしようとする中で、アビーと私は一つの実験を試みることに決めた。アビーはＡＣＧＭＥ（Accreditation Council for Graduate Medical Education：卒後医学教育認定評議会）が規定したコンピテンシー（ACGME compitencies）——研修医が熟練していることを示すことが期待される六つの能力、すなわち「患者に対するケア（Patient Care）」「医学知識（Medical Knowledge）」「実践に基づく学習と改善（Practice-Based Learning and Improvement）」「システムに基づく実践（Systems-Based Practice）」「プロフェッショナリズム（Professionalism）」「対人技能およびコミュニケーション（Interpersonal Skills and Communication）」——を私に紹介した。

これらの能力に関する用語はしばしばひじょうに理解が難しく、アビーは、研修医たちが多くの場合これらの能力の内容を理解していないのは確かだと感じていた。そこで、私たちの実験は、これらの能力を私たちの学習目標として用いること、となった。私たちは六回のワークショップを行なった。毎回一つの能力を、その能力に関連するテクストおよび執筆課題（プロンプト）をつけ、テーマとして用いた。私たちは、これらの能力が意味するものに対する研修医たちの考えを自分たちが行なった読解と執筆が変えたのかどうか——私たちはこれを行なうことで本当に何かを**教えて**

いるのか――を見てみたかった。その時間を始めるにあたり、私たちは研修医たちにその日のテーマとなる能力の定義を一文で書くように求めて、それからテクストを読み執筆を済ませた後で、もう一度定義を書くことを彼らに要求した。

これらの作品のうちのいくつかを紹介したい。これらは、その年の私たちの本当に最初のワークショップ、「実践に基づく学習と改善」に焦点を当てたときのものである。私たちが読んだ物語は、ジャメイカ・キンケイド（Jamaica Kincaid）の「少女（Girl）」[a]と題するひじょうに短い物語だった。その作品は基本的に、ある種の権威ある人物――おそらく母親――からの、一人の幼い少女に対する教訓のようなかたちで書かれている。その物語を読んで議論した後で、私は研修医たちにその物語の文体で彼ら自身への教訓を書くように求めた。

ここにあげるのはそれらの回答のうちの二つである。

【1．ある四年生の研修医の回答】

「実践に基づく学習と改善」の一回目の定義

「さらなる意思決定を導き出すために毎日の患者のケアにおける経験を利用すること」

課題に対して彼女が書いたもの

病院の外では手術衣を着ないこと。自分のサイズの手術衣を持ちたいと思ったら、それを家に持って行かなければならないでしょう。しっかり朝食をとるようになさい。朝食を抜いたら、お昼には機嫌が悪くなるわ。不機嫌にならないこと。私があなたに向かって大声で叫んだときには、会釈してにっこり笑いなさい。私はあなたを怒鳴っているわけじゃないの。どうしてそんなことをしたのかしら？　総回診（grand rounds）ではリストを提示しなさい。あなたが考えていることを私は知っているのだから、その物語を伝えて。どうしてそう考えたの？　今言ったようにしなさい。待って、他にもあなたに伝えることがあるわ。少しだけ待って、他にもあるから。遅刻してはいけません。ちょうど今分娩室に患者がたくさんいるのよ。もう少しだけ素早く移動しようとしなさい。若い研修医がその検査データを点検したということを、あなたが本当に点検しなければ。あなたには、この患者のために手洗いをしてほしいの。あなたのところのインターンに、これを別の方法でするように教えておいて。先週の木曜日はどうしてあんなふうにしたの？　少しそこで待っていて。あなたが帰る前にしなければいけないことがあるから。どうして勤務時間を過ぎているの？　家に帰る前にあなたのサンダルを戻しておきなさい。

読解と執筆の後で二回目に書かれた定義

「日々の仕事の教訓と経験を、私が獲得してきた技術的、認知的知識とともに、より全体的な医師像の中に組み入れること」

【2．ある三年生の研修医の回答】

一回目の定義

医療現場における人々のための、患者のケアと臨床経験を通じて得られた知識を参照する、実践に基づ

く学習と改善

課題に対して書いたもの

足でものを指し示さないこと。あなたよりも年上の人のそばを通り抜けるときはいつでもお辞儀をしなさい。果物の皮をむくのにナイフを使うときは刃先をあなたから離して、絶対に自分に向けないで。皮のついた果物を食べすぎないこと。種以外は残さず食べなさい。まな板を果物を切るのに使わないこと。ご飯は全部食べなさい。一粒も残さずに。

膝と肩を服で隠しなさい。シャツのえりぐりが深すぎるわ。お坊さまに近づくときは跪きなさい。絶対に足を仏さまに向けないこと。まず左側のロウソクをともして、次に右側、それからお焼香。お坊さまが食べるのが最初。他の人はその後で。

研修医には食べる機会もないけど。

二回目の定義

行動によって学習せよ。うまくいったこと、うまくいかなかったことから学習して、次の機会にはどう違ったふうに立ち回るかを考えよ。

改めて言うと、これは、この種の創作によって為されることを吟味するための単純なやり方の一例である。私には、この二例の研修医の回答の中で、二回目の定義のほうが特に明晰であり、寛容で、人間的であるように思える。一回目の定義と二回目の定義の間の変化は、中間の文章によって衝撃を和らげられつつ、前述の研修医たちがこの短い四十五分間のセッションの科目の中でこの創作を行なったおかげで経験したような場や変遷、変化のプロセスが存在したことを示している。

この研修医たちが要求されたある種の創造的実践（能力の定義に関する執筆を除いて）が、私がその他のすべての学習者に求めたのと何一つ異なるものではない、ということをここで注記しておくべきだろう。フィクションに関するワークショップを医学生に教える際、彼らが読むべきものとして私が与える短い物語は、人文学部の授業や私たちのナラティブ・メディスン修士課程プログラムで私が学生に与えるものとなんら異ならず、彼らは他のすべての授業で求められるものとまったく同じような、彼ら自身の創案になるフィクション作品を書くことを求められる。その授業の内容は医学に焦点を当てたものとは限らず、また私たちが読む物語はヘルスケアに焦点を当てるものではない。私は何よりもまず、彼ら医学生を作家の集団のように扱いたいと思っている。医学への焦点づけを離れることによって、彼らは内容によって当惑させられることなく、技巧の点でより明快に、彼らの間で共有されるフィクション作品を眺めることができることだろう。うまくいけば、彼らはその他の出版されている物語や自分のクラスメートの作品の影響下で、自分自身の創作を価値のあるものとして、また創造的執筆の流れの中に屹立しているものとして認識し始めるかもしれない。

先に参照した産婦人科のそれのようなワークショップでは、すべての教授内容を書き上げたり、完全なワークショップ（その中では、生徒が他の人の作品に対して多層的に応答することのできる）を執り行なったりする時間がなく、少し違った方策が必要となる。その産婦人科のワークショップのグループは六週間かそれ以上の間、週に一度集まり、その時間はすでに予定の詰まった診療日に押し込まれていた。このようなセッションでは、読み物はそのグループの中で読み上げられるほど短く、相当敏速に要約される必要がある。そしてまた、執筆はその活動が次から次へとなめらかに運ぶような読解によって関連づけられ、促進されねばならない。しかしそれでも、もしそのセッションの目標がACGMEの能力について教えることであったとしても、読み物は明白に医学に関するものではなく、また、執筆課題は、自分の病院での日常について研修医たちは自由に書いてもよく、書き手を他の場所に連れて行くような解釈に対してはほぼいつでも開かれていた。たとえば、ある執筆課題が研修医たちに待合室のようすを描写することを求める――研修医のうち数人は彼らの診療所の待合室について書くけれども、かかりつけの歯科医の診察室を描写する人もいれば、美容室（彼女の職業柄、最近ではほとんど行なったことがない）を描写する人もいる、といったふうである。

執筆課題のコツは微妙なものであり、状況や背景、目標、一緒に学習する人々のグループなどにひじょうに大きく依存する。そして、何が優れた課題を作り出すのかを理解することは、しばしば多少の挑戦と失敗を含むものである。ごく少数の単純な指針だけが、ほぼすべての状況にひじょうに有効でありうる。しかしながら、まず、執筆の目標は常に発見であり精神の拡張であるべきである――その課題は決して特定の答えの探求を阻害したり、思考の偏りを強めたりするべきではない。ほぼいつでも、短ければ短いほどよい。なぜなら、複雑で多数から成る箇条書きの要点をもつ執筆課題は、単語五つ分の長さのそれと同等の成功を収めることは決してないだろうから。その執筆という作業の創造的な面を心に留めておくことは、執筆課題を見つける際には常に有益である――ナラティブ・メディスンにおいて私たちが頻繁に用いる課題の一つは、多くの場合マイケル・オンダーチェ（Michael Ondaatje）の小説『イギリス人の患者（*The English Patient*）』[b]からの抜粋と一組になる、「ケアの空間（a room of care）について述べよ」というものである。あなたはこの課題から、それがうまくいくいくつかの理由を見て取ることができる――それが言葉で表わされる仕方について、書き手の想像力を抑制するものは少しもない。そして、「ケアの空間」という言い回しは、必然的に病いを含んでもいるイメージのすべてではなくとも、多数の異なるイメージを心にもたらすに十分なほどには意味が広い。その課題はまた、抜粋されたテクストに直接関連するものでもある。それはひどい火傷を負った兵士を気遣う一人の女性に関する記述である。それから、次のことはひじょうに重要なもう一つの指針である――課題がその拡張性に関して、読解され検討されてきたテクストに由来するならば、参加者たちはそうでない場合よりも容易にその創造的行為の中に跳び込むだろうと思われる。多くの場合、良い課題とは、そのグループで共有された執筆作品からまっすぐに引かれた直線、もしくは、出版された作品と相互に影響し合うやり方で参加者たちになんらかの方法で書くように求めるような練習問題（たとえば、ジャメイカ・キンケイドの「少女」という物語と関連づけられた前述の課題）――私たちがよく言うように、テクストの影の下で書くこと――となりうるものである。共同で作業するうえで執筆と読解がひじょうに重要である理由は以下のようなものである――ある特定の雰囲気は出版された作品に関する吟味と議論の中で創造されるものであり、それはその後で広範な探究を促しつつ、執筆に引き継がれうるものである。それはあたかも建物の基礎が横たわっているようなものであり、感情を呼び起こすような文学作品の精密読解において、より自由に流れ出るアイディアと想像力のためにある。

以上のことが視覚芸術や音楽、映画の一カット――実際にどのような芸術作品に関しても、その時に自分自身の探求を続けるように促されるべき参加者を補助するような創造的空間を活性化させ、形づくる――についても同じように完全に為されうる、ということも言っておくべきだろう。

教育用ツール――創造的執筆のための読解の手引き

書き手は読み手を必要とするものであり、多くの場合、創造という行為はそれが目撃されるまでは完了しないものである。本書の他の箇所でも詳しく検討されているように、どのような執筆された作品に関する書き手の経験もある意味ではその作品の共同創作である。そして、特に臨床のコンテクストにおいて行なわれた執筆の場合には、このような共同創作の側面がきわめて重要になる。すでに見てきたように、共有された経験の認識が臨床のコンテクストの中でどれだけ重要でありうるか、そしてまた、書き手が読み手なしでは見ることのできなかったどのような洞察が書き手に示されうるかということからも、このことは真実である。書いたものを学部のメンバーに読んでもらっている学生にとっては、共有するプロセスはわずかに複雑になるけれども——学生が経験しつつあるものを学部のメンバーがひじょうに深く認識している場合、彼／彼女がそのテクストにとどまり続けることはより難しくなりかねないし、結局は表現されたものの内容について一般的に話すだけ、ということにはならないので——このことすべてが言うまでもなくきわめて重要である。この作業を行なうことを通じて学習するうえで重要なのは、実際に学生が書いたものに対して最も細心の注意を払うことで強い共感を示すことができる、ということである。

文章に対する読解と応答のための手段には一連の読解や執筆、応答という行為を通じて磨きをかけることができる、と強調することも大事である——他の書き手に〔自分の作品が〕聴かれて応答があったと思わせるためには、必ずしも高度な英語力や執筆のＭＦＡ（美術学修士号）を必要としない。また、高度な文学用語を使う必要もない——**技巧**（craft）、**形式**（form）、**声**（voice）のような言葉は時として素人の読み手／書き手を怯えさせかねないが、これらの言葉は、あなたが同僚や学生、あるいはその他の一緒に働いている誰かとの特定の状況において使用するそれである必要はない。とは言うものの、このような作業は簡単ではない。執筆された作品に対する読解と応答は緻密で注意深く訓練された作業であり、集中と、しばしば完璧な傾聴という行為全体についての再枠づけを必要とする。これらは一夜漬けで得られるような技能ではない。したがって多くの場合、それらの技能は作家や人文学の学歴をもった人物によって最もよく、また一番容易に教えられるだろう。本章の後半で、私はここで述べているような言語に対するある種の注意を明示するつもりだが、さしあたって今は、目標は称賛でも同情でも助言でもない、と言うだけで十分である。その目標は、創造されたもの——テクスト作品、言語対象——がどのように読み手に知られるか、すなわち、それがまとめられる方法のおかげでどのように読み手に受け取られているか、を示すことであるべきである。**これが言語のしていること**、言い換えれば、あなたが書き手に向けて表現し返すものである。**これが、あなたが言語の使用を通じて明示してきたものである。**

２００６年に開始された国立衛生研究所の助成金によって、コロンビア大学医学部のあるグループ、すなわち「臨床医学の基礎（Foundations of Clinical Medicine）」コース（他の組織ではこれを「医療学（Doctoring）」コースと呼ぶ）の教員全員が、社会科学と行動科学の教育を集中的に討議するために一週間一堂に会した[3]。リタ・シャロン博士の指導のもと、彼らが各々一週間で行なったことの重要な一部が、共同での読解と執筆だった。前述の学部教員たちの大半はそれ以前にこのような作業を行なったことはなく、このようなやり方での読解と執筆を伴う経験もなかった。精密読解と創造的執筆は徐々に、臨床前と臨床中の両方の「基礎」コースの数多くの局面における構成要素の一つとなった。２０１２年、コロンビア大学は医学生のためのポートフォリオ・プログラム（Portfolio program）を開始した。その重要な要素の一つは教室で行なわれる月一回の読解と執筆の実習であり、学生たちはそこで自分の作品をポートフォリオのアーカイブに保管する。これらのグループをファシリテートする臨床の教員は、この仕事に何年も従事してきたことで、これらの実習を通じて学生たちを導き、彼らが作り出すものに完璧に応答する訓練を積んでいる。

どのような特別な文脈においても、あなたが共有する執筆作品に対する最良の応答を探求する際に役立つと思われるツールを紹介したいと思う。以下は、うまくいけばすべての読み手が、その後に続いて起こったことを作者に表現し返すための目で執筆作品を細かく注意して見るように導く助けになりうる、「読解の手引き」である。コロンビア大学にいる私たちの中の幾人かが、臨床の教員が医学生の執筆を見る助けになるようにこの手引きを発展させたのだが、この中のいくつかのバージョンはそもそも実際にほぼすべての執筆作品を見るために使用できるものである。

【読解の手引き】

1．**観察**（Observation）：知覚――見る、聞く、匂いを嗅ぐ、触れる――の徴候。場面の細部、説明、知覚に関する諸側面。

2. **視点**（Perspective）：多様な視点が表現され、追及され、推測されていたか？　これらの視点はどのように伝えられていたか？

3. **形式**（Form）：表現形式を説明すること。ジャンルは何か――小説、詩、劇、映画、寓話、教訓話、怪談、ブラックコメディ？　あらゆる隠喩や比喩的描写の使用に注意を払うこと。テクストの時間的構造を説明すること――出来事は時系列順に語られているか、あるいは逆に、混乱した順序で語られているのか？　その他の物語かテクストに対する言及はあるか？　挿入されるテクスト（引用句、書簡、挿話のようなもの）はあるか？　言葉遣いはどうか――儀礼的か、軽快なのか、官僚的なのか、それとも科学的なのか？

4. **声**（Voice）：誰の声が物語っているのか？　その物語は一人称で語られているか、それとも二人称、三人称か？　語り手は親密か、それとも疎遠か、事件に直接関わっているのか、それとも離れたところにいるのか？　そして、あなたは読んだときにその存在を感じとることができるか？　その語りは自分自身への気づき（自覚）を含んでいるか？

5. **雰囲気**（Mood）：テクストの雰囲気はどのようなものか？　それを読むことであなたにはどのような雰囲気が伝わるか？

6. **動き**（Motion）：その物語は何を行なっているのか？　語り手は始めから終わりまで活動しているように思えるか？　その物語はあなたをその行程のどこかに連れて行くものか？［4］

――ネリー・ハーマン、リタ・シャロン、マイケル・デブリン、2012

上にあげたカテゴリーを手早く復習しておくことにしよう。第一に――**観察**。これは、実際にテクスト――書き手が書き込んだ、知覚に関するあらゆる細かい事柄――において**知覚すること**でなされるべきあらゆることである。テクストの中で何が**見られ**、嗅がれ、触れられ、聞かれ、味わわれるのか？　どのような感覚の対象、どのような身体感覚が含まれているのか、また、もしあるとすれば、さまざまな細かい事柄の選択は何を私たちに伝えているのか？　もちろんいつでも省略されてきた細かい事柄は存在するし、時にはこのような欠落が、書き込まれた存在とまったく同じように何かを伝えることができることもある。

次は**視点**。ある意味で、執筆されたものに依存しているので、これは感情移入の問題である。その書き手は、自分自身以外の誰かに似ているかもしれないものを想像しようとしたのか？　書き手はどのように他人の声を想像し、他人の経験を探求したのか？　他の人々はただ外部から見られるだけの存在だったのか、そうでなければ、彼らの内部のモノローグも同じように探究されていたのか？

第三――**形式**。これは、その作品がどのように組み立てられたのか――私は「それがどのようにはたらくのか」と言うほうが好きだが――に関することである。それはAという点からBを経てCにいたる、ひじょうにわかりやすい物語だったか？　時間を飛ばしていたか、会話があったか、一つの場面あるいは概要として発表されたものなのか？　ジャンルは何なのか？　たいていの場合、新米の書き手は自分が用いている表現形式に気づかず、読み手や聴き手のほうがテクスト全体をよく見ることができるために、表現形式について考えやすくなることもある。たとえば、時には一人の医学生の意見が新聞記事――事実の単純な報告――のように読まれることもあるだろう。また、その学生が憶測に逃げ込む瞬間は間違いなく注目すべき瞬間である。そうでなければ、学生は神秘的な患者について書き、その作品が推理小説のように読まれることになるかもしれない。以上が表現形式の問題点である。

第四は**声**。その作品の口調はどのようなものか――誰がその物語を語っているのか？　一人称で語られているのか、それとも三人称なのか、そしてまた、この選択はその作品の他の要素にどのように影響するだろうか？　その声は親密なものか、それともそっけないものか？　作品の語り手はどのくらい内省的か、つまり、自分自身や自分が目撃しているもの、どのように自分がふるまっているかについてどの程度疑問に思っているか？　当然ながら、これは臨床を学ぶ学生にとって特に重要な要素である。

第五――**雰囲気**。これは、実際には書き手よりも読み手であるあなたに関して大きなものである。その作品があなたに何を感じさせるか？　その雰囲気はどのようなものか？　悲しみに満ちているのか、喜びに満ちているのか、混乱しているのか、それとも熱狂的なのか？　それはあなたにどのような反応を生じさせるのか？　文章の読み手はひじょうにしばしば、特に学生が書いているときには、その文章についての議論に加わらないようにする必要があると感じている。それはまるで個人的な反応を認めることがテクストを損なうと思っているかのようであるが、現実にはこのようなことは起こりえない。読み手は執筆された作品を実際に**共同構築**(co-construct)するので、常にテクストにエネルギーを注ぎ込み、その反応を通じてテクストを部分的に創造することに関わっている。執筆された作品へのあなたの個人的な反応はそれについてのあなたの経験から切り離せないものであり、したがって、それはあなたの反応の一部でなければならない。しかし、忘れないでいてほしいのだが、テクストの雰囲気というものは時に、あなたが読んだ後に残される雰囲気とはひじょうに異なったものでありうる――たとえば、テクストの雰囲気は怒りに満ちているかもしれないが、その学生の怒りの中に彼／彼女が見ていない何かを見つけた、とあなたが感じるために、それはあなたに悲しみを感じさせるかもしれない。そのような相違に注意を払うことが、この場合は実り多いものでありうる。

そして最後は**動き**というカテゴリー――書き手は書き始めたときよりも書き終えたときに違った地点にたどり着いていたか？　その作品はあなたをどこか別の場所に連れて行ったか？

繰り返しになるが、この手引きはここでは、精密読解に慣れていない人々が執筆された作品を見てそこに何があるのかを理解するのを助けるただのツールとして提供されている。前述の六つのカテゴリーがテクストの中でものを探すための単なる構成要素であって評価点では**ない**、ということは、特筆すべき重要なことである。臨床の世界では、私たちは執筆することで過度に満足することのない人々や、ひじょうに微妙な話題や経験についてしばしば書く人々とつき合うことが一番多い。そしてそのワークショップの目標は、彼らがしてきたことの価値を判定してそれを違うやり方で行なう方法を伝えることではない。言い換えれば、目標は彼らをより優れた書き手にすることではないのである。目標はむしろ、**彼らの文章が読み手に何を見せたのかを彼らに表現し返す**ことにある。当然ながらこのことは、「私はあなたには見えていないものを見ている」と言うよりもはるかに複雑である。**私たち**が見ているものを書き手に表現し返す中で、私たちは書き手に彼ら自身の新たな面を見ることを促している、というのはそれ以上のことである。たとえば、「あなたがどうしてここからそこに話を飛躍させたのかが、私には不思議でならない」という読み手の発言は、書き手がそれに時間をかけたくなかったので抜かしたものが存在している、ということを書き手に理解させるかもしれないのである。

執筆中の学生へのアプローチ

これから紹介するのは、コロンビア大学医学部の三年生によって執筆された作品で、彼／彼女の産婦人科のローテーションの期間に書かれたものである。この執筆は、本章で後から提示する実例と同じく、コロンビア大学の三年生の必修コースの一部として行なわれたものである。このコースで彼らは、各々の臨床実習の期間中に一度、もう一人の学生と学部教員一名と一緒に集まって課題となる文章を共有する。彼らは集まるたびに、特定の課題に対して自分たちが家で書いた回答をもってくる。これらの課題はひじょうに多様な解釈が可能なものとなる傾向がある。一例をあげれば、その産婦人科のローテーションに対する課題は「苦痛の瞬間について書け」というものだった。

私が産婦人科のローテーションで出会った患者の大多数は重大な苦痛の中にいたわけではないが、患者が経験する互いに関連する身体的苦痛と感情的苦痛を医師たちが認識しなければならない機会は何度もあった。このことは、手術の心理的側面が患者の経験する多くの身体的苦痛に重くのしかかる、土曜日の家族計画クリニックにおいて最も注目すべきことだ、と私は考えている。私が見たある女性患者は、彼女の決断について少しも葛藤してはいなかったが、信じられないほど神経質に見え、当然のことだが手術のことを心配していた。私はその実習の間に彼女とその人生について多くのことを学べるようにはならなかった。しかし、それが道徳的なものであろうと、宗教的、対人的、個人の内面的なものであろうと、彼女の決断にいたるまでに多くの葛藤があり、またこのような葛藤は手術の間の彼女の不安となんらかの関係があった、とは思う。

私と一緒だった友人は、その患者は手術の間、普通の患者よりも多くの苦痛の中にいた、と実習終了後に私に語ったのだが、そのことは私に次のようなことを考えさせた。この状況は、彼女の単なる身体的な状態よりもむしろ精神的な状態を反映するものだったのだ、と。その友人は、腹部の激痛を和らげるように呼吸する方法を彼女に伝え、また痛みがとても強くなったと感じたときに私たちに伝える選択肢を与えることで、彼女の苦しみを和らげるのにとても役立っていた。あらゆる人間の苦痛の物差しは異なるもので、特に出産や外科手術、中絶のような感情的な激しい出来事という環境の中ではそうである、ということは、ヘルスケアを提供する側にとって重要だと思う。生理学や診察所見や投薬は私たちにとって最も顕著なポイントかもしれないが、患者は痛み（身体的なものと精神的なものの両方）を最も顕著に感じていて、しばしばそれが伝えられるべき最も重要な側面である、ということを忘れないことが重要なのだと私は考えている。

それでは少しの間この作品と一緒に座り、綿密に見てみよう。それを読むために数分間の時間を取る。あなたはここで何に気づくだろうか？「読解の手引き」のカテゴリーを利用して、あなたはこの執筆された作品について、知覚に関する細部、考察の視点や疑いの視点、作品の表現形式、あるいは語られた物語に関して、どのような質問をするだろうか？

まず最初に私に向かって飛び出してくるのは、第一段落の中にある、「私が見たある女性患者は、彼女の決断について少しも葛藤してはいなかったが、信じられないほど神経質に見え、当然のことだが手術のことを心配していた」という文章に関することである。ここで問題になっている決断とは何か？それは妊娠状態を終わらせるという患者の決断を示しているが実際には述べられていない、と私は思う。そして、問題の手術が何なのか書き手が明白に述べていないという事実に私は興味を感じる。同じ段落の後半で、「彼女の決断」という言い回しが脈絡なく再度述べられる。もし私が書き手と同じ場所にいたら、書き手に尋ねるだろう──どうしてその決断が何だったのかを述べないのか？この細部の欠落はおそらく、現在行なわれていることに伴う何か他の不安を示しており、それはその病室での行動が原因になっているか、なんらかのより大きな文化的あるいはコンテクストに基づくスティグマ（stigma：烙印）の反映として起こっているかのどちらかである。そうではないと思うが──もしかすると書き手は単に、自分の読者の側の知識でわかると想定したのかもしれないが──この欠落を書き手に対して指摘することは有益な為すべきことであり、おそらく書き手が今まで検討したことのない主題と経験についてのなんらかのより深い考えの導火線となるように思われる。

このテクストには知覚に基づく細かい事柄が全体に欠けていることにも気がつく。第一段落では手術に言及され、私たちは患者が「信じられないほど神経質に見え、当然のことだが手術のことを心配していた」ことを聞かされるものの、書き手をこの結論にいたらしめた根拠を見ることはない。私は以下のように書き手に尋ねるだろう。あなたは何を見てこのことを考えついたのか？その患者はどのように見えたか？彼女は悲しみのあまり両手を握りしめていたのか、泣いていたのか、それとも頻繁に動き回っていたのか？どうしてあなたは彼女が「信じられないほど神経質」だったと語れたのか？私はその病室を見て、その患者や医師と会い、書き手とも会ってみたいと思う。また、純粋に仮説として、その一方で私は、特定の細かい事柄の欠落はその病室内で起こることに関するより大きな不安を反映しているのではないか、と思う。先に引用した文章はそれ以上の検討を避けている——もしその患者が自分の決断に満足しているのなら、どうして彼女はまた「信じられないほど神経質」なのか？　彼女はその手術が安全ではないかもしれないと心配しているのか、それとも、実際には彼女がそうであろうとしていたほどには自分の決断に自信がなかったのか？これは書き手が**おそらくはそれと知らずに**提起している二分法なのだから、書き手がこのことをさらに追究するのを見たいと私は思う。ここで仕事上のより難解な問題を直接探し回るように要求されるよりは**むしろ**、それ以上のことを求められるほうが、書き手に自分自身に関するより深い問題の探求を始めさせることになるかもしれない。

最後に、次の文章への考察に少し時間を費やしてみたい。「私と一緒だった友人は、その患者は手術の間、普通の患者よりも多くの苦痛の中にいた、と実習終了後に私に語ったのだが、そのことは私に次のようなことを考えさせた。この状況は、彼女の単なる身体的な状態よりもむしろ精神的な状態を反映するものだったのだ、と」。これは興味をそそる文章であり、納得のいく結論である——表面にはまったく現われていないが、完璧な洞察と鋭い観察もある。どうして「より多くの」苦痛という表現が、その患者が感情的な苦しみの中にあったという結論にその学生を導いたのか？私たちはその作品の中に患者の感情的な苦しみのどんな確実な根拠ももっていない——むしろ私たちは彼女が「自分の決断に満足」を覚えていたと語られる——ので、私はその学生がここで引き出した結論に関してよりいっそう好奇心に駆られるのである。彼／彼女がその根拠をもっていたことを疑うものではないが、それが私に示されていればとは思う。私が思うに、それを書き留めようとする、すなわち、ほとんど数学的な証明のようにその結論を証明しようとする中で、書き手は自分がこの結論にいたった過程について、自分がそれまでに理解していたであろうよりも多くのことを発見することになるだろう。

さて、前述のような学生が執筆した作品を綿密に見ているときに私自身がたびたび発した疑問の一つは、時間に関するものである——私たちはすべての学生と席を囲んで彼らの執筆した作品について徹底的に話し合う機会をもたなくてもよいのか、言い換えれば、彼らに家に帰って何か別のものを書くかすでに書いたものをさらに明解なものにするように求める機会をもたなくてもよいのだろうか？　これに対する私の答えは、一般にナラティブ・メディスンの作業について頻繁に尋ねられる、「患者と一緒に過ごす時間をもっと多くとれないとしたら、私たちはどうすればこの作業ができるのか？」というのと同種の質問に私たちが与える答えとよく似ている。私の答えは、一般に思われているよりもこのすべてにかかる時間は少ないし、適切に行なわれるなら結局は、それにかかる時間よりもむしろ実際には時間を**節約する**ことになる、というものである。執筆することになったとき、読み手がいるという事実は大いに役立つ——たとえその学生と同席して詳しく調べるための時間がもてないとしても、あなたは学生が暇なときに詳しく調べられるようにその作品に対する自分の考えと質問を書くことができる。他の誰かが彼らのしていることに興味をもっていると学生が感じるならば、書き手が他の誰かに何かを引き起こし、その結果、帰宅してその書き物について考え直すことがもっと起こりやすくなったり、あるいは単に、帰宅中の地下鉄の中での経験を少し違うやり方で考えるようになったりする可能性はある。このことは、それだけでその作業をするだけの価値のある視点の変化でありうる。

もう数件だけ、学生の執筆の実例を見てみよう。以下にあげたのは、神経科の病院実習について学生が書いた二つの作品である。神経医学のための課題は、「希望あるいは絶望の時間について書け」というものである。

これらを並べて置いたとき、この二つの作品についてあなたは何に気づくだろうか？

1．Dさんは安らかにベッドに横たわり、病室には光が淡く差し込み、背後の巨大な透明の窓の外では……太陽がゆっくりと昇りつつあった。薄暗く照らされた部屋という環境の中で、彼女はとても快適で、元気で、くつろいでいるように見えたが、彼女の脳の内側では戦争が起こりつつあった。それは強力な神経細胞と別の強力な神経細胞の対決であり、互いに撃ち合い、また撃って、死んだ戦友たちは平安のうちにやすらい、その他の者は持ち場に就くのだった。Dさんは五日間、てんかん発作状態が続いており、四倍の高用量の抗発作薬が一日二回投与されていたにもかかわらず、彼女の頭の中を占める戦場に平和をもたらすことに失敗していた。娘さんに付き添われてベッドに横たわっているDさんを私が見ているとき、私たちは古き良き日々、つまり、教会で歌い、笑い声を上げながら会話するDさんのビデオを見ながら思い出を語りあった。ちょうどその時点で彼女自身は、自分がやがていたる致命的な状態、腺癌の脳転移のことを知っていたというのに。娘さんは、彼らが悲しんでいるのはその知らせのせいではなく、彼らの母親の声が存在しなくなること、てんかんの中で失われた場合、その声が二度と聴けなくなるという怖れのせいなのだと説明した。六日目には事態は上向いていた。彼女の脳内の争いを最終的に抑制するために必要となるすべての調合薬に五番目の薬を追加することになった。七日目には彼女は両目を開けて「こんにちは！」と言い、ベッドの周囲のあなたを追うときの眼差しは落ち着いていた。彼女はまだ多くの命令には従えなかったが、窓の外を見て「いい天気！」と大声を上げたし、娘さんはその後ろで笑っていた。八日目はまったく違っていた。彼女は相変わらず回復し続けていたが、今ではそのおしゃべりや洞察力と一緒に、いくつかの人間的特徴が戻ってきていた。まるで、ページの上に彼女自身を読み取ることがまったく簡単な仕事ではないとようやく気づいた後で、本当にすべての薬物の影響から目覚め、自分の置かれている状況がもっとはっきりしたかのように、その時初めて彼女はやっと戻ってきたのである。その時初めて彼女は泣き始めた。

2. 神経障害の本質は患者とケア提供者の双方に対して特殊な難題を提示しているように思われる。世界の中でわれわれは何者であるか、どのようにわれわれはその世界と交流するのかにおける中心的な役割にかかわらず、神経システムは患者にとっての重大な概念上の難題を表現している。壊れたポンプとフィルターという、かなり正確で理解しやすいアナロジーを自らに添えている内科学のありふれた病気とは違い、神経の病気には、そのような容易にアクセスできる現実世界との参照ポイントが欠けている。コンピューターとケーブルの比喩は中枢神経系と末梢神経系の基本的な機能を説明する助けにはなるが、それらの比喩はただ単に、自分の病気に関する理解に決して近づけることのない、もう一つの複雑で広く誤解されているシステムをその患者に紹介しているだけである。患者の理解は、神経学から予後（prognosis）という言葉で提供される限定された洞察によって、しばしばさらに困難になる。概念上の障壁、つまり、確実性に乏しい予後についての言説や多種多様な宗教的／倫理的価値観に直面したとき、患者とその家族は、心を荒ませる神経学上の損傷を背景にして衝突する傾向がある。最も経験豊かな臨床家でさえ意見の相違や不決断の解決に欲求不満を抱くことがあるが、これらの問題を考慮して適切な理解と指導を提供することはおそらく有益だろう。

私には、前述の二作はどちらも、いくつかのひじょうに重要な、執筆者にとっての要点を例示しているように思える。おそらく最も明らかなのは、第一の作品がどのようにしてひじょうに明晰に一つの物語――余すところなく描かれ、患者が泣いて終わり、ある種の解決を与えてくれる――を伝えているか、ということである。その物語は、第二の作品が何の視点も探し求めず、結局は知覚できる細部をほぼ何も与えないようにして、ほぼ完全に抽象化しているものでもある。この二つの作品を読む体験はどのように異なっているのか？　私は最初の一文――「病室には光が淡く差し込み、背後の巨大な透明の窓の外では……太陽がゆっくりと昇りつつあった」――から第一の作品の場面に引き込まれた。私は、私たちがいる場所を**目の当たりに**することができ、その場面の目撃者と同居人として、その病室に招き入れられたように感じることができた。第二の作品には場面がない――最初の一文から私たちは抽象空間にいて、踏みしめるべき現実の地面がまったくない。「神経障害の本質は患者とケア提供者の双方に対して特殊な難題を提示しているように思われる」。この「思われる」という言葉と、それがこの記述から、存在しているほんのわずかな確実性をどんな具合に取り除いているかを見てほしい。それはさまざまな難題を提示しているように「思われる」――実際にはそれらは存在しない、ということが意味されているのだろうか？　そう思われるというだけなのか？　難題を提供していると思われるものとは神経疾患の「本質」なのだろうか、あるいはそれは疾患それ自体なのだろうか？　ここで私がとらえたことはあなたにも理解できるだろう――この一文の中にさえ、この作品全体の読者体験という確固たる基盤の欠如を私たちは見ることができる。それでもやはり、この学生は自分がしていたに違いない現実の相互交流と経験を**もとにして**この漠然とした考察を書いている――「患者とその家族は、心を荒ませる神経学上の損傷を背景にして衝突する傾向がある」というような語句は、この書き手が間違いなく二つ以上の、多数のそのような衝突の目撃者だったことを私に伝えてくれる。それではなぜ彼／彼女はこれらの経験のうちの一つ、あるいはそれより多くの経験の物語を書いていないのか？　書き手はなぜ、私たちがこの作品の中にたった一人の明確な人物も、患者も医師も見ないほど厳格にその状況を抽象化することを選択しているのか？　もしかすると、書き手が関与していた場面について何かを表現するという考え自体が、彼／彼女にとっては少し気の引けるものだったのかもしれない。もし私がこの学生に反応を返すとすれば、このことを直接尋ね、どのような事件がその学生にこれらの結論を引き出させたのかを私は知りたいのだと言って、実際の場面と細かい出来事を話してくれと頼むだろう。それは執筆者への古い命令である「語らずに示せ（show don't tell)」であり、私たちはなぜそれが重要なのかをこの作品において見ることができる。

このような詳細な事柄の必要性――**物語（ナラティブ）**のための――は、前述のように一つの重要な教訓であり、この実習によって例証される一方でそれをはるかに超えて通用する教訓でもある。たとえそれらが正確に同一の事柄に関するものではないとしても、第一の作品はある意味で第二の作品が取り組んでいることのいくつかに関する例証として理解されうる。そうすると、私たちは物語的な第一の作品を通じて何を得ているのか、言い換えれば、その場面と登場人物の全表現を通じて何を得ているのか？　私たちは理解を得ている、ということは洞察を得ているのである。私たちは彼女の現在の環境にたった一人の患者を見る――昇っていく太陽を見さえするほどに、私たちは彼女と一緒にいる――そしてまた、病院の外の自分にふさわしい場所にいない彼女を垣間見る。彼女、そして広く見れば彼女の家族と医師が取り組んでいるさまざまな難題を、私たちは目の当たりにする。別の言い方をすれば、私たちは、おそらくは第二の抽象的な作品の中で言及されているような種類の難題と関係のある、神経障害の患者たちが取り組むある種の「難題」の裏づけを得るのである。物語が語られると、その物語のニュアンスを検討することもできる。私はこの二人の学生に、これらの作品を書いているときの彼らの経験はどのようなものだったか、それらを書いた後でなんらかの洞察を得たか、それともなんらかの安堵を感じたか、と尋ねてみたくて仕方がない。第一の学生の答えは「はい」だろうが、第二の学生は、彼/彼女はまだその作品が近づこうとしていたことを明確に述べようと奮闘している、と言うかもしれない、と思う。

もう一つ学生の執筆した作品を紹介しよう。これは、ある学生の内科のローテーションの期間中に執筆されたものである。

その病棟での私の経験は、ある種の文化的没入法だというのが一番うまく説明できる。外国にいるすべての旅行者のように、新しい経験の一部である興奮と私の他者性が露わになるという恐怖の間の、常につきまとう緊張を私は感じていた。私の体が詰め込まれた短い白衣は露見を心から避けようとするいかなる試みも実らせてくれなかったが、私は現地の言語と実践を引き受けることで自分の異質な外見を和らげようとしていた。これには、新しい用語/実践を学習することと、他者に対する私の理解を洗練することの両方が含まれていた。初めのうち、私は、医師–患者関係についての私の観念とその病院での医師の役割という現実の間の食い違いに最も努力を必要とした。私が以前に抱いていたイメージは、大部分が「臨床においては」というよく耳にする言い回しによって誇張されたものだった。患者と交流する日々の重要な一部を過ごすことを期待していたので、当然のことながら私は、病院の現実に驚いた。そこでは、医師以外のヘルスケア提供者が一番身近な患者の必要に応対していた。私は、早々と仕事に関する部分の正しい認識を得たが、そのことが周到に準備するためのより多くの時間を医師たちに与えるという点で、一番頻繁に入院させられた患者でさえ、臨床で医師の存在がもっと重要になることをまだ期待しているように思える。この食い違いが、無視されていると感じる患者と、臨床から離れたところで自分の努力が正当に評価されていないと感じる医師との間に緊張状態を作り出しているように思われる。どちらの立場も理解可能ではあるが、一種の難民のような患者の状態を正しく理解することは大切である。患者は、同化よりもはるかに差し迫った懸念を抱いて自分が外国にいることに気づくのだから。もしかすると、臨床から離れたところでの医師の役割を積極的に患者に知らせるための多大な努力が、この異文化間の誤解という結果を和らげる助けになるかもしれない。

この作品で最初に私の目に飛び込んでくるのは、学生が比喩を見事に使いこなしていることである――読解の手引きを応用すると、ここでのジャンルはまあ寓喩と言ってもよいだろう。何よりもまず同化を願う旅人／外国人のような医学生と、「はるかに差し迫った懸念を抱いて」いる難民のような患者の対比には興味をそそられるし、私はぜひここで書き手に、この比喩がどのようにして彼／彼女のところにやって来たのかを訊きたいと思う。書き手は作品の冒頭の時点で完璧に考え抜かれた比喩を手にしていたのか、それとも執筆が進むにつれてさらに肉づけされてきたのか――別の言い方をすれば、その比喩は発見を伝える手段なのかどうか、と私は思う。また、書き手がその比喩をさらに深めていくのを見たいとも思う――患者が難民で学生が異国人なら、医師は何なのか？　医師の存在は大いに論じられているし、その医師が「臨床から離れたところで自分の努力が正当に評価されていない」と感じていると私たちにはわかってはいるが、医師がこの場での明確な登場人物の役割を割り当てられていないことが私には不思議である。その作品を書いた学生は、医師が臨床を離れたところで行なっていることについて患者はもっと知識をもってほしい、という願望で作品を終わらせているけれども、私は、もしその比喩自体にもう少しだけ時間をかけていればこの結末はどのように発展したのだろうか、また、医師は他の演者のように明確な登場人物の役割を与えられていたのだろうか、と思う。もしも書き手が本当にここで比喩を押し出してその完全な異質性、つまり真の寓意的性質の中でこの場所を想像していたならば、彼／彼女はこの「外国」の中にさらなるどのような洞察を加えたことだろうか？　もしかすると、私たちはこの作品の中で登場する「異文化間の誤解」を例証するような場面を見ることもできたのではないか？　この作品は可能性に満ちているし、私の勘では、もし書き手がここでほとんど書き始めていたことにもうほんの少しだけ時間をかけていたら、洞察に対する報酬は莫大なものになりえただろう。

最後に――創造の火花に注目せよ

臨床のコンテクストにおける学生による執筆の以上のわずかな実例だけでも、読解の手引きが何とか執筆された作品を見る助けとして使用されうるような方法と、どんな執筆や書き手であっても同じ目線――創造性、掘り下げ、洞察――で読まれうるような方法を十分に例証するものになっていればよいと思う。前述の学生たちは結局のところ、彼らが経てきたことを説明し、彼らの経験を批判的かつ創造的に考えること以外に、何をすることを求められているのか？　彼らがすでに書き上げたものを掘り下げる際には、彼らの文章が示しているものに表現し返す中で、彼らは必ずさらに多くの洞察を得ることになる。「読解の手引き」のカテゴリーのいくつかのバージョンは、私たちが遭遇するすべての執筆された作品に適用されうるものである。それは、その文章が私たちに示すものを明らかにする際に用いられる前述のものと同一のプロセスのいくつかのバージョンがすべての作品に適用されうるものであり、したがって、書き手（彼／彼女）が見えていないかもしれないことについてより深く考えることを助けるために表現し返すことができるのと同様である。当然ながら、このような作品との遭遇に必要なものは、私たちがこれらを行なう背景、つまり、私たちがこの行為を教師、ファシリテーター、同僚、参加者のいずれの役割において実行するのかに応じて変化する。私たちが他の人々の書いたものに応答すればするほど、私たちがこれらの異なる場面を読んで書き手がその文章に対する応答に何を必要としているのかを理解することが快適になる。このことが、執筆された作品がどのように読まれうるのかということだけでなく、これらの読解がその実習を完了するうえでどれほど欠くことのできないものであるか――読み手がいなければ、探求そのものが不十分なものになる――を例証している、と私は思いたい。

この作業全体において、常に創造性の火花に注目し続けることを忘れない、というのは優れた指導指針となる。ワークショップや実習や執筆課題を立案するときに、あるいは学習者にフィードバックを与えるときでさえ、自分が企てていることが学習者の中に創造性を閃かせるかどうかを自問すれば、あなたはそうしない場合よりも良い方向に導かれることになるだろう。目標は常に、締めつけることよりもむしろ広げることにある。それを行なえば行なうほど、あなたはこの種の仕事に習熟し、快適に行なえるようになっていき、それはより円滑に進むようになるだろう。

２０１４年の春のある日、私のナラティヴ・メディスン修士課程の科目の学生が教室に一羽の死んだ鳥を持ってきた。見たところ、彼女が授業開始を座って待っていた場所の近くに上空から落ちてきたもののようだった。その鳥は完全に無傷で、眠っているだけのように見えた。彼女はそれを自分の傍らのテーブルの上に横たえた。さて、教師としては、教室に死んだ鳥を持ち込んでくる学生にどう対応すべきなのか？　私たちはその週は授業でマーク・ドウティ（Mark Doty）の詩を読んでいた――自然に対する愛情に満ちた再現、海の風景に触れることで引き起こされた死についての黙想を描いた詩を。私たちのいる部屋の中に自然界からの使者がいるということは、どういうわけかその場にぴったりだという感じがした。その学生は、授業中はその鳥をそのままにしておいて、授業の後で家に持って帰って埋葬してやりたい、と言った――不思議なことに、彼女にそれを外に持って行きなさい、と告げることが正しいとは思えなかった。これはつまるところナラティヴ・メディスンなのであり、そこでは死を直視することが私たちのしようとしていることの一つなのだ。

そこで私は学生たちに、席を立ってその鳥が横たわっているテーブルの周りに来て、それを数分間ただ見るように求めた。学生の一人がその鳥の種類――ハシボソキツツキ――を知っていて、インターネットで確かめてくれた。それから、一度全員が席に戻ると、その鳥についての五行から十行の詩を書くように彼らに求めた。それができると、私たちは順番に一回り読み上げてその成果を共有した。それらの詩は素晴らしいものだった――変化に富み、深遠で、込み入っており、個々の人柄を表わしていた。私はここで、ほんの二三篇の冒頭部分を紹介し、また、ただ作品が変化に富んでいることを示すために、一番短いものをそっくりそのまま紹介することにする。


鳥にはまぶたがあるのだろうか、と私は不思議に思う。

その彩色されたスキント〔c〕を思い起こさせるもの、彼の頭頂部を汚している（血ではない）赤い筋を、どうしたら引き下げられるのか？

彼には裂けた一筋の縫合跡があるように見える――屋根裏部屋の箱の中に丁寧にしまわれた古びたテディベアのわき腹のように、下に向かって張り裂けている。

＊＊＊

うちの猫はいつも鳥を殺してる
私はやめさせようとしてる

何度も鳥を引っ張り出してる
猫の口の中から。
生きてることもあるよ
たいてい死んでるけど。
私はこう言って自分を慰めてる
「ただの雀なんだから」

＊＊＊

「私があなたの心を傷つけるようなら、私の目を見て」。死んだ目、まつ毛のラインに沿って鱗が連なっている爬虫類のような目。「あなたが泣くのを見たい」。湿り気が残ったままの、平たく押しつぶされてしまった羽毛で飾られたまぶたが傾いている。

＊＊＊

ここにこの物体がある、この生きて呼吸している鳥が
その美しい物体は少しも得てはいない
その死の本質のすべてを、今でもそうなのだろうか？　彼の血は下のほうに溜まり
身体は今では

硬直している。

＊＊＊

死んだ啄木鳥

ハシボソキツツキは
埋葬されることを望む
遥かな空から落ちるために
地面を貫いて押し下げる
骨から雫を垂らし
土の中に色を漏らす
黄色が走っている
羽毛という血管を通って
身体に付着した血
真っ白なふさふさの毛が
その堅く強張った鳥から逃れる
解き放つ

その授業から生まれた詩はどれも、学生個人の声を反映している——そして、このような奇妙で予期せぬ出来事の展開の後で彼らと一堂に会してそれらの詩を聴くということは、真に啓示的な体験である。それは私に、教室および創造性の教育における柔軟性がまったく不可欠なものであること——そして、学生たちが彼ら自身の能力について何と考えていようと（彼らの大半はそれまで創造的に執筆したことはなかった）、一緒に作業することに私が喜びを感じているこの学生たちには素晴らしい自発的な創造的作業を行なう能力があること——をもう一度思い出させてくれた。何度でも繰り返して言うが、それは、私たちが創造性と呼ぶこのものの多くが私たちの内部に存在しており、それ自体を表現することを促されるのを待っているだけなのだ、ということを私に対して証明してみせたのである。

原註

[1] 本章で引用した文章の収録については、当該の学生／書き手全員の了承を得ている。
[2] Winkel et al., "No time to Think." を参照。
[3] その助成金は「健康と病気における人間の経験と行動（"Human Experience and Behavior in Health and Illness," NIH NHLBI 5K07HL082628）」と題されている。
[4] Charon, Hermann, and Devlin, "Close Reading and Creative Writing."

訳註

〔a〕邦訳：ジャメイカ・キンケイド（著）管啓次郎（訳）『川底に』平凡社　1997年に所収。

〔b〕邦訳：マイケル・オンダーチェ（著）土屋勝雄（訳）『イギリス人の患者』新潮文庫　1999年

〔c〕教会の側面の壁に設けられた狭い窓。

第6部

知ることの質的方法

PART VI

Qualitative Ways of Knowing

CHAPTER 11

From Fire Escapes to Qualitative Data:
Pedagogical Urging, Embodied Research, and Narrative Medicine's Ear of the Heart

Edgar Rivera Colón

第11章 非常階段から質的データへ——教育的促し、身体性に開かれた研究、ナラティブ・メディスンの心の耳

エドガー・リベラ＝コロン

物語的な前奏曲

人生の仕事を特徴づけるもの、それが地域の中でのエスノグラフィーの実践であろうと、あるいは資源を奪われて危機的状況にある都会の医療施設における患者への臨床的ケアであろうと、それはしばしば、断片的な記憶の数々や夢の光景として私の心に浮かび上がる。例をあげてみよう。私は1970年代に、ニュージャージー州北部の少数民族居住地で育った。私はナラティブ・メディスンを学ぶ新しい学生集団に、質的研究法の詳細を教えるのだが、その学期ごとに、そのころの日々の、音、臭い、視覚映像、味覚、そして感情をかき立てる途切れ途切れの光景が、私の身体を通じて思考の内に蘇る。もし私が24世紀の物理学部の同僚の誰かからタイムマシンを借りることが

できて、学生たちと一緒にその時代に戻り、10ブロックも離れていない小さな街路、1970年代のニュージャージー州の都会に住むプエルトリコからの移民の子どもとして私が体験した世界を訪れることができたら、私の教育的業務はずっと楽なものになるのに、と私はしばしば想像する。

しかし、何十年か後にエスノグラフィー研究家かつ質的研究の教育者となるように私を導いたなにがしかの経験を彼らが学ぶために、私は彼らをどこに連れて行けるだろうか？　いの一番にまず、私は彼らを私の叔母が住んでいたビルの3階から突き出た、コリアンダー・グリーンの非常階段——それはいずれにせよ私自身の一部になっている——に連れていくだろう。緑色のペンキがウェイン街の私たちの二部屋のアパートを取り囲む肉色のレンガに映えて、いかにきらきらと輝いて見えたかを私はよく覚えている。非常階段は、一人の子どもとしての私の、お気に入りの場所だった。そこは風通しのよい「中間的な間（あいだ）の」領域で、そこでは、母の台所の中と眼下の街路の熱気と騒々しい活動を、透過性を担保した一定の距離から、観察し、明瞭に理解し、関心を向けることができた。このようにして私は、家庭的で社会的な再現の縦糸と横糸、つまり私の生まれた街の黒いアスファルト上での、スティック・ボールのルールをめぐる戦いや、ダブル・ダッチ（二重縄跳び）の微妙な違いなどに、消耗させられることなく交流することができるだろう。そこで私は学生たちと一日の熱気の中で一緒に座り、母の台所と、眼下のウェイン街で何が起こっているのかを探索することができるだろう。そのどちらも、私たちにとって、観察し、フィールドノートを書き、討論をすることができる空間である。

彼らは何を見て、何に気づくだろうか？　彼らは誰と会話するだろうか？　会話、観察、そして「人々とともに居ること（being with folks）」に入っていく究極の乱雑状態の中から、彼らはどのような意味を選び出すのだろうか？　私たちの時間旅行実習の結果として、どのようなストーリーを彼らは語るだろうか？　このエスノグラフィーのフィールドで、所与の学生の感覚中枢はどのように再構成されるだろうか？　彼らはこの労働者階級の地域と、時間の力と容赦ない高級化が数十年前に消滅させてしまった故郷との間の、民族、人種、ジェンダー、年齢などの差異に気づくだろうか？

もし彼らが身体と視線をほんの少しだけ伸ばせば、彼らは私の叔父が働いていた場所を見ることができるだろう。それはディクソン・タイコンデロガ鉛筆工場の巨大なビルであり、標準化された教育業界で第二位の鉛筆の生まれ故郷である。鉛筆のように、その工場は緑と黄色の線の入ったリボンで飾られ、業界第二位の王国であることを誇示していた。

単に遠方から観察することの次に、私たちは家の中に入り、ずっと若いころの母親と言葉を交わしたり、道路に出て縄跳びをしたり、年配の住人たちの噂話を盗み聴きしたり、水蒸気に煙るアスファルトの街路の上の運動靴に吸いつくゴムの場所を避けながらスティック・ボールで遊んだりしなければならないかもしれない。私の緑色の小さな非常階段は、1970年代の少年時代の焼けつくように暑い夏の日々のウェイン街での社会生活に学生たちを浸すための進水パッド、つまり時を跨ぐ慰めの領域として機能するかもしれない。あの鉄製の止まり木は、冬の到来を告げる冷たい秋の風が吹き荒れる季節にさえも、数えきれないほどの時間、社会的交流の熱心な観察者になり、若造で、本の虫で、だめな甥であるという状況から私が逃避することを許してくれた。私の少数民族居住区の非常階段は、私が質的研究の多数の居宅へとよじ登り、その中に入っていくことを許した、堅固でちょっと錆びついた金属製の足場だったのだ。

ああ、大学図書館間の書籍の貸し出しサービスを依頼するのと同じくらい簡単にタイムマシンを借りられるようになるのはまだまだ先のことに違いなく、たとえ輝かしい老年を迎えることができるほど幸運だったとしても、私の学生たちと私が生きている間に実現することはまずないだろう。それゆえに、私は未来の世代のエスノグラファーたちに、私の想像上の時を超える癒しの領域を引きわたすことにする。そして、私たちの隣人のイタリア人のワイン地下製造業者のマルセラ爺さんが、ウェイン街と人生において私たちに「できることをするんだ、お前たち」と勧めたのに倣って、**君にできることをするんだ**、と言おう。しかし、私がナラティブ・メディスンの最も新しい世代の理論的指導者や実践者たちに質的研究法を引き合わせる最初のときに、私はいったい何をもっているだろうか？　毎学期、私は熱心で意欲に満ちた学生のグループを担当することに恵まれる。彼らの多くは自然科学の量的研究法の訓練を受けており、医療における臨床経験をもっている者もいる。あるいは、牧師やチャプレンとして牧会活動をしている者さえいる。確かにそれは、私の愛する緑の非常階段ではないが、それはよい出発点にはなるだろう。

質的研究法を脱神秘化する

過程表の第一項目は質的研究法を脱神秘化することである。私は学生たちに、これは実際のところロケット科学ではなくて、重層的で微妙なものであると念を押す。真実を言えば、この社会科学的実践の王道への正統な入り口は、継続的で訓練された実践、その実践についての省察、そしてこれが最も重要なのであるが、より高次元の総合と再分節によって流動的で具体的な実践へ帰還することである。私は彼らに以下のことを気づかせる。私たちは誰もがなんらかの種類の素人社会学者であり、常に何かを詳細に調べている。さらに重要なことに、私たちは自分自身の社会的行為、私たちを直接取り巻く人々の社会的行為、そしてさらには私たちが肉体的には決して知りえない社会的行為者とその文脈を解釈し続けている、と。この脱神秘化の過程において、学生が気づくべき鍵は、私たちすべてがいかに深く社会科学的な観念と先入観に浸されているかということである。私たちは**ただ**社会的な存在であり社会的に思考する者であり、**それ以外ではない**。そしてそれはすなわち、種まかれ、学期の授業の最後において収穫を生み出す肥沃な大地である。

過去20年間の公衆衛生の文献と実践における望ましい転回の一つは、公衆衛生学的な挑戦の方向を資源に基づくアプローチ（assets-based approach）へと向けさせたことであり、これは欠損に基づいた病理再生産的なパラダイム（deficits-based and pathology-replicating paradigm）に対抗するものである。すなわち、人々はすでに自分へのあるいは共同体へのケアを行なっており、そのような努力から最上の洞察と強さを選び取っていると仮定することである。この新しいアプローチは、**治療的介入**（intervention：インターベンション）と対比的に、イントラベンション（intravention）と呼ばれている。社会学者であるサミュエル・フリードマン（Samuel Friedman）と共同研究者は、イントラベンションという用語を、ニューヨーク市における貧しい経静脈薬物使用者の集団への長年にわたるフィールドワークから得られた洞察を描写するために用いている。彼らの仕事は、ニューヨーク市近傍の貧困地域の多くの住民が、薬物使用者と非使用者の両方を含む他の住民に対して、薬物の使用と性行為におけるＨＩＶ関連およびその他のリスクを低下させるためのいくつかの特定の行動を促すための積極的な事業を推進していたことを描写するものであった。これらの「促進者たち」は、薬物使用者、アルコール依存者とそうではない住民の両方を含んでいた。「私たちはこれらの事業促進をイントラベンションと呼んだ。イントラベンションは、共同体のメンバーによって遂行される予防的活動である」[1]。

ナラティブ・メディスンを学ぶ学生たちに私が戦略的に用いる教育法は、一つの**イントラベンションすなわち教育的な促し**である。それは、彼らが未だ組織立っていない研究技法を発見し、再枠づけするのを助けることである。それらの技法は、彼ら、あるいは私たちのすべてが毎日、緊急を要する必要事項や移り変わる欲望の中で世界をあっちへ行ったりこっちへ来たりするときに用いている社会的な道具箱の中に詰め込まれている。質的研究法へのこのアプローチに沿えば、教示はとても明瞭で単純な**必要物**（decideratum）となる。私たちは、ある意味、これらをすでに知っているのだ。この策略は、暗黙知を明示化し、学生の実践的、感情的なエネルギーを、未だそれぞれの認知的レーダーの閾値化にあるものを発見することに向けて動員することにある。さらに、イントラベンションの教育法は、学生が、自分自身の身体化された物語を忘れないままで社会学的研究の実践に身を置くときに、最も有効である。彼らの物語は、彼らがそれを追い求めるために選ぶ研究疑問と、質的研究を実践するために用いる方法に魂を吹き込み活性化するからである。

次の段階は、学生のために以下のことを明確にすることである。質的研究法は天空から降ってきたり、個人が経験する啓示から浮かび上がったりするものではなく、日常の社会的な生活それ自身においてやりとりすることそのものから出現するものである。それは**彼ら**自身が学部生あるいは医学生として、そして狂騒的なニューヨーク市のような国際センターで忙しく生活する人として、毎日行ったり来たりしている日常生活からさえも浮かび上がる。手短に言えば、質的研究法の原材料は日常生活における間主観的活動や快楽を形づくる社会活動なのである。たとえば、親しい友人との、ある特定の話題、あるいは複数の話題についての深くて長時間にわたる会話、あるいは見知らぬ人との会話でさえも、社会科学的な集合的調査の標準や議論や同僚による査読や評価を通じて、エスノグラファーによって行なわれる厚いインタビュー（in-depth interview）へと変容する。同様に、忙しいマンハッタンでの夕食の最中に行なわれる、その日の火急の社会問題についての、生き生きとした継続的な、友人や同僚との間で行なわれるグループでの議論が、フォーカス・グループの方法へと繰り返し昇華していくことを考えてみてもよいだろう。もし私たちが、騒がしいナイトクラブや宗教的な儀式の集会で、知人や、今は知らないがたぶん知り合いになるかもしれない多くの人たちとどうやって交流したり、その人たちをどうやって観察したりしているかに対して注意を払いながらその場に参加していたとしたら、私たちは、参与観察すなわち「構造化されたぶらぶら歩き」を必要とする社会的力動の項目群を認識し始めることになるだろう。

質的研究の到達点は、社会生活の生き生きとした具体的な表現と、そこから浮かび上がる意味を理解し、構造化し、そしてこれらの現象を伝えることである。欧米の社会学的研究と理論の創設者の一人であるマルクス（Karl Heinrich Marx）は、『経済学批判要綱（*Grundrisse*）』の中で、こう書いている。「具体的なものは、多くの決定項の凝縮（あるいは綜合）であり、それゆえに多様なものの統一体であるがゆえに具体的なのである」［2］。それは、日常的で多様なコミュニケーションと相互交流の綜合であり、その中において私たちすべてが関与し、繰り返す実践を通じて質的研究法へと進化するものなのである。

身体性を通じた再帰的な実践

デンジン（Norman K. Denzin）とリンカン（Yvonna Lincoln）は、質的研究を以下のように定義している。「質的研究は観察者を世界の中に位置づける状況依存的な活動である：それは世界を可視化する解釈的で実体的な一連の実践からなる…（中略）…質的研究は、世界に対する解釈的で自然主義的なアプローチを意味する。それは、質的研究者は事物を自然の状態で研究し、人々が事物に付与する意味に基づいて現象を意味づけ、解釈しようとするということを意味するのである」[3]。**状況依存的な活動**（situated activity）……学生たちはどのようにしたら状況に位置づけられるだろうか？　それは彼らの身体とそれらの身体を文化の中に再度位置づけることによってなされるだろう。しかしここでいう文化とは民俗学的な意味での文化ではなく、また21世紀の巨大企業によって支配された多様性の上滑りの一部だけを切り取った多文化主義でもない。そうではなくて、それはむしろ歴史に埋め込まれた根拠をもち頑健な意味での文化であり、それはこの40年の間に合衆国の政治形態にますます典型化された政治権力の行使と搾取の歴史である。

根本的に、学生たちは彼らの身体が観察とデータ収集のための道具であることを、現実感覚として把握できるようにならなければならない。このことは初心者のトラピスト会修道士の経験に似ている。彼は世界から逃れるために修道院に入る。しかし世界は彼の記憶、夢そして欲望の中に常に存在している。質的研究の実践に入るということは、その人の身体を別のあり方に住まわせるということである。修道士への道とは世界から去ることではなく、非日常的でまったく異なる装置を通じて世界に浸透されることを強化することである。それゆえに、ナラティブ・メディスンの参入者たちのための質的研究の実践によっても、あるいは熟練のエスノグラファーにとってさえも、身体の表現のための感覚中枢は、新しくて予期せぬ方法で、時には平静を乱すような方法によって、増幅され再度道づけされる。行きつ戻りつしながら、身体感覚に開かれた人生へと立ち戻るにつれて、学生たちは、認知的にも実践においても、量的な科学が作り出しているある種の認識論的・存在論的な主客の分離は、質的研究の実践の中へ簡単に翻訳できるわけではないという考えになじみ始める必要がある。一番の問題は、主体と客体の区別は常に人間の経験と知覚の中に自然に組み込まれているということである。人がそこにおいて判決を要請できる、経験の外部にある高次の認識論的な法廷など存在しない。**私たちが客観的現実あるいは主観的現実と判断するものは、非可逆的に、行為が展開し、花開き、異なったかたちで誕生するために色あせていくことを許容する経験と社会的世界に包み込まれている。**私は、学生たちがこの根元的な洞察と取り組み始め、不均一にではあるがその洞察を適用し始めるとき、彼らがある種の認識論的なルビコン川を渡りはじめているのだと想像することを好む。この渡河の後で、実践現場での本当の戦いが始まる。

しかしながら、この議論には一つの注意事項が挿入される必要がある。質的な知識を作り出すためには学生が自らの身体に開かれた自己を再獲得することが必要であるという質的研究実践の要求は、もし彼らの身体が、彼らの独自の具体的な歴史性においてではなく、抽象的に説明されてしまうならば、それは罠にもなりうるということである。危険な点は、学生は彼らの身体に開かれた実践を当然のことと思うかもしれないが、それは一般化されたやり方によってであり、そのやり方は、格言にあるようなヘーゲル哲学者の概念の夜へ不注意に先導してしまうということである。そこでは羊はみな真っ黒で、区別することは不可能なのだ。質的研究実践における再身体化において、各々の学生が権力、特権、社会的な不利益にどう関係しているのかの個別性を避けて通ることはできない。エスノグラファーは自己省察的でなければならないという方法論的な必要性は、この社会における調査者の社会的な立場そのものを賭けることを要求する。そして、合衆国内の経済的あるいは象徴的な資源が不平等に分配されているやり方に、そこそこに安定して、しかしいつでも変化しつつ、どのくらい適合しているか、そして／あるいは疑わしい目で見られているかということも同様に危機にさらされるのである。

それゆえに、私は通常私自身の社会的な立場を、クィアを自認し、ほとんどを白人優位の中産階級の学校で教育を受けた、白人で、シスジェンダー（cisgender）の、プエルトリコからの移民の息子であると紹介している。この注意は、それ自体、自己同一性の政治的権力の自己満足的な開示のための実習をしろと言っているわけではない。そうではなくてそれはむしろ、私の自己の感覚と偏見、そしてイデオロギー的な傾倒を作り出したり抵抗したりする、実体的あるいは象徴的な特権と不利益の多数のベクトル、あるいは区別の目安となる複数の軸（たとえば人種、階級、生物学的性別、社会的性役割など）を理解するための一つの方法なのである。私は次に、学生に彼らの特別な社会的立場を位置づけるように促し、そして彼らが自身の質的研究への努力に持ち込んでいるすべての要素――好ましい、好ましくない、中立的な、そして両価的な影響――について、熟考するように伝える。**再帰性（reflexivity）とは、イデオロギーとしては主体的な市民／消費者間の政治的な平等を強く主張するが、一方で生活を破壊するような物質的な階層をあらゆる社会制度において絶え間なく作り出している、米国社会の構造的動態の中で、自分自身を説明することである。それは特に、大企業化し、時間を搾取され、そして四面楚歌の状況にある私たちの医療システムにおいて著しい。**

30年間にわたるまったく異なった分野における実践の経験をもつゲシュタルト療法士の同僚は、その経験を集約して、私にこう告げた。人生において最も難しいことは、単純に自分の人生と問題を開示することだ。それにくらべると他人の人生と問題を開示することはあきらかにはるかに安全だ。同様に、質的研究における自己省察的な姿勢とは、研究のプロジェクトに対して、隠れ家を一切もたずに、正直に開示することである。特にしばしば人気のある、認識論的な防疫線（cordon sanitaire）――すなわち科学的な客観性と感情的にゆさぶられないという冷静な姿勢は隠れ場所になる。質的データの妥当性は、バイアスを否定することによって得られるものではない。その反対が真実に近い。すなわち、これらのバイアスやイデオロギーによる妨害は、それらがどのように作り出され繰り返されているのか、そしてそれらがどのようにして研究の初めから終わりまでのプロセスに影響を与えるのかについての、構造的で実体的な状況を明確にすることによって、説明されるのである。

世界を可視化する

質的研究は、世界を、新しく説得力のあるやり方で可視化する。ナラティブ・メディスンを学ぶ学生たちは、ヨーロッパの現象学に触れることで、自己とはそこにおいて自分と世界が相互に接合された花のような集合体であることを知る。実体的で間主観的な社会科学の知識を生み出す実践によって、質的研究の作業は実践者の身体を、そこを通じて個別の場所と時間に埋め込まれ社会的行為者の意味世界が分析と解釈に開かれる入り口および出口としての役割に従事させる。もしも私たちが研究者と研究対象を、身体性に開かれた凝縮体と相互連関の複合体、あるいは集合的な歴史、経済的な強制力、文化的に感じ取られる知識、そして多くの他のものの間の身体的な結節点として想像することができるならば、その時私たちは、これらの明らかに区別されている個人から収集されたデータから、どのようにして世界が花開きうるかをつかみ取ることができるだろう。ナラティブ・メディスンの学生たちは厚いインタビューとグループインタビューを実行すること、そして参与観察を行なうことを訓練する。なぜならばこれらの方法は、システム的な不平等と構造的な暴力による弁証法的な緊張の中で生きる重層的な意味世界を表現するデータを作り出すからである。

マルクス主義的文学理論家のレイモンド・ウイリアムズ（Raymond Williams）は、芸術的対象について論じたエッセイにおいて、「感性の構造」について論じている。ウィリアムズはこう書いている。「私たちは衝動、抑止、そして口調の特徴的側面について論じている。つまりそれは意識と関係性の感情的な側面のことである。思考に対抗する感情ではなく、感性としての思考、思考としての感性のことである。それは生き生きとした相互交流的な連続性における、現在形の実践的な意識である。私たちはそこで、これらの要素を「構造」と名づける……しかし、私たちはまた、依然として**プロセスの渦中に**ある社会的経験——それはしばしば社会的とは未だ認識されずに個人的で、固有で、孤立的であるとさえみなされているのだが——を、分析においては（そうでなければめったにそういうことはないのだが）新生しつつある、つながりをもたらす、主要な性質、真の特異的な階層として定義するのである」〔4〕。

ウィリアムズは、優秀な質的研究者がインタビューと参与観察の方法を通じてデータとして収集しようとしているものを、美的対象の領域においてとらえている。それはすなわち、感覚と思考の重なりであり、依然として生成の途上にある生き生きとした社会（すなわち、社会的新生）であり、そして最終的には、固有の自律的な個別性の登録簿の中で内在的に見えるものとしての社会現象である。そしてそれらが内在的に見えるのは、実際には、支配的なイデオロギーを取り巻き、頑健で永続する階層を再生産している全体にかかわる構造の中で生活し呼吸しているときなのである。もし言語がそれ自体の実体的な登録簿をもっており、概念が社会的強制力となるという洞察が真剣に取り上げられるならば、行動の形式としての言葉は、組織と共同体という状況を通じて労働を構築している、予期しうる関係性と権力のパターンと結びつけられる必要があるということになる。

私の学生たちは、休みなく続く社会的な機械装置の唸りを見つめ、耳を澄まし、ひじょうに基本的な質問をすることを学ぶ。すなわち、この瞬間私が見聞きしているのは誰か？　そして／あるいは、どんな強制力か？　これらの響きと交流は、私たちのすべてが最も私的あるいは公的な瞬間においてさえも住人であるこの社会の家について、何を私に告げているのか？　この唸り音と騒音のすべての外側はあるのか？　どのような新しい響きと行為を、エスノグラフィーの知識をもった面接者と観察者としての私は目撃しているのか？　これらの質問がデータを産み出す。しかしそれらの質問は、新しい質問と成果のための別の空間を作り出す発見的学習のためのレバーにもなるのである。

ナラティブ・メディスンは、ヘルスケアと医療の教育における、他とは区別される新しい音響である。それはハミングし、韻を踏み、普及している覇権主義的なヘルスケア／産業複合体の機械装置の音響に立ち向かう。多くのナラティブ・メディスンの学生たちは、まさにそのような最前線の音響風景の音を聞くための耳を成長させるために私たちのプログラムを訪れる。そして、臨床家、芸術家、教師、研究者、作家、そしてあらゆる種類の活動家として、今までになく効果的で思いやりのあるやり方で行為するための新しい語彙を獲得する。ナラティブ・メディスンは、１９６０年代から70年代に始まり現在も継続している経済的不公正と社会的包摂をめぐる長期間続く苦闘の集積の後で、北の先進国の経済と政治のエリートたちが採用した新市場支配主義（たとえば、修正新自由主義：neoliberal fix）によってもたらされた危機から生まれた。それは１９７０年代後半に始まり、大西洋の一方の端ではマーガレット・サッチャー（Margaret Thatcher）と保守党が一般英国民の社会的利得を押し戻し、同時に大西洋のもう一方の端で、テレビ映りのよい慈愛に満ちたロナルド・レーガン（Ronald Reagan）と元気を取り戻した共和党が社会的なセーフティネットと労働利得を削り取り究極的には多くを削減することを公言した。これらの労働利得は、ニューディール政策、偉大な社会政策、公民権運動などの大衆による闘いを通じて獲得されてきたものであり、それらの政策は今日にいたるまでの、ひじょうに多くの歴史的差別、ＬＧＢＴＱ共同体、障害者、アメリカ先住民、ラテン系アメリカ人、アジア系アメリカ人、そしてその他の多くの自己同一性と連携の共同体における権利獲得への多大な努力の産みの親に当たるものである。この多数の社会的利得への少数派の戦いはきわめて効果的であったので、北の先進国の資源と権力の中心における政治的な共通言語は、善意の、かっての改良主義者にさえ、レーガンとサッチャーの経済政策として取り込まれた。経済的かつ政治的な常識として自らを差し出したものは、この40年間における富とイデオロギー的支配のより高度の凝縮の中で実行されたこれらの失地回復主義政策の結果であった。

合衆国においては、この40年間、富の上方への再分配の被害を受けなかった団体はほとんどない。ヘルスケアはこれらの人員削減と既得権利の返還から甚大な被害を受けてきた。純粋に労働という視点からみると、さまざまな専門領域の臨床家たちは、工芸職人や伝統的な芸術家たちと同様の運命に苦しんできた。すなわち、専門職としての独立性や一世代前の医師たちが質の高いケアを患者に提供するために頼っていた思いやりのある仕事の時間配分などの医学的な技能と技術を、現時点では部分的であるとはいえ、剥ぎ取られてきたのである。マルクスの言葉を借りれば、癒しの技において医学的に堅固なものすべてが、計量化による攻撃と労働の迅速化に服従させられているのだ。これらは一連の作業工程に配置された労働者のすべてにとって馴染み深いものだが、癒し人あるいは癒しの技術を教える者としての自らの天職の外的象徴として白衣を纏ってきた者たちにとってはおそらく混乱させられることである。

この特別な21世紀のアメリカの組織的文脈と社会的文脈の真っただ中で、ナラティブ・メディスンはそれとは異なるものを心に描く活動を開始した。たとえば、新しく進歩的な職業集団、臨床的ケア、そしてこの種の変化に対して一見敵対的に見える状況における希望である。ナラティブ・メディスンの私の同僚たちは、以下のようなひじょうに直接的で重層的な質問をしてきた。**これは私たちができることのすべてだろうか？** さらに言えば、彼らは、私たちすべてが生きている歴史的瞬間の時間の論理に対抗するような様式とテンポでその正しい質問をする。彼らはヘルスケアが生きている――実際に耐え忍んでいる――危機を見てとり、理解し、速度を上げるのではなく、それをゆっくりにさせる。表面的には、この速度を落とすことは、直観に逆らっており、実際的でないようにみえる。しかし――有名な教育者であり音響芸術家でもあるロバート・センバー（Robert Sember）とドント・ライン（Dont Rhine）が、彼らの学生や聴衆に語ることを好んでいるように――危機に入り込み、それを変えるために最も効果的な方法は、その速度の速さと商業的に目新しいものへの狂騒的で盲目的な崇拝を拒否することによってなされる。むしろ、最も重要で思慮深い応答とは減速すること、熟慮すること、そして目の前にある危機に内在する広範な組織の輪郭と間隙の矛盾した社会的・文化的形態の中で、その限界と可能性の中へと深く入っていくことである。要約すれば、十全に花開いた人間の自由に敵対し致命的でさえあるこの強制力は、職業的に信任されているかどうかにかかわらず、時間の搾取と過剰な労働負荷の中でさらに加速しつつやりくりしている普通の人々である私たちのすべてに依存しているのである。この押しつけられた狂騒状態から意識的に距離を置き、縺れを解くことは、明らかにナラティブ・メディスンの作業の一部であり、それは質的研究を学び実践することにおいても同様である。

より良い学びとケアを提供することにおいて、私たちの目、耳、そして心を減速するということについての重要な点を熟考するためのもう一つの方法として、以下の線に沿って考えてみたい。マルクス主義の伝統は、経済の必要性の拘束から外に出て人間の自由を実現させるための最終段階として、すべての階級を廃止することをその**テロス**（*telos*；理想的な到達点）とみなす。マルクスとその後継者たちにとって人間のすべての歴史は、実際には人間の自由と物質的な必要性の境界が集合的で変容的な理論的実践を通じて溶解するような到達点に向かって移動している前段階なのである。それとは異なってフェミニズムの一つの伝統は、女性解放のゴールをジェンダーの廃止であるとはみなさず、その父権性を作り出す男／女といった二分法的な論理を超える多様化であるとみなしている。このフェミニズムにおける特定の系統は一つの力強い疑問を提起している。まさにわずか二つではなく多数の身体化されたジェンダーが存在するとき、そこではどのような種類の身体が、欲望が、そして世界が創り出されるのだろうか？

ある意味では、ナラティブ・メディスンは私が今輪郭を示したばかりのフェミニズムに見られる開放的な多様性と同じ方向を向いている。この身体性に開かれた世界の拡張という論理は、私が強調したマルクス主義の廃止の論理とは明確に区別されるものである。ナラティブ・メディスンは、減速することによって逆説的に時間の拡大を作り出すための努力であり、文化に対抗し団体や機関をフォーマットしなおそうとする活動であるといえる。遊びにおける論理は膨張性があり、意味を拡大し、そして生活世界を拡張する。明らかに、これは加速を目指す方法ではないし、生産性向上の戦略でも、その分野における唯一の評価法としての定量的なヘルスケアの測定法でもない。

民族誌的な証人

私は、一つの鍵となる質問を提出するために、これらの洞察を提案する。ナラティブ・メディスンの奥深いところでは何が動いているのか？　あるいは、本章の文脈においてより明瞭に言えば、ナラティブ・メディスンと質的研究の実践のそれぞれの動きはどのように集中し互いに豊饒化し合うのか？　シャロン（Rita Charon）はナラティブ・メディスンの動きまたは運動を、「注目／配慮（attention）、表現（representation）、連携／参入（affiliation）の三つ組」として描写している［5］。臨床家は、患者の病いの物語に立ち会い、色々な形式で患者への物語を表現し、傾聴と応答の弁証法を通じて患者と連携する。この弁証法的な対話は、患者と医療者の双方を意味と癒しを探し求める人間存在としてほめたたえ、ケアのエートスを構築する。明らかに、このムーブメントを厳密に線型の形式で表わすことは、患者と臨床家の関係性の反復的で再帰的な本質を不当に扱ってしまうことになるだろう。この関係はその最良の瞬間において、多方向的で重層的である。

同様に、質的研究者は自身の耳、目、意識、そして心を用いて話を聴く。データを収集する中で、彼らはテクスト的に、視覚的に、そして口頭の手段を通じて、権力と決断の殿堂の中では滅多に可視化されることのない人々の生活世界と意味深い物語の風景を表現する作業を始める。この瞬間、質的実践者は排除への「民族誌的な証人」になる。その排除こそが、機関におけるエリート集団の特権と倫理的無関心を可能にする物質的状況を作り出しているのである。質的研究法の実践者もまた連携を構築する。それらの新しい空間に入っていくための信頼関係を確立するというだけではなく、ケアの責任を負った団結の一つの形式を築くのである。それは、研究者が、研究対象者の人生、仕事、挑戦、愛、そして社会的に苦悩しているものの**「権利」**を手に入れることを通じてつくられる。それは、研究者が書き上げたものの草稿とともに現前するとき、研究者が人生全体のあり方の蒸留物において自分自身と自分の世界を認識することができるというようなやり方でなされる。質的研究者は、個人や共同体全体に彼らの物語を告げてほしいと頼むとき、問題になっていることを自分の**心全体で把握するために**すべての道具（たとえば構造化された観察、参与観察、厚いインタビュー、フォーカス・グループ、共同体の文書、物質的な文化、等々）を自由に用いる。彼らの物語は、現時点での緊急課題、過去からの教訓、そして常に満ちては退く未来のもつ発展と進歩への潜在的可能性の地平の間に橋を架けるものである。

それらの物語に関心を向け、傾聴し、記録し、表現し、循環させ、そしてそれらの物語を研究対象へと返すことは、通常ではありえないような特権である。私の学位論文のためのフィールドワークにおいて、私は主たる情報提供者の一人と、主として彼と彼の共同体での活動と仕事に焦点を当てた一つの章を共有した。私の草稿の章に対する彼の即座の応答は、私を立ち止まらせ、他者の物語を丹念に仕上げることがどれほど癒しの行為となるのかに気づかせてくれた。彼は単純にこう言った。「今まで誰も私の人生について書いてくれた人はいない。それは私を良い気持ちにさせたし、私がこれまでずっと行なってきたコミュニティ活動を肯定してくれた」。彼は、私が彼の言葉とやり方を丁寧に聴き取ったこと、そして彼が批判し評価することのできる形式でそれを返してくれたことに感謝を述べた。

ナラティブ・メディスンと質的研究は、普通の人々と彼らの物語が訓練された注意深いやり方によって聴き取られるようにしてくれる。私はしばしば学生たちに、本当に思いやりのある開かれた態度で聴いてもらったことがあるかを尋ねる。私はそのたびに、そのような経験をしたことのある学生がとても少ないことに心を痛める。実践的な法律家で神学者でもあるウィリアム・ストリングフェロウ（William Stringfellow）は、なぜ傾聴が変容をもたらすかについて根元的な考察を行なっている。「傾聴は人類の間ではまれな習慣である。もし自分の外見や相手からどう印象をもたれているかで頭がいっぱいであれば、他者の話している言葉を聴くことはできない。あるいは、もし相手が話すのを止めたときに自分が何を話すかを決めようとしているならば、あるいは、話された言葉が正しいか、適切か、賛成できるかについて頭の中で議論しているならば、あなたは聴くことはできない。これらの事柄はすべて、発せられた言葉があるがままに聴き取られた後でのみしかるべき位置を得る。他者の言葉を聴くということは、愛することの根元的な行為である。その中では、人は他者の言葉に自分自身を差し出し、その言葉が自分自身を利用できるように無防備な状態に置くのである」［6］このタイプの傾聴――愛の縫い合わせる力学に巻き込まれるような寄り添い――は質的研究の道具を通じて開始され、私たちのコースは終了し、学生たちは世界を、そのすべての悲しみと新しく始まる希望の中で、再度形づくるのである。

原註

［1］Mateu-Gelabert et al., "For the Common Good," 144.

［2］Marx, *Grundrisse*, 101.〔邦訳：カール・マルクス（著）高木幸二郎（監訳）『経済学批判要綱』大月書店　1965年〕

［3］Denzin and Lincoln. *Handbook of Qualitative Research*. 2nd ed, 3.〔邦訳：N・K・デンジン、Y・S・リンカン（編）平山満義（監訳）『質的研究ハンドブック第2巻——質的研究の設計と戦略』北大路書房　2006年　3頁〕

［4］Williams, *Marxism and Literature*, 132. 強調は原著による。

［5］Charon, *Narrative Medicine*, xi.〔邦訳：リタ・シャロン（著）斎藤清二・岸本寛史・宮田靖志・山本和利（訳）『ナラティブ・メディスン——物語能力が医療を変える』医学書院　2011年　xiii頁〕

［6］Stringfellow, *Count It All Joy*, 16.

第7部

臨床実践

PART VII

Clinical Practice

CHAPTER 12

A Narrative Transformation of Health and Healthcare

Rita Charon and Eric R. Marcus

第12章 健康とヘルスケアの物語的変容

リタ・シャロン、エリック・R・マーカス

リタ・シャロンは臨床物語を語る

数十年間にわたる知人で、私が世話をしてきたある患者が、私に会うために緊急の外来予約を入れた[1]（彼女をN婦人と呼びたいと思う）。彼女は、救急外来で糖尿病だと告げられていた。このニュースは彼女にとって耐えがたいものであったが、その理由は複雑で、私には一部しか理解できなかった。私たちはしばらく話し合い、診察をし、このニュースに直面してなにをすべきかについてのいくつかの計画を立てた。

私は翌日、飛行機の座席に座って、昨日の診療について書いていた。そして数ページ書いた後で、私は昨日何が起こったのかをより明確に理解したと感じた。しかし、それは私の観点からの理解にすぎない。私は患者の視点からの理解を知りたいと思った。そこで私は家に戻ってから、2ページのメールを彼女に送った。彼女が経過観察のために私の診療所を次に訪れたとき、彼女は私の手紙を携えてきていて、こう言った。「この手紙を読むたびに、私は泣いたわ」。私たちの間に何が起こったのかより深く理解できた。彼女にとってもそれは同じだった。

20xx年、2月10日

二人の中年の女性が、マンハッタン北部の狭苦しい診察室に座っていた。彼女たちは何十年来の知り合いで、一人は一連の健康上の問題を患ってきており、もう一人は彼女の主治医として、その間ずっと彼女に寄り添ってきた。

患者のそれまでの健康は忍耐を要するものだった――小児期の重症の喘息とアレルギーの病歴、いくつかの小さな皮膚の問題、最終的には膝関節全置換術を必要とした膝関節症――これらを切り抜けながら彼女は人生を生きてきた。彼女は、体格のよいマンハッタン北西部の住民であり、活動家で進歩主義者であり、大学教授であり、妻と母であり、自然児であり、川沿いをサイクリングする患者であり、賢明な食習慣をもち、この惑星とその上での彼女の居場所ができるかぎり安全であるように心がけてきた。二人の女性はどちらも、ベトナム戦争を終わらせるための運動に参加した。彼女らはともに女性運動（Our Bodies, Ourselves）のデモ行進に参加した。彼女らは自身の人生とキャリアを、公正と自由の理想のために捧げた。どちらも富豪にも有名人にもなれなかったが、ともに、善きことと正しいことに傾倒することへのなにがしかの義務を感じ続けてきた。

今日、患者は危機的状況にあった。（地域の救急センターのある医師が、彼女に）彼女は糖尿病であり、毎日の投薬を開始し、毎日彼女の血糖を測定するようにと指示したのだ。患者は、恐れおののき、健康への鉄のドアが音をたてて閉まったと感じた。糖尿病患者は心臓発作を起こし、脳卒中になり、四肢を失い、盲目になり、人工透析を必要とする。彼女は自分の健康に気をつけてこなかったというのか？　彼女は自分の健康に**十分に**気をつけてこなかったというのか？　彼女は少しずつ増加していた体重を減らすためにもっと努力すべきだったのか？　時々チーズクリームと一緒にベーグルを食べたのは、こんなにも由々しきことだったのか？　蒸し暑い8月の午後に食べたアイスクリームコーンが、彼女にこれをもたらしたのか？　彼女は自分自身を猛烈に非難し、喜んで快楽にふけり与えられた衝動に身を任せた自分を鞭打った。彼女はこの間ずっと死を望んでいたに違いない。そしてこの間ずっと彼女はそれでよいと思っていたのだ。これ以上何ができるだろうか？　彼女は自分自身に対して何ができただろうか？

今、彼女が若い母親であったときのことも知っているこの医師と差し向いに座っているとき、彼女は自分を生き生きとしたものとは感じられず、まるで死の中にいるように思えた。この糖尿病という診断は、これほどまでにも彼女を老化と死に直面させたのだ。

彼女の髪の毛は白く変わり、動作はゆっくりになってはいたが、それでも彼女は年老いたと感じたことはなかった。彼女は二つの大学で教え、人の1・5倍働いていた。彼女はサイクリングをしていたこと、たくさんの家事をすべて自分でしていたこと、フェアウェイ（スーパーマーケット）から重い買い物を運んでいたこと、タクシーを拾わずに公園を歩いてメトロポリタンまで歩いていたことなどを強調する。彼女は今や、この恐ろしいエピファニー（顕現）の中で、自分が何かを証明するためにいかに努力してきたかを理解する。彼女は、自分の若さ、強さ、永続性を証明するためのむなしい努力を続けていたのである。しかし今、突然届いたこの新しい望まれていない病気のニュースによって、彼女はそれがごまかしであったことに気づいたのである。彼女は自分を騙してきたのだ。彼女の細胞の中で損傷がすでに進行している間、彼女は健康についての馬鹿げた空想にふけっていたのだ。

彼女らは、互いに見つめ合いながら、机に座っていた。言葉少なに、互いを互いの中に取り入れながら。ゆっくりと、医師はこのエピファニーが何を意味しているのかについての彼女の思いを言葉にし始めた。彼女たちは、血糖値について話すことから愛と意味について語ることまでを通じて、しだいに落ち着きを取り戻した。彼女たちは、ともに、年をとることが明瞭さと真実さをもってどのように**起こりうるか**について、思いをめぐらした。私たちは耐え忍ぶために、自分自身に嘘をつかなければならないのだろうか？　私たちは自身の限られた地上での時間を受け入れて、それでもそれを楽しむことができるのだろうか？　技術的にではなく個人として，彼女たちの会話は二人のふれあいを深め，そして彼女たちは，ともに，今や，言葉を交わしながら，なぜ彼女らがなすべきことをなすのか，欲望と意味の深層とはなんであるのかを発見していく。彼女たちはともに自己の基底層を露わにし合う——それは生命の限界の荒涼とした認識であるが，おそらくは，その荒涼さの最深部において，それとともに始まるために生命が与えられる感謝と畏敬でもある。

医師は患者を診察する。肺に雑音が聴取されないことを確かめ，規則的な心音をたどり，痛む場所がないことを確認する。彼女らは，愛や友情によるものではなく，淡々と実行されるこの奇妙な親密さにおいて出会う。たぶん医師は，血糖値が高いのはこのやっかいなウイルス感染が原因だと，あえて言うかもしれない。これはよく起こることだと。たぶん私たちは，まずあなたのウイルス感染を完全に治して，その後で血糖値が改善するかどうか見ることになるだろう。おそらく私たちはこの試練の中に，いくばくかの生命への渇きと飢えを見いだすことになるだろう。たぶん私たちは，私たち自身を生命の側に見いだすことができるだろう。

彼女たちはともに，堅固な大地を見いだしたと感じる。患者は，自分の死に突然強制的に直面させられたことによって，基本的には動揺し続けるだろう。この直面化は人をすり減らす。しかしそれでも，それは彼女に力強い何かをもたらす。それは一つの錯覚を取り除いてくれる。それは，私たちのこの人生の有限性を見落とすという粗雑な思考の脈絡を糺してくれる。幻滅によってではなく真実によって，これらの女性たちは先へと進む。彼女らは，ともに力強い経験を耐え忍ぶことによって，日常をとりもどす。今や彼女らは，ともに，冷酷に過ぎていく時間を見据え，その無慈悲な知識の影の中で，この人生の美，そのおずおずとした真価を理解するのである。

この物語は，診療カルテに見いだされるような慣習的な種類の臨床報告ではない。その代わりに私は，その日，私の患者と私の間に何が起こったのかを理解するための努力において、創造的執筆（creative writing）の方法、アプローチ、ジャンル、そして形式上の構造を採用した。創造的執筆においては常にそうなのだが、それは事前に予測も予想もできず、暗闇から生じてくるものであった。私は患者の若いころのことをある程度知っていたし、この物語に書いたような、これらの詳細な出来事は私にもまた浮かび上がってきた。私は彼女が子どものころ病気がちだったことを思い出した。彼女の母は、彼女を病気の子どもとして扱い、樹に登ったり激しい運動をしたりすることを禁じていた。現在でさえ、家族の中で病人役割を割り当てられたと彼女が感じていたやり方について、相当な怒りがあった。だからこの急性の病いの出現は、彼女の母親の声を呼び覚ますようにも見えた。まるで、彼女がおとなしく、落ち着いていて、注意深くあるようにという命令に従わなかったせいで、今は亡き母からの叱責を受けているかのように。

私は飛行機の中で、私自身について三人称で書くことを決断したのでないことは確かである。それは単純に、そのように出てきたのである。その物語は患者と私との関係を強調しようと努めており、私はそれを書いた後で、一人称の「私」という言葉は「私」と「彼女」の相違を強要したであろうということに気づいた。三人称の語りは、この形式上の「分割」を避け、二人の女性が独立でありながら似たもの同士であるかのように、私に表現させた。記述するという行為は、特に三人称で書かれる場合、私の診察室で起こったことについて、行為主体から目撃者へと私自身の主観的視点を移動させた。私は、患者と私自身を同じ距離と角度から二人の異なった人間として「見る」ことができた。一人称の語り手がいつも座っている物語的な運転席から私自身を押し出すことによって、私の作品は、私たちの双方を分離されているが同じ光のもとで見ることのできる位置を与えてくれた。

しかし、この形式を選択したのは私ではない。物語そのものがそうしたのである。これは臨床実践におけるナラティブ・メディスンの技法の副産物の一つである。人間の「暗黙知（unthought known）」に存在するものは、気づきの中へ浮上する可能性をもっている[2]。診療における作業は、診察室に座っている二人の女性によって、彼女らがそれぞれの歴史を個別に、そしてともに、考慮してそれぞれの役割を振りつけられたとき、そしてこの病いがその両方の側面から三角測量されることによって成し遂げられた。この作業はまた、私が飛行機の中でラップトップコンピューターに向かい、その診療から一昼夜の間濾過されてきた私の気づきを情報源として、物語にそれ自身の形式を探し出させたときになされたものでもあった。

私の記述は、この診療の間に何が起こったのかについての私の記憶以上のものを白日に曝している。それはまた、私が何に曝されていたのかということを私に示して見せた。私がいつものように病院で働いているときでも、私は毎日積極的に私自身の命の限界に向き合っているわけではない。しかし、私の患者の、死すべき運命への無慈悲なまでの正直さに媒介されて、私もまた、私自身の遠い将来ではない死と生々しく向き合うことを経験したのである。それゆえに、私たちが机を挟んで座っていたとき、私たちはお互いに互いを承認しつつ見つめ合った。それは私たちが同時に互いの鏡となるような相互承認だったのだが、それでも同時に私たちは医師と患者であり続けていた。私たちが、政治的活動を積極的に行なっているマンハッタンに住む60歳台の女性教授であるという人生のいくつかの現実面を共有しているという事実は、この相互承認のプロセスを促進してくれたかもしれないが、それは、ほぼ同じ時間の他の患者の診療とともに、私の臨床医としての人生についての力強く新しい気づきを与えてくれた。死に向かう生という状態を、私が患者と共有しているということを意識的に受け入れることで、私たちは、ともに、いくばくかの、死の不可避性の中に言葉にできない人生の価値が生じてくることを理解するのである。

何年かが過ぎた今でさえも、私がこの出来事を記述することで、この相互的な承認が、臨床医が死すべき運命との実存的葛藤に向き合うことの援けになってくれるのではないかと思う。一人の人間が、病む人や死にゆく人に囲まれた人生を、その結果として生じる現実的な死への恐怖によって麻痺させられることなく、生きていくことはどのようにして可能なのだろうか？　医師や看護師が、病気と死が周りに渦巻く人生の中で、無意識のうちにすばやく採用する戦略は、病気や死の近くにいることが、それへの個人的な免疫を与えてくれるとみなすことである。私たちは、沸騰寸前のファンタジーの中で、私たちが目撃するすべての悲劇との接触の衝撃に耐えるための戦略として、自分自身を、病気になり死んでいく種類の人間とは違うのだとみなす（第5章の宇宙船の倫理についての議論を参照のこと）。おそらく私がN婦人とともに経験した相互承認は、もし注意深く展開するならば、生きとし生けるものに普遍的な気づきを促進し、医師を患者から分断して防御する客体化の力を最小限にするだろう。私たちは人間の運命の衝撃的な普遍性の中で、共有された運命に出会う。ゼウスは、ジョン・バンヴィル（John Banville）の小説『無限（*The Infinities*）』の中で、人間のもつ死すべき運命に嫉妬する。彼はオリンポス山の頂きから、不幸な死すべき者たち（人間）を見下ろしながら言う——

> これが死すべきものが住む世界なのだ。なにも失われることのない世界。すべてがあきらかにされているにもかかわらず、物事の神秘性が保たれている世界。たとえどんなにつかの間であろうと、どんなに細々であろうと、自己という消えていく夕暮れのなかで、ひとりで、と同時にこの場所でいっしょに、死に赴きながらかもしれないが、それでも光り輝く終わることのない一瞬のなかに刻みこまれて、人間が生きていける世界なのである。［3］

これが、おそらく、ヘルスケアの仕事である。すなわち私たち死すべきもの、孤独であると同時にともに居る者が、私たちを待ち受けるものに思いを巡らせ、私たちの終末に向かって旅をする間、互いに勇気と承認を結集することのできる開拓地を作ることである。ある者は疾病に苦しめられ、またある者はそれを免れるということは、一人ひとりを待ち受ける避けられない終末をより集合的にしてくれる。おそらく、死すべき運命の真空に病いによって投げかけられる円錐状の光の中で、病いを経験する、あるいはその証人となるすべての者はともに、私たち人間の運命、獲得と喪失のリズム、そして生と死の音響の調和を見ることができるだろう。その時はじめて、おそらく、私たちは暗闇の中で光輝く終わることのないそれぞれの瞬間を楽しむことができるだろう。

エリック・マーカス：概念――転移と移行空間

転移（Transference）：私がシャロン医師と彼女の患者の経験について知ったとき，それが精神分析家にとって慣れ親しんだ局面であることがわかった。それは内科診療であって精神分析の出会いではないが，Ｎ婦人が私たちに教えてくれたことへの理解をより深いものにしてくれるかもしれない私の領域からのいくつかの考えを提供したいと思う。病いにおいて，人は自分自身の異なった一つの側面に直面する。私たちはそれを**病める自己**と呼ぶことができる。この記述の中の患者は，自分がそうあるべきであると知っているもの――身体的に強健で知的に充実した大学教授であり，活動家であり，妻と母の役割を担っている――と，この急性の病いが彼女に見ることを強制した彼女自身，すなわち，自責的で，だらしなく，まもなく死ぬことを運命づけられている彼女自身，との間に衝撃的な緊張関係を経験する。彼女の憤激の根幹は，おそらく，健康な，あるいは少なくとも日常の，自己が消えうせたことにあるのだろう。あたかも病める自己が，彼女自身が何者であるのかについて知っていたことのすべてを打ち負かしたかのように。

私はここでは，「**健康**」という言葉を，生物医学的に測定された規範化された健康状態の意味ではなく，自分自身という個人を何が形づくっているのかについてのその人の経験という意味で用いている。この病める自己は，現実の身体的な病い――この事例の場合正常値よりも高い血糖値をもつ身体――とも異なるものである。体験される病める自己は，現実のみならず記憶，空想そして情動をも含んでいる。自己非難，荒々しさ，そして不死であるという愚かな空想をもっていたと自分自身を評価することは，すべてが現実の身体の病いの出来事によって強いられた今までとは異なった自己の突然の浮上の表現なのである。

診察室において，医師はあたかもこれらの二種類の自己に出会ったかのようであった。つまり，シャロン医師が何十年にもわたって，病気，困難そして勝利を通じて寄り添ってきた健康な自己があり，そして自己の最も基本的な側面に対する手厳しい判断の自己軽蔑的対象となる病める自己がある。医師は，その二者間の歪んだバランスを修正するために，健康な自己に照明を当て病める自己を最小化するチャンスを手にしている。

精神分析的な概念は，医療の物語的な実践の中で起こるはっとさせられるような出来事のいくつかを，そしてこの特定の診療の記述を，より明確に説明することができる。転移（transference）という概念――すなわち，精神分析家が患者にとっての重要な他者の役割を複製すること――はこの状況を私たちが精密に理解することを助けてくれる。精神分析的な治療において，患者は医師に，自分の両親や他の重要な人物に向けていた過去の感情や行動のパターンをしだいに転移(transfer)するようになるかもしれない。この治療における二重の人生は患者が分析家に転移された人物によって喚起された自分の感情，それが良いものであっても悪いものであっても，を認識することを許し，その結果，日常生活においては処理することが難しかった感情をうまく処理することが可能になる。

身体の病いにおいては，しかし，別種類の力動が広く存在しているように思われる。医師ではなく，病いが，重要な人物に向けられた感情や行動パターンが転移されうる場所になるのである。重篤な病いの場合には，医師への転移は病気への転移に置き換えられる。病める自己は自律的な自己表象となり，健康な自己と相争うようになる。もし，転移を通じて，この病める自己表象が，患者の人生における重要な他者によって占有されてしまうと，患者は現実の病いと隠喩としての病いによって二重に呪われてしまうことになる。そこには彼女の母親の「だから言ったでしょう」という声が木霊しており，それは彼女の自己感への出来事の影響を増強させる。N婦人は母親への転移感情を彼女の病いへ向けている。つまりそれは，記憶の中の彼女の母親が，この病いに影響を与えている，あるいはこの病いの中に住んでいるという意味である。それとは別の転移の形式が，病いの状態の中には存在しうる。重要な人物を病いに転移する代わりに，ある患者は神経症的な空想や特定の恐怖の感情を病いに投影するかもしれない。しかし，この事例の場合，この構成物，すなわち病める自己は，非難がましく叱責する患者の母親が投影される場所になっていると推定できる。私たちは，ほとんど患者による母親の声の腹話術を聞くことができる。「この病気はあなたの責任よ。これは罰よ，あなたは自分で自分を病気にしたのよ。あなたは悪い娘。なんで私の言うことを聞けなかったの」と。

他の危機——破産、離婚、失職——は、健康の不調と同じようには身体を攻撃しない。なぜならこれらの他の危機は、病いがするようには現実の生理的な身体－自己の境界を越えないからである。身体的な病いが襲いかかると、それは現実の身体を変えてしまう。このことは現実の自己の経験を変えてしまう。なぜなら、それらはもちろん個人の中で一つになっているからである。現実の身体が情動的な意味を呼び起こすとき、次いで現実の身体の病いの情動的意味は現実の自己すなわち個人の経験に侵入するかもしれない。人は情動的な意味を現実のものとして感じる。N婦人の、病いであるという情動的経験は、彼女の母親の懲罰的な声のファンタジーの影響を受け、彼女の人生における彼女自身の経験の中へと漏れ出てくる。そのとき、個人として、どのように人が人であることを恐れるかが、現実として感じられるようになる[4]。現実の自己と情動的な自己は混ぜ合わされるが、それは現実の身体と病める身体が混ぜ合わされているためである。

特に身体的脅威に直面するとき、最も必要とされるのは、自己が継続性の中にいるという患者の確信を支援するような戦略である。身体がそれとともに生きる自己によって信頼できないと感じられるときこそが、なんらかの外的な安定装置が健康を保つために必要とされるまさにその時である。内科医は身体の中の病気を制圧し、それによって患者は自身の病める身体から、日常の身体を感じることが再びできるようになるのである。精神分析家は病める自己と病める身体に対してよりうまく戦えるように、健康な自己の力を高める。物語的な訓練を受けた臨床医はその両方を行なう。すなわち身体と自己の両方を強めるのである。

移行空間（Transitional Space）：小児期の早期から、人間は象徴的な経験のための能力をもっている。小児科医で小児精神分析家でもあった、ウィニコット（D. W. Winnicott）は、この経験を現実と空想の中間として描写した。患者の身体は現実である。彼女がそれに転移させる意味は空想である。それゆえに、彼女の病いの経験は現実と空想の混合物となる。ウィニコットはこの経験を移行経験（transitional experience）と呼んだ。彼は、この空想と現実の混合物は現実の対象あるいは現実の人間――この事例の場合は現実の病い――を通じて体験することができること、そしてこの移行経験は心理学的な成長と意味の再構成のために利用することができることを指摘した。それは、意味の新たな内在化、そしてその結果としての現実との新しい関係の進展のために役立つ。しかしながら、病いにおいては、移行経験は異なった結果をもたらす。患者の病いが移行対象となり、それは成長のための有用な経験ではなく、有害な経験となる。

医師は――そしてこの事例の場合医師が書いたものは――N婦人の病める自己と健康な自己の間、つまりウィニコットの言うところの移行空間を露わにする。このことは患者を、現実の身体の病いを有害な移行対象として用いてしまうから救い出すことに役立つ可能性がある。この緊急を要する危機以前からこの患者を知っているので、病いと直面ことによる混乱が進行しているときにも、医師は、以前のより健康な〔患者の〕自己のイメージをもち続けることできる[5]。実際のところ、この状況にいる医師は次のように言う「聴いてください。どうかこのことで私をあなたに参加させてください。観察者としてだけではなく、参加者としてあなたに加わらせてください。そうしてもらえれば、私たちはあなたの現実の自己――今たまたま病いに陥っていますが、そうでないところもたくさんあります――を今のあなたの病める自己としての自己表象から分離することができます」。もしこうなれば患者は、危機に立ち向かうための本来の力を補充する新たな資源を手に入れることになる。物語能力を身につけた医師は、有害な現実を情動的な空想から分離させる目的で、自分自身と物語的な技術を一時的な移行空間として提供する。そしてそれは、情動的な成長と新しい適応を助ける、より健康的な移行的関係を医師との間に結ぶことへの触媒となる。

この移行空間は患者に、病気で、弱く、自責的で、そして破滅的なものとしての、圧倒的で恐怖に満ちた自己表象から彼女自身を自由にし、統合と健康の自己経験を再度受け入れるという選択肢を与える。移行空間の中では、患者の病気をめぐる実存的な葛藤についての暗く恐怖に満ちた空想を、自己同一性の空間に混入することから遠ざけておくことができる。それが、私たちが彼女を助けるためにできることである。今や、病いは単なる病いとなり、叱責する母親による恐怖に満ちた、気分を滅入らせる経験の代理人としてではなく、実践的な方法で扱うことができるようになる。

患者の人生、力、能力、そして健康でありたいという欲求へのシャロン医師の気づきとそれについての彼女が患者のために書いた記述は、患者への手触りのある備忘録として機能した。それは、最近新しい病気の問題が生じたことに加えて、彼女がこれまでの人生においてずっとそうであったように、今でもこれらの健康的な側面すべてであり続けているということへの備忘録である。ウィニコットの言葉を借りれば、これは、発達促進的な環境（facilitating environment）すなわち抱える環境(holding environment)が生じたということである。そこでは、安定した、信頼に足る、依存可能で安全な空間の中で、患者は治療者によって承認される［6］。効果的な心理療法が進行するプロセスにおいて、この環境は患者が、急性の危機に直面しつつ、危機以前から存在した、より組織化された自己との接触を保つことを可能にする。ひとたび自己が、より安定した組織化された表象に移行し、現在の病める自己と距離をとることができれば、健康にとっては好機である。成長と発達にとっての好機である。そうでなければ、健康と自己は病いに囚われたままになるだろう。

発達促進的な環境を作ることは、医師にとって不可欠な行為である。伝統的な分析家の中立的で存在を消した実践とは異なり、ここでの医師は、患者の言葉と非言語的なメッセージを能動的に聴き取るだけではなく、患者の世界を想像し、そこに何が見えるかを自由に患者に対して表現することにおいても能動的である。精神分析家であるミルトン・ヴィーダーマン（Milton Viederman）は以下のように述べている。

> 活動は、患者の表現と経験についてのコンサルタントの心の中での想像として進行する定式化、そしてこのような推論についての患者との適切なコミュニケーションの中に存在する。この目的を果たすために、コンサルタントは患者の世界の中に入る必要がある。すなわち、彼の臨床像、彼の周囲にいる人との間で起こる経験を描き出し、そしてこの彼への気づきを、彼にとって馴染み深い言語によって適切に伝えるこ

とである。そうすることによって，患者が認められ，理解されているという雰囲気が生ずる。コンサルタントは相互的に承認され，「存在」になるのである。[7]

読者であるかのように患者（の物語）を傾聴し，それを患者のために書くというナラティブ・メディスンの実践は，ヴィーダーマンが診察室における活動として示したことそのものである。その構想は強力なものである――それは医師という一人の人間を患者に益するための豊富な資源として用いることを提唱する。もし私たちがそれを築くことができれば，私たちの臨床的な思考の中に，聖なる空間が存在することになる。それは，私たちが患者とともに体験したものを受け取るために待つことである。それは必ずしも哀れみや援助したいという気持を必要としない。それは，認知的かつ情動的な能力であり，他者とつながりたいという意思である。苦しんでいる病む人と。それは他者を受け止める動機と能力を要求する。これができることは，患者に病いとともにある彼ら自身を新しく経験することを許すことである。新しい経験とは，そこにおいて弱められた自己ではなく強められた自己が真の自己であることが経験されるような経験である。

にもかかわらず，私たちはいかにして患者とともに自分自身を苦しみから守るのか？　いかにして私たちは悲しみに巻き込まれてしまうことなしに実践することができるのか？　私は，私たち自身の自己表象に汚染されていない患者の経験の対象／表象を創り出すことによって，私たちは自分自身を守っているのだと考える。したがって，私たちが彼らのために，彼らとともに感じるとき，私たちは彼らが彼ら自身について感じることを感じているのであり，それは私たちが私たち自身について感じていることではない。恐怖や撤退や燃えつきが起きるのは，患者が患者自身について感じていることを私たちが私たち自身について感じてしまうときである。すなわち，私たちが彼らの絶望を感じるときに私たち自身が絶望してしまうのである。そうなると，境界が曖昧になり，良い仕事は生じなくなる。私たちが他者を彼または彼女の他者性において経験するときに，深く共感することができ，私たち自身も成長するのである。

リタ・シャロン：概念——創造性、再帰性、相互性

創造性（Creativity）：何年か前、私は実践の三つ組に気づいたのだが、それは私が最初患者の「自己」と患者の「身体」について考えていたことを、継続的に語ることによってだった[8]。それはまるで、私が患者の身体と自己の間のなにがしかの解説者になったかのようなものだった。それらの二つの実在は、**病気の最中には**、それら自身のコミュニケーションができないのだ。それらは異なった言語で話す[9]。私はこの奇妙な分断を経験したが、それが何を意味しているのかはわからなかった。

現在では私は、クレッグ・アーバイン（Craig Irvine）から二元論を学び、エリックからは精神分析理論を学んだおかげで、以下のことがわかるようになった。私が患者の「自己」と「身体」の間で通訳をするとき、私はおそらく、エリックが移行空間と呼ぶものを形成し、身体か自己かではなく、身体と自己、そして病いと健康の両方についての彼らの生きられた経験を保持するためにはたらく媒介者として機能しているのだろうと。おそらく、エリックが示唆するように、主要な分裂は身体と自己の二元論ではなく、病める自己と健康な自己の間の緊張関係なのだろう。

健康とは、静止した属性ではなく、常にその対極との弁証法的関係にある。その対極とはおそらく完全に病気であるということではなく、断片化あるいは不調和、あるいは不統一なのであろう。このように概念化された健康は生物学的なホメオスターシスの概念に似ている。そこでは、異なった臓器と組織が調和的に統合されており、それぞれが互いに目に見えない他との識別と、内分泌および神経刺激伝達、遺伝活動の開始、タンパク合成の刺激などを通じての絶えまないフィードバックによって、全体の一部分としてはたらいている。疾病は、この健康の定義によれば、ある部分が他の部分から断裂し、疎外されること、すなわち一貫性を失うこととして理解される。

「健康とは臓器の沈黙の中で生きられる生活である」。この言葉は、フランスの外科医であるルネ・ルリッシュ（René

Leriche）によって1936年に書かれ、近年になって医師であり哲学者であるジョルジュ・カンギレム（Georges Canguilhem）の著作によって注目された［10］。カンギレムは、医師－患者関係を根底的に変える概念を伴う、健康と病気のための反実証主義的で平等主義的な考察のための一連の革命的な提案を展開した。カンギレムは――おそらくジョージ・エンゲル（George Engel）のヘルスケアのための生物－心理－社会モデルに共鳴して――、社会・文化的な影響力および皮膚の境界の外にある要因と個人の間のホメオスターシスのバランスを考察するために、生物学的な状態をはるかに超えた領域に達した［11］。

診療を、まるで、互いに相手の言語を話せない二つの異なる実在――病める自己と健康な自己――の出会いであるかのように理解することは、カンギレムとルリッシュが言うところの意味での健康という背景のもとで意味をもつ。病気になるということは、そう恐れられるだろうにもかかわらず、個人の健康な側面が否定されるということではない。そうではなくて、永続する全体性が、臓器が沈黙していようといまいと、病気が起こってきたときにはその人に感じられなくなるということなのだろう。永続する全体性は、医師にとってもまた感じとることができなくなるかもしれない。これらの、両者とも感じ取ることができないということが重要なのである。

病める自己と健康な自己の永続する全体性は、創造的行為を通じて、患者と臨床家の双方にとって、再び視野に入ってくることが可能となる。日常の臨床実践における創造性――想像力と好奇心を用いること、自分の心が旅することを許すこと、自己と他者からの感情の信号に共鳴すること、連想的な思考――は、病いあるいは病いへの恐怖によって断片化された患者の自己を再統合する様式となることを期待される。同時に、日常臨床における創造的な行為は、臨床家の主観性の、認知的、専門的、そして情動的な分裂を再統合するだろう［12］。

臨床実践は、アルゴリズム、標準化された実践、根拠に基づく決断などによって雁字搦《がんじがら》めにされているひとそろいのものとして経験されるかもしれない。時にそれは、患者の健康状態の診断やマネジメントにはほとんど自由がないかのように感じさせる。総コレステロールにおけるLDL（low-density lipoprotein）の値は、冠状動脈疾患の既往か危険因子がない場合には100以下にしなければならないし、それがある場合には70以下にしなければならない。糖尿病の診断に用いるテストであるA1Cヘモグロビンが7以上であれば、経口糖尿病薬かインスリンかあるいは少なくとも十分な栄養指導が必要であることを告げなければならない。これらの診療指針は時とともに変わり、LDLの目標値のように、時にそれは放棄されたり、根拠のないものとされ、指針への信頼は低下することはあるが、それでも病気の危険に対する不安が消えることはない。

同時に、あるいは雁字搦めにされた時間と交代して、私たちは途方もなく大きい自由の感覚を得ることができ、私たちの意識を彷徨させ、臨床の瞬間において何をすべきかの選択において、直観や予知能力のように感じるものに信頼を置くことができる。外的な標準――アルゴリズムにはそれらなりの理由がある――への反抗ではなく、実践における創造性は、型にはまった手順からの離脱、気力が湧いてくる感覚、自発的にやってくる洞察の浮上などとして経験することができる。私は44歳の不安定型の糖尿病の女性初診患者に会った。彼女は生命にかかわるような低血糖あるいは生命にかかわるような高血糖のために、今までに頻回に入院を繰り返しており、市内の内分泌外来のいくつかには診療への不満のために通うのをやめてきた[13]。彼女が自分の病気の長い歴史を私に語る間、私はさえぎることなく聞いていたことを覚えている。彼女はひどく腹をたてていた。彼女の身体に対して怒り、彼女を助けてくれなかった医師に対して怒り、彼女の健康状態が悪いために彼女の夢である彼女自身のビジネスをスタートできないことに対して怒っていた。彼女は実存に関わる長い熱弁をふるっているのだと私は感じていたが、語りのある時点で彼女は話すのを止めた。私も沈黙にとどまった。涙をこらえながら、彼女は沈黙を破り、こう言った。「今私が望む唯一のことは、入れ歯なんです」。糖尿病は、頑固な歯周病の原因になる。そして彼女はすでにすべての歯を失っていた。メディケード(Medicaid)は、入れ歯の保険支払いをしてくれた。しかしそれはうまく合わず、彼女はそれを装着することができなかった。メディケードは二つ目の入れ歯のための支払いを認めないだろう。それゆえに、彼女は話すときに、自分の口を隠すようにしていた。彼女は人前では笑うことができなかった。彼女は性生活をしていなかった。彼女は怒っていた。私たちは、彼女のために新しい入れ歯を手に入れることに全力を注ぐことに決めた。私は歯科医の友人に依頼し、彼女の生活が新しい入れ歯なしには危機に瀕しているという内容の手紙をメディケード宛に書いた。3か月後、彼女は私の診療所にやってきたが、彼女の顔は美しく輝いていた。さて、最初の3か月間、彼女の血糖値測定もインスリンの微調整さえも行なわなかったことを私に許したものは何だったのだろうか？　それは、**これ**が進むべき道だという認識の一撃だった。私たち二人の間にあるなんらかのしっかりとした基盤へと導くかもしれない一つの道筋を、私は認識したのだ。そしてそれは確かに、彼女の血糖値をここ数年間よりも良い値にコントロールし、彼女がビジネスを始め、新しい親密な関係を進展させるために、自分自身の糖尿病をケアすることからあふれ出てくる彼女の個人的な力への信頼というかたちで実現したのである。

創造的な臨床実践は熟考のための暗黙知（unthought known）を開放する。患者と臨床家がともにいる状況において、創造性は両者それぞれに、そして両者ともに〝属している〟。すなわち二人の個人は、彼らが普段は見ることのできないものを見るために拘束から自由になることができる。専門職としてのキャリアを小児科医としてスタートしたウィニコットは以下のように書いている。

（自己の）探求が成功するためにはあるいくつかの条件が必要である事実を再度説明する。これらの条件は、創造性と通常呼ばれているものと関係がある。遊びにおいて、遊ぶことにおいてのみ、個人は、子どもでもおとなでも、創造的になることができ、その全人格を使うことができるのである。そして個人は創造的である場合にのみ、自己を発見するのである。……私にとって意味のあると思える一般原則は次のようなものである。すなわち、**精神療法とは、二つの遊びの領域を、患者の領域と治療者の領域とを、重ね合わせることである。**[14]

ナラティブ・メディスンが精密読解と創造的執筆を強調することは，日常のヘルスケアの実践の中に創造性を持ち込むことによる臨床的副産物を結果としてもたらす。私たちは，創造的執筆を通じて得られる照明のもとで患者の知識を明瞭に描き出す厳密な実践の中で，ウィニコットとヴィーダーマンによって推奨された能動的傾聴さえも超えて進歩してきた。このような記述は，患者によってであれ臨床家によってであれ，書き手が何かを**知っている**からではなく，書き手が知覚していることを明確に理解することを**探求する**からこそ行なうことができるのである。それは仮説生成的であり，仮説検証的ではない。それは，よく知られた，知覚するためには表現することが必要である，という美学的な教訓に従っている。芸術領域の哲学者であるネルソン・グッドマン（Nelson Goodman）の言葉によれば，「われわれがとらえたり考えたりするものとしての対象であり，当の対象のヴァージョンあるいは解釈である。なんらかの対象を再現するとき，われわれはそうした解釈をコピーしているのではない。むしろそれを実現し**ている**のである」[15]。

私はN婦人への私の理解を，単に彼女を傾聴し私たちの対話について考えることによって獲得したのではない。私は電子カルテ上の私の記載が，翌日飛行機の中での記述中に私が見いだした明瞭さを達成したとは思っていない。私が，時間的な断裂と暗喩的な動きを考慮した物語形式で記述したものを彼女に与えることによって，私はチャンスをつかんだのである。すなわち私は彼女の状況と，確かに，私たちの状況についての仮説を提供したのだ。この仮説の検証は，彼女が読むこととそれに応答することにおいてなされたと言えるだろう。精神分析家であるハンス・ローワルド（Hans Loewald）は心理療法におけるこの現象を以下のように描写している。

> したがって言語は，分析における最も特徴的な機能であるところの解釈として，詩におけるのと同様に創造的な行為である。そこでは言語は現象，文脈，関連性，そして以前には知られておらず語ることもできなかった経験のために発見されるのである。新しい現象と新しい経験は，これまでは知られていなかった原則や文脈や関連性に従って，材料を再構成することの結果として利用可能となる。[16]

私は数か月の後に、私たちの物語的行為が何を達成したのかを発見した。そして私は事後的に、あの最初の診療において何が起こったのかについてのエリックの定式化が正しかったであろうことを理解した。その間に、私の患者の血糖値は徐々にコントロール可能となった。しかし、彼女は新しい健康問題を発症し、診断のための検査と投薬が必要になった。このとき、彼女は、糖尿病を初めて診断されたときに伴ったような実存的な恐怖を再度体験することはなかった。私たちが新しい問題を扱った診察の終了時に、私は私たちの間での会話と、所見と、今後の計画のアウトラインを電子カルテに記載した。

私が記録を書き終わった後で、私はモニターを彼女の方に向け、彼女にそれを読んで、私が間違えているところや、他の医師が読むことのできるカルテには含まないほうがよいと彼女が考えるところがあれば教えてほしいと頼んだ。そして私は彼女にキーボードを渡して、私たちの診療の物語を完成させてほしいと頼んだ[17]。私は、私の診察室でそれをするための数分の時間を、彼女に与えた。私が戻ってきたとき、彼女はこう言った。「あなたは人称代名詞を変えなければならないんじゃないかしら、だって私は『彼女』で書き始めて、『私』で終わってしまったから」。彼女が書いたものの一部を以下に示す。

体重減少のために役に立ってきたことを選ぶことと、それを管理しているのは誰かということについての一般的な感覚によって、権利を与えられたと感じること。歩くことへの断固とした努力がさらに必要であること……ひとたび歩くとそれは身体的な満足を与えるだけではなく憂うつな感覚を減少させてくれる。私自身を老人であると考えることは、私自身を年老いた人であるかのように考えることよりよいことではない。私の学生は私のことをすごいと思っているし、私の同僚は私が学生時代に演じた役割を称賛してくれる。そしてそれは、私にとって最大の満足感を与えてくれるし、私が教えることに役立ってきた長年の経験を賞賛することを私に許してくれる。私の母の声は黙らされる必要はなく、確かにその声は小さくなり、単なる雑音になった。

私たちの記述——そしてそれに引き続く、相互探求の精神の中で書かれたものを相互に読み込むこと——の創造性は私たちの間に共鳴の感覚をもたらした。私たちは、関係の中になんらかの価値を形成する「私たちのあいだ」を共有した。それは彼女の医学的な状況を管理する中で継続し、そして彼女が彼女自身の強さと健康さに気づきを増していく関係であった。彼女が彼女の母親の声を、糖尿病と診断されてから数か月間の恐怖の中で「聞いた」こと、そして彼女は今や小さな雑音にまでそれをトーンダウンすることができるようになったということは、身体的疾患の感情転移的な本質についてのエリックの仮説の妥当性を示しているように思われる。さらに重要なことは、N婦人は病いの二つの状況から、増強した自己肯定感、複雑な精神力動的な洞察、そしてこの人生の美と価値の感覚とともに浮かび上がることができたということである。

再帰性（Reflexivity）：創造的なプロセスの中核的次元は再帰性である。再帰性は、個別の現象を研究するのと同じ方法で自己を観察する能力として概念化される。再帰性の概念は、社会科学者、口述史家、心理療法家によって最もよく使われる。その意味するところは、臨床家、科学者、人類学者は、研究下にある現象の中で彼／彼女が演じている役割を認識していなければならないということである[18]。再帰的な実践における初期の理論化の先駆的業績は、ユルゲン・ハーバマス（Jürgen Habermas）、パウロ・フレイレ（Paulo Freire）らによって提起された。さらにドナルド・ショーン（Donald Schön）はその著作において、個人の自己省察を強調するだけではなく、再帰的な能力はどの個人的実践もその中に置かれているような社会的な世界を問い質し批判することでもあることを強く主張した[19]。文化人類学者のピエール・ブルデュー（Pierre Bourdieu）の巨大で先駆的な学説に刺激されて、社会科学と人文学はどちらも、個別の研究者の再帰的な能力に注意を払うこと、意味帰属と立場に伴う権力の社会的な源を網羅するための再帰的な実践の視野を拡大すること、そしてある個人の世界観が、彼／彼女が見ている世界のまさにプロダクトとして埋め込まれていることを決して忘れないということ、を学んできた［20］。

再帰性において重要なことの一つは、物理学の観察原則と一致する。すなわち、何かを観察したり測定したりする行為は、それを変えてしまうということである。しかし、社会科学者や臨床家は、観察者の原則を超えて、観察者と観察される者がすることの間の類似性をも認める。例をあげれば、科学研究室の生活を研究する社会科学者は、自分が話し方において、観察の対象となっている科学者に対して、科学者が研究対象にしているマウスや化学物質にしているのと同じことをしていることに気づいた。また社会科学者は科学者たちと支配的な文化、特定の性格、盲点、検証されていない先入観、そして好みを共有していることに気づいた［21］。

再帰的な実践者は複数の相矛盾した観点を考慮に入れ、自分自身を自分の外側から見て、自分の行為だけではなく自分の姿勢をも吟味し、展開し続ける対象への研究において自分が担う共同創造的な役割を重要なものとみなす［22］。省察的な姿勢を超えて、再帰的な姿勢はその人自身の行為や動機を後方視的に吟味する能力だけではなく、複雑な関係的実践の真っただ中において、自身と他者についての「リアルタイムでの」物語的な気づきを引き受けることを要求する。このようにして、実践はそれが起こるたびに、自身と他者への影響への同時的な気づきによって情報を与えられる。再帰性は人生を二重化する。すなわち、人は出来事を経験するとき同時に自分の経験を経験する。それは、世界における個人の行為の社会的探求を強調するのと同時に、その世界の社会的、政治的な次元への批判的な姿勢を強調する。その世界は、必然的にその世界の中での個人の行為を決定するからである［23］。

最終的に、再帰性はそのプロセスにパートナーを含んでいる。社会学者であるエリオット・ミシュラー（Elliot Mishler）は、研究的なインタビューにおける意味の共同創造のプロセスについて以下のように描写している。

> インタビューにおける談話は面接者と回答者がともに参加して構成される……両者の質問と回答は、面

接者と回答者の談話の中で定式化され、談話を通じて進展し、談話によって具体化される……面接の適切な理解は、面接者がどのようにして質問を再定式化するか、そして面接の経過中に意味が浮かび上がるときの相互理解を通じて、回答者がどのようにして回答を枠づけるか、を認識することに依存している。［24］

再帰的な姿勢は開放する姿勢であり、実践に参加するすべての個人が、誕生と同時に投げ込まれ組み込まれている社会的な環境に単に回答するだけではなく、それと対話することの中から自己を創り出すための能力と資源を引き出すことができるような立ち位置であるとみなされるようになった［25］。再帰性は、究極的な価値を彼／彼女の周囲との動的な対話における自己の個人的自由に置く構成主義的な社会科学と人文学の標準的基盤となってきた。

創造的な教師や精神療法家は、彼らの学生やクライエントの作業とのダイナミックな交互作用を通じての作業を、再帰的に重要視しつつ実践を行なっている［26］。小説家と画家は、彼らの作品の意味への自伝的な貢献を読み取り理解するために、再帰性に信頼を置いている。詩人であるマーク・ストランド（Mark Strand）は、２０１３年のホイットニー美術館でのエドワード・ホッパー（Edward Hopper）の作品展を以下のように論評している。

私たちが建物や職場やガソリンスタンドの絵を見るとき、私たちは「これはホッパーだ」という。私たちは「それはガソリンスタンドだ」とは言わない。ガソリンスタンドが最終的な形態でカンバスの上に出現したとき、それは単なるガソリンスタンドであることを止める。それはホッパーのものとなるのだ。それは、ホッパーが絵に描く対象としてそれを見るまでは決してもっていたことのない何かを手に入れる。そして、芸術家にとっては、絵画は、部分的には、彼自身との遭遇という様式として存在するのである。［27］

ナラティブ・メディスンにとって、再帰性という概念の最も生成的な用い方は、その教育法と臨床実践の両方において、そのシステム内——教室、診察室、精神分析のセッション——におけるダイナミックなフィードバックの再認識である。そこにおいては、起こっていることが次に何が起きるかとすでに何が起こったかに影響する。すなわち、今起きていることが、各々の参加者が他者は何をしていると考えているのかということに影響を与える。そして今起きていることが、この作業とはなんで**ある**かについてのまさにその観念に影響を与える。原因が結果であり、結果が原因となる。それは、現象における流動的で多次元的で多時間的な相互影響、への気づきである。ナラティブ・メディスン・セミナーの教室で起こることは教員にフィードバックされ、何が教えられているのか、それゆえに次に何を教えるべきであるのかについての彼／彼女の考えを変える。その結果、教室で起こっていることへの応答として、観念と実習の内容は螺旋を描きつつ常に新しい場所へといたるのである。同様に、診療現場におけるケアの課題とは、臨床的な状況のさまざまな局面がしだいに知覚可能となる中で、継続的にそれを再定義していくことである。臨床的な関係性における物語的実践を通じて、患者のために書かれるプロブレム・リストは、経験され、学ばれ、進行中のケアのまさにそのプロセスによって徐々に明確にされていくものに応答する絶え間のない流れとなる。ナラティブ・メディスンによる臨床実践においては、ケアが自らそれを告げるのである。

相互性（Reciprocity）：二人の人間が一つの経験をする——外科手術、ボクシングの試合、研究のためのインタビュー、愛し合う行為。双方ともが行為主体である。双方ともが他の主体によって影響を受ける。いずれの一方も、何が起こるのかを一人だけで決めることはできない（ただし、経験不足の外科医の場合は例外である。少したてばわかるようになる）。彼らの間の錬金術において、唯一の出来事が生じ、それは彼らの行為が交差することによって達成される。相互性の存在下において、参加者の双方は道具的条件づけにおける強化、個人的な報酬、相互的な承認が組み合わさったものを得ることができる。どちらの参加者も、教えるとともに学び、癒すとともに癒され、そこで起こっていることを通じて自己認識を深めると同時に他者への認識を深めるのである。

相互性の概念は、ひじょうに大きなつながりをもっている。文化人類学[28]、法学[29]、哲学[30]、社会心理学[31]、国際関係[32]、経済学[33]、そして生命科学[34]の研究においてさえ、研究者たちは、相互的贈与の構造と実践について研究してきた。相互性は個人的でも、組織的でも、個別的でも、共有的でもありうる。相互贈与者たちは、彼らに贈り物をくれた人に「贈り返す」かもしれないし、あるいは連鎖的な相互性によって、最初に贈り物をくれた人から遠く離れた場所で、誰かにそれを償還するかもしれない[35]。

相互性の概念は、ナラティブ・メディスンを実践する臨床家が、彼らのクライエントや患者との間で展開する親密な間主観的プロセスを再認識することを助ける[36]。種々のヘルスケア専門領域――看護学[37]、助産学[38]、一般内科診療学[39]、メンタル・ヘルス・ケア[40]における最近の研究は、提供者とクライエントの両者において、満足度を予測する因子として相互性を抽出している。これらの研究において、さまざまに異なる相互性の定義が用いられているとはいえ、相互的な承認、臨床的な関係から報酬を得ているという共有された感覚はすべての研究において共通している。


それゆえに、相互性は与えられたケアによって構成されているのではなく、むしろ看護師とクライエントが出会うことによって創造される共有された意味において、それ自身を明示する。これらの共有された意味が積極的なものであり、誠実なケアが生起するところでは、創造された相互性は、看護師とクライエント双方への治療効果を生む。クライエントは援助希求に内在する関心事に対処できるという効力感を獲得する。そして看護師は、純粋に助けとなるケアを提供しているという効力感を経験する。それぞれのグループが、彼らが真正に与えることができるものを持ち込むような相互的な努力は、結果をより良い方向に変える意味を創り出す[41]

物語性は、特別に相互的な印章を、それが触れるすべてのものに刻印する。物語的相互性という概念の歴史を超え専門分野を超える進化について前もって説明することなしに、物語的相互性を真剣に取り扱うことがヘルスケアにとって緊急かつ相互的な有益性があるということを照らし出している現代思想の一側面について述べようと思う[42]。

ナラティブ・メディスンの概念の中核には、本書のこれまでの章において示されているように、ヘルスケアの中心的な事象は、自己の語りを与えたり受け取ったりすることであるとする私たちの枠づけ原則がある。私たちが言及する文学的なそして物語的な枠組みは、ナラティブ・メディスンにとって有用であり、まさにそれらの相互的な語り聴くことの経過と結果を吟味し言い表わすために、私たちを助けてくれる[43]。

どのような形式であっても自己を語ることにおいて、本書の第1部と第2部で明らかにされたように、語り手は物語が語られたということを公に示すために聴き手を必要とする。ある人が、ある人の人生の物語を**知る**ようになるプロセスは、おそらく、その人生の課題となる作業である[44]。人生の物語の複数の側面は、情動的なトラウマによって不明瞭にされたり、幼児期の体験として手の届かないものであったりする。人は確かに、確証と自分の視野の外にある知識を求めるが、事実として確証することのできる証拠だけが、語り手が求めるもののすべてではない。ウィリアム・マクスウェル（William Maxwell）は、彼の小説『さようなら、また明日（*So Long, See You Tomorrow*）』の中で以下のように述べている。この作品は彼自身の人生における出来事の改作である。

> 私たちが、あるいは少なくとも私が、自信をもって記憶であるとみなすものは……実は物語を語ることの一つの形式であり、いつも思考の中で進行しておりしばしば語ることによって変わっていくものである。あまりにも多くの相矛盾する情動的な関心事が、常に全面的に受け入れられるべきものとして人生に絡んでくる。そして物語の語り手の作業は、物事を再構成してそれらが最終的に順応するようにすることである。いずれにせよ、過去について語るとき私たちは一息吐くごとに嘘をついているのである。[45]

マクスウェルが言うように、語り手は「受け入れ可能な」物語を探すかもしれない。その代わりに語り手は、過去の回復、過去のある出来事を追体験すること、あるいは過去において彼／彼女が深く関わったことへの赦し、あるいは何かの証人になることによって休息させることを探し求めるかもしれない。指導医としての私の役割の中で、しばしば私は、病院で医学生の患者への面接を観察したり、コメントをしたりすることがある。このとき、その患者は50台後半で、C型肝炎の結果としての終末期の肝臓癌だった。私の役割は私の学生と患者の間で交わされた会話の証人になることだった。私は、その紳士が若い学生に彼の麻薬使用者としての人生について語るのを畏敬の念をもって聴いていた。彼は自分の腹と背中に傷跡を負うことになった路上での格闘について語り、破綻した結婚生活と子どもを失ったことについて語った。そしてそれから、彼の人生のいくつかの部分を語った後、彼は臨終の語りのようなものを学生に告げることができると感じた。ひとたび彼が、彼を死の地点まで運んだものについて語るや、彼は力強く、惜しげなく、忘れられないほど印象深く私と学生に彼が今体験している実存的な苦痛と光景を表現することができた。彼が感じたことは、彼の義務であった。それはまた彼がしてしまったと後悔したことのための償いでもあった。そして彼は学生の来訪を、彼がこのように大きな自分と他者への代償を通じて学んだことを共有する好機として感謝した。その学生は、最後にそっと感謝を告げること以外には、この男の独白を妨げるべきではないということを知っていた。代わりに、私たちはともに、彼の英雄的な自己物語の証人としての沈黙と、鋭敏な注目を提供した。その後二人のうちどちらが語りからより多くのものを引き出したのかはわからない。しかし私たちはそれが変容的な力をもつものであったことを知っている。

哲学者であるアドリアーナ・カヴァレーロ（Adriana Cavarero）はこれらの語りの情景を理解するための枠組みを提供している。「個人の自己同一性の範疇は必然的に**他者**を必要とする。……自己同一性とは生得的な曝露である」[46]。曝露とは、人がさらけ出すためにさらけ出す相手を要求する、「語られたことを聞く」ようになる様式である。ハンナ・アーレント（Hannah Arendt）は、『精神の生活（*The Life of the Mind*）』において以下のように書いている。「現実の〝感覚〟

すなわち純粋な存在の〝感覚〟は、そこにおいて単一の対象物が現われるところの**文脈**、そして同様に他の現われた被造物の間に現われるものとして私たち自身が存在するところの文脈と結びついている。文脈それ自体が完全に現われることは決してない。それはとらえがたいものであり、ほとんど存在そのものである……」[47]。人間を対象物やそれ以外の現われ出る被造物の文脈の中に位置づけることは、アーレントのメッセージをいっそう強調する。すなわち、**私たちは表現されるために、曝されるために、そしておそらく承認されるために現実の中に存在するのである。**おそらく私たちの実在そのものが、私たちがその人に対して自らを表現しようとすることを選択する、私たちの文脈上の他者の存在によってもたらされる曝露の産物なのだろう。

これは日常の物語的実践において生じていることである。ヘルスケアを実践すること――C型肝炎を診断すること、ウイルス性疾患の結果として生じた可能性のある肝臓癌を記録化すること、可能なかぎりの治療を患者に提供すること――は、この証人の役割を担う義務、そして他者の語りを喜んで聞くことの義務を伴っている。これはヘルスケアにおける非日常的な側面ではない。好機は規則正しさをもって正体を現わす。以前に私が引用した地域の助産師と看護師によって報告されたように、ある人が他者の表現を記録するとき、あるいはある人が証人の役割を引き受けるときに生じてくる相互性は、ヘルスケアの実践を道具主義的な管理から間主観的な出会いへと変えるのである。

個別の臨床実践を超えて、相互性についての考察は、権力と資源のバランスに関する批判的な社会的探求の可能性を開く。専門家と患者の間に存在する甚だしい地位の階級格差などを含むヘルスケアにおける支配的な社会的あるいは組織的構造は、ヘルスケアが、可能性として、相互交流的な試みとして概念化されるならば、疑問視されることになる。患者は、ヘルスケア行為の対象物ではないし「被術者」でもない。そうではなくて、ケアを求めている人たちは、ヘルスケアを全面的に引き受けた現実の操縦者――そして支払者――なのである。

究極的には、相互性という概念の価値は、聴き手に傾聴の相互報償について熟考することを思い出させることなのである。他の人が私たちに、医師も看護師もソーシャルワーカーもみな、今日では、私たちが描写するようなやり方で傾聴するための時間がないと言って反論するとき、私たちはしばしば、**そうしない**ための時間があるかどうかを問いかける。注目／配慮（attention）することなしには、語り手と聴き手の連携／参入（affiliation）――そしてそれゆえに臨床的な協力関係と共有された意思決定――が進展することはない。そして注目／配慮を与えることなしには、聴き手はその出会いから自分自身への報償を受け取ることはできない。その報償とは、自分自身を証人として、カヴァレーロとアーレントが言うところの暴露と自己同一性の機会を活かす勇気をもった人間として、確信をもって自分自身を再認識することである。私たちは、そのような出会いを通じて――今日、今、ここで、この人とともに――世界のうちに私たちが存在していることの意味を、他者の同一性のレベルにおいて学ぶのである。私たちの技術と献身が、私たちを抜きには起こらなかっただろう語り手の自己の明瞭な表現と表出を可能にする。傾聴することに課せられる義務を達成することの困難さは、それを達成したときの歓びを超えることは決してない。

終わりに

心理療法家であり、文学研究者でもあるキャスリン・コンウェイ（Kathlyn Conway）は、患者が体験する、彼らの継続的な自己と病める自己との間の分裂について書いており、病いについて書くことは患者の分裂を少なくすることを助けるかもしれないと示唆している。

> 自分の病いや障害について書くことは、しばしば自己の二つの特徴を描き出すことになるのである。一

方では、彼らの古い自己が失われてしまったことを宣言している間でさえ、彼らは、記述する行為の中で、その古い自己の一部を主張することを試みている。この意味で、彼らは記述することを伝統的な自伝作家が用いたような方法で、つまり一貫性を与えるために、用いている。彼らは自分の古い自己について語り、彼らに何が起こったかを再検討し、そして彼ら自身をもう一度彼ら自身の家族的あるいは文学的な起源の中に位置づけようとする。[48]

もしもヘルスケアのプロセスが創造的で再帰的であれば、その時患者が自分の病いと障害について書くことから報償を得るという洞察を、臨床医が実践での出来事について書くことと同様に、採用することが可能となるだろう。もし、本当にヘルスケアのプロセスが相互的であれば、これらの洞察は患者と臨床医の双方にとって日常的に採用可能となるかもしれない。その場合、どちらもが、相手が共有した経験について書いたものを読み、ともに洞察を深め、気づきを共有し、そして強固な連携を築くことになるだろう。

N婦人はこの章をそっくりそのままのかたちで読んだ。ここに記載された出来事と診療から二年以上が過ぎていた。私たちは一緒に私の診療室に座っていた。彼女はエリックと私の彼女の状況への熟慮の程度に圧倒され、それに感謝した。彼女はこの章を丁寧に2回読み、出来事を思い出し、読むにつれて彼女には以前は見えなかった事柄が見えてきた。彼女は以下のように言い、私はそれを言い換えた。「私はこの章を読んだ後ほどには、私自身のことを知らなかった」。

おそらく臓器は常に沈黙しているわけではない。おそらく想像力と遊びへの能力は、深刻な病いに直面するときには抑制されるだろう。カンギレムがすべての人における唯一性に焦点を当てたことで、私たちは、それにもかかわらず全体性が自己から失われることは決してないということを思い出すことができる。

かけがえのない個人は他の誰とも異なっているという理由で知覚可能となる。すなわち、かけがえのない個人はすべての他者から区別されるがゆえに孤独なのである。それは、概念をもたずに存在する概念であり、自分自身であることを除いてはどのような帰属からも締め出されている……分類不可能で、ただ十全な人間としての個別性のみがある。〔49〕

私たちは、存在とケアの均衡と無欠性は、把握可能であると信じている。もし私たちがそれを探求するならば、もし私たちがそれを心に描くことができるならば、それはまったく手が届かないわけではなく、私たちが与えるとともに受け取るこのケアを改善するために懸命に努力する中にそれはある。最後に、カンギレムの言葉でしめくくろう。

病気を治すのは医師ではなく、健康が病気を治す。〔50〕

原　註

〔1〕この患者は、私がここで報告する研究の積極的なパートナーであり、私たちの相互的な作業が描写され、出版されることに、熱意を込めた許可を与えてくれた。彼女は本章をすべて読み、この本において出版されることを承諾してくれた。

〔2〕Bollas, *Shadow of the Object.*〔邦訳：クリストファー・ボラス（著）　館直彦（監訳）『対象の影――対象関係論の最前線』岩崎学術出版社　２００９年〕

［3］Banville, *Infinities*, 272.〔邦訳：ジョン・バンビル（著）　村松潔（訳）『無限』新潮社　２０１０年　３２４頁〕
［4］Marcus, *Psychosis*, 42.
［5］Viederman, “A Model for Interpretative Supportive Dynamic Psychotherapy” や “The Induction of Noninterpreted Benevolent Transference.” を参照のこと。
［6］Winnicott, *Maturational Processes*.
［7］Viederman, “Therapeutic Consultation,” 153.
［8］Charon, “The Patient, the Body, the Self.”〔邦訳：リタ・シャロン（著）　斎藤清二・岸本寛史・宮田靖志・山本和利（訳）『ナラティブ・メディスン――物語能力が医療を変える』医学書院　２０１１年　１２３−１５２頁〕
［9］Charon, “Narrative Medicine as Witness.”
［10］Canguilhem, *Normal and Pathological*, 91.〔邦訳：ジョルジュ・カンギレム（著）　滝沢武久（訳）『正常と病理〈新装版〉（叢書・ウニベルシタス）』法政大学出版局　２０１７年〕; Canguilhem, *Writings on Medicine*; Fantuzzi “The Sound of Health.” も参照のこと。
［11］Engel, “Need for a New Medical Model.”
［12］神経科学者と芸術家による、脳内における創造性と創造的行為の本質と源泉についてのコロキウムの、芸術のための国立基金による広範囲にわたる報告書 “How Creativity Works in the Brain（創造性は脳の中でどうはたらいているのか）” を参照せよ。
［13］患者は私に、私たちの相互協力関係について記述し議論することに対して、熱意をもって許可を与えてくれた。
［14］Winnicott, *Playing and Reality*, 72, 73.〔邦訳：D・W・ウィニコット（著）　橋本雅雄（訳）『遊ぶことと現実』岩崎学術出版社　１９７９年　75頁〕
［15］Goodman, *Languages of Art*, 9.〔邦訳：ネルソン・グッドマン（著）　戸澤義夫、松永伸司（訳）『芸術の言語』慶應義塾大学出版会　２０１７年　12頁〕
［16］Loewald, “Therapeutic Action,” 26.
［17］電子カルテへの患者のアクセスがますます許されるようになってきており、患者に彼らの見解をカルテに追加するよう勧める医療者も増えてきている。患者の貢献した文章がカルテの中で明確に区別できるかぎり、患者が自身のカルテに貢献するように勧めるいくつかの手段は存在する。Delbanco, “Inviting Patients,”
［18］Stoller, *Sensuous Scholarship*. を参照のこと。

[19] 背景の把握のために以下を参照のこと。Habermas, *Knowledge and Human Interests.*〔邦訳：ユルゲン・ハーバーマス（著）奥山次良、八木橋貢、渡辺祐邦（訳）『認識と関心』未來社 1981／2001年〕；Freire, *Pedagogy of the Oppressed.*〔邦訳：パウロ・フレイレ（著）三砂ちづる（訳）『被抑圧者の教育学——50周年記念版』亜紀書房 2018年〕；Schön, *Reflective Practitioner.*〔邦訳：ドナルド・A・ショーン（著）柳沢昌一、三輪建二（訳）『省察的実践とは何か——プロフェッショナルの行為と思考』鳳書房 2007年〕

[20] Bourdieu, *Outline of a Theory.*；Bourdieu and Wacquant, *Invitation to Reflexive Sociology.*

[21] Bloor, *Knowledge and Social Imagery*；Latour, *Laboratory Life.*

[22] Lieberman et al., "Reflexion and Reflection."

[23] ヘルスケア専門職の教育における省察への増大しつつある関心への鋭い議論については、Ng et al., "Reclaiming a Theoretical Orientation" を参照のこと。そこでは、批判的な社会的研究の強調が要請されており、省察的な運動が、現代のヘルスケアにおける患者と専門職の双方の苦難を決定づけている主流ヘルスケアにおける支配的な実践と構造への挑戦が十分ではないと主張されている。

[24] Mishler, *Research Interviewing*, 52.

[25] Riach, "Participant-centered Reflexivity."

[26] Allen, "Reflexivity in Teaching."

[27] Strand, "Mark Strand on Edward Hopper," 40.

[28] MacCormack, "Reciprocity."

[29] Hale and Hale, "Reciprocity under the Antitrust Laws."

[30] Von Tevenar, "Gratitude."

[31] Molm, "Structure of Reciprocity."

[32] Keohane, "Reciprocity in International Relations."

[33] Fon and Parisi, "Reciprocity-Induced Cooperation."

[34] Nowak and Roch, "Upstream Reciprocity."

[35] Moody, "Serial Reciprocity."

[36] 日常の臨床的交流における与えることと受け取ることの対称性に焦点を当てる、物語的なプライマリ・ケアにおける同期的な要素への議論については、Launer, *Narrative-Based Primary Care.*〔邦訳：ジョン・ローナー（著）山本和

利（訳）『ナラティブ・ベイスト・プライマリケア――実践ガイド』診断と治療社　２００５年〕を参照のこと。

［37］Marck, "Therapeutic Reciprocity."

［38］Billie Hunter, "Importance of Reciprocity."

［39］Street, Gordon, and Haidet, "Physicians' Communication."

［40］Sandhu et al., "Reciprocity in Therapeutic Relationships."

［41］Marck, "Therapeutic Reciprocity," 51, 52.

［42］物語的行為を通じての間主観的な相互性を探索する、偉大な思想家の業績の中では、以下を参照のこと。Arendt, *The Human Condition*.〔邦訳：ハンナ・アーレント（著）森一郎（訳）『活動的生』みすず書房　２０１５年〕; *Life of the Mind*.〔邦訳：ハンナ・アーレント（著）佐藤和夫（訳）『精神の生活』岩波書店　１９９４年〕; Nancy, *The Inoperative Community*.〔邦訳：ジャン＝リュック・ナンシー（著）西谷修・安原伸一朗（訳）『無為の共同体――哲学を問い直す分有の思考』以文社　２００１年〕; Ricoeur, *Oneself as Another*.〔邦訳：ポール・リクール（著）久米博（訳）『他者のような自己自身』法政大学出版局　１９９６年〕; Taylor, *Sources of the Self*.〔チャールズ・テイラー（著）下川潔・桜井徹・田中智彦（訳）『自我の源泉――近代的アイデンティティの形成』名古屋大学出版会　２０１０年〕; Benjamin, "The Storyteller"; Butler, *Giving an Account*.〔邦訳：ジュディス・バトラー（著）佐藤嘉幸・清水知子（訳）『自分自身を説明すること――倫理的暴力の批判』月曜社　２００８年〕

［43］Charon, "Narrative Reciprocity."

［44］Butler, *Giving an Account*〔邦訳：前掲書［42］〕; Schafer, *Retelling a Life*.

［45］Maxwell, *So Long*, 27.

［46］Cavarero, *Relating Narratives*.

［47］Arendt, *Life of the Mind*, 51.〔邦訳：ハンナ・アーレント（著）佐藤和夫（訳）『精神の生活』（上）岩波書店　１９９４年　60頁。本稿では独自訳を用いた〕

［48］Conway, *Beyond Words*, 59.

［49］Canguilhem, "Fragments," 93.

［50］Canguilhem, "Fragments," 95.

CHAPTER 13

Clinical Contributions of Narrative Medicine

Rita Charon

第13章 ナラティブ・メディスンの臨床的貢献

リタ・シャロン

健康とは臓器の沈黙の中で生きられる生活である。

――ルネ・ルリッシュ［1］

ナラティブ・メディスンの臨床的成果は、私たちの実践が約束するものの指標である。私たちの実践の概念的あるいは教育的な次元は成長を続けているとはいえ、ナラティブ・メディスンを導く北極星は、その最初から、ヘルスケアの改善であった。私たちは、ナラティブ・メディスンの臨床的な企てへの貢献について、継続する見識の高い対話から利益を得てきた。それらは批判的論評［2］であったり、日常的な実践における物語への厳密な取り組みがもたらす副産物の確認［3］であったりした。私たちの経験と他者による経験は、ヘルスケアを変容させる物語的実践の威力を示してきた。救急医学の専門家で小説家でもある、フランク・ハイラー（Frank Huyler）は、ヘルスケアに物語的訓練を提供することの理由を以下のように提案している。

人文学を学ぶことは……（私たちの）……気づきと洞察と省察を高め、そして――究極的には――ヘルスケアを具体化することへの影響力を高めてくれる。それはまさに組織に力を与え、集団的な沈黙が役にたたないこの騒々しい時代における、より大きな公共的な議論に参加しようとする意欲と能力を高めようとしている。……そして、最終的には、情動への取り組みと自己省察の双方の表現手段を提供しようとしている。現代の文化は典型的にその両方を否認しており、内面より外的なものを重視し、あまりにもしばしば、医療という仕事の個人的な負担のみならず個人的な報償をも無視している。[4]

本章では、2000年に出現して以来発展してきた、ナラティブ・メディスンの臨床的実践のいくつかの形式の実例を紹介する。それらは以下のように列挙できる。(1) 個別の患者との間の面接／関係性構築の技法、(2) 臨床家とヘルスケアチームの改善、(3) 日常的な臨床ケアにおける新しい物語的実践の展開。これは、わずらわしい方法のリストと考えられるべきではなく、ともに前進する連携の道を心に描くための招待状であると考えてほしい。

個人面接と関係性構築の技法

開かれた開始法（An Open Beginning）：私たちは、患者との会話を始めるための、幅広い非指示的なはたらきかけを、多くの臨床学術領域や専門領域から学んできた。患者に投げかけられる最初の質問が、幅広いものであればあるほど、会話はより良好に続き、患者についてより多くのことを学ぶことができ、患者と臨床家が共同でできることの数が増える。多くの面接マニュアルは、「開かれた質問（Open-ended question）」を患者中心の面接の標準として推奨する。私たちは、開かれていること（Openness）は、質問の終わり方の形式ではなく、まさにそれを投げかける開始のときの特質であると考えるようになった。

私自身の内科診療の実践において、私はしばしば初診患者の診察を以下のような言葉で始める。「私はこれからあなたの主治医になります。ですから私は、あなたの身体、あなたの健康、あなたの人生についてたくさんのことを知りたいと思っています。どうぞ私に、あなたの状況について私が知っておくべきだと思うことを教えてください」。すでによく知っている患者との会話を始めるときにも、その患者が話し始めたいと思うときにはいつでも同様の開放性を伝えるとよいということを私は学んできた。これらの言語的な実践は、私たちが関心をもつことが必要とされる問題を枠づけることを患者に許し、現在の関心事と関連づけうるどのような出来事や状況をも私たちの注目の中に含めることを促す。身体と健康と人生の三つ組は、その患者の心に浮かぶかもしれない多くの事象を排除しないための十分な広さをもっていると思う。

私はこの質問への答えに耳を傾けるように自分自身を訓練してきた。その間、メモをとらず、タイプをせず、コンピューター画面を見ずに——膝に手をおいて、傾聴する。診察室の椅子をコンピューターのモニターの方向からずらして、もう一つの椅子に座っている患者の方向に向けることは、それ自体が意味深い身体的動作である。注意深い傾聴は実践の中核であり、どのような言葉が使われるかということよりもはるかに重要である。ヘルスケアにおける出会いの物語的側面が生じるのは、患者の応答を受け取るところにおいてであり、そこにおいてすべてのナラティブ・メディスンの技法が実践に移されるのである。哲学者で活動家であったシモーヌ・ヴェイユ（Simone Weil）は、「苦しむ人に注目／配慮する能力は、滅多にしかなく、とても難しいことである。それはほとんど奇跡であり、実際に奇跡なのである」[5]と書いている。注目／配慮の状況は、決して完全に達成されることはない。それにもかかわらず、看護師やソーシャルワーカーやチャプレンや医師はそれに到達することを目指す。ヴェイユは続ける。

15分間の注目／配慮は多くの善業を果たすよりも価値がある。注目／配慮は、自分の思考を停止させ、切り離したままにし、空っぽになり、対象によって貫かれやすいようにすることから成っている。すなわちそれは、利用すべき既習のさまざまな知識を、自分の内部での思考のごく近くに置くが、思考よりは低くて、直接に触れることのない段階において保持することを意味する……山の上にいる人間には、前方を見つめていても、同時に自分の下方にも、実際には見つめていなくても、多くの森や平野が見えているように……隣人愛は、創造的な注意から成るものであって、それは天賦の才能にもひとしいものである。〔6〕

開かれた態度で開始される面接においては、注目／配慮がどのくらい純粋に達成されているかにかかわらず、聴き手は患者が話すことをさえぎらずに聞き続けることになる。この精密な聴き手、再帰的な聴き手は、傾聴している間、自分がどう感じているかに気づいている。それは天候によって変化する気分の変化のような感覚である。また聴き手は、聴くことによって自分自身の中に生じてくる疑問に気づき、聴きながらそれが全体として何を意味しているかについての仮説を生成する。この時点において、精密読解の厳密な訓練が臨床実践に役立つのである。注意深い傾聴者は、物語の中から情報をどうやって得るかを学んでおり、どのように注意を払うかを学んでおり、読書の最中に、内容と形式に、ジャンル、語法、隠喩、時間と空間、口調、そして雰囲気に気づくことを学んでいる。それゆえに彼らは複雑なストーリーが語られるときに、それについていくことを学ぶことができるのである。この「精密な傾聴者」は、語り手が話している間ずっと、詳細、矛盾、断裂などのすべてを、語り手とともに感じつつ、心の中に保持しておくことができる。彼／彼女は、患者の現在進行形の語りに、好奇心——なぜ今このことが起きているのか、これはどこへ向かうのか？——を保ちつつうまく乗っていくことができる。

消耗させられると同時に再び充足されつつ、この注目／配慮の状況はおそらく人間的なヘルスケアの引き金をひく。

患者の自己の語りを丁寧に受け取ることは次に、臨床上の関心を枠づける個人の文脈を常に視野におきつつ、患者のために行動を起こすことを許し、要求しさえする。注意深く創造的な注目／配慮の結果として聴き手は、患者にとって何が問題なのかを理解し始めることが可能となり、そしてさらに、何度も何度も、患者の心がどのようにはたらいているのかについての何かを学び始めることさえできるようになる。ヘルスケアの状況においてこの出会いが生じるとき、それは受診をもたらした身体的あるいは精神的な関心事に方向を向ける。ひとたび臨床家が、その患者にヘルスケアを求めさせた問題を患者自身がどう枠づけているかを理解すると、その臨床家は次により標準化された医療面接によって、過去の健康状態、家族歴、特異的な症状、そして現在の状況などを物語的な病歴の中に埋め込んでいく。私が個々の患者との自身の経験を振り返るとき、見知らぬ人（である私）に対して「臓器の音楽」をさらしてくれた人について学んだ、そういった最初期の出来事が、いかに重要で意味深いものであったかがわかる。

開放型の非指示的な臨床的会話は、ナラティブ・メディスンに特徴的なものではまったくなく、多くの臨床面接の教科書によって推奨されている[7]。ナラティブ・メディスンの訓練によって可能になることは、開放型の答え(open-ended answers）によって何をすべきかを知ることである。傾聴が、語り手が話すことにおける物語形式、時間的構造、間（ま）のとり方、寓意的言語、などへの繊細な気づきとともに行なわれるとき、聴き手は語られることを、あるいは語られないままのことでさえも、一つたりとも無駄にすることはない。

このような定型的な聴き方は、さまざまな専門分野における実践でナラティブ・メディスンを学んできた人たちによって採用されてきた。私たちとともにナラティブ・メディスン・ワークショップで学んでいる医療遺伝学者のマルゴザータ・ノバーチェク（Malgorzata Nowaczyk）は、彼女が患者から聞いてきた物語の繊細さと力強さに注目した。それらの物語は、患者自身の恐怖、彼らにはまったく責任がないにもかかわらず患者の家族に稀な遺伝性疾患を送り込んできた限りない不公平さへの強い怒りの感覚を含んでいた。彼女は、患者にこの恐怖を表明されたとき、それをしっかりと受け止める臨床家の注意深い傾聴の形式を紹介するエッセイを、医療遺伝学の学術誌において公表している。「多くの出版された一人称で書かれた病いの物語には混沌の要素が含まれている。もし私たちが診察室で自分の患者の語りを丁寧に聴くならば，そこでもまた同じように混沌を見いだすだろう」〔8〕。医師のためのファカルティ・デベロプメント（faculty development：教育改善）・セミナーにおいて，ナラティブ・メディスン・チームと緊密に連携しながら仕事をしているコロンビア大学の小児循環器科医のサラ・チェンバース（Sarah Chambers）とジュリー・グリクスタイン（Julie Glickstein）は，重篤な心臓の障害があると考えられる胎児の初回心臓エコー検査において，複雑な物語的なプロセスが生じていることに注目した。検査に引き続いて医師は，胎児がグレイスケールの画像を通じて言葉なしで告げてくるものを，両親に翻訳して伝え，それから家族の応答を傾聴しながら一方で彼らが決断をすることを助けていたのである〔9〕。

これらの二つの研究は，個別の患者との診療においてナラティブ・メディスンの原則と方法が用いられている最近の出版物の実例である。物語面接の技法は，他の多くの人々によっても，複数の状況と特殊な臨床状況において採用されてきた。それらはエーラス・ダンロス（Ehlers-Danlos：過可動性症候群）の患者へのケア〔10〕，入院患者のための臨床決断能力の評価〔11〕，肝臓移植を受けた後で妊娠した女性へのケア〔12〕，慢性疾患で入院中の患者との治療関係の進展〔13〕などを含んでいる。これらのすべての状況において，注目／配慮の進展と展開，そして患者の物語を把握しそれに動かされて行為する能力は，患者へのより洗練されたケアを約束し，臨床家に対しては，自分が役に立っているという感覚を高めることを約束するのである。

臨床家とヘルスケアチームの改善

臨床家は書く（Clinician Write）：省察的で創造的な記述法が医療専門職の教育機関において採用されることに伴い、臨床家／教育者たち自身も、物語的実践の成果を受け取ることになった。コロンビア大学で学生のための創造的執筆が教育カリキュラムに採用された結果、この物語的教育法に関わることになった学部教員たちは、彼らの教育と臨床の実践に同じ方法を用いることを学ぶことになった［14］。彼らが自分自身の実践と医学生教育コースの外部での教育に物語的な方法を取り入れたことは、学生にとっての強力なロールモデリングとして機能した。学生たちは、教師たちが専門職としての人生の真剣な一部分として彼らが伝道したことを用いていることを目撃したからである［15］。

２０００年にナラティブ・メディスンが始まると、コロンビア大学のいくつかのグループが自分たちのために書くことの訓練をしてほしいと要望してきた。その一つの例として、創造的執筆の実習を含むコースを教える一般小児科学の医師たちは、「ナラティブ・ペディアトリクス（Narrative Pediatrics；物語小児科学）」を立ち上げ、ひと月に一度、ナラティブ・メディスンの促進者たちとともに会合を行ない、時には研修医と学生と一緒に、精密読解と創造的執筆に参加した。セミナーのコースが数年間行なわれた間に、おおよそ１００名ほどの小児科医が、少なくとも数セッションに出席した。そして中核となったグループは、すべてのセッションに熱心に参加した。セミナーは彼らに実践の展望を与え、患者への関心を高め、「箱から次のカルテを取り出す」ことへの準備を整え、周りの世界をより広く見ることができるようにしてくれた、と参加者は報告した［16］。このようなナラティブ・メディスン・セミナーは、定期的に企画された会合として、緩和ケア、小児循環器、児童精神医学の同僚たちのために進行中である。またそれは、産婦人科、一般診療学、家庭医学、そして放射線医学の研修医たちのためにも行なわれている。さらには、ソーシャルワーカー、チャプレン、そしてさまざまな学部の教員たちのためにも行なわれている。

同様の物語的訓練は、多数の専門科の医師、看護師、理学療法士、ソーシャルワーカー、チャプレンなどのための臨床現場、そしてなんと凶悪犯罪者用の刑務所における囚人と看守のためにも行なわれている。これらはすべてナラティブ・メディスンの教員とニューヨークの修士課程の卒業生によって行なわれている。ニューヨークの介護施設における新しいナラティブ・メディスン教育プログラムの試験的な研究は、長期間の入居者に関わっている看護師スタッフとレクリエーション・セラピストに対する物語的訓練の実行可能性調査を完了した。これらの草分け的な努力の指導者たちは、今、検証と調査のために選ばれた幅広い変数についての効果研究の過程に着手している。

これらすべての状況において臨床家は、詩、散文、視覚芸術のイメージと作品、あるいはパフォーマンス・アートなどの複雑なテクストを読み取る共同参加者として、精密読解の技法を学ぶ。テクストへの作業を熟考することを通じて、それぞれの参加者は、そのテクストが意味することへの彼/彼女自身の感覚を位置づける。彼らは、次いで、そのテクストの影にかくれている拡張的な執筆課題（プロンプト）を書くように促され、それによって喚起された浮かび上がる彼ら自身の知覚を表現する好機を手に入れる。最終的に、彼らが書いたものを、彼ら一人ひとりが声を出して読み上げるときに、彼らの聴き手/読み手は、何が創造されたかを理解しながらそれらをつなぎ合わせることができるのである［17］。

物語的なファカルティ・デベロプメントにおける継続的な努力は、ますます多くの米国内外のさまざまな学部や教育機関において並行して行なわれている［18］。これらの技法の教育の実践における有用性の三角測量的なエビデンスは、ヘルスケア以外の実践における物語的訓練の進歩から手に入れることができる。家庭法律家であり、ナラティブ・メディスンの修士課程の修了生であるジュデイス・モラン（Judith Moran）は、ボルチモア大学法学部において、私たちと同様の実践を行なった。彼女が任命された学部において、概念枠組み、教育法、実践の改善目標、そしてクライエントへの専門的ケアは、二つの専門領域（医療と法律）において同じであった［19］。

多職種連携教育と実践（Interprofessional Education and Practices）：１９８０年台の中頃から、健康専門職と国立および国際的な助言団体が、医療チームの有効性の改善を要請するようになってきた〔20〕。医療チームを強力化することがケアの質を改善するという仮説を支持する頑健な複数のエビデンスがまだまだ必要とされている状況ではあったが、健康教育資格認定評議会と公的および私的な健康保険の提供者は、学生と臨床家が多職種連携教育と実践に向けて訓練されることを要求した〔21〕。２０１４年の初めごろから徐々に、歯学、医学、看護の専門職養成学校は、それぞれの国家資格取得の条件として学生に多職種連携教育を提供することが要求されるようになった。

ヘルスケアチームが十分に効果的ではなかった理由は複数ある。ヘルスケアにおける専門化が加速化し、ヘルスケアの役割が増大するにしたがって、工業的な生産ラインモデルが出現してきた。すなわち、チームのそれぞれが、全体への認識がほとんどないまま自分の持ち分の行為だけを遂行していくというモデルである。もっと悪いことに、白人の男性医師が権力を握り続けるというヘルスケアにおける無慈悲な階級構造は、より広い文化における偏りと支配のパターンを拡大し増幅しさえする。アカデミックな医療機関では、多数の専門職が自分たちの間で小さな利益——教室の空間、金銭や時間の資源、組織への政治的な影響力、権威者のテーブルの座席など——をめぐって相争い、一方で物事は、典型的に医師の支配下にある委員会室において決定される、という劇が繰り返し繰り返し上演されてきた。必然的に、権力の頂点からはほど遠い階級の間においてさえ、階級的な分断は拡大し、硬化する。地域の病院や診療所では、これらのパターンは打破されうる。すなわち、このような場所こそが効果的なヘルスケアチームワークのモデルが立ち上がるところなのである。

このような過剰に規定された機能不全に直面して、ヘルスケアチームを改善するための多くのアプローチが提起されてきた〔22〕。ヘルスケアチームの機能改善のための一つのアプローチは、実践的な、タスクに基づく枠組み（組織）である〔23〕。典型的には、特定のヘルスケアのタスクを達成する責任をもったチームのメンバー——手術室、救急室、分娩室、一般医療病棟など——が、彼らが一緒に行なわなければならない事業を行なうために集められる。このアプローチの訓練のセッションでは、ロールプレイ用のシナリオや、臨床ビネット（小作品）や、問題となるタスクを説明するための患者を表現する模型や俳優を用いたシミュレーションなどが用いられる。作業に先立って、行動学習目標が列挙される。健康教育において用いられる主流の教育法と同じように、これらの目標は観察可能な行動でなければならない。その課題におけるチーム支援的行動のチェックリストが、チームにおける個人とチーム自身の成功を評価するために用いられる。それらは、ある時には学習者による自己報告として、そしてある時には学習者のセッションに出席している訓練を受けた観察者によってなされる[24]。

協働的なチーム開発のためのより精密なアプローチが、社会学者、特に老年学と終末期ケアの専門領域において生まれてきた。そこにおいては、複数の学問領域のメンバーによる効果的なチームが、患者への効果的なケアのために決定的に重要である。ナラティブ・ジェロントロジー（Narrative Gerontology；物語老年病学）という領域がミレニアムの変わり目の年に、老人へのケアを改善することに傾倒する物語論者と臨床家と社会学者をつなぐために結成された[25]。彼らの学識と研究は、ヘルスケア一般のチームにおける理論的、教育論的な業績への貢献へと拡大している[26]。

多職種間教育の展開と評価を導く理論的枠組みは、社会科学と心理学から生じた関係性理論、社会的同一性理論、自己表現理論、専門職の社会学、そしてミシェル・フーコー（Michel Foucault）による談話と権力の分析などを含んでいる[27]。初期の専門性の役割化における以下のような要因、すなわち専門職間の階級的地位の相違、専門職を互いに分断している〔白い巨塔のような〕権力構造、変革を許すあるいは妨げる組織構造などは、ヘルスケア専門職におけるチームワークを浸透させる努力が成功するかどうかに強く関連する。

ナラティブ・メディスンは、これらのヘルスケアチームの効果を改善するためのモデルを支えるための対照的で補償的な概念的枠組みを持ち込む。物語的訓練と実践は多職種チームのメンバーに彼らの共通基盤を見いだすように導く。この基盤は彼らを分け隔てている区別の**もと**において発見される、なぜならば彼らはみな、少なくとも部分的には、患者のために深く関わり、病める人とともに働くことへの要請に応えて、自分のキャリアを選択したからである[28]。チームのメンバーたちの専門職のアイデンティティの対比に焦点を当てるよりはむしろ、ナラティブ・メディスンの方法は、彼らがある専門職のメンバーとなることや医療専門職の中での過剰なメンバーシップに優先する、共通の価値と欲望に照明を当てる。ナラティブ・メディスン学習の拡張性、創造性、そして再帰性は、学生や臨床家の多職種のグループが新鮮な光のもとで、いわゆる縄張りや古典的な役割としてではなく、患者とともに参加するケアにおいて、常に新しい問題と好機に直面する同僚としてお互いを理解するための空間を作り出す。

実践において、ナラティブ・メディスンは多職種間教育と実践に、精密読解、創造的執筆、そしてナラティブの共同創造者として語り聴くことへの集中などの代表的な方法を持ち込む。創造性、再帰性、相互性は臨床実践と同じように、多職種間教育の中にも存在している。社会科学と行動科学からの物語理論的な枠組みに加えて、私たちは、知ることと為すことの文学的、美学的な方法をもつけ加える。ナラティブ・メディスンの教育の中で起こりうる間主観的な接触を通じて、さまざまな専門領域からの参加者は、**自分自身**——話し手と聴き手、書き手と読み手としての自分自身——として出会う。それは彼らの自身の観点、想像、記憶、そして価値を発露するプロセスにおいて起こる。本書の前半の章で描写されたセミナーでの実践で起こることのすべてが、これらの多職種連携教育の学習者にも起こりうるのである。参加者は特定の行なうべきタスクとともにそこにいるのではない。彼らは全人的な勇気ある主体としてそこにいるのである。

ジョシュア・メイシイ二世（Josiah Macy, Jr.）基金から4年間の研究費助成を受けたプロジェクトにおいて、コロンビア大学におけるナラティブ・メディスンのプログラムは、コロンビア大学の歯学部、医学部、看護学部そして公衆衛生学部の、最初は教員、次いで学生に対して集中的な物語的作業への参加を呼びかけた。私たちの作業ではどこにおいても典型的なことではあるが、私たちは創造的行為を通じてグループメンバーを互いに紹介した。私たちは著名なテクストを読み、映画を鑑賞し、創造的に書き、複雑な問いについて互いにインタビューを行なった。テクストと映画と面接は、通常ヘルスケアとはあまり関係のないものであり、私たちグループのメンバーは私たちの専門職種の代表としてそこにいるのではなかった。代わりに、私たちは、存在論的に、認識論的にそして道徳的にそこにいることができた。数か月の間に、教員や学生のグループは互いに深く知り合うようになり、私たちの組織におけるチームワークを改善することに傾倒するようになった。

私たちのコースの評価は、フォーカス・グループやエスノグラフィー的なインタビューによる質的方法、そして生じてくる現象への注目を含んでいた。私たちの評価の結果は相互の知識、ヘルスケアにおけるそれぞれの専門職の関心と観点の深化を示していた。学生たちは彼らのチームメンバーのために知るべきことについて彼らが何を知らないのかを学び、それにもかかわらず、それを知るためにチームメンバーを信頼できることを学んだ。他の学部の同僚たちと継続的な接触を進展させることは、それ自体が、私たちすべてがそれを通じて自分の仕事を見ているところの厳格な専門職のレンズを緩めることに導く一つの達成であった。その効果として、ナラティブ・メディスンの作業は、個人を彼らの専門性がもつ拘束された認識論と実践の枠組みから解き放った。安全性と患者ケアの質を改善するためだけではなく、私たちの多職種連携作業は専門職的自己同一性のもつ避けられない罠から私たちを解き放ったのである。

病院や診療所のヘルスケアチームに参加する前の教室においても、あるいは仕事そのものにおいても、ナラティブ・メディスンの方法は、ヘルスケアチーム・デベロプメントに独特の価値をもたらす。経済主義、商業主義が優先されることによって加速されている米国のヘルスケアにおける構造と価値の大きな変化の真っただ中で、関心と懸念は高まっている。診療所のスタッフは、12分から15分に制限された診療に対して反逆し、身体的、社会/経済的な脅威を引き受けている人たちに、このような短い時間の中で効果的なヘルスケアをどうやったら届けられるだろうかと考える。病院での日常業務は、すべての活動を記述することの必要性によって支配されており（その多くの部分は支払い請求書を作成するための経済的な必要性による）、通常は遠隔のコンピューター端末において行なわれ、このことが看護師や医師や研修医や療法士を、現実の継続的な患者への接触から遠ざけている。病院は支出と節約についての大きな決断を透明性なしに行なう。その結果ヘルスケア労働者は、新しい収益事業のために彼らのユニットが閉鎖されることを知って驚愕し憂うつになる。営利のための巨大な健康システム間の競争、私たちの周囲で働く者の一部に見られる強欲さ、階層化されたヘルスケアによって強められている貧しい患者と裕福な患者の間に存在する健康のギャップなどが私たちを意気喪失させ、十分に良いケアを提供することができないのではないかと私たちを悩ませ、私たちの地域共同体的な感覚と自己肯定感を抜き取る。

これらの挑戦に直面し傾倒するヘルスケア専門職は——多職種集団、専門職団体、人間化するヘルスケアを目指す団体、プライマリ・ケアのための政治的協働者たち、そして問題に基づく団体などを通じて——平等主義と多様性のプロセスを権力構造と臨床労働の組織的パターンの中に創り上げるために組織化を行ないつつある。ヘルスケアチームの改善のための旅を続ける間に、私たちは臨床実践と臨床教育における物語的技能を装備した人たちの役割がますます重要になってくることを心に描けるようになった。現代の巨大な病院における官僚主義的な風潮がもたらす幻滅にもかかわらず、私たちの物語能力は、私たちの仕事の価値を知覚させ、私たちの機構の非人間化に対抗する手段とともに精気を吹き込み、常に、病者へのケアを改善するための方法へと私たちを導いてくれる。

これらの状況において、何よりも必要とされるものは、ナラティブ・メディスンが花開くことのできる開拓地である。これらの開拓地は、集中的な個人あるいは小グループの作業をやり遂げる場所というだけではない。それらはまた、仲間たちや同僚が相互に——そしておそらくは、それに引き続いて、自己の中でより強力に——怒りや抗議や沈黙させられた理想主義を発見する社会運動のるつぼでもある。これは、批判的探求の始まりであり、変革へと向かう重要な社会的運動である。

ナラティブ・ヘルスケアチーム・デベロプメントにおける独創的で刺激的な試みがスウェーデンのヨーテボリで行なわれた。そして私たちはそれをここに、主流のヘルスケア組織において完全な物語的意識を導入した結果の範例として紹介する。ナラティブ・メディスンと患者中心のケアの理念に触発されて、看護師、看護助手、そして医師が、スウェーデンの大規模な地域病院において患者中心でチームに基づく回診事業（team-based work rounds）を開始した。患者はもはや専門職チームのメンバーに順番に面会するために病院を訪れる必要はなくなった。代わりに、その患者はチームの心地よい部屋へと招き入れられ、チームのすべてのメンバーと同時に座ったまま話し合いをする。名誉ある訪問客として患者は、すべてのチームメンバーから注意深く話を聴いてもらう。患者は、次に、彼/彼女をケアするすべての専門職が同じストーリーを聞き、彼ら自身の間で行動計画に同意することを保証される。

看護師、医師、そして看護助手たちは、このチームに基づく回診を導入してからの、彼らが提供できるケアの改善を描写している[29]。彼らの作業はより迅速で滑らかなものとなり、彼らは自分たちの仕事の質により満足するようになった。そして、彼らはそれぞれの専門職同士と患者の間のより緊密な関係を経験した。彼らは、この試みのおかげで、彼らの間と患者との間で新しい歓びを経験することになったのである。

新しい物語的実践

臨床カルテ（Clinical Charts）：ナラティブ・メディスンが表現（representation）に置く強調は、ヘルスケア業務において保存される病院施設や法律的な記録にも拡がっている。米国でも他の国でも、電子カルテシステムの登場が日常的な報告を変容させてきた。患者の安全と臨床情報の統合化というメリットを約束する一方で、コンピューター化された記録はしばしば、患者に顔を向けないケアをもたらしてきた。そこでは患者は医師の笑顔ではなくタイピング中の背中によって迎えられることになった[30]。医療電子カルテは患者の収支計算と請求書に用いられるプラットフォームから設計されているので、それらは記載者に「臨床家のように考える」ことを許さない。その代わりに、医療電子カルテはもっぱら、診断と手技のコード化に適合させられており、一つにはそれは最善の請求のためである［31］。ほとんどの医療電子カルテは記述者に、プルダウンメニューの項目を選ばせるかボックスをチェックすることでデータを登録することを要求する。その結果、臨床家は、記録を順を追って組織的に記載しながら臨床的状況を通じて系統的に考える機会を失ってしまう。しかし、現代の医療電子カルテが多くの側面で機械化されているにもかかわらず、臨床家は、大部分の電子プラットフォームにおいて、カルテ内で自由に記載するチャンスを維持している。もちろんそうするための時間は通常とても制限されたものではあるが。

医療記録にナラティブを取り戻すための探求が、自身の物語的な実践に傾倒している多くの臨床家のためのスローガンとなっている。一方でますます経済に駆り立てられたヘルスケアシステムが、自身の臨床的思考と患者の状況への気づきの探求として書くことをフルに利用することへの障壁となっている。ナラティブの復権は、臨床決断と治療同盟の進展における書くことの重要性の綿密な正当化を要求するだけではない。それは、執筆という物語的実践に専心する時間が、医師と患者の双方にとって、私たちの実践の臨床効果の改善によって報われるという確実なエビデンスを要求するだろう。このような研究は現在、外来ケア、終末期医療、そして臨床訓練のすべての環境において進行し始めている。この研究の必要性は、今日のナラティブ・メディスンにとって、最も緊急を要する責務である。

健康記録の価値を保つための一つの方法は、患者自身をそこに招待することである。ボストンにあるベス・イスラエル女性牧師補病院で立ち上げられた「オープン・ノート」と呼ばれる野心的なプロジェクトでは、患者に彼らの医師の記録を読むことを許すことでどのような効果が得られたかについて研究がなされた［32］。開始の時点では医師のパートにおいて記載へのためらいが認められたとはいえ、医師が患者について書いたものを患者が読むということの肯定的な結果が認められ、それは患者のための統制感が増加すること、患者の健康状態についての知識が増すこと、そして処方される薬の服用を厳守することが増すことを含んでいた。患者の三分の一は私的な関心をもっていた。そして彼らの医師が書いたことを読むことで心配や混乱を感じた者はごく少数であった。この野心的な効果研究の終了時点で、すべての患者と医師はオープン・ノートを使い続けることを選択した。この探索的な研究は、ヘルスケアにおける記載されたコミュニケーションの重要な変化の到来を告げている。それは日常のプライマリ・ケアにおいてさえ、記述される物語の力を示唆している。

患者たちはますます、彼らのヘルスケア機構から、医療電子カルテの一部にアクセスすることを許されるようになってきている。患者がアクセスできるポータルサイトを通じて、患者は検査結果や、診断画像の解釈や、すべての診療時に医師によって作成された報告書を検索することができる。今のところ試用期間ではあるが、臨床電子カルテへのアクセスは、時には困惑させる新しい疑問を生じさせている。それらは、診断検査の結果についての意味づけが医師の間で一致していないこと、そして臨床医による診断への疑義が患者に話されていないことである。患者が自分の診療記録にアクセスすることは、診療録を書く人の間に正確性と決定責任への新しいレベルでの注目を必要とさせる――それは、後から振り返れば、記述とケアそれ自身における一つの改善とみなされることにおそらくなるだろう。

臨床医はますます、診療後に記載したことのコピーを患者に渡すことが日常的になってきている。患者に書いたもののコピーを渡すという単純な行為は、社会的には重大な意味をもつ。看護師や療法士や医師が書いたもののコピーを所持することで、患者は診療のときの出来事をより容易に思い出すことができる。また、他の人に助けを求めるときに、それまでの一連の経過を理解してもらうためにその記録を見せることができる。そして問うことができなかった質問を同定することができる。患者はこれらの記録の航跡を保持し、それらを彼らの健康行動の価値ある側面と考える。私は、自分自身をケアしてきた歴史を「保持」しているということの備忘録として、病院の名前と「患者保持用の医療記録」という銘が刻まれたプラスチックのバインダーを私の患者に提供することを習慣にしてきた。書き手が書くものを患者が読むだろうということを知ることは、数字や頭文字としてではなく言葉として書くこと、そして患者がそれを読んで理解できるスタイルで書くということを思い出させる強力な備忘録にもなる。この実践は、診療や通院は医師が価値づけるだけではなく患者が価値づけるだろうものを含んでいるということを、臨床家にさらに強く思い出させる。その診療の要約には、医師がケアに重要だと考えたことだけではなく、そこで議論されたことのすべてが含まれている必要がある。それゆえに、患者にカルテのコピーを渡すというこの単純な実践は、ヘルスケアにおける出会いから生じるすべてのもの——検査結果や薬物処方だけではなく家族の死や子どもへの心配や就職に成功することや大学を卒業することなど——が重要であることを強調し、『ケアの書』を創造するために貢献するのである。

医療記録に貢献することを患者に依頼するという実践は、本書の第12章でも触れたように、この（ナラティブ・メディスンの）活動の次のステージの一つの構成要素である。臨床家と患者の間の境界は、おそらく、私たちを隔てている有害な分断への気づきを増すことによって、より浸透性が高まるだろう。ナラティブ・メディスンの未来の展望は、ケアとそのケアの表現における複数の声の力を平等化することに向かう運動を含んでいる。ヘルスケアにおける現実であると同時に護符として、臨床カルテは常に進歩し続けるケアのプロセスの中枢的な空間を占めている。ヘルスケアの電子化の波に巻き込まれてはいるものの——ある者はそれをハイジャックされたというだろうが——私たちは書くことの力を把握し、私たちが行なう業務の中で、平等、正義、真実のためにそれを役立てることができる。

ヘルスケアにおいて証人の役割を担うこと（Being Witness in Healthcare）：ナラティブ・メディスンは臨床の状況において証人となることの実践を進展させてきた。この臨床的な方法について書く前に、ヘルスケアと社会正義の文脈において証人の役割を担うことについてレビューを要約することが求められているように思われる。

途方もなく多くの、そして非道な出来事が、証人によって目撃されることを必要としている。理論を超えた行為は、それが自然の行為であれ、信仰によるものであれ、良い行為であれ、邪悪な行為であれ、公式の認証を要求する。それがたとえ観察者の認証する能力を超えているときでさえ。目撃されることを要求するものは、定義上、説明の中には包摂することができないものである。事実を超えて、歴史を超えて、目撃者（witness）を必要とするものは、参加者と観察者を存在の解釈学へと差し戻す。詩、音楽、ダンス、そして視覚芸術作品は、通常の言語では表現することのできない重要な出来事の証言と記録を刻むための媒介として用いられてきた。

古典的なギリシア劇のコーラスは，劇中の登場人物が自分では完全には知覚できない出来事の目撃者の役割を果たしている。エウリピデス（Euripides）の「トロイアの女たち（The Trojan Women）」におけるコーラスのメンバーは「このことが**起こった**」というだけではなく「これは重要である」というのである。

いまやすっかり失われてしまった。
あなたに捧げまいらす犠牲の儀式も，夜祭りに夜通し舞い歌う，その耳に心地よき調べの音も，
また黄金造りの神々の御像も，
プリギュア名物，十二の数の満月の形をした
真正なお供えの餅も
ぜひとも，ぜひとも聞きたいのは，おお大神さま，
空の高みの御座に坐すあなたは，こうしたことに，
また激しく燃え上がる火の勢いに舐めつくされ萌え落ちたこの都の
その大火災に，はたして気づいていらっしゃるかどうかということ。[33]

ここで，コーラスは，行為の外側からのトロイアの集合的な声として機能している。コーラスはこの劇において，彼らの愛する街が「激しく燃え上がる火」の中へと葬り去られるという破壊と絶望を許した神に向かって嘆く，トロイアの犠牲の目撃者として存在している。

私たちは出来事の単なる目撃者と，それに対して証人の役割を担う者を区別することができる[34]。この目撃すると

いう行為の二重の意味は、事実と意味の間の緊張を強調しながら、概念的な複雑さへの注意を私たちに喚起する。目撃者は、法廷での裁判手続きにおいて、歴史的な事実の提供者として証言をするかもしれない。彼／彼女は審理の場でおそらく実証可能な犯罪についての証言をしたり、警察での面通しにおいて犯人を同定したりするかもしれない。参加者、観察者あるいは出来事の記録者として証人の役割を担う人は、その出来事の意味を認識する者として、そこに個人として立ち会うという、より重大な義務を負わされている。公共の場所において平和のために、関心の主題を宣言する印を開示しながら、集団で沈黙のままに立つというクエーカー教徒の実践は、立つ者たち自身の平和への傾倒を証明すると同時に、通行人の注目に対して彼ら自身が中東戦争、核戦争の脅威、地球の危機などに関心をもつ必要性をもたらす、ということを達成する。南アメリカの独裁政権において行方不明になった子どもたちの母親と祖母たちは、数十年にわたる無関心と否認を、個人による身体的な証人となるという彼らの大胆で恒久的な状況によって、完全に逆転させた。それは彼らが主張できる事実の一そろいに対してではなく、彼らの子どもたちの喪失を取り巻く「事実が欠如している」状況に対して行なわれたのである。

目撃することの信頼性を受け入れるあるいはそれが不可能であることを受け入れることのどちらもがあまりに安易になされることへの警告として、歴史学者であるヘイドン・ホワイト（Haydon White）は、以下のように述べている。「私たちは見ることの自然さを当然のことと思ってはならない」[35]。ホワイトは、アウシュビッツの生存者であり、その残虐行為の証言者でもあるプリーモ・レーヴィ（Primo Levi）によって書かれたホロコーストの記録を研究した。収容所での生活を証言するために観察と分析という自身の科学的な技能を用いたと主張した薬剤師であるレーヴィは、実際のところ〝最終的解決〟の彼の報告書を矛盾に満ちた詩的な文章へと変えた。

それはまたもや私たちであった。灰色でみな同じで、蟻のように小さく、それなのに星に届くほどに巨大で、一人ひとりが他者と繋がれ、数えきれず、地平の広がる限り地を覆っている：時には一種類の物質へと溶け込み、その中で私たち全てが罠にかけられ、窒息させられていると感じている悲しみに満ちた混乱。時には円をなして行進し、始まりもなく終わりもない。[36]

ホワイトは以下のように指摘している「レーヴィによって作り出された収容所での生活の最も生々しい恐怖の感覚は、伝統的に思い描かれた「事実」の記述よりもむしろ、苦難についての彼自身の感情、そしてそれゆえにそれに張りつけた価値を事実に付与するために彼が創造した印象の連続から成り立っていた」。それは目撃者でさえも事実と意味の双方を扱うことのできる表現形式を必要とするということを示唆している[37]。

文学研究者であるジェフリー・ハートマン（Geoffrey Hartman）と精神分析家であるドリー・ラウプ（Dori Laub）はイェール大学にホロコースト証言のフォーチュノフ・ビデオアーカイブ（Fortunoff Video Archive for Holocaust Testimony）を創設し、収容所の生存者が残虐行為のアーカイブに彼らの証言をつけ加えるチャンスを提供した。ビデオに収録されたインタビューは、インタビュアーの洞察に満ちたコメントに導かれながら、紳士的に控え目に自身の記憶を順を追って話す生存者をクローズアップすることなしに記録されていた。これらのインタビューは、歴史的に検証しうる事実として保存されているのではない。ホロコーストを生き抜いた人たちがそこにおいて表現し、それゆえに彼らに何が起こったのかを知るための環境が保証される手段として保存されているのである[38]、「真正な報告——それは証明されうる事実の報告とは同じではない——はハートマンによって、何が起こったのかへの証人であるとともにそれが起こった人への証人として描写されている。もしも真正さが存在しているならば、トラウマ的な出来事の証人としての生存者は同時に、一人称と二人称の存在となるだろう。すなわち、すべてではないにせよ、残っている自己に〝あなた〟ということができる人と、消えうせたあるいは傷ついた自己との間に〝我―汝〟関係を探している人に」[39]。

証人の役割を担うことは宗教的な人生の強力な次元であり、信仰の真実と価値を証明する者として、時には自分自身の危険を背負いながら、自己を提供することである。宗教的な証人となる行為は、人を信仰者として、無言のうちに、服装や、儀式や、毎日の習慣によって印をつけることによって遂行されるかもしれない。広範囲に及ぶ政治的外傷体験と不正義は、責任を問う法廷においてではなく、未来の探求において、残虐な行為への集団的な目撃者に直面するかもしれない。南アフリカにおけるアパルトヘイトへの挑戦において最も力強く達成された真実と和解の儀式は、心的外傷後の社会の強化に向かって暴露される好機を提供する[40]。

証人の役割を担う行為は大きな歴史的な恐怖の出来事や戦争に直面したときにだけ起きるのではなく、個人的な人間関係における親密さにおいても起きる。母親と乳児の間に交わされる認識の行為は、何人かがそう主張しているように、直接的に人間性へとつながる他者との間主観的なはたらきかけと応答のための生涯続く能力の基盤となる[41]。治療的な関係性は証人の力強い場面を提供する。そこでは証人の役割を担うことが、事実、治療を構成する。精神分析家であるワレン・ポーランド（Warren Poland）は、分析的な治療を、感情転移によって結ばれた相互的な状況として描写している。

証人の役割を担うことによって、私は分析家としての活動を、それについてより活動的なことは何もせずに、患者が言っていることを「手に入れる」ことに振り向ける……積極的に存在を観察し続ける者、患者の心の中で作業中の情動的な活動を認識し把握する者として患者の他者であることが、分析家の機能である。分析の機能としての証人となることは、分離された他者の立ち位置から患者の意味するものと彼らの意味するものの有意味性の両者を把握し尊重し続ける見守り手となるということである。[42]

ナラティブ・セラピーと彼らが呼ぶ家族療法の革新的な形式において、マイケル・ホワイト（Michael White）とデヴィッド・エプストン（David Epston）〔a〕は「外部からの証人（outsider witnesses）」をクライエントと彼／彼女の家族との治療セッションに同席するように招き入れた。外部からの証人は、クライエントとどこか似たところがあるという理由で選ばれるので、クライエントの物語は彼らの経験とどこかで響き合うことになる。証人たちはそれから、クライエントがいる場所でのセラピストとの会話において、その物語を聞いたことで彼ら自身がいかに癒され元気をもらったかについて語ることができる［43］。ギリシア悲劇の合唱隊のメンバーが演じられている出来事を文脈化するのと同様に、外部からの証人の存在はこの家族の状況を社会的あるいは内的な経験のより広い領域の中に包み込む。それによって苦しんでいる家族の孤立を減少させると同時に、健康に向かって苦闘している彼らに仲間意識と肯定を提供する。

ナラティブ・メディスンは、個別の患者のケアの実践の中で証人となることの伝統を育んできた。〝目撃すること〟と〝証人の役割を担うこと〟を組み合わせて、ナラティブ・メディスンの証人たちは、彼らの参加者に、出会いの出来事を表現する精密に知覚された記述を与えるために、臨床における出会いの場に臨む［44］。患者と臨床家の双方からの許可を得て、証人は診療に立ち会い、人類学者がそうするようにフィールドノートを記載し、それらの記録をもとにして、その出会いの間に起こったことの描写を記述する。証人はその診療に直接携わってはいないので、患者と臨床家のどちらも出来事に巻き込まれているために見ることができないものを見て記録することができる。臨床家は、証人の記録から得られる、診療と臨床家自身についての複数の次元から追加された知識に感謝し、しばしば患者についての個人的な記録ファイルに証人の記録を挟み込んできた。証人の記録は時に、逐語録としてではなく、彼らの健康に向けての彼らの努力の描写として、患者にも提供された。

ナラティブ・メディスンの証人の形式は、いくつかの目標を同時に達成する。臨床的な出会いの重要さは、証人としてそれに立ち会うという公式の行為と出来事を把握した結果の文書を作成することによって承認され、おそらく高められる。症状についての議論、身体診察の戦略的展開、検査データと画像診断の結果の再吟味などによってその多くが費やされる日常の診療でさえ、治療についての決断は、強力な情動、あらかじめ存在する権力関係、健康と病気についての信念に関する合意と対立、強く勧めるかあるいは宥《なだ》めるかする努力、アタッチメントあるいは無関心のエビデンスといった，複雑で微妙な社会的出来事として認識されうる。出会いにおいては，双方の参加者（患者と臨床家）が目撃される。観察者は，努力の相互性，接触することがもたらす可能性，彼らがともに行なうことの重要性への共有された気づきを静かに主張しながら，患者の状況と臨床家の状況に注意を払う。目撃者自身は，臨床の現場ではあまり利用されないとはいえ，この出来事が起こっていることとそしてこの出来事が重要であるということを伝える沈黙の筆記者としての存在を通じて，そこで進行していることの重要性に貢献する好機を担っているのである。

臨床家は見る

物語的訓練と技法を身につけることの副産物を超えて，物語能力は個々の臨床家を「見る」ようにする。私は本章をフランク・ハイラー（Frank Huyler）の，注目と表現という物語的技能によって喚起された知覚と運動の世界への証言に戻ることでしめくくりたいと思う。

ハイラーは広範な生命に危機を及ぼす心臓発作の真っただ中にいる女性との真夜中の遭遇を描いている。彼女はホームレスで，路上生活者であり，統合失調症患者であった。この社会的な要因の組み合わせが，彼女が必要とする心臓疾患の治療を受けることを不可能にしており，それが結果的に広範な心筋梗塞をもたらした。ハイラーは，その女性の循環器に設置された冠状動脈ステントに支払われる7000ドルは，住居や薬やバスの定期券に使われたほうがよかったということに気づいた（そして，なぜステント一本が7000ドルもするのか？　と彼は問う）。臨床家に人文学の物語的贈与を与えることに抵抗して，ハイラーは以下のように書いている。

私は自分が出席した何千もの講義のどれもほとんど覚えていない……私が覚えているのは何年にもわたって見てきた患者たちだ。それは、多くの瞬間、劇的で同時に卑小である。私が一緒に働いてきた、たくさんの同僚と研修医と学生と看護師たち。……夜勤の後で帰宅し、清潔なシーツで休めることの歓び。ポケットベルが鳴り出すときの恐怖の点滅。大きなミスをしてしまったときの、皮膚を剥がれるような真っ黒な感覚。裂創を縫合するときの明らかな美的満足。死亡が宣告され皆が動作を止めたときの強烈な静けさ。たまに訪れる正解の沈黙の栄光。診察室における悲嘆と診察室における慰め。音と灯り。無線通信、サイレン。泣き叫ぶ酔っ払いと静かな泥酔者。勇気ある者と臆病者……どうしようもない混合物のどこかは、いかに不完全であり、しばしば自分自身を軽蔑したりするとはいえ、（ヘルスケアに従事している）私たちすべては価値のある仕事をしているという感覚である。それは正確にこの意味深さの、実際に重要な関与の、より大きな意味をもった仕事の感覚であり、それは医学の文化の厳格さと訓練、身体的な疲労困憊、真夜中の終わることのない電話、を駆動する。そしてそれらのすべてのページは読まれ、書かれ、そしてこれらすべての講義が与えられ受け取られる……医学とはそういったものなのだ……無名で、感謝されることなく、顔を覚えられることもなく、不確かで、しかしそれにもかかわらず必要なものなのだ。この必要性こそが、部分的にはそれが私たちのよりよい性質を肯定するからでもあるが、私たちの怠惰さにもかかわらず、私たちが時に実行する善きことを思い出させてくれるのである。［45］

本章において描写された実践は、ヘルスケアにおける究極点の認識の深みを意味しているだろう。物語的技能は、ヘルスケアにおいて起こっていることを最大限に知覚し表現することを可能にする。ケアの現場で起こっていることを言葉と文章として把握する日常的な厳密さを通じて、ナラティブ・メディスンは臨床実践をその創造性、再帰性、相互性の理想へと進展させる。患者を臨床記録の共同構成へ招待するにせよ、診療所において証人の役割を担うにせよ、これらの日常業務は臨床で起きる出来事の唯一性と重要性を確立する。それらは、患者と臨床家の双方に、彼らがともに行なっている瞬間への気づきを与え、ヘルスケアが高い価値をもつという感覚を与えてくれる。

原註

［1］ルリッシュのこの言葉は、Canguilhem, *Normal and Pathological*, 91.〔邦訳：ジョルジュ・カンギレム（著）滝沢武久（訳）『正常と病理〈新装版〉（叢書・ウニベルシタス）』法政大学出版局　２０１７年〕に引用されている。

［2］O'Mahoney, "Against Narrative Medicine"; Woods, "The Limits of Narrative." を参照のこと。

［3］以下を参照のこと。Lewis, "Narrative Medicine and Healthcare"; McKechnie, "Anxieties of Communication"; Vannatta and Vannatta, "Functional Realism"; Gold, "Narrative Medicine"; Launer, *Narrative-Based Primary Care.*〔邦訳：ジョン・ローナー（著）山本和利（訳）『ナラティブ・ベイスト・プライマリケア―実践ガイド』診断と治療社　２００５年〕; Greenhalgh and Hurwitz, *Narrative Based Medicine.*〔邦訳：トリシャ・グリーンハル、ブライアン・ハーウィッツ（編著）斎藤清二ほか（訳）『ナラティブ・ベイスト・メディスン――臨床における物語と対話』金剛出版　２００１年〕

［4］Huyler, "Woman in the Mirror," 919.

［5］Weil, *Waiting for God* (2001), 64.〔邦訳としては、シモーヌ・ヴェイユ（著）田辺保・杉山毅（訳）『神を待ちのぞむ』勁草書房　１９６７年、等がある。訳文はこれを一部改変。以下同様〕; Schweizer, Harold. On *Waiting*, 88.〔London: Routledge, 2008. によって引用されている〕

［6］Weil, *Waiting for God* (1973), 111–12, 149.〔邦訳：前掲書［5］〕

［7］以下を参照のこと。Lipkin, Putnam, and Lazare, *Medical Interviewing*; Fortin et al., *Smith's Patient-Centered Interviewing*; Newell, *Interviewing Skills for Nurses*; Coulehan and Block, *Medical Interview*.

［8］Nowaczyk, "Narrative Medicine in Clinical Genetics," 1946.

［9］Sarah Chambers and Glickstein, "Making a Case."

［10］Knight, "Role of Narrative Medicine." を参照のこと。

[11] Mahr, "Narrative Medicine and Decision-making." を参照のこと。

[12] Donzelli, "Role of Narrative Medicine in Pregnancy." を参照のこと。

[13] See Rian and Hammer, "Practical Application of Narrative Medicine." を参照のこと。

[14] Amiel et al., "Narrative Medicine."

[15] Devlin et al., "Where Does the Circle End?"

[16] Martinez, "Feeding the Soul."

[17] Winkel et al., "No Time to Think" ; Charon, "Our Heads Touch" ; Charon, "Why Read and Write?" ; Olson, "Narrative Medicine."

[18] ナラティブ・メディスンにおける教員と研修医の教育改善の実例としては、以下を参照のこと。 Branch et al., "Good Clinician" ; Singer et al., "Four Resident's Narratives" ; and Liben et al., "Assessing a Faculty Development Workshop."

[19] Moran, "Families, Law, and Literature."

[20] World Health Organization, *Learning Together;* World Health Organization, *Framework for Action*; Institute of Medicine, Crossing the Quality Chasm; Josiah Macy, Jr. Foundation, *Annual Report* 2012.

[21] Reeves et al., "Interprofessional Education" ; Interprofessional Education Collaborative Expert Panel, "Core Competencies."

[22] Greer, "Status of Interprofessional Education" ; Ho et al., "Making Interprofessional Education Work."

[23] Weaver et al., "Anatomy of Health Care Team."

[24] West et al., "Tools to Investigate" ; Graham, West, and Bauer, "Faculty Development."

[25] Kenyon, de Vries, and Clark, *Narrative Gerontology*; Kenyon, Bohlmeijer, and Randall, *Storying*.

[26] Clark, "Narrative in Interprofessional" ; Clark, "Emerging Themes."

[27] Thistlewaite, "Interprofessional Education" ; Reeves et al., *Interprofessional Teamwork*.

[28] Sands, Stanley, and Charon, "Pediatric Narrative Oncology" ; Charon, "Writing in the Clinic."

[29] Lövtrup, "Here Is the Patient" ; Baathe et al., "Physician Experiences" http://wardround.net/research/.

[30] Reis, Visser, and Frankel, "Health Information and Communication" ; Bates and Gawande, "Improving Safety."

[31] Cimino, "Improving the EHR."

[32] Delbanco, "Inviting Patients to Read."

［33］Euripides, *Trojan Women*, 65.〔邦訳：エウリピデス（著） 丹下和彦（訳）『トロイアの女たち　エウリピデス悲劇全集3』京都大学学術出版会　2014年　106－120頁〕
［34］Oliver, “Witnessing,” 80.
［35］Hayden White, “Figural Realism,” 113.
［36］Levi, *Survival in Auschwitz*, 62.〔邦訳：プリーモ・レーヴィ（著） 竹山博英（訳）『改訂完全版　アウシュヴィッツは終わらない――これが人間か』朝日新聞出版社　2017年〕
［37］Hayden White, “Figural Realism,” 119.
［38］Laub, “Bearing Witness”; Hartman, *Scars*.
［39］Hartman, *Scars*, 19.
［40］Ross, *Bearing Witness*.
［41］Cavarero, *Relating*; Butler, *Giving an Account*; Arendt, *Human Condition*.
［42］Poland, “Analyst’s Witnessing,” 21.
［43］Michael White, *Working with People*.
［44］Charon, “Narrative Medicine as Witness.”
［45］Huyler, “Woman in the Mirror,” 920.

訳　註

〔a〕原著の Epson は誤記。

訳者あとがき

本書は2016年にオクスフォード大学出版局から出版された*The Principles and Practices of Narrative Medicine*の全訳である。

ナラティブ・メディスンは、リタ・シャロン教授を中心とした学際的な教育者のグループによって2000年にコロンビア大学において立ち上げられた、医学生、医療者への教育プログラムである。本書はこのプログラムの20年弱にわたる試行錯誤と展開の産物であるが、「このプログラムの目的は一貫してヘルスケアの改善であった」とシャロン教授は述べている。生物科学的な医学の過剰な重視と、新自由主義的な経済優先の医療システムへの圧力によって、患者、医療者双方が被っている困難と苦境への対抗的なムーブメントとしてこのプログラムは位置づけられている。

2006年に出版され、2011年に本邦でも翻訳出版された『ナラティブ・メディスン――物語能力が医療を変える』〔斎藤清二ほか訳、医学書院〕は、ナラティブ・メディスンの全体像を伝える金字塔的な書籍であった。その後、本邦でもナラティブ・メディスンへの関心が高まり、さまざまなフィールドにおいてその方法論を取り入れる試みが報告されるようになった。この流れが一気に加速したのは、2015年以降シャロン教授をはじめとする複数のコロンビア大学のメンバーが日本を訪れ、各地でレクチャーやワークショップが開催されてからである。

シャロン教授自身は、2015年と2016年に日本を訪れ、東京、名古屋、大阪においてレクチャーとワークショップを行なった。特にワークショップにおいて、村上春樹や夏目漱石の小説、絵画、音楽など多彩な教材が用いられ、精密読解、創造的執筆などが有機的に組み合わされた物語的訓練（ナラティブ・トレーニング）を、身をもって体験できたことは、参加者にとってきわめて有意義な機会となった。

ナラティブ・メディスンの方法論的原則は、ある意味きわめてシンプルである。それは「物語能力」を体得するための行為と省察の組み合わせであり、「ナラティブ・メディスンの三つ組」として整理される。それは一言で言えば、「注目／配慮（attention）と表現（representation）のサイクルを通じて連携／参入（affiliation）を達成すること」である。これは医療やヘルスケアにおける多様な状況に適合させることのできる普遍性をもった基本技能であり、これを身に着けることなしには、多職種連携を前提とした有効な患者中心の医療を行なうことはできない。

一方で、ナラティブ・メディスンの学術的な源流とその裾野はきわめて広大である。医学と人文学をその出発点とし、本書の各章において惜しげもなく述べられているように、その基盤を形成する哲学、倫理学、人類学、社会学、文学、心理学など実に膨大な知識が関わってくる。さらにはコミュニケーション論、ジェンダー論、クィア論などの最新の人間科学、社会科学の知識が取り込まれているだけでなく、政治、経済的なイデオロギーにまでその視野は広がる。ナラティブ・メディスンは、私たちが住み込んでいるところの世界をどう理解し、どう主体的に行動選択していくかというきわめて実践的な学びを提供してくれる。

本書には、このようなナラティブ・メディスンの原則、それを支える基盤となる豊潤な理論的知識、さらには実際に教室で行なわれる教育実践の方法が多数の具体例とともに提示されている。その内容は現在、コロンビア大学のナラティブ・メディスン・プログラムの修士課程あるいは医学教育コース、さらには病院や施設等で行なわれているプログラムの実際に即したものである。特にこれからナラティブ・メディスンに関連した教育を自分自身のフィールドで行ないたいと思っている教育者にとっては、他では得られない貴重な資料を提供する内容であると確信している。

本書の翻訳の計画は、2016年の原著出版以前から、コロンビア大学のグループと綿密な打ち合わせを経ながら進められてきたものである。その間に翻訳者の一人である栗原幸江は実際にコロンビア大学で行なわれている修士コースのプログラムを受講し、その経験の共有は今回の翻訳作業を大いに助けてくれた。また、斎藤と栗原はコロンビア大学流のワークショップの一部を国内における複数の医学部教育や学会の教育企画、あるいは多職種教育の機会において試行し、十分な手ごたえを得てきた。

本書の翻訳にはあえて監訳者を置かず、斎藤清二が第8章、第11～13章を、栗原幸江が第1章、第2章を、齋藤章太郎が第3～7章、第9章、第10章、日本語版によせて、謝辞、序文を担当した。最終的に斎藤清二が全体の用語等の統一を行なった。

学術書の翻訳出版がきわめて困難な状況にある昨今、北大路書房の若森乾也さんにはいち早く本書の意義を理解いただき、本書の翻訳作業を暖かく見守るとともに、卓越した編集能力をいかんなく発揮していただいた。最大の感謝をここに捧げたい。

2019年3月31日

訳者を代表して　斎藤 清二

ふだん使いのナラティヴ・セラピー
――人生のストーリーを語り直し、希望を呼び戻す

デイヴィッド・デンボロウ 著
小森康永、奥野 光 訳

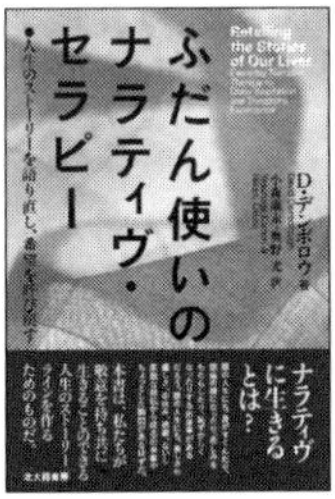

ナラティヴに生きるとは？　誰の人生にも、身がすくんだり、頭痛の種になったり、悲しみをもたらしたり、恥ずかしくなったりする出来事があるだろう。誰の人生にも、美しさや優しさ、中休み、逃避、ないし果敢な抵抗から成る出来事やちょっとした瞬間があるはずだ。本書は、私たちが敬意を持ち共に生きることのできる人生のストーリーラインを作るためのものだ。

四六判・344頁　定価：本体3200円＋税
ISBN978-4-7628-2939-0 C1011

手作りの悲嘆
――死別について語るとき〈私たち〉が語ること

ロレイン・ヘツキ、ジョン・ウィンズレイド 著
小森康永、奥野 光、ヘミ和香 訳

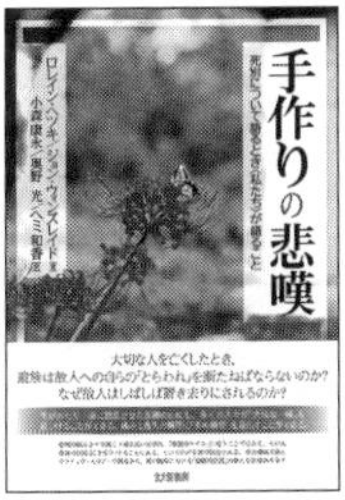

大切な人を亡くしたとき、遺族は、故人への自らの「とらわれ」を断たねばならないのか？　悲嘆の痛みをやり過ごす最も良い方法は、「既製のモデル」に従うことではなく、その人自身の反応を「手作り」することにある、というのが本書の信念である。社会構成主義の立場から、死の臨床における治療的会話の新たな枠組みを示す。

A5判・336頁　定価：本体3900円＋税
ISBN978-4-7628-3067-9 C3011

【好評関連書】

ナラエビ医療学講座
―物語と科学の統合を目指して

斎藤清二　著

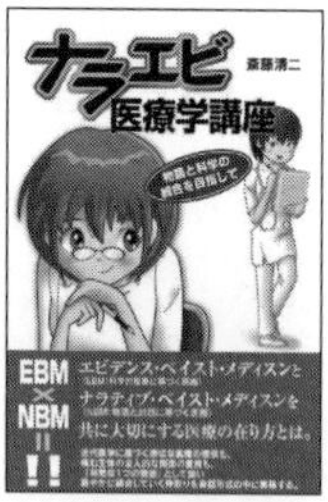

エビデンス・ベイスト・メディスン（科学的根拠に基づく医療）とナラティブ・ベイスト・メディスン（物語と対話に基づく医療）を共に大切にする医療の在り方とは。近代医学に基づく適切な医療の提供も，病む主体の全人的な側面の重視も「有効な1つの物語」として扱い軽やかに統合していく枠取りを会話形式の中に素描する。

四六判・234頁　定価：本体1900円＋税
ISBN978-4-7628-2752-5 C3047

総合臨床心理学原論
―サイエンスとアートの融合のために

斎藤清二　著

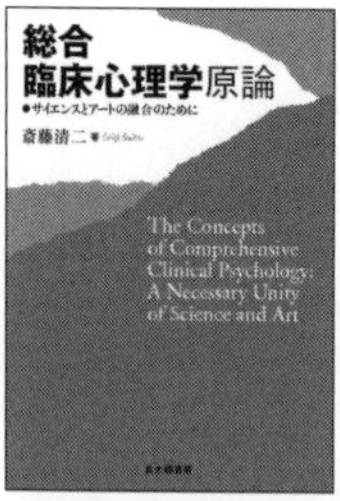

混乱と分断を超えて、公認心理師時代の「臨床心理学」はどうあるべきか。臨床心理学の基盤となる原理的事項を多角的な視点から見つめ、多くの人が共有できる「有効な概念化」を目指す。その上で、医学などの近接領域との関連を意識しつつ、診断・見立て・アセスメントや臨床倫理の問題、そして多職種協働についても扱う。

A5判・216頁　定価：本体2200円＋税
ISBN978-4-7628-3010-5 C3011

ナラティブ・メディスンの原理と実践

2019年7月10日　初版第1刷印刷
2019年7月20日　初版第1刷発行
定価はカバーに表示してあります。

著　者　リタ・シャロン
サヤンタニ・ダスグプタ
ネリー・ハーマン
クレッグ・アーバイン
エリック・R・マーカス
エドガー・リベラ＝コロン
ダニエル・スペンサー
マウラ・スピーゲル

訳　者　斎藤　清二
栗原　幸江
齋藤章太郎

発行所　（株）北大路書房
〒603-8303　京都市北区紫野十二坊町12-8
電　話　（075）431-0361（代）
FAX　（075）431-9393
振　替　01050-4-2083

編集・デザイン・装丁　上瀬奈緒子（綴水社）
印刷・製本　シナノ書籍印刷（株）
 ISBN978-4-7628-3070-9　Printed in Japan

[訳者紹介]

斎藤　清二（さいとう・せいじ）……………第8章、第11～13章

１９５１年　新潟県に生まれる
１９７５年　新潟大学医学部医学科卒業
現在、立命館大学総合心理学部特別招聘教授（医学博士）
[主著]
総合臨床心理学原論―サイエンスとアートの融合のために（単著）北大路書房　２０１８年
ナラティブ・メディスン―物語能力が医療を変える（共訳）医学書院　２０１１年
ナラエビ医療学講座―物語と科学の統合を目指して（単著）北大路書房　２０１１年

栗原　幸江（くりはら・ゆきえ）……………第1章、第2章

１９６３年　東京都に生まれる
１９９４年　コロンビア大学大学院ソーシャルワーク修士課程修了
現在、がん・感染症センター都立駒込病院緩和ケア科および認定ＮＰＯ法人マギーズ東京　心理療法士
[主著・論文]
進化するマインドフルネス―ウェルビーイングへと続く道（共著）創元社　２０１８年
ともにある（5）　神田橋條治　由布院・緩和ケアの集い（共著）木星舎　２０１６年
Oxford Textbook of Palliative Social Work（共著）Oxford University Press, 2011

齋藤章太郎（さいとう・しょうたろう）……日本語版によせて、謝辞、序文、第3～7章、第9章、第10章

１９８２年　富山県に生まれる
２００５年　筑波大学第一学群人文学類卒業
２０１５年　筑波大学大学院人文社会科学研究科哲学・思想専攻単位取得退学
[主著]
ドクターズ・ストーリーズ―医学の知の物語的構造（共訳）新曜社　２０１６年

[原著者紹介]

Rita Charon
（リタ・シャロン）……………… 日本語版によせて、序文、第5章、第7章、第8章、第12章、第13章

コロンビア大学に勤務する総合内科医、文学研究者。コロンビア大学、ナラティブ・メディスン・プログラムの総責任者を勤める。主著として２００６年に Oxford University Press から出版された Narrative Medicine がある。

Maura Spiegel
（マウラ・スピーゲル）………… 第1章、第2章

コロンビア大学とバーナード大学において、20年間にわたって小説と映画についての教育に携わる。コロンビア大学医学部、ナラティブ・メディスン・プログラムの創設メンバー。

Danielle Spencer
（ダニエル・スペンサー）……… 第1章、第2章、第3章、第4章

コロンビア大学、ナラティブ・メディスン・プログラムと、ニューヨーク、アインシュタイン－カルドーゾ・生命倫理修士プログラムの教員を務める。

Craig Irvine
（クレッグ・アーバイン）……… 第3章、第4章、第5章

コロンビア大学ナラティブ・メディスン修士プログラムおよびコロンビア大学医学部のナラティブ・メディスン教育プログラムの責任者。

Sayantani DasGupta
（サヤンタニ・ダスグプタ）…… 第6章

ナラティブ・メディスン修士プログラムの教員。コロンビア大学の比較文学研究所、民族と人種研究センターに所属している。

Nellie Hermann
（ネリー・ハーマン）…………… 第9章、第10章

小説家であり、コロンビア大学のナラティブ・メディスン・プログラムの創発部門責任者を務める。非伝統的文脈における創造性の活用についての幅広い教育と講義に携わっている。

Edgar Rivera Colón
（エドガー・リベラ＝コロン）……第11章

コロンビア大学、ナラティブ・メディスン・プログラムの教員。セクシユアリテイとジェンダーを専門とする人類学者。

Eric R. Marcus
（エリック・R・マーカス）…… 第12章

コロンビア大学精神分析訓練センター所長。同センターの訓練分析家・指導分析家を務める。コロンビア大学医学部臨床精神医学教授。

INDEX

索　引

人名索引

[あ]
アーレント，ハンナ（Arendt, Hannah）　445
アインシュタイン，アルバート（Einstein, Albert）　286
アウグスティヌス（Augustine）　285
アットリッジ，デレック（Attridge, Derek）　198, 313
アリストテレス（Aristotélēs）　172, 195, 304
アルチュセール，ルイ・P.（Althusser, Louis P.）　36
アンダーソン，チャールズ（Anderson, Charles）　343

イアクインタ，サルバトーレ（Iaquinta, Salvatore）　103
イーザー，ヴォルフガング（Iser, Wolfgang）　250
イシグロ，カズオ（Ishiguro, Kazuo）　41

ヴィーコ，ジャンバッティスタ（Vico, Giambattista）　286
ヴィーダーマン，ミルトン（Viederman, Milton）　431
ウィニコット，D. W.（Winnicott, D. W.）　429, 436
ウイリアムス，イアン（Williams, Ian）　36
ウィリアムズ，ウィリアム・カーロス（Williams, William Carlos）　242
ウイリアムズ，レイモンド（Williams, Raymond）　411
ウィンスレード，ウィリアム（Winslade, William）　181
ヴェイユ，シモーヌ（Weil, Simone）　455
ウォーシャム，リン（Worsham, Lynn）　58
ウォーレン，ロバート・ペン（Warren, Robert Penn）　245
ウォレス，デヴィッド・フォスター（Wallace, David Foster）　278
ウォン，デイヴィッド・ヘンリー（Hwang, David Henry）　225
ウルフ，ヴァージニア（Woolf, Virginia）　254, 257, 261, 268, 287, 296, 315

エウリピデス（Euripides）　470
エドソン，マーガレット（Edson,

Margaret)　98
エピクロス（Epicurus）　154
エプストン，デヴィッド（Epston, David）　473
エリオット，T. S.（Eliot, T. S.）　245, 287
エリオット，ジョージ（Eliot, George）　267
エリソン，ラルフ（Ellison, Ralph）　141, 303
エンゲル，ジョージ（Engel, George）　434
エンプソン，ウィリアム（Empson, William）　245, 313

オーア，グレゴリー（Orr, Gregory）　346
オートレイ，キース（Oatley, Keith）　347
オジック，シンシア（Ozick, Cynthia）　313
オスラー，ウィリアム（Osler, William）　2
オデガード，チャールズ（Odegaard, Charles）　105
オルフィ，ダニエル（Ofri, Danielle）　59
オンダーチェ，マイケル（Ondaatje, Michael）　376

［か］

ガート，バーナード（Gert, Berneard）　180
カーモード，フランク（Kermode, Frank）　287
カヴァレーロ，アドリアーナ（Cavarero, Adriana）　42, 445
ガダマー，ハンス＝ゲオルグ（Gadamer, Hans-Georg）　148, 172
カミュ，アルベール（Camus, Albert）　35
カラー，ジョナサン（Culler, Jonathan）　246
ガレノス（Galen）　155
カレル，ハビ（Carel, Havi）　10, 142
カンギレム，ジョルジュ（Canguilhem, Georges）　434, 448

ギアーツ，クリフォード（Geertz, Clifford）　32
キネル，ゴールウェイ（Kinnel, Galway）　306
ギャス，ウィリアム（Gass, William）　351
キャッセル，エリック（Cassell, Eric）　107
ギャロップ，ジェーン（Gallop, Jane）　252
ギリガン，キャロル（Gilligan, Carol）　302
キンケイド，ジャメイカ（Kincaid, Jamaica）　372
クーリック，ケイティ（Couric, Katie）　223
グッドマン，ネルソン（Goodman, Nelson）　437
クラインマン，アーサー（Kleinman, Arthur）　102
クラウザー，K. ダナー（Clouser, K. Danner）　180
グリクスタイン，ジュリー（Glickstein, Julie）　458
クリステヴァ，ジュリア（Kristeva, Julia）　42, 246
クリフトン，ルシール（Clifton, Lucille）　12, 288
グレゴリー，マーシャル（Gregory, Marshall）　174
グロス，エリザベス（Grosz, Elizabeth）　121
グロスマン，デイヴィッド（Grossman, David）　347, 358

コーサー，G. トーマス（Couser, G. Thomas）　218
ゴールマン，ダニエル（Goleman, Daniel）　57
コックス，ラバーン（Cox, Laverne）　220, 223
コルタサル，フリオ（Cortázar, Julio）　345
コンウェイ，キャスリン（Conway, Kathlyn）　447

［さ］

サイード，エドワード（Said, Edward）　280

シーグラー，マーク（Siegler, Mark）　181
シェイクスピア，ウィリアム（Shakespeare, William）　287
ジェイムズ，ヘンリー（James, Henry）　8, 12, 190, 199, 255, 257, 260, 297
ジェイムソン，フレドリック（Jameson, Fredric）　246
シェム，サミュエル（Shem, Samuel）　56, 103, 106
シャーウィン，スーザン（Sherwin, Susan）　191
シャピロ，ジョアンナ（Shapiro, Joanna）　57
シャルク，サーミ（Schalk, Sami）　212

シャロン，リタ（Charon, Rita）　146
シュヴァイカルト，パトリシオ（Schweickart, Patricio）　250
ジュネット，ジェラール（Genette, Gérard）　71, 287, 304
ジョイス，ジェイムズ（Joyce, James A. A.）　35
ショーン，ドナルド（Schön, Donald）　439
ジョンセン，アルバート（Jonsen, Albert）　181

スヴェネウス，フレデリック（Svenaeus, Fredrik）　148, 150
スー，デラルド・ウィング（Sue, Derald Wing）　9, 58
スカリー，エレイン（Scarry, Elaine）　66
スティーブンス，ウォーレス（Stevens, Wallace）　312
ステンシー，ウィリアム（Stempsey, William）　157
ストランド，マーク（Strand, Mark）　441
ストリングフェロウ，ウィリアム（Stringfellow, William）　417
スピヴァク，ガヤトリ・C.（Spivak, Gayatri C.）　283
スロウカ，マーク（Slouka, Mark）　339

ゼイナー，リチャード（Zaner, Richard）　10, 145
センバー，ロバート（Sember, Robert）　414

ソジャ，エドワード（Soja, Edward）　233

［た］

タッカー，ダンカン（Tucker, Duncan）　221
ダマシオ，アントニオ（Damasio, Antonio）　95, 122
ダン，ジョン（Donne, John）　287

チェンバース，サラ（Chambers, Sarah）　458
チェン，ポーリーン（Chen, Pauline）　336
チャーチル，ラリー（Churchill, Larry）　187
チルドレス，ジェイムズ（Childress, James）　177

デイビス，ケイト（Davis, Kate）　220
デカルト，ルネ（Descartes, René）　10, 94, 118
デ・セルバンテス，ミゲール（de Cervantes, Miguel）　332
デューイ，ジョン（Dewey, John）　9, 62, 86
デュボア，アンドリュー（DuBois, Andrew）　247, 248
デ・リーウ，サラ（de Leeuw, Sarah）　59
デリダ，ジャック（Derrida, Jacques）　36, 42, 246
デンジン，ノーマン・K.（Denzin, Norman K.）　408

トゥームズ，S. カイ（Toombs, S. Kay）　123, 143
トゥールミン，スティーブン（Toulmin, Stephen）　181
ドウティ，マーク（Doty, Mark）　394
トーマスマ，デヴィッド・C.（Thomasma, David C.）　126, 155
ドストエフススキー，フョードル（Dostoevsky, Fyodor）　27
ド・セルトー，ミシェル（de Certeau, Michel）　297
ドナルド，アンナ（Donald, Anna）　149
トビーン，コルム（Tóibín, Colm）　23
ド・ボーヴォワール，シモーヌ（de Beauvoir, Simone）　265
トンプキンス，ジェーン（Tompkins, Jane）　252

［な］

ニュートン，アダム・ザカリー（Newton, Adam Zachary）　188

ヌスバウム，マーサ（Nussbaum, Martha）　176, 190

ネルソン，ヒルデ・リンデマン（Nelson, Hilde Lindemann）　150, 196

ノヴァク，ジョゼフ・D.（Novak, Joseph D.）　83
ノバーチェク，マルゴザータ（Nowaczyk,

Malgorzata)　457

[は]

バーガー，ジョン（Berger, John）　305
パーシー，ウォーカー（Percy, Walker）　312
パース，チャールズ（Peirce, Charles Sanders）　243
ハートマン，ジェフリー（Hartman, Geoffrey）　472
ハーバマス，ユルゲン（Habermas, Jürgen）　439
ハイデガー，マルティン（Heidegger, Martin）　148, 151
ハイラー，フランク（Huyler, Frank）　453, 475
バシュラール，ガストン（Bachelard, Gaston）　296
長谷川等伯　i
バッハ，ヨハン・セバスティアン（Bach, Johann Sebastian）　254, 280
バトラー，ジュディス（Butler, Judith）　22, 41, 215, 221, 224
バフチン，ミハイル（Bakhtin, Mikhail）　22, 28, 287, 294
パリシ，ピーター（Parisi, Peter）　256
バルト，ロラン（Barthes, Roland）　21, 246, 257, 261, 305
ハレ，ロム（Harré, Rom）　302
バロン，リチャード（Baron, Richard）　143
パワーズ，リチャード（Powers, Richard）　175, 337
バンヴィル，ジョン（Banville, John）　426
ハンキンソン，R. J.（Hankinson, R. J.）　155
バンフート，ジャクリーン（Vanhoutte, Jacqueline）　101

ビーチャム，トム（Beauchamp, Tom）　177
ピーボディ，フランシス（Peabody, Francis）　106
ピカソ，パブロ（Picasso, Pablo）　287
ピトケアン，アーチボルド（Pitcairn, Archibald）　123

ファイアスタイン，スチュアート（Firestein, Stuart）　329
プイグ，マヌエル（Puig, Manuel）　315
フィッシュ，スタンリー（Fish, Stanley）　250
フィッツジェラルド，フランシス・スコット・K.（Fitzgerald, Francis S. K.）　35
フィンケルスタイン，ピーター（Finkelstein, Peter）　123
フーコー，ミシェル（Foucault, Michel）　36, 42, 224, 247, 462
ブース，ウェイン（Booth, Wayne）　188, 250, 253, 262
プーレ，ジョルジュ（Poulet, Georges）　250
フェラン，ジェームズ（Phelan, James）　189
フェリー，デービット（Ferry, David）　161
フェルスキ，リタ（Felski, Rita）　22, 36, 242, 271
フォーゲル，エリザベス（Vogel, Elizabeth）　58
フォスター，E. M.（Foster, E. M.）　295
フックス，ベル（hooks bell）　210, 231
フッサール，エトムント（Husserl, Edmund）　134
ブライヒ，デイビッド（Bleich, David）　250
ブラック，ジョルジュ（Braque, Georges）　287
プラトン（Plato）　10, 111, 155
フランク，アーサー（Frank, Arthur）　60, 108, 169, 179, 185, 193, 216
フリードマン，サミュエル（Friedman, Samuel）　406
フリン，エリザベス（Flynn, Elizabeth）　250
プルースト，マルセル（Proust, Marcel）　38, 287
ブルーナー，ジェローム（Bruner, Jerome）　189
ブルックス，クリアンス（Brooks, Cleanth）　173, 245
ブルデユー，ピエール（Bourdieu, Pierre）　439
フレイレ，パウロ（Freire, Paulo）　211, 230, 439
フレクスナー，アブラハム（Flexner, Abraham）　104
ブロイヤード，アナトール（Broyard, Anatole）　33
フローベール，ギュスターヴ（Flaubert, Gustave）　261

ブロックマイヤー，イェンス（Brockmeier, Jens） 148, 169, 192, 302, 306
プロップ，ウラジミール（Propp, Vladimir） 304

ヘイル，ドロシー（Hale, Dorothy） 196
ベクダル，アリソン（Bechdel, Alison） 31, 254
ベケット，サミュエル（Beckett, Samuel） 287
ベスト，スティーブン（Best, Stephen） 249
ヘモン，アレクサンダル（Hemon, Aleksander） 271
ヘリック，ロバート（Herrick, Robert） 245
ベルクソン，アンリ（Bergson, Henri） 286, 295
ペレグリノ，エドモンド（Pellegrino, Edmund） 96, 126, 144, 155, 182
ベンヤミン，ワルター（Benjamin, Walter） 305

ホーランド，ノーマン（Holland, Norman） 250
ポーランド，ワレン（Poland, Warren） 473
ボスク，チャールズ（Bosk, Charles） 179
ポルテッリ，アレッサンドロ（Portelli, Alessandro） 217
ボルヘス，ホルヘ・ルイス（Borges, Jorge Luis） 287
ホワイト，ヘイドン（White, Haydon） 471
ホワイト，マイケル（White, Michael） 22, 32, 269, 473
ポワリエ，スザンヌ（Poirier, Suzanne） 60

[ま]

マードック，アイリス（Murdoch, Iris） 176, 227
マー，レイモンド（Mar, Raymond） 347
マカーディ，マリアン（MacCurdy, Marian） 343
マキューアン，イアン（McEwan, Ian） 159
マクスウェル，ウィリアム（Maxwell, William） 444
マッキンタイア，アラスデア（MacIntyre, Alasdair） 29, 110, 133, 182
マルクス，カール・ハインリヒ（Marx, Karl Heinrich） 407
マルクス，シャロン（Marcus, Sharon） 249
マンロー，アリス（Munro, Alice） 9, 64, 227

ミシュラー，エリオット（Mishler, Elliot） 440
ミッチェル，スティーブン・A.（Mitchell, Stephen A.） 9, 22, 55, 269
ミラー，D. A.（Miller, D. A.） 249
ミラー，J. ヒリス（Miller, J. Hillis） 188
ミラー，ヘンリー（Miller Henry） 355
ミルン，A. A.（Milne, A. A.） 38

ムーア，ロリー（Moore, Lorrie） 56

メイ，ロロ（May, Rollo） 328, 331
メイトランド，サラ（Maitland, Sara） 97
メイラー，ノーマン（Mailer, Norman） 352
メルロ＝ポンティ，モーリス（Merleau-Ponty, Maurice） 10, 120, 134
メレトジャ，ハンナ（Meretoja, Hanna） 148, 192

モーハンティー，チャンドラー・タルパデー（Mohanty, Chandra Talpade） 211, 219
モラン，ジュデイス（Moran, Judith） 460
モリソン，トニ（Morrison, Toni） 200, 210
モンゴメリー，キャサリン（Montgomery Hunter, Kathryn） 304, 329
モントロス，クリスティン（Montross, Christine） 124

[や]

ヤーコブソン，ロマーン（Jakobson, Roman） 246
ヤスパース，カール（Jaspers, Karl） 144
ヤンシー，ジョージ（Yancy, George） 200

[ら]

ライン，ドント（Rhine, Dont） 414
ラウプ，ドリー（Laub, Dori） 472

ラカン，ジャック（Lacan, Jacques） 36, 42, 246
ラッセル，バートランド（Russell, Bertrand） 286
ランキン，クラウディア（Rankine, Claudia） 302
ランサム，ジョン・クロウ（Ransom, John Crowe） 245

リード，ハーバート（Read, Herbert） 313
リオタール，ジャン＝フランソワ（Lyotard, Jean-François） 246
リクール，ポール（Ricoeur, Paul） 148, 169, 201, 286, 287
リチャーズ，I. A.（Richards, I. A.） 243
リンカン，イヴォンナ（Lincoln, Yvonna） 408

ルカーチ，ジェルジュ（Lukács, Georg） 286
ルボック，パーシー（Lubbock, Percy） 287
ルリッシュ，ルネ（Leriche, René） 433, 453

レヴィ＝ストロース，クロード（Levi-Strauss, Claude） 246
レヴィナス，エマニュエル（Levinas, Emmanuel） 42, 226
レーヴィ，プリーモ（Levi, Primo） 471
レダー，ドリュー（Leder, Drew） 110, 123
レントリッキア，フランク（Lentricchia, Frank） 248

ローゼンバーグ，チャールズ（Rosenberg, Charles） 109
ローゼンブラット，ルイーズ（Rosenblatt, Louise） 250
ローティ，リチャード（Rorty, Richard） 242
ロード，オードリー（Lorde, Audre） 141, 219
ローワルド，ハンス（Loewald, Hans） 437
ロスコ，マーク（Rothko, Mark） 254, 283

事項索引

［さ］

［た］

［な］

［は］

BIBLIOGRAPHY

文献

邦訳のあるものを＊で示した。[032] 頁以降を参照。

Academy of Achievement. "Elie Wiesel Interview—Academy of Achievement." June 29, 1996. http://www.achievement.org/autodoc/page/wie0int-2.

Ahbel-Rappe, Sara. "Plato's Influence of on Jewish, Christian, and Islamic Philosophy." In *A Companion to Plato*, edited by H. H. Benson, 434–50. West Sussex: Blackwell, 2009.

Allen, Katherine R., and Elizabeth B. Farnsworth. "Reflexivity in Teaching about Families." *Family Relations* 42 (1993): 351–56.

Altieri, Charles. "Affect, Intentionality, and Cognition: A Response to Ruth Leys." *Critical Inquiry* 38, no. 4 (2012): 878–81.

Amiel, Jonathan, Anne Armstrong-Coben, Melanie Bernitz, Julie Glickstein, Deepthiman Gowda, Gillian Graham, Nellie Hermann, Constance Park, Delphine Taylor, and Rita Charon. "Narrative Medicine in Education and Practice." In *Behavioral Medicine: A Guide for Clinical Practice*, 4th ed., edited by Mitchell Feldman, John Christiansen, and Jason Satterfield, 505–13. New York: McGraw Hill Education, 2014.

Anderson, Charles, and Marian MacCurdy. "Introduction." *Writing and Healing: Toward an Informed Practice*. Urbana, IL: National Council of Teachers of English, 2000.

＊ Arendt, Hannah. *The Human Condition*. Chicago: University of Chicago Press, 1958.

＊ Arendt, Hannah. *The Life of the Mind*. New York: Harcourt and Brace, 1971.

Arntfield, Shannon, Kris Slesar, Jennifer Dickson, and Rita Charon. "Narrative Medicine as a Means of Training Medical School Students toward Residency Competencies." *Patient Education and Counseling* 91 (2013): 280–86.

Aronson, Louise, Brian Niehaus, Laura Hill-Sakurai, Cindy Lai, and Patricia S. O'Sullivan. "A Comparison of Two Methods of Teaching Reflective Ability in Year 3 Medical Students." *Medical Education* 46 (2012): 807–14.

Attridge, Derek. "Innovation, Literature, Ethics: Relating to the Other." *PMLA* 114, no. 1 (1999): 20–31.

Attridge, Derek. "Performing Metaphors: The Singularity of Literary Figuration." *Paragraph: A Journal of Modern Critical Theory* 28, no. 2 (2005): 18–34.

＊ Augustine. *The Confessions of Saint Augustine*. Translated by Edward B. Pusey. New York: The Modern Library, 1949.

Aull, Felice, and Bradley Lewis. "Medical Intellectuals: Resisting Medical Orientalism." *Journal of Medical Humanities* 25, no. 2 (2004): 87–108.

Baathe, Fredrik, Gunnar Ahlborg, Annica Lagstrom, Lars Edgren, and Kerstin Nilsson. *Journal of Hospital Administration* 3, no. 6 (2014): 127–42. Published online October 27, 2014. doi:10.5430/jha.v3n6p127.

＊ Bachelard, Gaston. *The Poetics of Space*. Translated by Maria Jolas. Boston: Beacon Press, 1994.

* Bakhtin, Mikhail. "Forms of Time and of the Chronotope in the Novel: Notes toward a Historical Poetics." In *The Dialogic Imagination: Four Essays*, edited by Michael Holquist, translated by Caryl Emerson and Michael Holquist, 84–258. Austin: University of Texas Press, 1981.
* Bakhtin, Mikhail. *Problems of Dostoevsky's Poetics*. Edited and translated by Caryl Emerson. Minneapolis: University of Minnesota Press, 1984.
Baldwin, Clive. "Narrative Ethics for Narrative Care." *Journal of Aging Studies* 34 (2015): 183–89.
Banfield, Ann. "Time Passes: Virginia Woolf, Post-Impressionism, and Cambridge Time." *Poetics Today* 24, no. 3 (Fall 2003): 471–516.
* Banville, John. *The Infinities*. New York: Alfred A. Knopf, 2010.
Baron, Richard J. "An Introduction to Medical Phenomenology: I Can't Hear You While I'm Listening." *Annals of Internal Medicine* 103, no. 4 (1985): 606–11.
* Barthes, Roland. *The Pleasure of the Text*. Translated by Richard Miller. New York: Hill and Wang, 1975.
* Barthes, Roland. *The Rustle of Language*. Translated by Richard Howard. Berkeley: University of California Press, 1989.
* Barthes, Roland. *S/Z: An Essay*. Translated by Richard Miller. New York: Hill and Wang, 1974.
Bates, David W., and Atul A. Gawande. "Improving Safety with Information Technology." *New England Journal of Medicine* 348, no. 25 (2003): 2526–34.
Beauchamp, Tom L. "Principlism and Its Alleged Competitors." *Kennedy Institute of Ethics Journal* 5, no. 3 (1995): 181–98.
* Beauchamp, Tom L., and James F. Childress. *Principles of Biomedical Ethics*. New York: Oxford, 1979.
* Beauvoir, Simone de. *The Ethics of Ambiguity*. Translated by Bernard Frechtman. New York: Citadel Press, 1948.
* Bechdel, Alison. *Fun Home: A Family Tragicomic*. New York: Houghton Mifflin, 2006.
Benjamin, Walter. "The Storyteller." In *Illuminations: Essays and Reflections*, edited by Hannah Arendt and translated by Harry Zohn, 83–109. New York: Schocken Books, 1969.
Bennett, Jane. *The Enchantment of Modern Life: Attachments, Crossings, and Ethics*. Princeton, NJ: Princeton University Press, 2002.
Berger, John. "One or Two Pages about Vigilance." *Brick: A Literary Journal* 95 (Summer 2015), 126–29.
* Bergson, Henri. *Time and Free Will: An Essay on the Immediate Data of Consciousness*. Translated by F. L. Pogson. New York: Harper, 1960.
Berthoff, Ann E. "Learning the Uses of Chaos." In *The Making of Meaning: Metaphor, Models, and Maxims for Writing Teachers*, 68–72. Upper Montclair, NJ: Boynton/Cook, 1981.
Best, Stephen, and Sharon Marcus. "Surface Reading: An Introduction." *Representations* 108, no. 1 (Fall 2009): 1–21.
Bhabha, Homi K. "The World and the Home." *Social Text* 31–32 (1992): 141–53.
Bialostosky, Don. "Should College English Be Close Reading?" *College English* 69, no. 2 (2006): 111–16.
Blakeslee, Sandra. "To Advance, Search for a Black Cat in a Dark Room." *The New York Times*, June 18, 2012. http://www.nytimes.com/2012/06/19/science/ignorance-book-review-scientists-dont-care-for-facts.html.
Bleich, David. *Subjective Criticism*. Baltimore: Johns Hopkins University Press, 1978.
Bloor, David. *Knowledge and Social Imagery*. London: Routledge and Kegan Paul, 1976.
* Bollas, Christopher. *The Shadow of the Object: Psychoanalysis of the Unthought Known*. New York: Columbia University Press, 1987.
* Booth, Wayne C. *The Rhetoric of Fiction*. 2nd ed. Chicago: University of Chicago Press, 1983.
Booth, Wayne C. *The Company We Keep: An Ethics of Fiction*. Berkeley: University of California Press, 1988.

Borges, Jorge Luis. "A New Refutation of Time." In *Labyrinths: Selected Stories and Other Writings*, translated by James E. Irby, 217–37. New York: New Directions, 1964.

Bosk, Charles L. *All God's Mistakes: Genetic Counseling in a Pediatric Hospital*. Chicago: University of Chicago Press, 1992.

Boudreau, J. Donald, Stephen Liben, and Abraham Fuks. "A Faculty Development Workshop in Narrative-based Reflective Writing." *Perspectives in Medical Education* 1 (2012): 143–54.

Bourdieu, Pierre. *Outline of a Theory of Practice*. Translated by Richard Nice. Cambridge, UK: Cambridge University Press, 1977.

Bourdieu, Pierre, and Loïc J. D. Wacquant. *An Invitation to Reflexive Sociology*. Chicago: University of Chicago Press, 1992.

Brain, Peter, trans. "Galen on the Ideal of the Physician." (Opt. Med.). *South African Medical Journal* 52 (1977): 936–38. Translation of *Claudii Galeni Opera Omnia*, vol. 1, 53–63, edited by C. G. Kühn (Leipzig, Cnobloch), 1821–33.

Branch, William T., Jr., Richard Frankel, Catherine F. Gracey, Paul M. Haidet, Peter F. Weissmann, Paul Cantey, Gary A. Mitchell, and Thomas S. Inui. "A Good Clinician and a Caring Person: Longitudinal Faculty Development and the Enhancement of the Human Dimensions of Care." *Academic Medicine* 84, no. 1 (2009): 117–26.

Branch, William T., Jr. "The Ethics of Patient Care." *JAMA* 313, no. 14 (2015): 1421-2.

Brockmeier, Jens. *Beyond the Archive: Memory, Narrative, and the Autobiographical Process*. New York: Oxford University Press, 2015.

Brockmeier, Jens, and Donal Carbaugh, eds. *Narrative and Identity: Studies in Autobiography, Self and Culture*. Amsterdam: John Benjamins Publishing Company, 2001.

Brockmeier, Jens, and Hanna Meretoja. "Understanding Narrative Hermeneutics." *Storyworlds* 6, no. 2 (2014): 1–27.

Brockmeier, Jens, and Rom Harré. "Narrative: Problems and Promises of an Alternative Paradigm." In *Narrative and Identity: Studies in Autobiography, Self and Culture*, edited by Jens Brockmeier and Donal Carbaugh. Amsterdam: John Benjamins Publishing Company, 2001.

Brody, Howard. *Stories of Sickness*. New Haven, CT: Yale University Press, 1987.

Brooks, Cleanth. *The Well Wrought Urn: Studies in the Structure of Poetry*. New York: Harcourt, Brace and World, 1947.

Brooks, Cleanth, and Robert Penn Warren. *Understanding Poetry*. 3rd ed. New York: Holt, Rinehart and Winston, 1960.

Brooks, Peter. *Reading for the Plot: Design and Intention in Narrative*. New York: Alfred A. Knopf, 1984.

Brown, T. *The Mechanical Philosophy and the "Animal Oeconomy."* New York: Arno, 1981.

* Broyard, Anatole. "The Patient Examines the Doctor." In *Intoxicated By My Illness and Other Writings on Life and Death*, edited by Alexandra Broyard, 33–58. New York: Fawcett Columbine, 1993.

* Bruner, Jerome. *Acts of Meaning*. Cambridge, MA: Harvard University Press, 1990.

* Butler, Judith. *Giving an Account of Oneself*. New York: Fordham University Press, 2005.

* Butler, Judith. *Precarious Life: The Powers of Mourning and Violence*. New York: Verso, 2006.

Butler, Judith. *Undoing Gender*. New York: Routledge, 2004.

Butler, Judith. "Your Behavior Creates Your Gender." *Bigthink Video*. Recorded January 13, 2011. http://bigthink.com/videos/your-behavior-creates-your-gender.

Canguilhem, Georges. "Fragments." *Revue de Métaphysique et de Morale* 90, no. 1 (January-March, 1985): 93–98.

* Canguilhem, Georges. *The Normal and the Pathological*. Translated by Carolyn R. Fawcett. New York: Zone Books, 1991.

Canguilhem, Georges. *Writings on Medicine / Georges Canguilhem*. Edited and translated by Stephanos Geroulanos and Todd Meyers. New York: Fordham University Press, 2012.

Carel, Havi. *Illness: The Cry of the Flesh*. Durham, UK: Acumen, 2008.

Carrese, Joseph A., Erin L. McDonald, Margaret Moon, Holly A. Taylor, Kiran Khaira, Mary Catherine Beach, and Mark T. Hughes. "Everyday Ethics in Internal Medicine Resident Clinic: An Opportunity to Teach." *Medical Education* 45 (2011): 712–21.

Carson, Ronald. "Interpretive Bioethics: The Way of Discernment." *Theoretical Medicine* 11 (1990): 51–59.

Cassell, Eric. *Talking with Patients*. Vols. 1 and 2. Cambridge, MA: MIT Press, 1985.

Cassell, Eric J. "The Nature of Suffering and the Goals of Medicine." *New England Journal of Medicine* 306, no. 11 (1982): 639–45.

Cavarero, Adriana. *Relating Narratives: Storytelling and Selfhood*. Translated by Paul A. Kottman. London: Routledge, 2000.

* Certeau, Michel de. *The Practice of Everyday Life*. Translated by Steven Rendell. Berkeley: University of California Press, 1984.

Saavedra, Miguel de Cervantes. *Don Quixote De La Mancha (Oxford World's Classics)*. Translated by Charles Jarvis. New York: Oxford University Press, 2008.

* Chalmers, David J. *The Conscious Mind: In Search of a Fundamental Theory*. New York: Oxford University Press, 1996.

Chambers, Sarah, and Julie Glickstein. "Making a Case for Narrative Competency in the Field of Fetal Cardiology." *Literature and Medicine* 29, no. 2 (Fall 2011): 376–95.

Chambers, Tod S. *The Fiction of Bioethics: Cases as Literary Texts*. New York: Routledge, 1999.

Charon, Rita. "At the Membranes of Care: Stories in Narrative Medicine." *Academic Medicine* 87, no. 3 (2012): 342–47.

Charon, Rita. "The Ecstatic Witness." In *Clinical Ethics and the Necessity of Stories: Essays in Honor of Richard M. Zaner*, edited by Osborne P. Wiggins and Annette C. Allen, 165–83. New York: Springer, 2011.

* Charon, Rita. *Narrative Medicine: Honoring the Stories of Illness*. New York: Oxford University Press, 2006.

Charon, Rita. "Narrative Medicine as Witness for the Self-Telling Body." *Journal of Applied Communication Research* 37, no. 2 (2009): 118–31.

Charon, Rita. "Narrative Reciprocity." *Hastings Center Report* 44, no. 1 (2014): S21–S24.

Charon, Rita. "Our Heads Touch—Telling and Listening to Stories of Self." *Academic Medicine* 87 (2012): 1154–56.

Charon, Rita. "The Patient, the Body, and the Self." In *Narrative Medicine: Honoring the Stories of Illness*, 85–104. New York: Oxford University Press, 2006.

Charon, Rita. "Why Read and Write in the Clinic? The Contributions of Narrative Medicine to Health Care." In *Routledge Handbook of Language and Health Communication*, edited by Heidi Hamilton and Wen-Ying Sylvia Chou, 245–58. New York: Routledge, 2014.

Charon, Rita. "Writing in the Clinic, or What Might Be Expressed?" In *The Future of Scholarly Writing: Critical Interventions*, edited by Angelika Bammer and Ruth-Ellen Boetcher Joeres, 87–99. New York: Palgrave Macmillan, 2015.

Charon, Rita, and Martha Montello, eds. *Stories Matter: The Role of Narrative in Medical Ethics*. New York: Routledge, 2002.

Charon, Rita, Nellie Hermann, and Michael Devlin. "Close Reading and Creative Writing in Clinical Education: Teaching Attention, Representation, and Affiliation." *Academic Medicine: Journal of the Association of American Medical Colleges* 91, no. 3 (2016): 345–50.

* Chen, Pauline. *Final Exam: A Surgeon's Reflections on Mortality*. New York: Vintage, 2008.

Churchill, Larry. "Narrative Awareness in Ethics Consultations: The Ethics Consultant as Story-Maker." *Hastings Center Report* 44, no. 1 (2014): S36–S39.

Chute, Hillary L., and Alison Bechdel. "An Interview with Alison Bechdel." *MFS: Modern Fiction Studies* 52, no. 4 (2006): 1004–13.

Cimino, James J. "Improving the Electronic Health Record—Are Clinicians Getting What They Wanted?" *Journal of the American Medical Association* 309, no. 10 (2013): 991–92.

* Cixous, Hélène. "The Laugh of the Medusa." Translated by Keith Cohen. *Signs* 1, no. 2 (1976): 875–93.

Clark, Phillip G. "Emerging Themes in Using Narrative in Geriatric Care: Implications for Patient-Centered Practice and Interprofessional Teamwork." *Journal of Aging Studies* 34 (2015): 177–82.

Clark, Phillip G. "Narrative in Interprofessional Education and Practice: Implications for Professional Identity, Provider-Patient Communication and Teamwork." *Journal of Interprofessional Care* 28, no. 1 (2014): 34–39.

Clifton, Lucille. "the death of fred clifton." 1987. In *The Collected Poems of Lucille Clifton, 1965–2010*. Rochester, NY: BOA Editions, Ltd., 2012.

Clouser, K. Danner. "Common Morality as an Alternative to Principlism." *Kennedy Institute of Ethics Journal* 5, no. 3 (1995): 219–36.

Clouser, K. Danner. "Veatch, May, and Models: A Critical Review and a New View." In *The Clinical Encounter: The Moral Fabric of the Patient–Physician Relationship*, edited by Earl E. Shelp, 89–104. Dordrecht: D. Reidel Publishing, 1983.

Clouser, K. Danner, and Bernard Gert. "A Critique of Principlism." *Journal of Medicine and Philosophy* 15, no. 2 (1990): 219–36.

Clouser, K. Danner, and Bernard Gert. "Morality vs. Principlism." In *Principles of Health Care Ethics*, edited by Raanan Gillon, 251–66. New York: John Wiley, 1994.

Cole, Thomas R., Thelma Jean Goodrich, and Ellen R. Gritz, eds. *Faculty Health in Academic Medicine: Physicians, Scientists, and the Pressures of Success*. New York: Humana Press, 2009.

Conway, Kathlyn. *Beyond Words: Illness and the Limits of Expression*. Albuquerque: University of New Mexico Press, 2007.

Coulehan, John L., and Marian R. Block. *The Medical Interview: Mastering Skills for Clinical Practice*. 5th ed. Philadelphia: F. A. Davis, 2006.

Couric, Katie. "*Orange is the New Black*'s Laverne Cox." *The Katie Couric Show*. Posted 2014. https://www.youtube.com/watch?v=sMH8FH7O9xA.

Couser, G. Thomas. *Recovering Bodies: Illness, Disability and Life Writing*. Madison: University of Wisconsin Press, 1997.

* Cross, F. L., and E. A. Livingstone, eds. *The Oxford Dictionary of the Christian Church*. New York: Oxford University Press, 2005.

* Culler, Jonathan. *On Deconstruction: Theory and Criticism after Structuralism*. Ithaca, NY: Cornell University Press, 1982.

Culler, Jonathan. *Structuralist Poetics: Structuralism, Linguistics, and the Study of Literature*. Ithaca, NY: Cornell University Press, 1975.

Czarniawska, Barbara. *Narratives in Social Science Research*. Los Angeles, CA: Sage Publications, 2004.

* Damasio, Antonio. *Descartes' Error: Emotion, Reason, and the Human Brain*. New York: Penguin Books, 2005.

DasGupta, Sayantani. "Decentering the Doctor-Protagonist: Personal Illness Narratives in the Narrative Medicine Classroom." In *Keeping Reflection Fresh*, edited by Allan Peterkin and Pamela Brett-MacLean. Kent: Kent State University Press, 2016 (in press).

DasGupta, Sayantani. "Medicalization." In *Keywords for Disability Studies*, edited by Rachel Adams, Benjamin Weiss, and David Serlin, 120–121. New York: New York University Press, 2014.

DasGupta, Sayantani. "Narrative Humility." *Lancet* 371, no. 9617 (2008): 980–1.

DasGupta, Sayantani. "Narrative Humility." *TEDx Sarah Lawrence College*. April 2012. http://tedxtalks.ted.com/video/Narrative-Humility-Sayantani-Da.

DasGupta, Sayantani. "Teaching Medical Listening Through Oral History." *NYU Literature, Arts and Medicine Blog*. January 2009. http://medhum.med.nyu.edu/blog/?p=126.

DasGupta, Sayantani, and Rita Charon. "Personal Illness Narratives: Using Reflective Writing to Increase Empathy." *Academic Medicine* 79, no. 4 (April 2004): 351–56.

Davis, Kate. *Southern Comfort*. Q Ball Productions, 2001. DVD.

Davis, Philip. *Reading and the Reader*. New York: Oxford University Press, 2013.

Dehaene, Stanislas. *Reading in the Brain: The Science and Evolution of a Human Invention.* New York: Viking, 2009.

Delbanco, Tom, Jan Walker, Sigall K. Bell, Jonathan D. Darer, Joann G. Elmore, Nadine Farag, Henry J. Feldman, Roanne Mejilla, Long Ngo, James D. Ralston, Stephen E. Ross, Neha Trivedi, Elisabeth Vodicka, and Suzanne G. Leveille. "Inviting Patients to Read Their Doctors' Notes: A Quasi-experimental Study and a Look Ahead." *Annals of Internal Medicine* 157 (2012): 461–70.

* Denzin, Norman K., and Yvonna S. Lincoln. *Handbook of Qualitative Research.* 2nd ed. Thousand Oaks, CA: Sage Publications, 2009.

* Derrida, Jacques. *Of Grammatology.* Translated by Gayatri Chakravorty Spivak. Baltimore: Johns Hopkins University Press, 1976.

* Descartes, René. *Discourse on Method and Meditations on First Philosophy.* Translated by Donald A. Cress. Indianapolis: Hackett, 1998.

* Descartes, René. *The Philosophical Works of Descartes.* Translated by E. S. Haldane and G. R. T. Ross. London: Cambridge University Press, 1931.

Devlin, Michael, Boyd Richards, Hetty Cunningham, Urmi Desai, Owen Lewis, Andrew Mutnick, Mary Ann Nidiry, Prantik Saha, and Rita Charon. "'Where Does the Circle End?': Representation as a Critical Aspect of Reflection in Teaching Social and Behavioral Sciences in Medicine." *Academic Psychiatry* 39, no. 6 (2014): 669–77.

* Dewey, John. *Art as Experience.* New York: Perigee Books, 1980.

Diabetes Australia. "A New Language for Diabetes." July 7, 2011. https://static.diabetesaustralia.com.au/s/fileassets/diabetes-australia/9864613f-6bc0-4773-9337-751e953777cd.pdf.

Diabetes UK. "Author Guidelines." *Diabetic Medicine.* http://onlinelibrary.wiley.com/journal/10.1111/%28ISSN%291464-5491/homepage/ForAuthors.html. Accessed May 4, 2016.

Djikic, Maja, Keith Oatley, and Mihnea C. Moldoveanu. "Reading Other Minds." *Scientific Study of Literature* 3, no. 1 (2013): 28–47.

* Donald, Anna. "The Words We Live In." In *Narrative Based Medicine,* edited by Trisha Greenhalgh and Brian Hurwitz, 17–26. London: BMJ Books, 1998.

Donzelli, Gianpaolo, Erika Maria Paddeu, Francesca D'Alessandro, and Alessandro Nanni Costa. "The Role of Narrative Medicine in Pregnancy after Liver Transplantation." *Journal of Maternal-Fetal and Neonatal Medicine* 28, no. 2 (2015): 158–61.

* Dostoevksy, Fyodor. *Notes from Underground.* Translated and edited by Michael R. Katz. Norton Critical Editions. New York: W. W. Norton, 1989.

Dreifus, Claudia. "Chloe Wofford Talks About Toni Morrison." *New York Times Magazine,* September 11, 1994. http://www.nytimes.com/1994/09/11/magazine/chloe-wofford-talks-about-toni-morrison.html.

DuBose, Edwin R., Ronald P. Hamel, and Laurence J. O'Connell, eds. *A Matter of Principles? Ferment in U.S. Bioethics.* Valley Forge, PA: Trinity Press International, 1994.

* Edson, Margaret. *W;t: A Play.* New York: Faber and Faber, 1999.

Eliot, T. S. "Tradition and the Individual Talent." In *The Sacred Wood: Essays on Poetry and Criticism,* 47–59. London: Methuen, 1920.

* Empson, William. *Seven Types of Ambiguity.* New York: New Directions, 1947.

Eng, David, Judith Halberstam, and José Esteban Muñoz. "What's Queer About Queer Studies Now?" *Social Text* 23, no. 3–4 (2005): 84–85.

Engel, George. "The Need for a New Medical Model: A Challenge for Biomedicine." *Science* 196 (1977): 129–36.

* Euripides. *The Trojan Women.* Translated by Gilbert Murray. London: George Allen, 1905.

* Fanon, Franz. *Black Skin, White Masks.* Rev. ed. New York: Grove Press, 2008.

Fantuzzi, Giamila. "The Sound of Health." *Frontiers in Immunology* 5 (July 21, 2014). doi:10.3389/fimmu.2014.00351.

Felski, Rita. *Uses of Literature.* Malden, MA: Wiley-Blackwell, 2008.

Ferguson, Frances. "Now It's Personal: D. A. Miller and Too-Close Reading." *Critical Inquiry* 41, no. 3 (Spring 2015): 521–40.
Ferry, David. *Bewilderment: New Poems and Translations.* Chicago: University of Chicago Press, 2012.
Finkelstein, Peter. "Studies in the Anatomy Laboratory: A Portrait of Individual and Collective Defense." In *Inside Doctoring: Stages and Outcomes in the Professional Development of Physicians,* edited by Robert H. Coombs, D. Scott May, and Gary W. Small, 22–42. New York: Praeger, 1986.
* Fish, Stanley. *Is There a Text in This Class? The Authority of Interpretive Communities.* Cambridge, MA: Harvard University Press, 1980.
Flexner, Abraham. *Medical Education in the United States and Canada, Bulletin Number Four.* New York: Carnegie Foundation for the Advancement of Teaching, 1910.
Fludernik, Monica. "Metaphor and Beyond: An Introduction." *Poetics Today: Special Issue on Metaphor* 20, no. 3 (Fall 1999).
Flynn, Elizabeth A., and Patricinio P. Schweickart. *Gender and Reading: Essays on Readers, Texts, and Contexts.* Baltimore: Johns Hopkins University Press, 1986.
Fon, Vincy, and Francesco Parisi. "Reciprocity-Induced Cooperation." *Journal of Institutional and Theoretical Economics* 159, no. 1 (2003): 76–92.
* Forster, E. M. *Aspects of the Novel.* San Diego, CA: Harcourt Brace Jovanovich, 1985.
Fortin, Auguste, Francesca C. Dwamena, Richard M. Frankel, and Robert C. Smith. *Smith's Patient Centered Interviewing: An Evidence-Based Approach.* Dubuque, IA: McGraw-Hill Education, 2012.
* Foucault, Michel. *The Archaeology of Knowledge.* Translated by Alan Sheridan. New York: Pantheon Books, 1972.
* Foucault, Michel. *The Order of Things: An Archaeology of the Human Sciences.* New York: Random House, 1970.
* Foucault, Michel. "Of Other Spaces." Translated by Jay Miskowiec. *Diacritics* 16, no. 1 (Spring 1986): 22–27. doi:10.2307/464648. Originally published in *Architecture, Mouvement, Continuité,* no. 5 (October 1984): 46–49.
* Frank, Arthur. *The Wounded Storyteller: Body, Illness, Ethics.* Chicago: University of Chicago Press, 1995.
Frank, Arthur W. "Narrative Ethics as Dialogical Story-Telling." *Narrative Ethics: The Role of Stories in Bioethics,* special report, *Hastings Center Report* 44 (2014): S16–S20.
Frank, Arthur W. "Why Study People's Stories? The Dialogical Ethics of Narrative Analysis." *International Journal of Qualitative Methods* 1, no. 1 (2002): 109–17.
* Freire, Paulo. *Pedagogy of the Oppressed.* Translated by Myra Ramos. 30th Anniversary ed. New York: Continuum, 2000.
* Gadamer, Hans-Georg. *Truth and Method.* Translated by Joel Weinsheimer and Donald G. Marshall. New York: Continuum International, 2004.
Gallagher, Ann. "Slow Ethics: A Sustainable Approach to Ethical Care Practices?" *Clinical Ethics* 8, no. 4 (2013): 98–104.
Gallop, Jane. "The Historicization of Literary Studies and the Fate of Close Reading." *Profession* 2007: 181–86.
Garrison, David, Jeffrey M. Lyness, Julia B. Frank, and Ronald M. Epstein. "Qualitative Analysis of Medical Student Impressions of a Narrative Exercise in the Third-Year Psychiatry Clerkship." *Academic Medicine* 86, no. 1 (2011): 85–89.
Gass, William. *Finding a Form: Essays.* Ithaca, NY: Cornell University Press, 1997.
* Gawande, Atul. *Being Mortal.* New York: Henry Holt, 2014.
* Geertz, Clifford. "Thick Description: Toward an Interpretive Theory of Culture." In *The Interpretation of Cultures: Selected Essays,* 3–30. New York: Basic Books, 1973.
Geisler, Sheryl L. "The Value of Narrative Ethics to Medicine." *Journal of Physician Assistant Education* 17, no. 2 (2006): 54–57.

* Genette, Gérard. *Narrative Discourse: An Essay in Method*. Translated by Jane E. Lewin. Ithaca, NY: Cornell University Press, 1980.
Gerrig, Richard J. *Experiencing Narrative Worlds: On the Psychological Activities of Reading*. New Haven, CT: Yale University Press, 1993.
Gert, Bernard. *Morality: A New Justification of the Moral Rules*. New York: Oxford, 1988.
* Gilligan, Carol. *In a Different Voice: Psychological Theory and Women's Development*. Cambridge, MA: Harvard University Press, 1982.
Gold, Hannah. "Narrative Medicine Isn't the Same Old Story." *Truthout*, April 30, 2014. www.truth-out.org/news/item/23398-narrative-medicine-isnt-the-same-old-story.
* Goleman, Daniel. *Emotional Intelligence*. New York: Bantam Dell, 1995.
* Goodman, Nelson. *Languages of Art: An Approach to a Theory of Symbols*. Indianapolis: Hackett Publishing, 1976.
Goyal, Rishi, and Rita Charon. "In Waves of Time, Space, and Self: The Dwelling-Place of Age in Virginia Woolf's *The Waves*." In *Storying Later Life: Issues, Investigations, and Interventions in Narrative Gerontology*, edited by Gary Kenyon, Ernst Bohlmeijer, and William L. Randall, 66–83. New York: Oxford University Press, 2011.
Graham, Lori, Courtney West, and David Bauer. "Faculty Development Focused on Team-Based Collaborative Care." *Education in Primary Care* 25, no. 4 (2014): 227–29.
* Greenhalgh, Trisha, and Brian Hurwitz, eds. *Narrative Based Medicine: Dialogue and Discourse in Clinical Practice*. London: BMJ Books, 1998.
Greer, Annette G., Maria Clay, Amy Blue, Clyde H. Evans, and David Garr. "The Status of Interprofessional Education and Interprofessional Prevention Education in Academic Health Centers: A National Baseline Study." *Academic Medicine* 89, no. 5 (2014): 799–805.
Gregory, Marshall. *Shaped by Stories: The Ethical Power of Narratives*. Notre Dame, IN: University of Notre Dame Press, 2009.
Grossman, David. "Desire to be Gisella." In *Writing in the Dark: Essays on Literature and Politics*, 29–58. New York: Picador, 2009.
Grossman, David. "Individual Language and Mass Language." In *Writing in the Dark: Essays on Literature and Politics*, 69–86. New York: Picador, 2009.
Grosz, Elizabeth. *Volatile Bodies: Toward a Corporeal Feminism*. Bloomington: Indiana University Press, 1994.
Guillemin, Marilys, and Lynn Gillam. "Emotions, Narratives, and Ethical Mindfulness." *Academic Medicine* 90, no. 6 (2015): 726–31.
* Habermas, Jürgen. *Knowledge and Human Interests: A General Perspective*. Translated by Jeremy J. Shapiro. Boston: Beacon Press, 1971.
Haggerty, Kevin D., and Richard V. Ericson. "The Surveillant Assemblage." *British Journal of Sociology* 51, no. 4 (2000): 605–22.
Hale, Dorothy J. "Fiction as Restriction: Self-Binding in New Ethical Theories of the Novel." *Narrative* 15, no. 2 (2007): 187–206.
Hale, G. E., and Rosemary D. Hale. "Reciprocity under the Antitrust Laws: A Comment." *University of Pennsylvania Law Review* 113, no. 1 (1964): 69–76.
Hamkins, SuEllen. *The Art of Narrative Psychiatry: Stories of Strength and Meaning*. New York: Oxford University Press, 2013.
Hankinson, R. James. "Galen's Anatomy of the Soul." *Phronesis* 36, no. 2 (1991): 197–233.
Harkin, Patricia. "The Reception of Reader-Response Theory." *College Composition and Communication* 56, no. 3 (2005): 410–25.
Harries, Karsten. "Metaphor and Transcendence." In *On Metaphor*, edited by Sheldon Sacks, 71–88. Chicago: Chicago University Press, 1979.
Hartman, Geoffrey. *Scars of the Spirit: The Struggle against Inauthenticity*. New York: Palgrave Macmillan, 2002.
Hedgecoe, Adam M. "Critical Bioethics: Beyond the Social Sciences Critique of Applied Ethics." *Bioethics* 18, no. 2 (2004): 120–43.

Hellerstein, David. "'The City of the Hospital': On Teaching Medical Students to Write." *Journal of Medical Humanities* 36, no. 4 (2015): 269–89.

Hemon, Aleksander. "The Aquarium." *New Yorker*, June 13 and 20, 2011: 50–62. Reprinted in Aleksander Hemon, *The Book of My Lives*, 185–212. New York: Farrar, Straus and Giroux, 2013.

Herman, David. *Story Logic: Problems and Possibilities of Narrative*. Lincoln: University of Nebraska Press, 2002.

Herman, David, Manfred Jahn, and Marie-Laure Ryan, eds. *Routledge Encyclopedia of Narrative Theory*. London: Routledge, 2005.

Hermann, Nellie. *The Cure for Grief*. New York: Scribner, 2008.

Ho, Kendall, Sandra Jarvis-Selinger, Francine Borduas, Blye Frank, Pippa Hall, Richard Handfield-Jones, David F. Hardwick, Jocelyn Lockyer, Doug Sinclair, Helen Novak Lauscher, Luke Ferdinands, Anna MacLeod, Marie-Anik Robitaille, and Michel Rouleau. "Making Interprofessional Education Work: The Strategic Roles of the Academy." *Academic Medicine* 83, no. 10 (2008): 934–40.

Hojat, Mohammadreza, Michael J. Vergare, Kaye Maxwell, George Brainard, Steven K. Herrine, Gerald A. Isenberg, Jon Veloski, and Joseph S. Gonnella. "The Devil is in the Third Year: A Longitudinal Study of Erosion of Empathy in Medical School." *Academic Medicine* 84, no. 9 (2009): 1182–91.

Holland, Norman N. *The Dynamics of Literary Response*. New York: Columbia University Press, 1968.

Holland, Norman N. *5 Readers Reading*. New Haven, CT: Yale University Press, 1975.

* hooks, bell. *Feminist Theory: From Margin to Center*. London: Pluto Press, 2000.

* hooks, bell. *Teaching to Transgress: Education as the Practice of Freedom*. New York: Routledge, 1994.

hooks, bell. *Yearning: Race, Gender, and Cultural Politics*. Boston: South End Press, 1999.

Hunter, Billie. "The Importance of Reciprocity in Relationships between Community-based Midwives and Mothers." *Midwifery* 23 (2006): 308–22.

* Hunter, Kathryn Montgomery. *Doctors' Stories: The Narrative Structure of Medical Knowledge*. Princeton, NJ: Princeton University Press, 1991.

Hurwitz, Brian. "Form and Representation in Clinical Case Reports." *Literature and Medicine* 25, no. 2 (Fall 2006): 216–40.

* Hurwitz, Brian, Trisha Greenhalgh, and Vieda Skultans. *Narrative Research in Health and Illness*. Malden, MA: Blackwell Publishing, 2004.

Huyler, Frank. "The Woman in the Mirror: Humanities in Medicine." *Academic Medicine* 88, no. 7 (2013): 918–20.

* Hwang, David Henry. *M. Butterfly*. New York: New American Library, 1988.

Iaquinta, Salvatore. *The Year They Tried to Kill Me: Surviving a Surgical Internship Even If the Patients Don't*. E-Book, Version 4.1. Self-published, 2012.

Ikoku, Alvan. "Refusal in 'Bartleby, the Scrivener': Narrative Ethics and Conscientious Objection." *American Medical Association Journal of Ethics* 15, no. 3 (2013): 249–56.

Institute of Medicine. *Crossing the Quality Chasm: A New Health System for the 21st Century*. Washington, DC: National Academy Press, 2001.

Interprofessional Education Collaborative Expert Panel. "Core Competencies for Interprofessional Collaborative Practice: Report of an Expert Panel." Washington, DC: Interprofessional Education Collaborative, 2011. https://ipecollaborative.org/uploads/IPEC-Core-Competencies.pdf.

* Inwood, Brad, and Lloyd P. Gerson. *The Epicurus Reader*. Indianapolis: Hackett Publishing, 1994.

Irvine, Craig. "The Ethics of Self Care." In *Academic Medicine: In Sickness and in Health*, edited by T. Cole, T. J. Goodrich, and E. Gritz, 127–46. New York: Humana Press, 2009.

Irvine, Craig. "The Other Side of Silence: Levinas, Medicine and Literature." *Literature and Medicine* 24, no. 1 (2005): 8–18.

* Iser, Wolfgang. *The Act of Reading: A Theory of Aesthetic Response*. Baltimore: Johns Hopkins University Press, 1978.

* Ishiguro, Kazuo. *Never Let Me Go*. New York: Alfred A. Knopf, 2011.

Jackson, Tony E. "Issues and Problems on the Blending of Cognitive Science, Evolutionary Psychology, and Literary Study." *Poetics Today* 23, no. 1 (2002): 161–79.

Jakobson, Roman, and Morris Halle. *Fundamentals of Language*. The Hague: Mouton, 1956.

* James, Henry. "The Art of Fiction." In *Partial Portraits*, 375–408. London: MacMillan and Company, 1984.

James, Henry. "The Novels of George Eliot." *Atlantic Monthly* 18 (108) (October 1866): 479–92.

* James, Henry. Preface to *The Ambassadors*. In *The Novels and Tales of Henry James: The New York Edition*, vol. 21. New York: Charles Scribner's Sons, 1909.

* James, Henry. *Portrait of a Lady*. In *Novels and Tales of Henry James: The New York Edition*, vol. 3. New York: Charles Scribner's Sons, 1909.

* James, Henry. *What Maisie Knew*. In *The Novels and Tales of Henry James: The New York Edition*, vol. 11. New York: Charles Scribner's Sons, 1909.

* Jameson, Fredric. *The Political Unconscious: Narrative as a Socially Symbolic Act*. Ithaca, NY: Cornell University Press, 1981.

Jaspers, K. *Philosophy and the World: Selected Essays and Lectures*. Translated by E. B. Ashton. Chicago: Hegnery Regnery, 1963.

Johnson, T. R. "Writing as Healing and the Rhetorical Tradition." In *Writing and Healing: Toward an Informed Practice*, edited by Charles Anderson and Marian MacCurdy, 85–114. Urbana, IL: National Council of Teachers of English, 2000.

Jones, Anne Hudson. "Literature and Medicine: Narrative Ethics." *Lancet* 349, no. 9060 (1995): 1243–46.

Jones, Tess, Delese Wear, and Lester J. Friedman. *Health Humanities Reader*. New Brunswick, NJ: Rutgers University Press, 2014.

Jonsen, Albert R. "Casuistry: An Alternative or Complement to Principles?" *Kennedy Institute of Ethics Journal* 5, no. 3 (1995): 237–51.

* Jonsen, Albert R., Mark Siegler, and William J. Winslade. *Clinical Ethics: A Practical Approach to Ethical Decisions in Clinical Medicine*. 8th ed. New York: McGraw Hill, 2015.

Jonsen, Albert R., and Stephen Toulmin. *The Abuse of Casuistry: A History of Moral Reasoning*. Berkeley: University of California Press, 1988.

Josiah Macy, Jr. Foundation. *2012 Annual Report: Accelerating Interprofessional Education*. New York: Josiah Macy Jr. Foundation, 2012. www.macyfoundation.org/docs/annual_reports/macy_AnnualReport_2012.pdf.

Jurecic, Ann. *Illness as Narrative*. Pittsburgh, PA: University of Pittsburgh Press, 2012.

* Kandel, Eric R. *The Age of Insight: The Quest to Understand the Unconscious in Art, Mind, and Brain*. New York: Random House, 2012.

Kearney, Michael K., Radhule B. Weininger, Mary L. S. Vachon, Richard L. Harrison, Balfour M. Mount. "Self-care of Physicians Caring for Patients at the End of Life." *JAMA* 301, no. 11 (2009): 1155–64.

Keen, Suzanne. *Empathy and the Novel*. New York: Oxford University Press, 2007.

Kenyon, Gary, Brian de Vries, and Phillip Clark, eds. *Narrative Gerontology: Theory, Research, and Practice*. New York: Springer, 2001.

Kenyon, Gary, Ernst Bohlmeijer, William L. Randall. *Storying Later Life: Issues, Investigations, and Interventions in Narrative Gerontology*. New York: Oxford University Press, 2011.

Keohane, Robert O. "Reciprocity in International Relations." *International Organization* 40, no. 1 (Winter 1986): 1–27.

* Kermode, Frank. *The Sense of an Ending: Studies in the Theory of Fiction*. London: Oxford University Press, 1966.

Kidd, David Comer, and Emanuele Castano. "Reading Literary Fiction Improves Theory of Mind." *Science* 342, no. 6156 (October 18, 2013): 377–80.

Kinnell, Galway. "Wait." In *Mortal Acts, Mortal Words*, 15. New York: Houghton Mifflin Harcourt, 1980.

* Kleinman, Arthur. *The Illness Narratives: Suffering, Healing and the Human Condition*. New York: Basic Books, 1989.

Knight, Isobel. "The Role of Narrative Medicine in the Management of Joint Hypermobility Syndrome/Ehlers-Danlos Syndrome, Hypermobility Type." *American Journal of Medical Genetics, Part C (Seminars in Medical Genetics)* 169, no. 1 (2015): 123–29.

Koski, C. *The Autobiography of Medical Education: Anatomy of a Genre*. Knoxville: University of Tennessee Press, 2002.

Kreiswirth, Martin. "Merely Telling Stories? Narrative and Knowledge in the Human Sciences." *Poetics Today* 21, no. 2 (2000): 293–318.

Kreiswirth, Martin. "Trusting the Tale: The Narrativist Turn in the Human Sciences." *New Literary History* 23 (1992): 629–57.

Kristeva, Julia. *Desire in Language: A Semiotic Approach to Literature and Art*. Translated by Thomas Gora, Alice Jardine, and Leon S. Roudiez. Edited by Leon S. Roudiez. New York: Columbia University Press, 1980.

Kuiken, Don, Leah Phillips, Michelle Gregus, David S. Miall, Mark Verbitsky, and Anna Tonkonogy. "Locating Self-Modifying Feelings Within Literary Reading." *Discourse Processes* 38, no. 2 (2004): 267–86.

* Lacan, Jacques. *Écrits: A Selection*. Translated by Alan Sheridan. New York: W. W. Norton, 1977.

* Lakoff, George, and Mark Johnson. *Metaphors We Live By*. Chicago: University of Chicago Press, 1980.

Lane, Harlan. "Constructions of Deafness." In *The Disability Studies Reader*, 3rd ed., edited by Lester J. Davis. New York: Routledge, 2010.

Latour, Bruno, and Steve Woolgar. *Laboratory Life: The Construction of Scientific Facts*. 2nd ed. Princeton, NJ: Princeton University Press, 1986.

Laub, Dori. "Bearing Witness, or the Vicissitudes of Listening." In Shoshana Felman and Dori Laub, *Testimony: Crises of Witnessing in Literature, Psychoanalysis, and History*, 57–74. New York: Routledge, 1992.

* Launer, John. *Narrative-based Primary Care: A Practical Guide*. Oxon, UK: Radcliffe Medical Press, 2002.

Leder, Drew. *The Absent Body*. Chicago: University of Chicago, 1990.

Leder, Drew. "A Tale of Two Bodies: The Cartesian Corpse and the Lived Body." In *The Body in Medical Thought and Practice*, edited by Drew Leder, 17–35. Boston: Kluwer Academic Publishers, 1992.

Lee, Keekok. *The Philosophical Foundations of Modern Medicine*. New York: Palgrave Macmillan, 2012.

Leeuw, Sarah de, Margot W. Parkes, and Deborah Thien. "Questioning Medicine's Discipline: The Arts of Emotions in Undergraduate Medical Education." *Emotion, Space and Society* 11 (2014). www.elsevier.com/locate/emospa.

Lentricchia, Frank, and Andrew DuBois, eds. *Close Reading: The Reader*. Durham, NC: Duke University Press, 2003.

* Levi, Primo. *Survival in Auschwitz*. Translated by Stuart Woolf. New York: Simon and Schuster, 1996.

* Levi-Strauss, Claude. *Structural Anthropology, Vol. 2*. Translated by Monique Layton. Chicago: University of Chicago Press, 1976.

Lewis, Bradley. "Narrative Medicine." In *Narrative Psychiatry: How Stories Can Shape Clinical Practice*, 18–31. Baltimore: Johns Hopkins University Press, 2011.

Lewis, Bradley. "Narrative Medicine and Healthcare Reform." *Journal of Medical Humanities* 32, no. 9 (2011): 9–20.

Leys, Ruth. "The Turn to Affect: A Critique." *Critical Inquiry* 37, no. 3 (Spring 2011): 434–72.

Liben, Stephen, Kevin Chin, J. Donald Boudreau, Miriam Boillat, and Yvonne Steinert. "Assessing a Faculty Development Workshop in Narrative Medicine." *Medical Teacher* 34, no. 12 (2012): e813–e819.

Lieberman, Matthew D., Ruth Gaunt, Daniel T. Gilbert, and Yaacov Trope. "Reflexion and Reflection: A Social Cognitive Neuroscience Approach to Attributional Inference." *Advances in Experimental Social Psychology* 34 (2002): 199–249.

Lindemann Nelson, Hilde. *Damaged Identities, Narrative Repair.* Ithaca, NY: Cornell University Press, 2001.

Lipkin, Mack, Samuel Putnam, and Aaron Lazare, eds. *The Medical Interview: Clinical Care, Education, and Research.* New York: Springer-Verlag, 1995.

Loewald, Hans. "On the Therapeutic Action of Psycho-Analysis." *International Journal of Psychoanalysis* 41 (1960): 16–33.

Lorde, Audre. "The Master's Tools Will Never Dismantle the Master's House." In *Sister Outsider: Essays and Speeches*, 110–113. Berkeley, CA: Crossing Press, 1984.

Lövtrup, Michael. "Here, The Patient Is Part of the Team." [in Swedish] *Läkartidningens: Journal of the Swedish Medical Assocation* 111 (2014). http://www.lakartidningen.se/Aktuellt/Nyheter/2014/06/Har-ar-patienten-del-i-teamet/.

Lorde, Audre. "A Burst of Light: Living with Cancer." In *Feminist Theory and the Body*, edited by Janet Price and Margrit Shildrick, 149–52. New York: Routledge, 1999.

* Louth, Andrew. *The Origins of the Christian Mystical Tradition: From Plato to Denys.* Oxford: Oxford University Press, 1983.

"Love and Knowledge." *PBS NewsHour with Jim Lehrer.* April 14, 1999. Transcript. http://www.pbs.org/newshour/bb/entertainment-jan-june99-edson_4-14/.

* Lubbock, Percy. *The Craft of Fiction.* London: Jonathan Cape, 1921

* Lyotard, Jean-François. *The Postmodern Condition: A Report cn Knowledge.* Translated by Geoffrey Bennington and Brian Massumi. Minneapolis: University of Minnesota Press, 1984.

* Lukács, Georg. *The Theory of the Novel: A Historico-philosophical Essay on the Forms of Great Epic Literature.* Translated by Anna Bostock. Cambridge, MA: MIT Press, 1971.

MacCormack, Geoffrey. "Reciprocity." *Man*, New Series 11, no. 1 (1976): 89–103.

* MacIntyre, Alasdair. *After Virtue: A Study in Moral Theory.* Notre Dame, IN: University of Notre Dame Press, 1981.

MacIntyre, Alasdair. *Against the Self-Images of the Age: Essays on Ideology and Philosophy.* Notre Dame, IN: University of Notre Dame Press, 1978.

Mackenzie, Catriona, and Natalie Stoljar. "Introduction: Autonomy Refigured." In *Relational Autonomy: Feminist Perspectives on Autonomy, Agency, and the Social Self.* New York: Oxford University Press, 2000.

Mahr, Greg. "Narrative Medicine and Decision-Making Capacity." *Journal of Evaluation in Clinical Practice.* 21 (2015): 503–7.

Mailer, Norman. "At the Point of My Pen." In *Why I Write: Thoughts on the Craft of Fiction*, edited by Will Blythe, 3–4. Boston: Back Bay Books, 1999.

Maitland, Sara. "Forceps Delivery." In *Women Fly When Men Aren't Looking*, 165–73. New York: Random House, 1993.

Mann, Karen, Jill Gordon, and Anna MacLeod. "Reflection and Reflective Practice in Health Professions Education: A Systematic Review." *Advances in Health Science Education* 14 (2009): 595–621.

Marck, Patricia. "Therapeutic Reciprocity: A Caring Phenomenon." *Advances in Nursing Science* 13, no. 1 (1990): 49–59.

Marcum, James A. *An Introductory Philosophy of Medicine: Humanizing Modern Medicine.* Philosophy and Medicine series. Dordrecht: Springer, 2008.

Marcus, Eric R. *Psychosis and Near Psychosis: Ego Function, Symbol Structure, and Treatment.* 2nd ed. Madison, CT: International Universities Press, 2003.

Martin, Wallace. *Recent Theories of Narrative.* Ithaca, NY: Cornell University Press, 1986.

Martinez, Cecilia. "Feeding the Soul with Words: Narrative Medicine in Pediatrics Helps Doctors, Patients with Treatment." *Connections: Columbia Women's and Children's Health* (Spring 2015): 12–13.
* Marx, Karl. *Grundrisse*. Foundations of the Critique of Political Economy (Rough Draft). London: Penguin Books, 1973.
Mateu-Gelabert, Pedro, M. Bolyard, C. Maslow, M. Sandoval, P. L. Flom, and S. R. Friedman. "For the Common Good: Measuring Residents' Efforts to Protect Their Community from Drug- and Sex-Related Harm." *Journal of Social Aspects of HIV/AIDS* 5, no. 3 (September 2008): 144–57.
Maxwell, William. *So Long, See You Tomorrow*. New York: Vintage/Random House, 1996.
* May, Rollo. *The Courage to Create*. New York: W. W. Norton, 1994.
McAdams, Dan P. "The Role of Narrative in Personality Psychology Today." *Narrative Inquiry* 16 (2006): 11–18.
* McEwan, Ian. *Saturday*. New York: Anchor, 2006.
McKechnie, Claire Charlotte. "Anxieties of Communication: The Limits of Narrative in the Medical Humanities." *Medical Humanities* 40 (2014): 119–24.
McNaughton, Nancy. "Discourse(s) of Emotion within Medical Education: The Ever-present Absence." *Medical Education* 47, no. 1 (January 2013): 71–79.
* Merleau-Ponty, Maurice. *Phenomenology of Perception*. Translated by Donald A. Landes. London: Routledge, 2014.
Metzl, Jonathan M. "Structural Competency." *American Quarterly* 64, no. 2 (2012): 213–18.
Miller, D. A. "Hitchcock's Understyle: A Too-Close View of *Rope*." *Representations* 121, no. 1 (Winter 2013): 1–30.
Miller, Eliza, Dorene Balmer, Nellie Hermann, Gillian Graham, and Rita Charon. "Sounding Narrative Medicine: Studying Students' Professional Development at Columbia University College of Physicians and Surgeons." *Academic Medicine* 89, no. 2 (2014): 335–42.
* Miller, Henry. "Reflections on Writing." In *Wisdom of the Heart*. New Directions, 1960.
* Miller, J. Hillis. *The Ethics of Reading: Kant, de Man, Eliot, Trollope, James, and Benjamin*. New York: Columbia University Press, 1987.
Miller, J. Hillis. *Literature as Conduct: Speech Acts in Henry James*. New York: Fordham University Press, 2005.
Miller, J. Hillis. *Reading for Our Time: "Adam Bede" and "Middlemarch" Revisited*. Edinburgh: Edinburgh University Press, 2012.
Mishler, Elliot G. *Research Interviewing: Context and Narrative*. Cambridge, MA: Harvard University Press, 1986.
Mitchell, Stephen A. "Attachment Theory and the Psychoanalytic Tradition: Reflections on Human Relationality." *British Journal of Psychotherapy* 15, no. 2 (1998): 177–93.
Mitchell, Stephen A. *Relationality: From Attachment to Intersubjectivity*. Hillsdale, NJ: Analytic Press, 2000.
* Mitchell, W. J. T. *On Narrative*. Chicago: University of Chicago Press, 1981.
* Mohanty, Chandra Talpade. *Feminism without Borders: Decolonizing Theory, Practicing Solidarity*. Chapel Hill, NC: Duke University Press, 2003.
Molm, Linda D. "The Structure of Reciprocity." *Social Psychology Quarterly* 73, no. 2 (2010): 119–31.
Montello, Martha, ed. *Narrative Ethics: The Role of Stories in Bioethics*. Special report of *Hastings Center Report* 44, no. 1 (2014).
Montgomery, Kathryn. "Literature, Literary Studies, and Medical Ethics: The Interdisciplinary Question." *Hastings Center Report* 31, no. 3 (2001): 36–43.
Montross, Christine. *Body of Work: Meditations on Mortality From the Human Anatomy Lab*. New York: Penguin Books, 2007.
Moody, Michael. "Serial Reciprocity: A Preliminary Statement." *Sociological Theory* 26, no. 2 (2008): 130–51.

Moore, Lorrie. "People Like That Are the Only People Here: Canonical Babbling in Peed Onk." In *Birds of America: Stories*, 212–50. New York: Picador, 1999.
Moran, Judith. "Families, Law, and Literature: The Story of a Course on Storytelling." *University of San Francisco Law Review* 49, no. 1 (2015): 1–56. http://papers.ssrn.com/sol3/papers.cfm?abstract_id=2596782.
* Morrison, Toni. *Home*. New York: Vintage Books, 2013.
* Munro, Alice. "Floating Bridge." In *Hateship, Friendship, Courtship, Loveship*, 55–85. New York: Alfred A. Knopf, 2001.
Munro, Alice. *Selected Stories*. New York: Vintage Books, 1997.
* Murdoch, Iris. *The Black Prince*. New York: Penguin Classics, 2003.
Murdoch, Iris. "The Sublime and Beautiful Revisited." *The Yale Review* 49 (1959): 247–77.
* Nancy, Jean-Luc. *The Inoperative Community*. Minneapolis: University of Minnesota Press, 1991.
National Commission for the Protection of Human Subjects of Biomedical and Behavioral Research, Department of Health, Education and Welfare. *The Belmont Report*. DHEW pub. No. (OS) 78-0012. Washington, DC: United States Printing Office, 1978.
National Endowment for the Arts and Santa Fe Institute, eds. "How Creativity Works in the Brain: Insights from a Santa Fe Institute Working Group, co-sponsored by the National Endowment for the Arts." Washington, DC: National Endowment for the Arts. http://arts.gov/publications/how-creativity-works-brain. Accessed May 4, 2016.
Nelson, Hilde Lindemann. "Feminist Bioethics: Where We've Been, Where We're Going." *Metaphilosophy* 31, no. 5 (2000): 492–508.
Nelson, Hilde Lindemann. *Stories and their Limits: Narrative Approaches to Bioethics*. New York: Routledge, 1997.
Newell, Robert. *Interviewing Skills for Nurses and Other Health Care Professionals: A Structured Approach*. New York: Taylor and Francis, 1994.
Newton, Adam Zachary. *Narrative Ethics*. Cambridge, MA: Harvard University Press, 1995.
Ng, Stella I., Elizabeth A. Kinsella, Farah Friesen, and Brian Hodges. "Reclaiming a Theoretical Orientation to Reflection in Medical Education Research: A Critical Narrative Review." *Medical Education* 49 (2015): 461–75.
Nistelrooij, Inge van, Petruschka Schaafsma, and Joan C. Tronto. "Ricoeur and the Ethics of Care." *Medical Health Care and Philosophy* 17 (2014): 485–91.
Noddings, Nel. *Caring: A Feminine Approach to Ethics and Moral Education*. Berkeley: University of California Press, 1984.
North, Joseph. "What's 'New Critical' about 'Close Reading?': I. A. Richards and His New Critical Reception." *New Literary History* 44 (2015): 141–57.
Novak, Joseph D. "A Theory of Education: Meaningful Learning Underlies the Constructive Integration of Thinking, Feeling, and Acting Leading to Empowerment for Commitment and Responsibility." *Meaningful Learning Review* 1, no. 2 (2011): 1–14.
Nowaczyk, Malgorzata J. M. "Narrative Medicine in Clinical Genetics Practice." *American Journal of Medical Genetics Practice Part A*, 158A (2012): 1941–47.
Nowak, Martin A., and Sébastian Roch. "Upstream Reciprocity and the Evolution of Gratitude." *Proceedings: Biological Sciences* 274, no. 1610 (March 7, 2007): 605–9.
Nussbaum, Martha C. *Love's Knowledge: Essays on Philosophy and Literature*. New York: Oxford University Press, 1990.
Nussbaum, Martha. Introduction. In *The Black Prince*, by Iris Murdoch, vii–xxvi. New York: Penguin Classics, 2003.
Oatley, Keith. "Fiction Hones Social Skills." *Scientific American Mind* 22, no. 5 (November/December 2011). http://www.scientificamerican.com/article/in-the-minds-of-others/.
Oatley, Keith. "In the Minds of Others." *Scientific American Mind* 22, no. 5 (November/December 2011): 62–67.
Oatley, Keith. *Such Stuff as Dreams: The Psychology of Fiction*. Oxford, UK: Wiley Blackwell, 2011.

Odegaard, C. E. *Dear Doctor: A Personal Letter to a Physician*. Menlo Park, CA: H. J. Kaiser Family Foundation, 1986.
Ofri, Danielle. "The Passion and the Peril: Storytelling in Medicine." *Academic Medicine* 90, no. 8 (2015): 1005–6.
* Ofri, Danielle. *What Doctors Feel: How Emotions Affect the Practice of Medicine*. Boston: Beacon Press, 2013.
* Ogden, Charles Kay, and Ivor Armstrong Richards. *The Meaning of Meaning: A Study of the Influence of Language upon Thought and of the Science of Symbolism*. New York: Harcourt, Brace and World, 1923.
Oliver, Kelly. "Witnessing and Testimony." *Parallax* 10, no. 1 (2004): 78–87.
Olson, Bonnie McDougall. "Narrative Medicine: Recovery of Soul through Storytelling of the Chronically Mentally Ill." *National Association of Catholic Chaplains Vision Online* 22, no. 5, September–October 2012. http://www.nacc.org/vision/backissues/.
O'Mahoney, Seamus. "Against Narrative Medicine." *Perspectives in Biology and Medicine* 56, no. 4 (2014): 611–19.
Orr, Gregory. *Poetry as Survival*. Athens: University of Georgia Press, 2002.
O'Toole, John. "The Story of Ethics: Narrative as a Means for Ethical Understanding and Action." *JAMA* 273, no. 17 (1995): 1387–90.
Ozick, Cynthia. "The Moral Necessity of Metaphor: Rooting History in a Figure of Speech." *Harper's*, May, 1986: 62–68.
Palmer, Alan. *Social Minds in the Novel*. Columbus: The Ohio State University Press, 2010.
Parisi, Peter. "Close Reading, Creative Writing, and Cognitive Development." *College English* 41, no. 1 (1979): 57–67.
Paulsen, Jens Erik. "A Narrative Ethics of Care." *Health Care Analysis: Journal of Health Philosophy* 19 (2011): 28–40.
Pauly, Bernadette M., Colleen Varcoe, and Jan Storch. "Framing the Issues: Moral Distress in Health Care." *HEC Forum* 24 (2012): 1–11.
Peabody, Francis W. "The Care of the Patient." *JAMA* 88, no. 12 (1927): 877–82.
Pearson, A. Scott, Michael P. McTigue, and John L. Tarpley. "Narrative Medicine in Surgical Education." *Journal of Surgical Education* 65 (2009): 99–100.
Pellegrino, Edmund D. *The Philosophy of Medicine Reborn: A Pellegrino Reader*. Notre Dame Studies in Medical Ethics. Notre Dame, IN: University of Notre Dame Press, 2008.
Pellegrino, Edmund D. "Toward a Reconstruction of Medical Morality." *American Journal of Bioethics* 6, no. 2 (2006): 65–71.
Pellegrino, Edmund. "Toward a Virtue-Based Normative Ethics for the Health Professions." *Kennedy Institute of Ethics Journal* 5, no. 3 (1995): 253–77.
Pellegrino, Edmund D., and David C. Thomasma. *A Philosophical Basis of Medical Practice: Toward a Philosophy and Ethic of the Healing Professions*. New York: Oxford University Press, 1981.
Percy, Walker. "Metaphor as Mistake." *Sewanee Review* 66, no. 1 (Winter 1958): 79–99.
Peters, Kyle R. "'Diabetic' and 'Noncompliant Diabetic': Terms That Need to Disappear." *Clinical Diabetes* 30, no. 3 (2012): 89–91.
Peters, Michael A., and Tina Besley. "The Narrative Turn and the Poetics of Resistance: Towards a New Language for Critical Education Studies." In *The Last Book of Postmodernism*, 155–71. New York: Peter Lang, 2011.
Phelan, James. "Dual Focalization, Discourse as Story, and Ethics: *Lolita*." In *Living to Tell About It: A Rhetoric and Ethics of Character Narration*, 98–131. Ithaca, NY: Cornell University Press, 2005.
Phelan, James. *Living to Tell About It: A Rhetoric and Ethics of Character Narration*. Ithaca, NY: Cornell University Press, 2005.
Phelan, James. "Rhetoric, Ethics, and Narrative Communication: Or, from Story and Discourse to Authors, Resources, and Audiences." *Soundings* 94, nos. 1–2 (2011): 55–75.

Plato. *The Collected Dialogues of Plato*. Edited by E. Hamilton and H. Cairns. Princeton, NJ: Princeton University Press, 1989.

* Plato. "Phaedo." In *Plato, Complete Works*, edited by John M. Cooper and D. S. Hutchinson, translated by G.M.A. Grubel, 49–100. Cambridge, MA: Hackett, 1997.

* Plato. *The Republic*. Translated by Allan Bloom. New York: Basic Books, 1968.

* Plato. *Symposium*. Translated by Seth Benardete. Chicago: University of Chicago Press, 2001.

* Plato. "Timaeus." In *Plato, Complete Works*, edited by John M. Cooper and D. S. Hutchinson, translated by Donald J. Zeyl, 1224–91. Cambridge, MA: Hackett, 1997.

Poirier, Suzanne. *Doctors in the Making: Memoirs and Medical Education*. Iowa City: University of Iowa Press, 2009.

Poland, Warren S. "The Analyst's Witnessing and Otherness." *Journal of the American Psychoanalytic Association* 48, no. 1 (2000): 17–34.

* Portelli, Alessandro. "Research as an Experiment in Equality." In *The Death of Luigi Trastulli and Other Stories: Form and Meaning in Oral History*. Albany: State University of New York Press, 2001.

Poulet, Georges. "Criticism and the Experience of Interiority." In *The Structuralist Controversy: The Languages of Criticism and the Sciences of Man*, edited by Richard A. Macksey and Eugenio Donato, 56–72. Baltimore: Johns Hopkins University Press, 1972.

Powers, Richard. "Richard Powers." *The Believer* February 2007. http://www.believermag.com/issues/200702/?read=interview_powers

* Puig, Manuel. *Kiss of the Spider Woman*. Translated by Thomas Colchie. New York: Random House, 1991.

Rabinowitz, Peter J. "The Rhetoric of Reference; Or, Shostakovich's Ghost Quartet." *Narrative* 15, no. 2 (2007): 239–56.

Rankine, Claudia. *Citizen: An American Lyric*. Minneapolis, MN: Graywolf Press, 2014.

Ransom, John Crowe. *The New Criticism*. Norfolk, CT: New Directions, 1941.

Rawlinson, Mary. "The Concept of a Feminist Bioethics." *Journal of Medicine and Philosophy* 26, no. 4 (2001): 405–516.

Reddy, William. *The Navigation of Feeling: Framework for the History of Emotions*. Cambridge, UK: Cambridge University Press, 2001.

Reed, Esther D., Rob Freathy, Susannah Cornwall, and Anna Davis. "Narrative Theology in Religious Education." *British Journal of Religious Education* 35, no. 3 (2013): 297–312.

Reeves, Scott, Merrich Zwarenstein, Joanne Goldman, Hugh Barr, Della Freeth, Marilyn Hammick, and Ivan Koppell. "Interprofessional Education: Effects on Professional Practice and Health Care Outcomes." *Cochrane Database Systematic Reviews* 1 (2008). Article No: CD002212. doi:10.1002/14651858.CD002213.pub2.

Reeves, Scott, Simon Lewin, Sherry Espin, and Merrick Zwarenstein. *Interprofessional Teamwork for Health and Social Care*. Oxford: Blackwell Publishing, 2010.

Reis, Shmuel, Adriaan Visser, and Richard Frankel. "Health Information and Communication Technology in Healthcare Communication: The Good, the Bad, and the Transformative." *Patient Education and Counseling* 93 (2013): 350–62.

Relman, Arnold S. *When More Is Less: The Paradox of American Health Care and How to Resolve It*. New York: W. W. Norton, 1997.

Riach, Kathleen. "Exploring Participant-Centered Reflexivity in the Research Interview." *Sociology* 43, no. 2 (2009): 356–70.

Rian, Johanna, and Rachel Hammer. "The Practical Application of Narrative Medicine at Mayo Clinic: Imagining the Scaffold of a Worthy House." *Culture, Medicine, and Psychiatry* 37 (2013): 670–80.

* Richards, Ivor Armstrong. *Principles of Literary Criticism*. New York: Harcourt, Brace and Company, 1928.

* Richards, Ivor Armstrong. *Practical Criticism: A Study of Literary Judgment*. New York: Harcourt, Brace and Company, 1929.

Richards, Ivor Armstrong. *Richards on Rhetoric*. Edited by Ann E. Berthoff. New York: Oxford University Press, 1991.

Richardson, Brian. *Unnatural Voices: Extreme Narration in Modern and Contemporary Fiction*. Columbus: The Ohio State University Press, 2010.

* Ricoeur, Paul. *Freud and Philosophy: An Essay on Interpretation*. Translated by Denis Savage. New Haven, CT: Yale University Press, 1970.

Ricoeur, Paul. "Life in Quest of Narrative." In *On Paul Ricoeur: Narrative and Interpretation*, edited by David Wood, 20–33. London: Routledge, 1991.

* Ricoeur, Paul. *Oneself as Another*. Chicago: University of Chicago Press, 1992.

* Ricoeur, Paul. *Time and Narrative*. Translated by Kathleen McLaughlin and David Pellauer (vols. 1 and 2). Translated by Kathleen Blamey and David Pellauer (vol. 3). Chicago: University of Chicago Press, 1984–1988.

Riese, Walther. "Descartes as a Psychotherapist. The Uses of Rational Philosophy in the Treatment of Discomfort and Disease; Its Limitations." *Medical History* 10, no. 3 (1966): 237–44.

* Riessman, Catherine Kohler. *Narrative Methods for the Human Sciences*. Los Angeles, CA: Sage Publications, 2008.

Riska, Elianne, Adele E. Clarke, Laura Mamo, Jennifer Ruth Fosket, Jennifer R. Fishman, and Janet K. Shim. *Biomedicalization: Technoscience, Health, and Illness in the U.S.* Chapel Hill, NC: Duke University Press, 2009.

Robinson, Alan. *Narrating the Past: Historiography, Memory and the Contemporary Novel*. London: Palgrave MacMillan, 2011.

Rosenberg, C. E. "The Tyranny of Diagnosis: Specific Entities and Individual Experience." *Milbank Quarterly* 80, no. 2 (2002): 237–60.

Rosenblatt, Louise M. *Literature as Exploration*. 5th ed. New York: Modern Language Association of America, 1995.

Ross, Fiona C. *Bearing Witness: Women and the Truth and Reconciliation Commission in South Africa*. London: Pluto Press, 2003.

Royle, Nicholas. *Veering: A Theory of Literature*. Edinburgh: Edinburgh University Press, 2011.

Rudnytsky, Peter, and Rita Charon, eds. *Psychoanalysis and Narrative Medicine*. Albany: State University of New York Press, 2008.

Russell, Bertrand. "On the Experience of Time." *Monist* 25 (1915): 212–33.

Ryan, Marie-Laure. *Possible Worlds, Artificial Intelligence, and Narrative Theory*. Bloomington: Indiana University Press, 1991.

* Said, Edward. "The Music Itself: Glenn Gould's Contrapuntal Vision." In *Music at the Limits*, 3–10. New York: Columbia University Press, 2007.

* Said, Edward W. *Orientalism*. New York: Vintage Books, 1979.

Sandhu, Sima, Eleonora Arcidiacono, Eugenio Aguglia, and Stefan Priebe. "Reciprocity in Therapeutic Relationships: A Conceptual Review." *International Journal of Mental Health* (2015). doi:10.1111/inm.12160.

Sands, Stephen, Patricia Stanley, and Rita Charon. "Pediatric Narrative Oncology: Interprofessional Training to Promote Empathy, Build Teams, and Prevent Burnout." *Journal of Supportive Oncology* 6 (2008): 307–12.

Scarry, Elaine. *The Body in Pain*. New York: Oxford University Press, 1985.

Schafer, Roy. *Retelling a Life: Narration and Dialogue in Psychoanalysis*. New York: Basic Books, 1992.

Schalk, Susan. "Coming to Claim Crip: Disidentification With/in Disability Studies." *Disability Studies Quarterly* 33, no. 2 (2013). http://dsq-sds.org/article/view/3705/3240.

Schneider, Pat. *How The Light Gets In: Writing as a Spiritual Practice*. New York: Oxford University Press, 2013.

Scholes, Robert, James Phelan, and Robert Kellogg. *The Nature of Narrative*. 40th ed. New York: Oxford University Press, 2006.

* Schön, Donald. *The Reflective Practitioner: How Professionals Think in Action*. New York: Basic Books, 1983.
Schultz, Dawson Stafford, and Lydia Victoria Flasher. "Charles Taylor, Phronesis, and Medicine: Ethics and Interpretation in Illness Narrative." *Journal of Medicine and Philosophy* 36 (2011): 394–409.
Schweizer, Harold. *On Waiting*. London: Routledge, 2008.
Scully, Jackie Leach, Laurel E. Baldwin-Ragavan, and Petya Fitzpatrick, eds. *Feminist Bioethics: At the Center, On the Margins*. Baltimore: Johns Hopkins University Press, 2010.
Sedgwick, Eve Kosofsky. *Touching, Feeling: Affect, Pedagogy, Performativity*. Durham, NC: Duke University Press, 2003.
Sember, Robert, and D. Rhine (writing for Ultra-red). *Ten Preliminary Theses on Militant Sound Investigation*. Artists and Activists Series, no. 5. New York: Printed Matter, 2008.
Shapiro, Johanna. "Movies Help Us Explore Relational Ethics in Health Care," In *The Picture of Health: Medical Ethics and the Movies*, edited by Henri Colt, Silvia Quadrelli, and Lester Friedman, New York: Oxford University Press, 2011: 19–28.
Shapiro, Johanna. "The Feeling Physician: Educating the Emotions in Medical Training." *European Journal for Person Centered Healthcare* 1, no. 2 (2013): 310–16.
Shapiro, Johanna, Deborah Kasman, and Audrey Shafer. "Words and Wards: A Model of Reflective Writing and Its Uses in Medical Education." *Journal of Medical Humanities* 27 (2006): 231–44.
Shem, Samuel. "Fiction as Resistance." *Annals of Internal Medicine* 137, no. 11 (2002): 934–37.
Shem, Samuel, with introduction by John Updike. *The House of God*. New York: Delta Trade Paperbacks, 2003.
Sherwin, Susan. "Whither Bioethics? How Feminism Can Help Reorient Bioethics." *International Journal of Feminist Approaches to Bioethics* 1, no. 1 (2008): 7–27.
Singer, Janet, Stephen Fiascone, Warren J. Huber, Tiffany C. Hunter, and Jeffrey Sperling. "Four Residents' Narratives on Abortion Training." *Obstetrics and Gynecology* 126, no. 1 (2015): 56–60.
* Soja, Edward W. *Thirdspace*. Malden, MA: Blackwell, 1996.
Spencer, Danielle. "All Creatures Great and Small." *Lancet* 386 (2015): 22–23.
* Spivak, Gayatri Chakravorty. "Can the Subaltern Speak?" In *Marxism and the Interpretation of Culture*, edited by Cary Nelson and Lawrence Grossberg, 271–313. Basingstoke, UK: MacMillan Education, 1988.
Starr, Paul. *The Social Transformation of American Medicine: The Rise of a Sovereign Profession and the Making of a Vast Industry*. New York: Basic Books, 1982.
Stein, Leo. *Appreciation: Painting, Poetry, and Prose*. Lincoln, NE: University of Nebraska Press, 1947.
Steinmetz, Katy. "The Transgender Tipping Point." *Time Magazine*, May 29, 2014.
Stempsey, William E. "Plato and Holistic Medicine." *Medicine, Health Care and Philosophy* 4, no. 2 (2001): 201–9.
Stevens, Wallace. *The Necessary Angel: Essays on Reality and the Imagination*. New York: Random House, 1965.
Stockwell, Peter. *Cognitive Poetics: An Introduction*. London: Routledge, 2002.
Stoller, Paul. *Sensuous Scholarship*. Philadelphia: University of Pennsylvania Press, 1997.
Strand, Mark. "Mark Strand on Edward Hopper." *The New York Review of Books*, June 25, 2015: 40–41.
Street, Richard L., Jr., Howard Gordon, and Paul Haidet. "Physicians' Communication and Perceptions of Patients: Is It How They Look, How They Talk, or Is It Just the Doctor?" *Social Science and Medicine* 65 (2007): 586–98.
Stringfellow, William. *Count It All Joy: Reflections on Faith, Doubt, and Temptation, Seen through the Letter of James*. Eugene, OR: Wipf and Stock Publishers, 1999.
Sue, Derald Wing. *Race Talk: and the Conspiracy of Silence*. Hoboken, NJ: John Wiley and Sons, 2015.

Svenaeus, Fredrik. *The Hermeneutics of Medicine and the Phenomenology of Health: Steps Towards a Philosophy of Medical Practice.* International Library of Ethics, Law, and the New Medicine, vol. 5. Dordrecht: Kluwer Academic Publishers, 2000.

* Taylor, Charles. *Sources of the Self: The Making of Modern Identity.* Cambridge, UK: Cambridge University Press, 1989.

Tervalon, Melanie, and Jan Murray-Garcia. "Cultural Humility Versus Cultural Competence: A Critical Distinction in Defining Physician Training Outcomes in Multicultural Education." *Journal of Health Care for the Poor and Underserved* 9 (1998): 117–25.

Thistlewaite, Jill. "Interprofessional Education: A Review of Context, Learning and the Research Agenda." *Medical Education* 46 (2012): 58–70.

Tóibín, Colm. "One Minus One." In *Mothers and Sons: Stories*, 271–88. New York: Scribner, 2007.

Tompkins, Jane, ed. *Reader-Response Criticism: From Formalism to Post-Structuralism.* Baltimore: Johns Hopkins University Press, 1980.

Toombs, S. Kay. "Illness and the Paradigm of Lived Body." *Theoretical Medicine* 9 (1988): 201–26.

* Toombs, S. Kay. *The Meaning of Illness: A Phenomenological Account of the Different Perspectives of Physician and Patient.* Dordrecht: Kluwer Academic Publishers, 1993.

Toombs, S. Kay. *Handbook of Phenomenology and Medicine.* Philosophy and Medicine series. Dordrecht: Springer, 2001.

"This is the Voice I Want to Use." In *Transamerica,* directed by Duncan Tucker. 2005. New York: Weinstein Company, 2006. DVD.

Tronto, Joan. *Moral Boundaries: A Political Argumentation for an Ethics of Care.* New York: Routledge, 1993.

Truog, Robert D., Stephen D. Brown, David Browning, Edward M. Hundert, Elizabeth A. Rider, Sigall K. Bell, and Elaine C. Meyer. "Microethics: The Ethics of Everyday Clinical Practice." *Hastings Center Report* 45, no. 1 (2015): 11–17.

Tsevat, Rebecca, Anoushka Sinha, Kevin Gutierrez, and Sayantani DasGupta. "Bringing Home the Health Humanities: Narrative Humility, Structural Competency, and Engaged Pedagogy." *Academic Medicine* 90, no. 11 (2015): 1462–5.

Turner, Mark. "The Cognitive Study of Art, Language, and Literature." *Poetics Today* 23, no. 1 (2002): 9–20.

Vanhoutte, Jacqueline. "Cancer and the Common Woman in Margaret Edson's 'W;t'," *Comparative Drama* (2002): 391–410.

Vannatta, Seth, and Jerry Vannatta. "Functional Realism: A Defense of Narrative Medicine." *Journal of Medicine and Philosophy* 38 (2013): 32–49.

* Vico, Giambattista. *The New Science.* 1744. Translated by Thomas G. Bergin and Max H. Fisch, 2nd ed. Ithaca, NY: Cornell University Press, 1968.

Viederman, Milton. "Active Engagement in the Consultation Process." *General Hospital Psychiatry* 24 (2002): 93–100.

Viederman, Milton. "The Induction of Noninterpreted Benevolent Transference as a Vehicle for Change." *American Journal of Psychotherapy* 65, no. 4 (2011): 337–54.

Viederman, Milton. "A Model of Interpretative Supportive Dynamic Psychotherapy." *Psychiatry* 71, no. 4 (2008): 349–58.

Viederman, Milton. "The Therapeutic Consultation: Finding the Patient." *American Journal of Psychotherapy* 60, no. 2 (2006): 153–59.

Vogel, Elizabeth. "What We Talk About When We Talk About Emotion: The Rhetoric of Emotion in Composition." Unpublished dissertation, University of North Carolina at Greensboro, 2008.

Von Tevenar, Gudrun. "Gratitude, Reciprocity, and Need." *American Philosophical Quarterly* 43, no. 2 (2006): 181–88.

Wald, Hedy S., Jeffrey Borkan, Julie Scott Taylor, David Anthony, and Shmuel P. Reis. "Fostering and Evaluating Reflective Capacity in Medical Education: Developing the REFLECT Rubric for Assessing Reflective Writing." *Academic Medicine* 97 (2012): 355.

Wald, Hedy S., Stephen W. Davis, Shmuel Reis, Alicia D. Monroe, and Jeffrey M. Borkan. "Reflecting on Reflections: Enhancements of Medical Education Curriculum with Structured Field Notes and Guided Feedback." *Academic Medicine* 84 (2009): 830–37.

Wallace, David Foster. *Infinite Jest*. New York: Little, Brown and Company, 1996.

Walzer, Richard. *Greek into Arabic: Essays in Islamic Philosophy*. Columbia, SC: University of South Carolina Press, 1962.

Wear, Delese, and Therese Jones. "Bless Me Reader for I Have Sinned: Physicians and Confessional Writing." *Perspectives in Biology and Medicine*, 53, no. 2 (2010): 215–30.

Wear, Delese, Joseph Zarconi, Rebecca Garden, and Therese Jones. "Reflection in/and Writing: Pedagogy and Practice in Medical Education." *Academic Medicine* 87 (2012): 603–9.

Wearden, Graeme. "178 Oxfam Briefing Paper." *The Guardian*, January 20, 2014.

Weaver, Sallie J., Rebecca Lyons, Deborah DiazGranados, Michael A. Rosen, Eduardo Salas, James Oglesby, Jeffrey S. Augenstein, David J. Birnbach, Donald Robinson, and Heidi B. King. "The Anatomy of Health Care Team Training and the State of Practice: A Critical Review." *Academic Medicine* 85, no. 11 (November 2010): 1746–60.

* Weil, Simone. *Waiting for God*. Translated by Emma Crauford with an introduction by Leslie A. Fiedler. New York: Harper and Row, 1973.

Weil, Simone. *Waiting for God*. Translated by Emma Crauford. New York: Perennial Classics, 2001.

Wells, Kathleen. *Narrative Inquiry*. New York: Oxford University Press, 2011.

West, Courtney, Michael Veronin, Karen Landry, Terri Kurz, Bree Watzak, Barbara Quiram, and Lori Graham. "Tools to Investigate How Interprofessional Education Activities Link to Competencies." *Medical Education Online* 20: 28627 (2015). http://dx.doi.org/10.3402/meo.v20.28627.

* Westfall, Richard. *The Construction of Modern Science: Mechanisms and Mechanics*. Cambridge, UK: Cambridge University Press, 1977.

White, Hayden. *Metahistory: The Historical Imagination in Nineteenth Century Europe*. Baltimore: Johns Hopkins University Press, 1973.

* White, Michael. *Narrative Practice and Exotic Lives: Resurrecting Diversity in Everyday Life*. Adelaide: Dulwich Centre Publication, 2004.

White, Michael. "Working with People Who Are Suffering the Consequences of Multiple Trauma: A Narrative Perspective." *The International Journal of Narrative Therapy and Community Work* 1 (2004): 44–75.

* White, Michael, and David Epston. *Narrative Means to Therapeutic Ends*. New York: W. W. Norton, 1990.

Williams, Ian. *The Bad Doctor*. University Park: Pennsylvania State University Press, 2015.

Williams, Raymond. *Marxism and Literature*. Oxford: Oxford University Press, 1977.

Wimsatt, William K., and Monroe C. Beardsley. *The Verbal Icon: Studies in the Meaning of Poetry*. Lexington: University of Kentucky Press, 1954.

Winkel, Abigail Ford, Nellie Hermann, Mark J. Graham, and Rini B. Ratan. "No Time to Think: Making Room for Reflection in Obstetrics and Gynecology Residency." *Journal of Graduate Medical Education* 2 (2010): 610–15.

* Winnicott, Donald W. *Playing and Reality*. London: Routledge, 2005.

Winnicott, Donald W. *The Maturational Processes and the Facilitating Environment*. New York: International University Press, 1965.

Woods, Angela. "The Limits of Narrative: Provocations for the Medical Humanities." *Medical Humanities* 37 (2011): 73–78.

* Woolf, Virginia. "How Should One Read a Book?" In *The Second Common Reader*, 234–45. New York: Harcourt Brace Jovanovich. 1932.

Woolf, Virginia. "On Rereading Novels." In *The Moment and Other Essays*, 155–66. New York: Harcourt Brace Jovanovich, 1948.

* Woolf, Virginia. "Reading." In *The Captain's Deathbed and Other Essays*, 151–79. San Diego, CA: Harcourt Brace Jovanovich, 1950.

World Health Organization. *Learning Together to Work Together for Health*. Geneva: WHO, 1988.

World Health Organization. *Framework for Action on Interprofessional Education and Collaborative Practice*. Geneva: WHO, 2010.

Worsham, Lynn. "Coming to Terms: Theory, Writing, Politics." In *Rhetoric and Composition as Intellectual Work*, edited by Gary A. Olson. Carbondale: Southern Illinois University Press, 2002.

Yancy, George. *Black Bodies, White Gazes*. New York: Rowan and Littlefield, 2008.

Zaner, Richard. *Context of Self: Phenomenological Inquiry*. Series in Continental Thought. Columbus: Ohio University Press, 1981.

Zaner, Richard M. *Conversations on the Edge: Narratives of Ethics and Illness*. Washington, DC: Georgetown University Press, 2004.

Zaner, Richard M. *Ethics and the Clinical Encounter*. Englewood Cliffs, NJ: Prentice Hall, 1988.

Zaner, Richard M. "Examples and Possibles: A Criticism of Husserl's Theory of Free-Phantasy Variation." *Research in Phenomenology* 3, no. 1 (1973): 29–43.

Zaner, Richard M. "Medicine and Dialogue." *Journal of Medicine and Philosophy* 15, no. 3 (1990): 303–25.

Zaner, Richard M. "The Phenomenon of Vulnerability in Clinical Encounters." *Human Studies* 29, no. 3 (2006): 283–94.

Zunshine, Lisa. *Why We Read Fiction: Theory of Mind and the Novel*. Columbus: Ohio State University Press, 2006.

邦訳文献

Arendt, *Human Condition.*〔ハンナ・アーレント（著） 森一郎（訳）『活動的生』みすず書房 2015年〕

Arendt, *Life of the Mind.*〔ハンナ・アーレント（著） 佐藤和夫（訳）『精神の生活』岩波書店 1994年〕

Augustine, *Confessions.*〔アウグスティヌス（著） 山田晶（訳）『告白Ⅲ』中公文庫 2014年〕

Bachelard, *Poetics of Space.*〔ガストン・バシュラール（著） 岩村行雄（訳）『空間の詩学』思潮社 1969年〕

Bakhtin, "Forms of Time".〔「小説における時間と時空間の諸形式」 北岡誠司（訳）『ミハイル・バフチン全著作』第五巻 水声社 2001年〕

Bakhtin, *Problems of Dostoevsky's Poetics.*〔ミハイル・バフチン（著） 桑野隆（訳）『ドストエフスキーの創作の問題』平凡社ライブラリー 2013年〕

Banville, *Infinities.*〔ジョン・バンビル（著） 村松潔（訳）『無限』新潮社 2010年〕

Barthes, *Pleasures of the Text.*〔ロラン・バルト（著） 沢崎浩平（訳）『テクストの快楽』みすず書房 1977年〕

Barthes, *Rustle of Language.*〔ロラン・バルト（著） 花輪光（訳）『言語のざわめき』みすず書房 1987年〕

Barthes, *S/Z.*〔ロラン・バルト（著） 沢崎浩平（訳）『Ｓ／Ｚ――バルザック『サラジーヌ』の構造分析』みすず書房 1973年〕

Beauchamp and Childress, *Principles of Biomedical Ethics.*〔トム・L・ビーチャム，ジェイムズ・F・チルドレス（著） 立木教夫，足立智孝（監訳）『生命医学倫理』麗澤大学出版会 2009年〕

Beauvoir, *Ethics of Ambiguity.*〔松波信三郎，富永厚（訳）「両義性のモラル」 ボーヴォワール（著） 青柳瑞穂ほか（訳）『ボーヴォワール著作集 第二巻 人生について』人文書院 1968年〕

Bechdel, *Fun Home.*〔アリソン・ベクダル（著） 椎名ゆかり（訳）『ファン・ホーム――ある家族の悲喜劇』小学館集英社プロダクション 2011年〕

Bergson, *Time and Free Will.*〔ベルクソン（著） 平井啓之（訳）『時間と自由』白水社 1990年〕

Bollas, *Shadows of the Object.*〔クリストファー・ボラス（著） 館直彦（監訳）『対象の影――対象関係論の最前線』岩崎学術出版社 2009年〕

Booth, *The Retoric of fiction.*〔ウェイン・C・ブース（著） 米本弘一ほか（訳）『フィクションの修辞学（叢書 記号学的実践）』 書肆風の薔薇 1991年〕

Broyard, "The Patient Examines".〔「患者が医師を検査する」 アナトール・ブロイヤード（著） 宮下嶺夫（訳）『癌とたわむれて』 晶文社 1995年〕

Bruner, *Acts of Meaning.*〔Ｊ・ブルーナー（著） 岡本夏木，中渡一美，吉村啓子（訳）『意味の復権――フォークサイコロジーに向けて』ミネルヴァ書房 1999年〕

Butler, *Giving an Account.*〔ジュデイス・バトラー（著） 佐藤嘉幸・清水知子（訳）『自分自身を説明すること――倫理的暴力の批判』月曜社 2008年〕

Butler, *Precarious Life.*〔ジュディス・バトラー（著） 本橋哲也（訳）『生のあやうさ――哀悼と暴力の政治学』以文社 2007年〕

Canguilhem, *Normal and Pathological*.〔ジョルジュ・カンギレム（著） 滝沢武久（訳）『正常と病理〈新装版〉（叢書・ウニベルシタス）』法政大学出版局 2017 年〕
Certeau, *Practice of Everyday Life*.〔ミシェル・ド・セルトー（著） 山田登世子（訳）『日常的実践のポイエティーク』国文社 1987 年〕
Cervantes, *Don Quixote*.〔セルバンテス（作） 永田寛定（訳）『ドン・キホーテ 続編一』岩波文庫 1978 年〕
Chalmers, *Conscious Mind*.〔ディヴィッド・J・チャーマーズ（著） 林一（訳）『意識する心——脳と精神の根本理論を求めて』白揚社 2001 年〕
Charon, *Narrative Medicine*.〔リタ・シャロン（著） 斎藤清二, 岸本寛史, 宮田靖志, 山本和利（訳）『ナラティブ・メディスン——物語能力が医療を変える』医学書院 2011 年〕
Chen, *Final Exam*.〔ポーリーン・W・チェン（著） 那波かおり（訳） 西村知樹（監修）『人はいつか死ぬものだから——これからの終末期ケアを考える』河出書房新社 2009 年〕
Cixous, "Laugh of the Medusa".〔エレーヌ・シクスー（著） 松本伊瑳子ほか（編訳）『メデューサの笑い』紀伊國屋書店 1993 年〕
Cross and Livingstone, eds., *Oxford Dictionary of the Christian Church*.〔E・A・リヴィングストン（編） 木寺廉太（訳）『オックスフォードキリスト教辞典』教文館 2017 年〕
Culler, *On Deconstruction*.〔J・カラー（著） 富山太佳夫, 折島正司（訳）『ディコンストラクション 1』『ディコンストラクション 2』岩波現代文庫 2009 年〕
Damasio, *Descartes' Error*.〔アントニオ・R・ダマシオ（著） 田中三彦（訳）『デカルトの誤り——情動, 理性, 人間の脳』ちくま学芸文庫 2010 年〕
Denzin and Lincoln. *Handbook of Qualitative Research*. 2nd ed.〔N・K・デンジン, Y・S・リンカン（編） 平山満義（監訳）『質的研究ハンドブック第 2 巻——質的研究の設計と戦略』北大路書房 2006 年〕
Derrida, *Of Grammatology*〔ジャック・デリダ（著） 足立和浩（訳）『根源の彼方に——グラマトロジーについて』（全二冊）現代思潮社 1972 年 /1990 年〕
Descartes, *Discourse on Method*.〔デカルト（著） 谷川多佳子（訳）『方法序説』岩波文庫 1997 年〕
Descartes, *Discourse on Method*.〔ルネ・デカルト（著） 山田弘明（訳）『省察』ちくま学芸文庫 2006 年〕
Descartes, *Philosophical Works*.〔ルネ・デカルト（著） 山田弘明（訳）『省察』ちくま学芸文庫 2006 年〕
Descartes, *Philosophical Works*.〔ルネ・デカルト（著） 山田弘明ほか（訳・注解）『哲学原理』ちくま学芸文庫 2009 年〕
Dewey, *Art as Experience*.〔ジョン・デューイ（著） 栗田修（訳）『経験としての芸術』晃洋書房 2010 年 / 2016 年〕
Donald, "The Words We Live in".〔「世界としての物語」（トリシャ・グリーンハル, ブライアン・ハーウィッツ（編） 斎藤清二, 山本和利, 岸本寛史（監訳）『ナラティブ・ベイスト・メディスン——臨床における物語りと対話』金剛出版 2001 年〕
Dostoevsky, *Notes from Underground*.〔ドストエフスキー（著） 安岡治子（訳）『地下室の手記』光文社古典新訳文庫 2007 年〕
Edson, *Wit*.〔マーガレット・エドソン（著） 鈴木小百合（訳）『ウィット』白水社 2001 年〕
Empson, *Seven Types of Ambiguity*.〔ウィリアム・エンプソン（著） 岩崎宗治（訳）『曖昧の七つの型』（上・下）岩波文庫 2006 年〕
Euripides, *Trojan Women*.〔エウリピデス（著） 丹下和彦（訳）『トロイアの女たち エウリピデス悲劇全集 3』京都大学学術出版会 2014 年〕
Fanon, *Black Skin, White Masks*.〔フランツ・ファノン（著） 海老坂武, 加藤晴久（訳）『黒い皮膚・

白い仮面』みすず書房　1998 年〕
Firestein, *Ignorance: How it Drive Science*.〔S・ファイアスタイン（著）　佐倉統, 小田文子（訳）『イグノランス――無知こそ科学の原動力』　東京化学同人　2014 年〕
Fish, *Is There a Text?*〔スタンリー・フィッシュ（著）　小林昌夫（訳）『このクラスにテクストはありますか――解釈共同体の権威』みすず書房　1992 年〕
Forster, *Aspects*.〔E・M・フォースター（著）　中野康司（訳）『小説の諸相』みすず書房　1994 年〕
Foucault, *Archaeology of Knowledge*.〔訳注：フーコー（著）　慎改康之（訳）『知の考古学』河出文庫　2012 年〕
Foucault, *Order of Things*.〔ミシェル・フーコー（著）　渡辺一民, 佐々木明（訳）『言葉と物――人文科学の考古学』新潮社　1974 年〕
Foucault, "Of Other Spaces".〔「他者の場所――混在郷について」　ミシェル・フーコー（著）　小林康夫, 松浦寿輝, 石田英敬（編）『ミシェル・フーコー思考集成』第 X 巻　筑摩書房　2002 年〕
Frank, *Wounded Storyteller*.〔アーサー・フランク（著）　鈴木智之（訳）『傷ついた物語の語り手――身体・病い・倫理』ゆみる出版　2002 年 /2010 年〕
Freire, *Pedagogy of the Oppressed*〔パウロ・フレイレ（著）　三砂ちづる（訳）『新訳　被抑圧者の教育学』亜紀書房　2011 年／『被抑圧者の教育学――50 周年記念版』亜紀書房　2018 年〕
Gadamer, *Truth and Method*.〔ハンス＝ゲオルク・ガダマー（著）　轡田収ほか（訳）『真理と方法――哲学的解釈学の要綱』全三巻　法政大学出版局　2012-2015 年〕
Gawande, *Being Mortal*.〔アトゥール・ガワンデ（著）　原井宏明（訳）『死すべき定め――死にゆく人に何ができるか』みすず書房　2016 年〕
Geertz, "Thick Description".〔「厚い記述――文化の解釈学的理論をめざして」　クリフォード・ギアーツ（著）　吉田禎吾, 柳川啓一, 中牧弘允, 板橋作美（訳）『文化の解釈学［Ⅰ］』岩波現代選書　1987 年〕
Genette, *Narrative Discourse*.〔ジェラール・ジュネット（著）　花輪光, 和泉涼一（訳）『物語のディスクール――方法論の試み　叢書記号学的実践 (2)』水声社　1997 年〕
Gilligan, *In a Different Voice*.〔キャロル・ギリガン（著）　生田久美子・並木美智子共（訳）『もうひとつの声――男女の道徳観のちがいと女性のアイデンティティ』川島書店　1986 年〕
Goleman, *Emotional Intelligence*.〔ダニエル・ゴールマン（著）　土屋京子（訳）『EQ――こころの知能指数』　講談社　1997 年〕
Goodman, *Languages of Art*.〔ネルソン・グッドマン（著）　戸澤義夫, 松永伸司（訳）『芸術の言語』慶應義塾大学出版会　2017 年〕
Greenhalgh and Hurwitz, *Narrative Based Medicine*.〔トリシャ・グリーンハル, ブライアン・ハーウィッツ（編著）　斎藤清二ほか（訳）『ナラティブ・ベイスト・メディスン――臨床における物語と対話』金剛出版　2001 年〕
Habermas, *Knowledge and Human Interests*.〔ユルゲン・ハーバーマス（著）　奥山次良, 八木橋貢, 渡辺祐邦（訳）『認識と関心』未來社　1981 ／ 2001 年〕
hooks, *Feminist Theory*, preface to the first edition.〔ベル・フックス（著）　清水久美（訳）『ブラック・フェミニストの主張――周辺から中心へ』勁草書房　1997 年〕
hooks, *Teaching to Transgress*.〔ベル・フックス（著）　里見実（監訳）『とびこえよ, その囲いを――自由の実践としてのフェミニズム教育』新水社　2006 年〕
Hunter, *Doctor's Stories*.〔キャサリン・モンゴメリー（著）　斎藤清二・岸本寛史（監訳）『ドクターズ・ストーリーズ――医学の知の物語的構造』新曜社　2016 年〕
Hurwitz, Greenhalgh, Skultans, *Narrative Research*.〔ブライアン・ハーウィッツ, トリシャ・グリー

ンハル，ヴィーダ・スカルタンス（編）　斎藤清二，岸本寛史，宮田靖志（監訳）『ナラティブ・ベイスト・メディスンの臨床研究』金剛出版　2009 年〕
Hwang, *M. Butterfly*.〔デイヴィッド・ヘンリー・ウォン（著）　吉田美枝（訳）『M. バタフライ』劇書房　1989 年〕
Inwood and Gerson, *Epicurus Reader*.〔出隆，岩崎允胤（訳）『エピクロス――教説と手紙』岩波文庫　1959 年　118 頁〕
Iser, *Act of Reading*〔ヴォルフガング・イーザー（著）　轡田收（訳）『行為としての読書――美的作用の理論』岩波モダンクラシックス　2005 年〕
Ishiguro, *Never Let Me Go*.〔カズオ・イシグロ（著）　土屋政雄（訳）『わたしを離さないで』早川書房　2008 年〕
James, "Art of Fiction".〔ヘンリー・ジェイムズ(著)　高村勝治(訳注)『小説の技法』研究社　1970 年〕
James, Preface to *the Ambassadors*.〔ヘンリー・ジェイムズ（著）　工藤好美，青木次生（訳）『ヘンリー・ジェイムズ作品集 4　使者たち』国書刊行会　1984 年〕
James, *Portrait of a Lady*.〔ヘンリー・ジェイムズ（著）　行方昭夫（訳）『ある婦人の肖像』(上・中・下）岩波文庫　1996 年〕
James, *What Maisie Knew*.〔「『メイジーの知ったこと』への序文」　ヘンリー・ジェイムズ（著）　多田敏男（訳）『ヘンリー・ジェイムズ「ニューヨーク版」序文集』関西大学出版部　1990 年〕
James, *Wings of the Dove*.〔ヘンリー・ジェイムズ（著）　大原千代子, 青木次生（訳）『鳩の翼』(上・下）講談社文芸文庫　1997 年〕
Jameson, *Political Unconscious*.〔フレドリック・ジェイムソン（著）　大橋洋一，木村茂雄，太田耕人（訳）『政治的無意識――社会的象徴行為としての物語』平凡社　2010 年〕
Jonsen, Siegler, and Winslade, *Clinical Ethics*.〔アルバート・R・ジョンセン，マーク・シーグラーほか（著）　赤林朗，蔵田伸雄，児玉聡（監訳）『臨床倫理学――臨床医学における倫理的決定のための実践的なアプローチ』新興医学出版社　2006 年〕
Kandel, *Age of Anxiety*〔エリック・R・カンデル（著）　須田年生，須田ゆり（訳）『芸術・無意識・脳――精神の深淵へ　世紀末ウィーンから現代まで』九夏社　2017 年〕
Kermode, *Sense of an Ending*.〔フランク・カーモード（著）　岡本靖正（訳）『終りの意識――虚構理論の研究』国文社　1991 年〕
Kleinman, *Illness Narratives*.〔アーサー・クラインマン（著）　江口重幸ほか（訳）『病いの語り―― 慢性の病いをめぐる臨床人類学』誠信書房　1996 年〕
Lacan, *Écrits*.〔ジャック・ラカン（著）　宮本忠雄ほか（訳）『エクリ 1』弘文堂　1972 年／佐々木孝次ほか（訳）『エクリ 2』1977 年／『エクリ 3』1981 年〕
Lakoff, Johnson, *Metaphors We Live By*.〔ジョージ・レイコフ，マーク・ジョンソン（著）　渡部昇一ほか（訳）『レトリックと人生』大修館書店　1986 年〕
Launer, *Narrative-Based Primary Care*.〔ジョン・ローナー（著）　山本和利（訳）『ナラティブ・ベイスト・プライマリケア――実践ガイド』診断と治療社　2005 年〕
Levi, *Survival in Auschwitz*.〔プリーモ・レーヴィ（著）　竹山博英（訳）『改訂完全版 アウシュヴィッツは終わらない――これが人間か』朝日新聞出版社　2017 年〕
Levi-Strauss, *Structural Anthropology, Vol. 2*.〔クロード・レヴィ＝ストロース（著）　荒川幾男ほか（訳）『構造人類学』みすず書房　1972 年〕
Louth, *Origins of the Christian Mystical Tradition*.〔A・ラウス（著）　水落健治（訳）『キリスト教神秘思想の源流――プラトンからディオニシオスまで』教文館　1988 年〕
Lubbock, *Craft of Fiction*.〔P・ラボック(著)　佐伯彰一(訳)『小説の技術』ダヴィッド社　1957 年〕

Lukács, *Theory of the Novel*.〔ジェルジュ・ルカーチ（著） 大久保健治（訳）『小説の理論 ルカーチ著作集 2』白水社 1986 年〕
Lyotard, *Postmodern Condition*.〔ジャン＝フランソワ・リオタール（著） 小林康夫（訳）『ポスト・モダンの条件――知・社会・言語ゲーム』水声社 1986 年 /1994 年〕
MacIntyre, *After Virtue*.〔アラスデア・マッキンタイア（著） 篠崎榮（訳）『美徳なき時代』みすず書房 1993 年〕
Marx, *Grundrisse*.〔カール・マルクス（著） 高木幸二郎（監訳）『経済学批判要綱』大月書店 1965 年〕
May, *Courage to Create*.〔ロロ・メイ（著） 小野泰博（訳）『創造への勇気 ロロ・メイ著作集 4』誠信書房 1981 年〕
McEwan, *Saturday*.〔イアン・マキューアン（著） 小山太一（訳）『土曜日』新潮社 2007 年 308 頁〕
Melville, *Bartleby, the Scrivener*.〔メルヴィル（著） 牧野有通（訳）『書記バートルビー』光文社 2015 年〕
Merleau-Ponty, *Phenomenology of Perception*.〔M・メルロ＝ポンティ（著） 中島盛夫（訳）『知覚の現象学』法政大学出版局 2009 年〕
Miller, "Reflections on Writing".〔「書くことをめぐる省察」 ヘンリー・ミラー（著） 金澤智ほか（訳）『ヘンリー・ミラー・コレクション 10』水声社 2008 年〕
Miller, *Ethics of Reading*.〔J・ヒリス・ミラー（著） 伊藤誓，大島由紀夫（訳）『読むことの倫理』法政大学出版局 2000 年 /2011 年〕
Mitchell, *On Narrative*.〔W・J・T・ミッチェル（編） 海老根宏ほか（訳）『物語について』平凡社 1987 年〕
Mohanty, *Feminism without Borders*.〔C・T・モーハンティー（著） 堀田碧（監訳）『境界なきフェミニズム』法政大学出版局 2012 年〕
Morrison, *Home*.〔トニ・モリスン（著） 大社淑子（訳）『ホーム』早川書房 2014 年〕
Munro, "Floating Bridge".〔「浮橋」 アリス・マンロー（著） 小竹由美子（訳）『イラクサ』 新潮クレスト・ブックス 2006 年〕
Murdoch, *Black Prince*.〔アイリス・マードック（著） 鈴木寧（訳）『ブラック・プリンス』（上・下） 講談社 1976 年〕
Nancy, *The Inoperative Community*.〔ジャン＝リュック・ナンシー（著） 西谷修・安原伸一朗（訳）『無為の共同体――哲学を問い直す分有の思考』以文社 2001 年〕
Ofri, *What Doctors Feel*.〔ダニエル・オーフリ（著） 堀内志奈（訳）『医師の感情』医学書院 2016 年〕
Ogden and Richards, *Meaning of Meaning*.〔C・オグデン，I・リチャーズ（著） 石橋幸太郎（訳）『意味の意味』新泉社 1982 年〕
Plato, *Charmides*〔北嶋美雪ほか（訳）『プラトン全集 7 テアゲス カルミデス ラケス リュシス』岩波書店 1975 年〕
Plato, *Phaedo*.〔プラトン（著） 岩田靖夫（訳）『パイドン』岩波文庫 1998 年〕
Plato, *Republic*.〔プラトン（著） 藤沢令夫（訳）『国家』全二巻 岩波文庫 1979 年〕
Plato, *Symposium*.〔プラトン（著） 久保勉（訳）『饗宴』岩波文庫 1965 年〕
Plato, "Timaeus".〔種山恭子，田之頭安彦（訳）『プラトン全集 12 ティマイオス クリティアス』岩波書店 1975 年〕
Portelli, "Research as an Experiment".〔アレッサンドロ・ポルテッリ（著） 朴沙羅（訳）『オーラルヒストリーとは何か』水声社 2016 年〕
Puig, *Kiss of the Spider Woman*.〔プイグ（著） 野村文昭（訳）『蜘蛛女のキス』集英社 1983 年〕
Richards, *Principles of Literary Criticism*.〔I・A・リチャーズ（著） 岩崎宗治（訳）『文芸批評

の原理』八潮出版社　1970 年〕
Richards, *practical Criticism*.〔I・A・リチャーズ（著）　坂本公延（編訳）『実践批評――英語教育と文学的判断力の研究』みすず書房　2008 年〕
Ricoeur, *Freud and Philosophy*.〔ポール・リクール（著）　久米博（訳）『フロイトを読む――解釈学試論』新曜社　1982 年〕
Ricoeur, *Oneself as Another*.〔ポール・リクール（著）　久米博（訳）『他者のような自己自身』法政大学出版局　1996 年〕
Ricoeur, *Time and Narrative*.〔ポール・リクール（著）　久米博（訳）『時間と物語』全三巻　新曜社　2004 年〕
Riessman, *Narrative Methods*.〔キャサリン・コーラー・リースマン（著）　大久保功子, 宮坂道夫（監訳）『人間科学のためのナラティヴ研究法』クオリティケア　2014 年〕
Said, "The Music Itself".〔「音楽そのもの――グレン・グールドの対位法的な洞察力」エドワード・W・サイード（著）　二木麻里（訳）『サイード音楽評論 1』みすず書房　2012 年〕
Said, *Orientalism*.〔エドワード・W・サイード（著）　今沢紀子（訳）『オリエンタリズム』（上・下）平凡社ライブラリー　1993 年〕
Schön, *Reflective Practitioner*.〔ドナルド・A・ショーン（著）　柳沢昌一, 三輪建二（訳）『省察的実践とは何か――プロフェッショナルの行為と思考』鳳書房　2007 年〕
Soja, *ThirdSpace*.〔エドワード・W・ソジャ（著）　加藤政洋（訳）『第三空間――ポストモダンの空間論的転回』青土社　2005 年〕
Spivak, "Can the Subaltern Speak?"〔G・C・スピヴァク（著）　上村忠男（訳）『サバルタンは語ることができるか 』みすず書房　1998 年〕
Taylor, *Sources of the Self*.〔チャールズ・テイラー（著）　下川潔・桜井徹・田中智彦（訳）『自我の源泉――近代的アイデンティティの形成』名古屋大学出版会　2010 年〕
Toombs, *Meaning of Illness*〔S・カイ・トゥームズ（著）　永見勇（訳）『病いの意味――看護と患者理解のための現象学』日本看護協会出版会　2001 年〕
Vico, *The New Science*.〔ジャンバッティスタ・ヴィーコ（著）　上村忠男（訳）『新しい学』（上・下）中公文庫　2018 年〕
Weil, *Waiting for God*.〔シモーヌ・ヴェイユ（著）　田辺保・杉山毅（訳）『神を待ちのぞむ』勁草書房　1967 年〕
Westfall, *Construction of Modern Science*.〔R・S・ウェストフォール（著）　渡辺正雄, 小川真里子（訳）『近代科学の形成』みすず書房　1980 年〕
White, *Narrative Practice and Exotic Lives*.〔マイケル・ホワイト（著）　小森康永（監訳）『ナラティヴ・プラクティスとエキゾチックな人生』金剛出版　2007 年　121 頁〕
White and Epston, *Narrative Means*〔マイケル・ホワイト，デイヴィッド・エプストン（著）　小森康永（訳）『物語としての家族』金剛出版　2017 年〕
Winnicott, *Playing and Reality*.〔D・W・ウィニコット（著）　橋本雅雄（訳）『遊ぶことと現実』岩崎学術出版社　1979 年〕
Woolf, "Reading", "How Should One Read a Book?"〔「いかに読書すべきか？」　川本静子（編訳）『病むことについて』みすず書房　2002 年〕
Woolf, *To the Lighthouse*.〔ヴァージニア・ウルフ（著）　御輿哲也（訳）『灯台へ』岩波文庫　2004 年〕